全国县级医院耳鼻咽喉科能力建设教程

耳鼻咽喉头颈外科学

主审 ◆ 黄志刚 魏均民   主编 ◆ 肖旭平

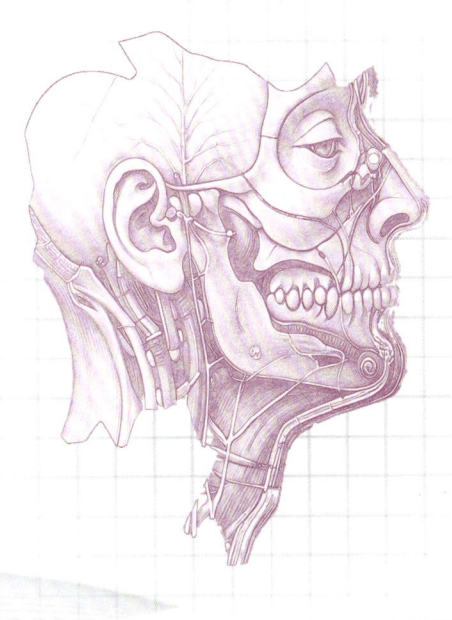

CIS K 湖南科学技术出版社

国家一级出版社 全国百佳图书出版单位

·长沙·

全国县级医院耳鼻咽喉科能力建设教程
《耳鼻咽喉头颈外科学》编委会名单

序　言

　　耳鼻咽喉头颈外科学是一门古老但又充满活力的学科，随着学科的不断发展，亚专科不断细分；内镜技术、耳显微技术、激光、等离子等技术引入，学科进展层出不穷。它不仅要求从业者具有坚实的专业基础、大量的知识储备，还要求从业者具有一定的临床经验和临床技能。作为县级医院耳鼻咽喉头颈外科医师，不要求开展高难度的手术，但一定要掌握本专业常见病、多发病的规范化处理。本书主编肖旭平主任通过湖南省县级公立医院能力建设项目，深知县级医院耳鼻咽喉科缺什么、需要补什么。全国有6 000多家县级公立医院，湖南省以外的县级公立医院的耳鼻咽喉科建设也可能遇到同样的问题。于是他根据县级公立医院能力建设中学科发展问题，设计并邀请国内中西医耳鼻咽喉头颈外科、麻醉科及护理专业等专家编写了《全国县级医院耳鼻咽喉科能力建设教程·耳鼻咽喉头颈外科学》。

　　本教程具有以下几个特点：①本教程覆盖了耳鼻咽喉头颈外科学的常见疾病及其处理，还包括麻醉、护理康复等相关知识。②本教程实用性强，包括耳鼻咽喉头颈外科常见手术的术前准备、手术操作及技巧、术后随访注意事项、需要转诊上级医院的指征，紧贴国家分级诊疗战略，提供精确的转诊指征，帮助读者更好地实施双向转诊，落实分级诊疗。③本教程编写团队都是国内各亚专业一线著名专家，他们将最拿手的技术展示给广大读者，并经过严格的审核，以确保内容的准确性和可靠性。④本教程还包含了大量的图片和手术视频，方便读者理解和应用所学知识。

　　我愿意推荐该教程作为基层耳鼻咽喉头颈外科同道们身边的工具书，希望它能帮助你们在今后的临床实践中获益，成为你们的好朋友、好帮手。

中华医学会耳鼻咽喉-头颈外科学分会主任委员

首都医科大学附属北京同仁医院副院长

黄志刚

前　言

　　本教程创作源于 2021 年湖南省卫生健康委员会和湖南省财政厅下达的关于湖南省县级公立医院眼耳鼻喉科及消化内镜能力建设项目的通知，我们在建设项目的实施过程中发现县级公立医院耳鼻咽喉头颈外科建设存在一些问题，如技术规范化、操作标准化、快速康复技术及分级诊疗、转诊注意事项等。全国其他县级医院的耳鼻咽喉科建设也一定会遇到类似的问题，我们就在思考需要编写一本适用于县级医院耳鼻咽喉科能力建设的教程，在征得有关部门同意的基础上，我们将这一计划与国内一些著名专家商讨，立即得到他们的支持，在此要特别感谢已故的北京大学第一医院肖水芳教授的支持和鼓励。于是我们于 2022 年 4 月开始筹备，历时 2 年多，经过大家的努力后本教程即将付梓。

　　本教程共分 8 章 57 节，主要覆盖了耳鼻咽喉头颈外科学常见病与多发病的规范化处理、术前准备、手术操作及技巧、并发症及其处理、术后随访注意事项及需要转诊上级医院的指征；同时还包括常见的中医耳鼻咽喉科操作技术要点、耳鼻咽喉头颈外科快速康复技术、快速康复麻醉处理、5G＋AI 技术在耳鼻咽喉头颈外科的应用。我们特别注重实践操作，既有精美的图片，还有操作视频，力图帮助大家尽快提高业务能力，提高医疗质量和保障医疗安全，为分级诊疗的进一步落实夯实基础。

　　本教程由权威专家编写，并经过严格的审核，以确保内容的准确性和可靠性，既可作为全国县级公立医院医师的教科书，也可以作为广大耳鼻咽喉头颈外科规范化培训医师、专科培训医师、护师的参考书。

　　非常感激长期支持和帮助我们的各位领导和专家，尤其是黄志刚教授、肖水芳教授、文卫平教授、郑宏良教授、华清泉教授、程雷教授、魏均民编审等，还要感谢我们科室的同仁及部分研究生对本教程的仔细校验。

肖旭平

于长沙

目　　录

附赠增值手术视频目录（扫码本书封底"在线平台"索取）

1. 房居高 腮腺浅叶切除
2. 房居高 面神经解剖腮腺浅叶切除术
3. 华清泉 脑脊液鼻漏修复术
4. 黄丽辉 PTA＋音叉＋AI
5. 江红群 开放式鼓室成形术
6. 雷大鹏 二氧化碳激光技术在喉癌中的应用
7. 雷文斌 全喉切除术
8. 李进让 肉毒素注射在喉科疾病中的应用

第一章　耳内镜及耳显微外科技术在耳部疾病中的应用

第一节　耳内镜手术实用解剖

20 世纪 20 年代，手术显微镜的诞生孕育了现代耳外科学，并在此基础上形成了现代耳外科学体系。1967 年 Mer 等利用纤维内镜经切开的鼓膜进行中耳探查是内镜应用在耳科的首次报道，至 1990 年 Tomassin JM 首次提出耳内镜这一概念。近年来，随着内镜成像技术的飞速发展和功能性手术理念的推广，耳内镜外科得到长足发展。耳内镜的优势主要体现在：①内镜纤细的镜杆可直接通过外耳道这一生理通道进入耳道深部，达到抵近观察的目的；②内镜的物镜在镜杆末端，带有广角视野，结合带有各种角度的耳内镜，能够观察到更多隐秘的结构；③可以实现中耳手术的微创化，用很小的切口就能够完成手术；④清晰度高；⑤可通过简单的前后移动操作就能实现重要部位的放大效果。

本文将系统介绍耳内镜外科实用的相关解剖。

一、外耳道

外耳道起自外耳门、止于鼓膜，是一条伸入颞骨的盲管，长 2.5～3.5 cm，由软骨部和骨部组成。外侧 1/3 为软骨部，内侧 2/3 为骨部。外耳道非一直管，略呈 S 形弯曲，外段向内、向前、微向上，中段向内、向后，内段向内、向前、微向下。如外耳道直径过小或弯曲度大，对于耳内镜手术会造成障碍甚至无法完成手术。

二、中耳鼓室

中耳介于外耳与内耳之间，是位于颞骨中的不规则含气腔和通道，包括鼓室、咽鼓管、鼓窦及乳突 4 部分。下面将就耳内镜中耳手术涉及的鼓室部分分别进行介绍。

鼓室位于鼓膜内侧、内耳外侧，向前经咽鼓管与鼻咽部相通，向后借鼓窦口与鼓窦及乳突气房相通。其垂直径及前后径均约为 15 mm，在横向维度上，上部扩展到 6 mm，下部扩展到 4 mm，中部缩窄为 2 mm。耳内镜解剖中，以鼓膜紧张部边缘为界可将鼓室分为中鼓室、上鼓室、后鼓室、下鼓室、前鼓室五个部分。

（一）鼓室内容物

1. 听骨　共 3 块，为人体最小且互相连接的一组小骨。由外至内分别为：锤骨、砧骨和镫骨，三者分别通过锤砧关节、砧镫关节连接，形成听骨链（图 1-1-1）。

锤骨为三个听骨中的最大者，有头、颈、短突（外侧突）、长突（前突）和柄。锤骨头位于上鼓室的前段，后部有凹面，与砧骨体形成关节；锤骨头的下方稍细，即锤骨颈；锤骨柄自颈向下延伸，位于鼓膜黏膜层与纤维层之间。

砧骨形如前磨牙，分为体、长脚和短脚。砧骨体位于上鼓室的后方，其前方与锤骨头形成锤砧关节，短脚位于鼓窦入口底部的砧骨窝内，长脚位于锤骨柄之后，末端向内侧稍膨大，名豆状突，以此与镫骨头形成砧镫关节。

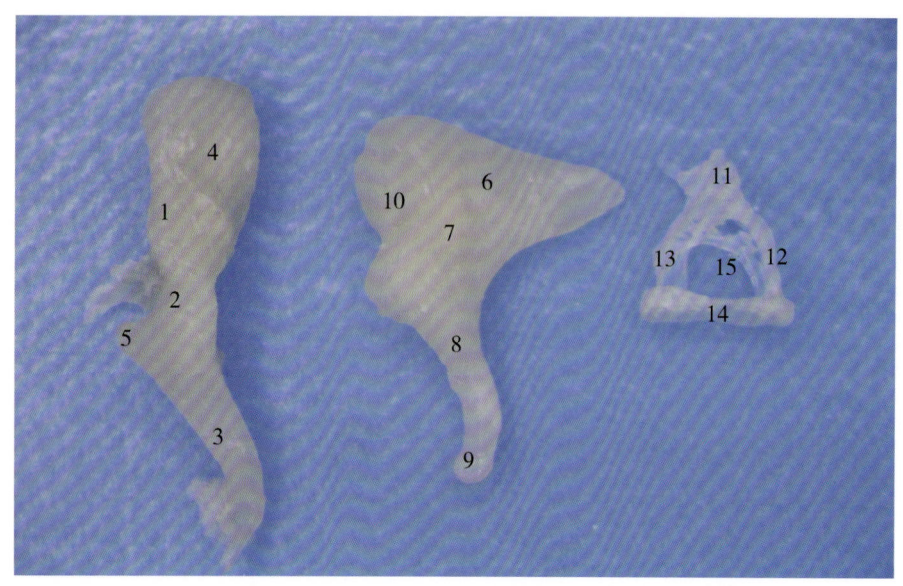

A. 锤骨　　　　　　　　　B. 砧骨　　　　　　　　C. 镫骨

图 1 - 1 - 1　听小骨

1. 锤骨头；2. 锤骨颈；3. 锤骨柄；4. 锤骨关节面；5. 锤骨短突；6. 砧骨短脚；7. 砧骨体；8. 砧骨长脚；9. 砧骨豆状突；10. 砧骨关节面；11. 镫骨头；12. 镫骨前足弓；13. 镫骨后足弓；14. 镫骨底板；15. 镫骨闭孔

镫骨如马镫状，分为头、颈、前脚、后脚和底板。镫骨头与砧骨长脚的豆状突通过砧镫关节相连；颈甚短，其后有镫骨肌腱附着。底板呈椭圆形，中央较边缘为薄，借环韧带连接于前庭窗。

2. 听骨韧带　听骨借如下韧带固定于鼓室内。

锤骨上韧带：连接锤骨头与鼓室天盖。

锤骨前韧带：起自锤骨长突至鼓室前壁，经岩鼓裂止于蝶骨角棘，甚至终止于蝶下颌韧带。

锤骨外侧韧带：连接锤骨颈与鼓切迹。

砧骨上韧带：连接砧骨体上部与鼓室天盖。

砧骨后韧带：连接砧骨短脚与砧骨窝。

镫骨底环韧带：连接镫骨底板边缘与前庭窗缘。

锤骨头和砧骨体互相连接成一鞍状滑动关节，砧骨长脚和镫骨头互相连接成一杵臼关节，两个关节都有关节囊包围。

3. 鼓室肌肉　鼓膜张肌位于鼓室前壁的鼓膜张肌半管中，起自咽鼓管软骨部、蝶骨大翼和鼓膜张肌半管处，其肌腱绕过匙突呈直角向外止于锤骨下方。

镫骨肌起自鼓室后壁的锥隆起中，其肌腱自锥隆起穿出后，向前下止于镫骨颈后方。

（二）鼓室分部

1. 中鼓室　又称固有鼓室，外侧壁为鼓膜紧张部、内侧为鼓岬。

（1）鼓膜：呈不规则圆形，沿锤骨柄轴方向的垂直直径为 8.5～10 mm，水平直径为 8～9 mm。在成人中，鼓膜与外耳道上壁约成 140°。鼓膜锤凸是位于锤骨柄上端的外侧突形成的突起。锤骨柄在脐部和外侧突处与鼓膜紧密相连，整个长度（锤纹）清晰可见。两者将鼓膜分为下方较大的紧张部和上方较小的三角形松弛部（图 1 - 1 - 2、图 1 - 1 - 3），鼓膜借纤维鼓环嵌入外耳道鼓沟内。

（2）鼓岬：为鼓室内侧壁中央较大的膨凸，系耳蜗基底转的起始部向外隆起所形成，其表面常可见鼓室神经丛（图 1 - 1 - 4）。

2. 前鼓室　位于鼓膜紧张部前方的鼓室区域，在中鼓室之前，上鼓室前间隙之下和下鼓室之上的中耳气化部分。匙突和鼓膜张肌皱襞及鼓膜张肌半管为前鼓室的上界，后界通常认为是鼓岬。前鼓室在

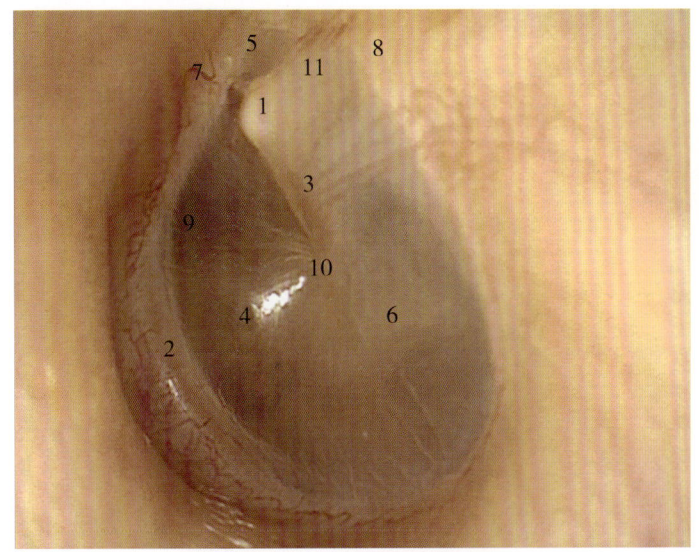

图 1-1-2　中鼓室外侧面

1. 锤凸；2. 鼓环；3. 锤骨柄；4. 光锥；5. 鼓膜松弛部；6. 鼓膜紧张部；7. 鼓前棘；8. 鼓后棘；9. 咽鼓管咽口投影；10. 脐部；11. 锤纹

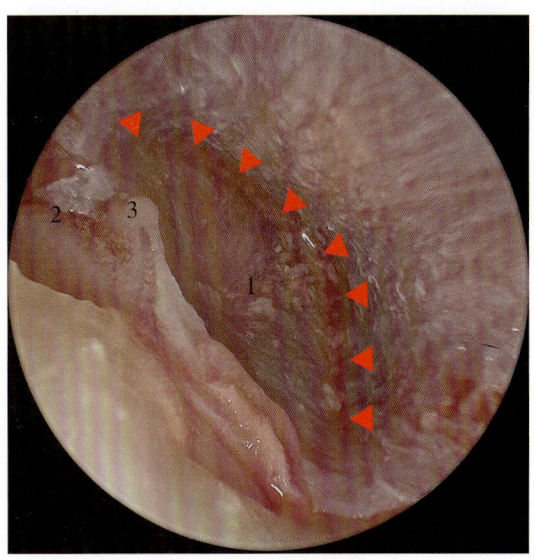

图 1-1-3　纤维鼓环

1. 鼓膜紧张部；2. 鼓膜松弛部；3. 锤骨短突（红色三角标示区为纤维鼓环部位）

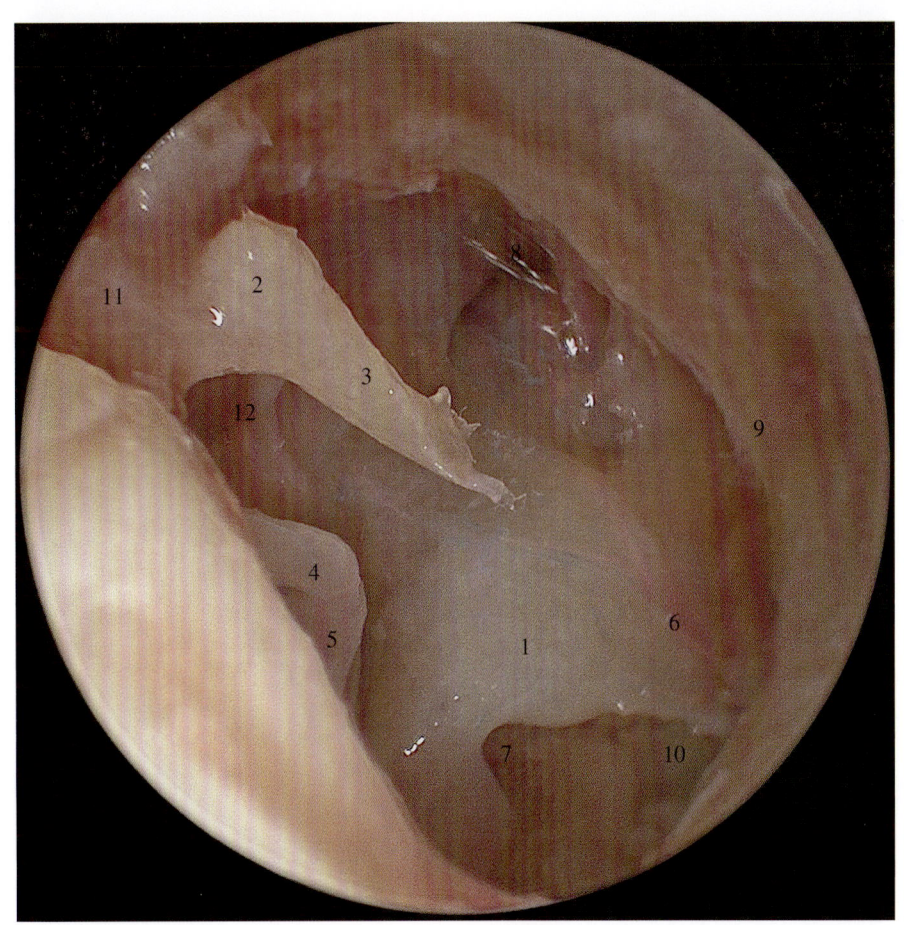

图 1-1-4　中鼓室

1. 鼓岬；2. 锤骨短突；3. 锤骨柄；4. 砧骨长脚；5. 镫骨头；6. Jacobson 神经；7. 圆窗龛；8. 咽鼓管咽口；9. 鼓沟；10. 下鼓室；11. 锤骨颈；12. 匙突

中耳手术中不如其他间隙重要，因为中耳慢性疾病很少累及此间隙，然而，有些重要结构位于其中。前鼓室分为两个部分：上方的咽鼓管上隐窝和下方的咽鼓管口（图1-1-5）。

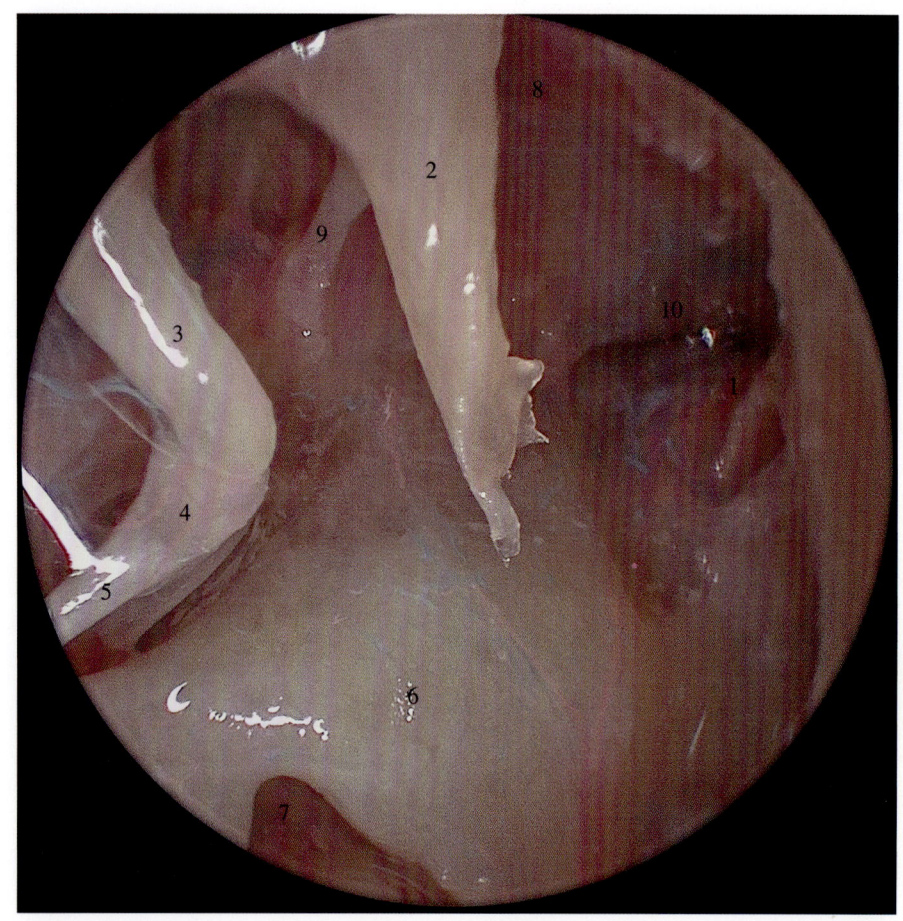

图 1-1-5　前鼓室

1. 咽鼓管咽口；2. 锤骨柄；3. 砧骨长脚；4. 镫骨头；5. 镫骨肌腱；6. 鼓岬；7. 圆窗龛；8. 鼓膜张肌皱襞；9. 匙突；10. 鼓膜张肌半管

（1）咽鼓管：连接鼻咽部和中耳，在平衡中耳腔压力、促进中耳分泌物引流、防止鼻咽部逆行感染、屏蔽自体呼吸声方面具有重要作用，其外1/3为骨部，内2/3为纤维软骨部，这两个部分在峡部连接。成人咽鼓管的总长度为31～38 mm。咽鼓管鼓室部起于前鼓室，通常直径11～12 mm。有不同形状：正方形（35%），三角形（20%），不规则形（45%）。

咽鼓管开口的内侧和上方有颈内动脉走行。表面骨质可较厚，也可气化成气房（前鼓室气房）。这种变异很重要，因为在某些病例膨大的颈内动脉可能是裸露的。45°镜下可见咽鼓管口，解剖发育良好时还可直接观察到咽鼓管峡部。

（2）咽鼓管上隐窝：是一个大小不等的独立区域，与起源于鼓膜张肌半管的鼓膜张肌皱襞的走向有关。鼓膜张肌皱襞越是垂直，咽鼓管上隐窝越大。有些人鼓膜张肌皱襞呈水平位附着于鼓膜张肌半管，咽鼓管上隐窝就不存在了。

（3）鼓膜张肌皱襞：起源于鼓膜张肌半管，是上鼓室和前鼓室的分界。完整的鼓膜张肌皱襞阻止了属于前鼓室的管上隐窝和上方的前上鼓室的通气，此时前上鼓室唯一的通气通道是鼓峡。因此，在鼓峡阻塞所致的病理性通气不良的中耳手术中，基本原则是切开鼓膜张肌皱襞中部，以便创建一个前鼓室与上鼓室前间隙的额外通气通道。

鼓膜张肌皱襞解剖变异大，大多数患者鼓膜张肌皱襞上拱，从鼓膜张肌半管延伸向外至前鼓室外侧面，向后附着于匙突和鼓膜张肌腱，向前延伸至颧弓根骨质，构成上鼓室的底部。如果鼓膜张肌皱襞向上嵌入横嵴，鼓膜张肌皱襞的平面的方向几乎垂直，如果向前嵌入咽鼓管天盖，其方向则呈水平。

3. 上鼓室　位于中鼓室上方。其外界为鼓膜松弛部及盾板（图1-1-6），上界为鼓室天盖，内侧壁为内耳外侧，内侧壁骨质下自前向后隐藏有膝状神经节、外半规管和上半规管壶腹端（图1-1-7）。

（1）盾板：为上鼓室的外侧壁，在鼓膜上方、形似古代盾牌，分隔上鼓室与外耳道。

（2）上鼓室隔：由锤骨前、外、砧骨后韧带皱襞和鼓膜张肌皱襞、锤骨后皱襞以及锤骨和砧骨一起组成，将上鼓室分为上鼓室上部和上鼓室下部。自耳道内观察，上鼓室上部完全被盾板覆盖，与中鼓室经锤砧内侧的鼓峡完成中上鼓室的通气，并经鼓窦入口进入鼓窦和乳突。

（3）Prussak间隙：位于上鼓室下部，内侧为锤骨颈、外侧为鼓膜松弛部，上界为锤骨外侧韧带皱襞。

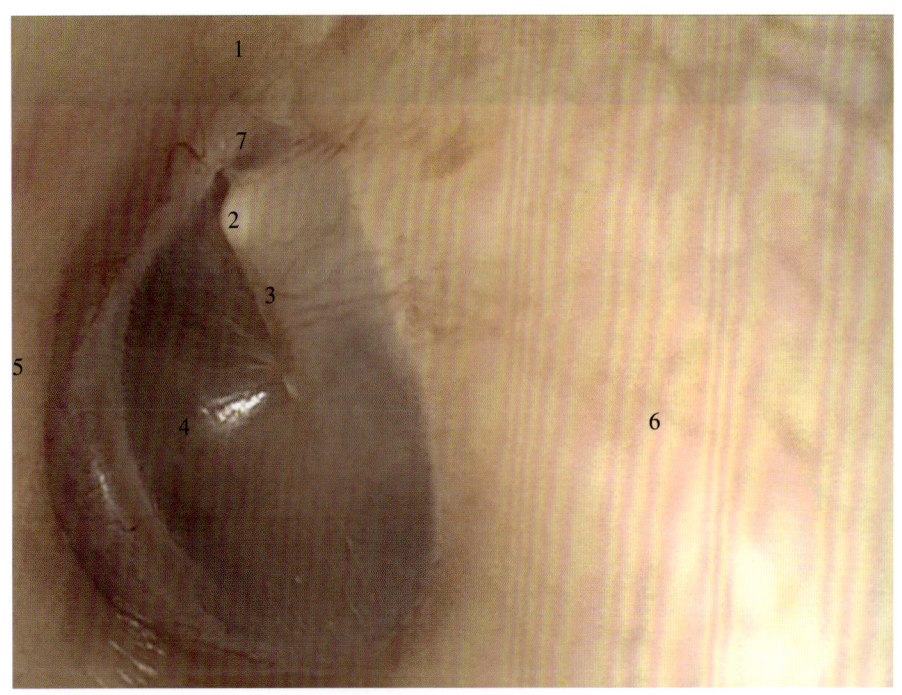

图1-1-6　鼓室外侧壁
1. 盾板；2. 锤骨短突；3. 锤骨柄；4. 光锥；5. 外耳道前壁；6. 外耳道后壁；7. 鼓膜松弛部

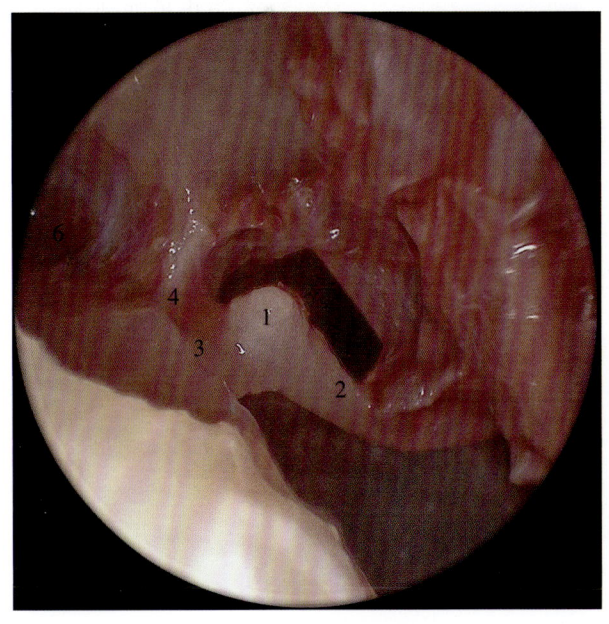

A. 盾板和鼓膜松弛部

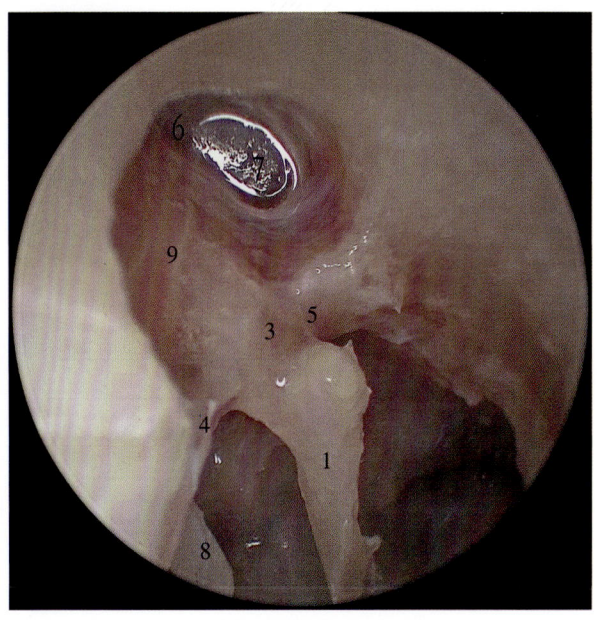

B. 上鼓室下部

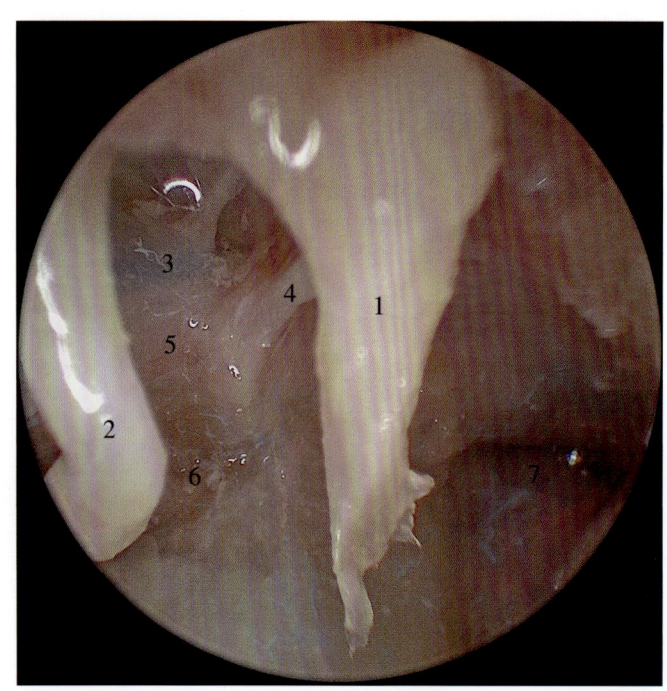

C. 中上鼓室通气通道

图 1 - 1 - 7　上鼓室各部分

A：1. 锤骨短突；2. 锤骨柄；3. 锤骨颈；4. 锤骨前韧带皱襞；5. 上鼓室前隐窝　B：1. 锤骨柄；2. 咽鼓管咽口；3. 锤骨颈；4. 鼓索；5. 锤骨前韧带皱襞；6. 锤骨上韧带皱襞；7. 上鼓室前隐窝；8. 砧骨长脚；9. 锤骨头　C：1. 锤骨柄；2. 砧骨长脚；3. 鼓前峡；4. 匙突；5. 面神经水平段；6. 前庭窗龛；7. 咽鼓管咽口

（4）Tröltsch 隐窝：位于 Prussak 间隙前方和后方，分为前隐窝和后隐窝。内侧分别为锤骨前韧带皱襞及锤骨后皱襞，外侧为鼓膜松弛部，自咽鼓管进入鼓室的气体可通过后隐窝进入 Prussak 间隙及前隐窝，维持鼓膜松弛部的正常形态。

（5）齿突（Cog）：是一个来自颅骨鼓室天盖的骨性骨隔，垂直指向匙突前方，当 Cog 完整时，其指向膝状神经节的位置，并将盾板所覆盖的上鼓室分为前后两份，前者即上鼓室前隐窝，后者是胆脂瘤最易残留位置。

4. 后鼓室　后鼓室结构复杂，包括位于鼓室腔后部的数个不同腔隙（图 1 - 1 - 8）。

（1）前庭窗龛：位于鼓室后部的内壁中，其上临面神经，下临鼓岬。其内为前庭窗，又称卵圆窗，呈椭圆形，面积约 $3.2~mm^2$，为镫骨底板及其周围的环韧带所封闭，向内通内耳的前庭。

（2）圆窗龛：位于鼓室内侧壁、鼓岬后下方的小凹，深度存在个体差异。其内容纳蜗窗，又称圆窗，呈圆形，面积约 $2~mm^2$，此窗为表面覆有黏膜的膜状纤维结构所封闭，称为蜗窗膜或圆窗膜，又称第二鼓膜。

（3）锥隆起：鼓室后壁内上方、砧骨窝内下方、自前庭窗高度、镫骨肌出处形成的隆起。

（4）鼓索隆起：锥隆起外侧、鼓环内侧、鼓索神经进鼓室前形成的隆起。

（5）茎突隆起：鼓室后壁和下壁的交界处、鼓索隆起和锥隆起的下方。

（6）岬小桥：是锥隆起至鼓岬的骨嵴，分隔鼓室窦与上方的后鼓室窦。可辨识出岬小桥的 3 种变异。

经典型岬小桥：此型岬小桥完整，骨嵴从锥隆起达鼓岬，代表鼓室窦上界，与后鼓室窦分隔。

不完全型岬小桥：此种鼓室窦与后鼓室窦汇合。

交通型岬小桥：此型岬小桥像一座骨性小桥，桥下鼓室窦与后鼓室窦相通。

当岬小桥呈桥状时，术中内镜评估此区意义重大，因为胆脂瘤可能残留于骨性桥下。

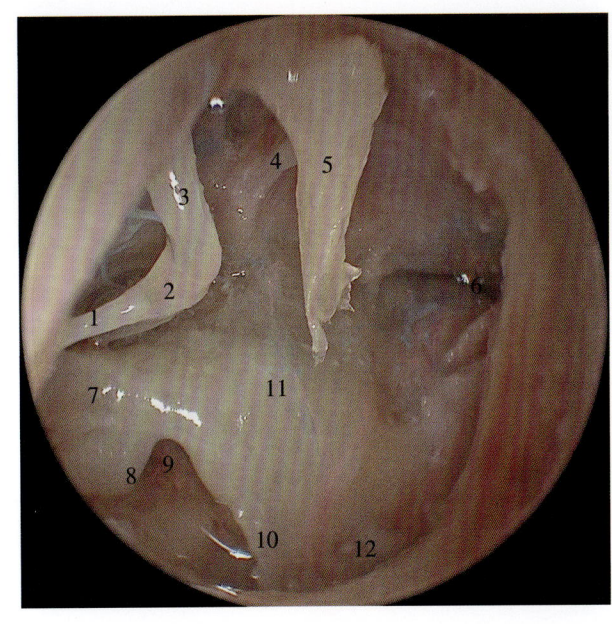
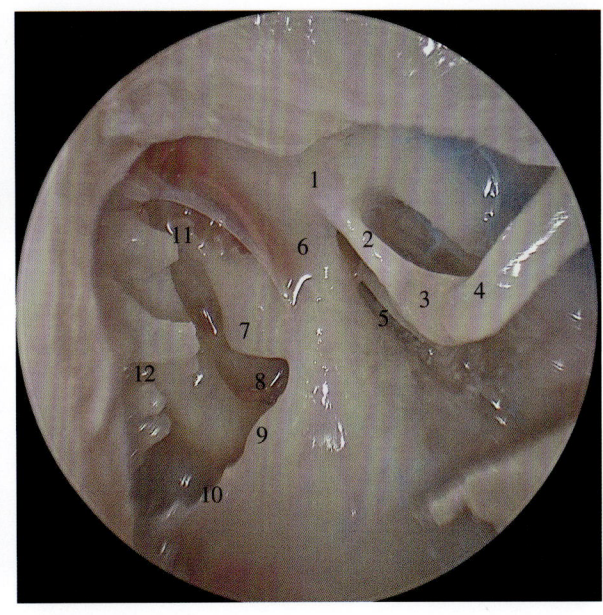

A　　　　　　　　　　　　　　　　　　　　　B

图 1-1-8　后鼓室

A：1. 镫骨肌腱；2. 镫骨头；3. 砧骨长脚；4. 匙突；5. 锤骨柄；6. 咽鼓管咽口；7. 岬小桥；8. 圆窗龛后唇；9. 圆窗龛；10. 岬末脚；11. 鼓岬；12. 下鼓室。B：1. 锥隆起；2. 镫骨肌腱；3. 镫骨头；4. 砧骨长脚；5. 前庭窗龛；6. 岬小桥；7. 圆窗龛后唇；8. 圆窗龛；9. 圆窗龛前唇；10. 岬末脚；11. 鼓室窦；12. 下鼓室窦

（7）岬下脚：是圆窗龛后唇伸至茎突隆起的骨嵴，分隔鼓室窦与下鼓室窦。岬下脚可有可无。岬下脚存在时分隔鼓室窦与下后鼓室窦，岬下脚不存在时鼓室窦与下后鼓室融合。桥状岬下脚少见，当其存在时鼓室窦与下后鼓室桥下相通。

（8）岬末脚：为圆窗龛前唇伸至鼓室后壁的骨嵴，分隔后鼓室与下鼓室。

后鼓室被岬下脚的骨嵴分为上后鼓室和下后鼓室。

后鼓室上部以锥隆起为中心可分为四个腔隙，两个位于面神经乳突段及锥隆起的前内侧，两个位于其后外侧。从锥隆起伸出两个骨性结构：鼓索嵴横行向外达鼓索隆起，分隔上方的面隐窝和下方的外侧鼓室窦；岬小桥横向内达鼓岬，分隔下方的鼓室窦和上方的后鼓室窦。

（9）鼓室窦：位于锥隆起、镫骨肌和面神经的内侧，后半规管和前庭的外侧。上界为岬小桥，下界为岬下脚。

鼓室窦按形状分为不同类型。

经典型：鼓室窦位于岬小桥和岬下脚之间，面神经与锥隆起内侧。

汇合型：岬小桥不完整，鼓室窦汇入后鼓室窦。

分隔型：从面神经乳突段伸向鼓岬的骨嵴，将鼓室窦分为上下两部分。

受限型：颈静脉球高位，限制了鼓室窦向下扩展。

一些解剖学研究关注鼓室窦的深度，这是非常重要的细节。因为鼓室窦越深，彻底清除鼓室窦胆脂瘤就越困难，鼓室窦非常深时就格外困难。因此外科医师术前了解鼓室窦扩展非常有用。将鼓室窦按深度分为以下三型。

A 型：小鼓室窦，鼓室窦的深度为面神经乳突段的内界。这种情况下鼓室窦较小，不向面神经的内、后扩张。

B 型：深鼓室窦，鼓室窦内界位于面神经内侧，不向面神经后方扩展。

C 型：后延深鼓室窦，鼓室窦边界位于面神经内后方。鼓室窦非常深，乳突气化好。

根据既往经验，经耳道内镜入路适用于 A 型和 B 型鼓室窦，C 型鼓室窦用耳内镜不可能完全探及，特别是乳突气化良好时，这种情况有必要行面后入路。

（10）锥隆起与锥下间隙：后鼓室气化可以不确定的方式扩展入锥隆起下方的隐窝。该解剖结构命名为锥下间隙。该间隙的外界为锥隆起的内侧面，内侧界为外侧壁，下方为岬小桥，后上界为面神经骨管。它可能直接与鼓室窦或后鼓室窦相通，取决于岬小桥的位置。此间隙的特征（特别是深度）变异很大，可以因锥隆起内侧壁充分发育而完全不存在，也可以呈非常深的锥下间隙。当锥隆起的内侧面完整形成，则锥下间隙大，由鼓室窦和后鼓室窦围成（锥隆起具有独立外形）；当锥隆起内侧面部分形成（锥隆起的部分形态），锥下间隙则狭窄，有些则很深，用内镜不能探及其后部。部分锥隆起内侧骨壁不存在，与后鼓室内侧壁完全融合。这时锥下间隙则不存在（与锥隆起融合）。

5. 下鼓室　为鼓膜紧张部以下的鼓室部分。后方为岬末脚，朝向前方的咽鼓管口走行，其底壁骨质下方自后向前依次为颈静脉球和颈内动脉垂直段，两者之间以动静脉嵴分割。颈静脉球的位置导致下鼓室下壁的深度变异较大，其平均深度小于 1 mm，最大可深达 5 mm。

（三）面神经

内镜下经鼓室可直接观察到面神经从膝状神经节到第二膝的鼓室段解剖特征。根据与匙突的关系，将其分为两部分。

1. 匙突前段　为鼓室段面神经位于匙突骨后界前上的部分。膝状神经节位于上鼓室前间隙底，恰好在匙突的前上方，水平走行平行于鼓膜张肌半管。锤骨头和砧骨须去除，以直接显露整个面神经鼓室段，尤其是切除锤骨可使匙突段和膝状神经节区良好显露。

2. 匙突后段　为鼓室段面神经位于匙突骨后界以后的部分。去除砧骨和锤骨头后，内镜经耳道可直接到达面神经鼓室后段，此区域外侧直接暴露于术者视野前方。匙突后段平行于外半规管，后者为内镜进入鼓窦入口的标志。

3. 鼓索神经　由面神经在其茎乳孔出口处发出，在骨管内上升，约在平锥隆起处离骨管后入鼓室腔，自砧骨长脚外侧，锤骨柄内侧，在匙突下方，紧贴鼓膜张肌腱下方进入鼓索小管。

〔侯昭晖〕

第二节　耳显微手术实用解剖

一、颞骨及耳总体解剖

耳分为外耳、中耳和内耳 3 个部分。外耳道的骨部、中耳、内耳和内耳道都位于颞骨内。颞骨左右成对，位于颅骨两侧的中、下 1/3 部，构成颅骨底部和侧壁的一部分。颞骨为一复合骨块，由鼓部、乳突部、岩部和鳞部所组成，还有茎突附着于鼓部后下侧。

外耳包括耳郭及外耳道。中耳包括鼓室、咽鼓管、鼓窦及乳突 4 个部分。内耳位于颞骨岩部内，由耳蜗、前庭及半规管等组成，含有听觉与位置觉的重要感受装置。内耳分骨迷路与膜迷路，二者形状相似，膜迷路位于骨迷路之内。

二、鼓室解剖

鼓室为含气空腔，位于鼓膜与内耳外侧壁之间。向前借咽鼓管与鼻咽部相通，向后上通过鼓窦入口与鼓窦及乳突气房相通。鼓室是中耳最主要的部分。

（一）鼓膜

鼓膜（图 1-2-1）介于鼓室与外耳道之间，是鼓室的外侧壁，为向内凹陷、椭圆形、半透明的膜性结构；高约 9 mm、宽约 8 mm、厚约 0.1 mm。鼓膜的前下方朝内倾斜，与外耳道底成 45°～50°，故外耳道的前下壁较后上壁为长。新生儿鼓膜的倾斜度尤为明显。与外耳道底约成 35°，鼓膜边缘略厚，大部分借纤维软骨环嵌附于鼓沟内，称为紧张部。其上方鼓沟缺如之鼓切迹处，鼓膜直接附丽于颞鳞部，较松弛，称为松弛部。鼓膜之结构分为3层：外为上皮层，系与外耳道皮肤连续的复层鳞状上皮；中为纤维组织层，含有浅层放射形纤维和深层环形纤维，锤骨柄附着于纤维层中间，松弛部无纤维组织层；内为黏膜层，与鼓室黏膜相连续。

鼓膜中心部最凹处相当于锤骨柄的尖端，称为鼓膜脐。自鼓膜脐向上稍向前达紧张部上缘处，有一灰白色小突起名锤凸，即锤骨短突顶起鼓膜的部位，临床上亦称锤骨短突。在鼓膜脐与锤凸之间，有一白色条纹，称为锤纹，是由附着于鼓膜内的锤骨柄所形成的映影。自锤凸向前至鼓切迹前端有锤骨前襞，向后至鼓切迹后端有锤骨后襞，二者均系锤骨短突顶起鼓膜所致，是紧张部与松弛部的分界线。如光线进入耳道，自鼓膜脐向前下达鼓膜边缘有一个三角形反光区，名光锥，系外来光线被鼓膜的凹面集中反射而形成的。为便于描记，临床上常将鼓膜分为4个象限：沿锤骨柄作一假想直线，另经鼓膜脐作与其垂直相交的直线，便可将鼓膜分为前上、前下、后上、后下4个象限。

以鼓膜紧张部的上、下边缘为界，可将鼓室分为3个部分：①上鼓室，为位于鼓膜紧张部上缘平面以上的鼓室腔；②中鼓室，位于鼓膜紧张部上、下缘平面之间，即鼓膜与鼓室内壁之间的鼓室腔；③下鼓室，位于鼓膜紧张部下缘平面以下，下达鼓室底。鼓室的上下径约15 mm，前后径约13 mm；内外径在上鼓室约6 mm，下鼓室约4 mm，中鼓室于鼓膜脐与鼓岬之间的距离为最短，仅约2 mm。鼓室内有听骨、肌肉及韧带等。鼓膜表面标志见图1-2-1。

（二）鼓室内壁

鼓室内壁（图1-2-2）即内耳的外壁，有多个凸起和小凹。鼓岬是内壁中央较大的膨凸，系耳蜗底周所在处；其表面有细沟称岬沟，沟内有鼓室神经丛行走。鼓岬后方有两条水平骨嵴，上方者称为岬小桥，下方者称为岬下脚。前庭窗又称卵圆窗，位于鼓岬后上方、岬小桥上方的小凹内，面积约3.2 mm²，为镫骨足板及其周围的环韧带所封闭，通向内耳的前庭。蜗窗又称圆窗，位于鼓岬后下方、岬下脚下方的小凹内，为圆窗膜所封闭，面积约2 mm²，内通耳蜗的鼓阶，圆窗膜朝向后下方，平面几乎与前庭窗成直角，经外耳道很难见到圆窗膜，要完全暴露必须磨除圆窗龛上缘和前缘的骨质。面神经管凸即面神经管的水平部，位于前庭窗上方，管内有面神经通过。外半规管凸位于面神经管凸之上后方，是迷路瘘管好发部位。匙突位于前庭窗之前稍上方，面神经水平段起始处的前下方，为鼓膜张肌半管的骨壁向后外延伸形成的骨性结构；鼓膜张肌的肌腱绕过匙突向外达锤骨颈的内侧面，匙突是面神经定位的重要标志。鼓室内壁情

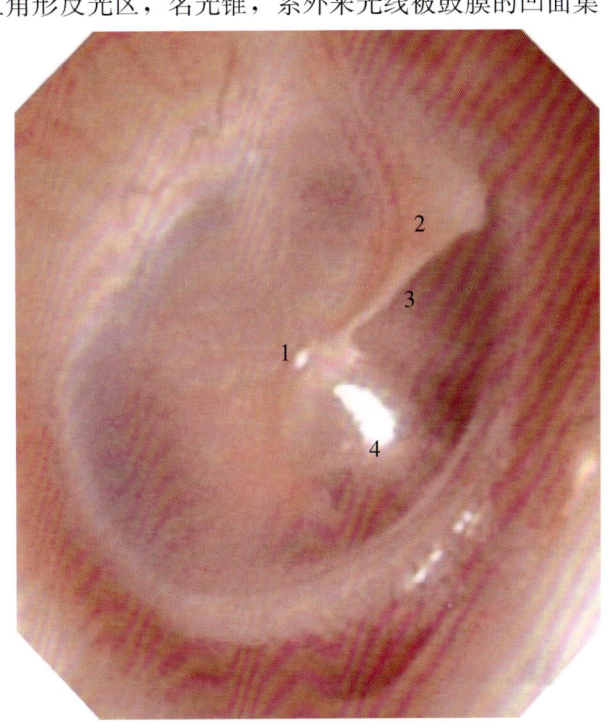

图1-2-1　鼓膜表面标志

1. 鼓膜脐；2. 锤凸（锤骨短突）；3. 锤纹；4. 光锥

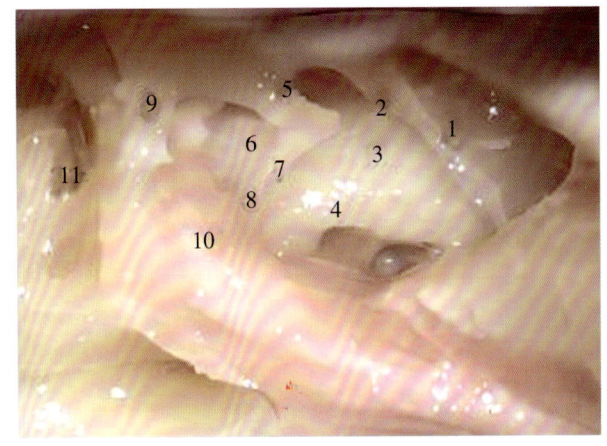

图1-2-2　鼓室内侧观

1. 鼓膜；2. 锤骨柄；3. 鼓岬；4. 圆窗；5. 砧骨长脚；6. 镫骨；7. 镫骨肌；8. 锥隆起；9. 砧骨短脚；10. 面神经；11. 水平半规管

况见图 1-2-2。

（三）鼓室前壁

鼓室前壁下部以极薄的骨板与颈内动脉相隔；上部有二口：上为鼓膜张肌半管的开口，下为咽鼓管半管的鼓室口。

（四）鼓室后壁

鼓室后壁上宽下窄，面神经垂直段通过此壁的内侧。后壁上部有一小孔，名鼓窦入口，上鼓室借此与鼓窦相通。鼓窦入口之内侧、面神经管凸的后上方，有外半规管凸。鼓窦入口之底部，适在面神经管水平段与垂直段相交处之后方，有一容纳砧骨短脚的小窝，名砧骨窝，为中耳手术的重要标志。后壁内上方，相当于前庭窗的高度，有一小锥状骨性突起，名锥隆起，内有小管，镫骨肌腱由此发出而止于镫骨颈后面。在锥隆起的下方、后壁与外壁交界处之鼓沟的后上端内侧，有鼓索隆起，该隆起的尖端有小孔，为鼓索后小管的开口，鼓索神经经此伸出，进入鼓室。

相当于鼓膜后缘以后的鼓室腔常称后鼓室，内有鼓室窦与面神经隐窝。鼓室窦：在中鼓室的后方，系介于前庭窗、蜗窗和鼓室后壁之间的空隙，即位于岬小桥和岬下脚之间、锥隆起之下，其后侧与面神经骨管的垂直段、后半规管相邻，外侧以锥隆起和镫骨肌腱为界。鼓室窦的形态与大小随颞骨气化的程度而异，其深度难以直接窥见。面神经隐窝（图 1-2-3）：其外界为深部外耳道后壁与鼓索神经，内侧为面神经垂直段，上方为砧骨窝。从后鼓室的横切面观察，鼓室窦位于锥隆起内侧，面神经隐窝位于锥隆起外侧；二者常为病灶隐匿的部位。通过面神经隐窝切开的后鼓室进路的探查手术或完壁式鼓室成形术，可以观察到锥隆起、镫骨上结构、前庭窗、蜗窗、砧骨和锤骨等。

（五）鼓室上壁

鼓室上壁又称鼓室天盖，由颞骨岩部前面构成，后连鼓窦盖，前与鼓膜张肌半管之顶相连续；鼓室借此壁与颅中窝的大脑颞叶分隔。

（六）鼓室下壁

鼓室下壁为一较上壁狭小的薄骨板，将鼓室与颈静脉球分隔，其前方即为颈动脉管的后壁。此壁若有缺损，颈静脉球的蓝色即可透过鼓膜下部隐约见及。

（七）上鼓室

上鼓室（图 1-2-4）以面神经的鼓室段为界，其上方为上鼓室。上鼓室后方为鼓窦。在上鼓室内，齿突是鼓室天盖垂直向下的一个骨性隆起，形似齿状，位于面神经的上方，尖端恰好指向锤骨头前方及面神经。齿突将上鼓室分为后部及上鼓室前隐窝，后部容纳锤骨头和砧骨体。胆脂瘤常侵及上鼓室前隐窝，如果术中没有足够开放该隐窝，则常

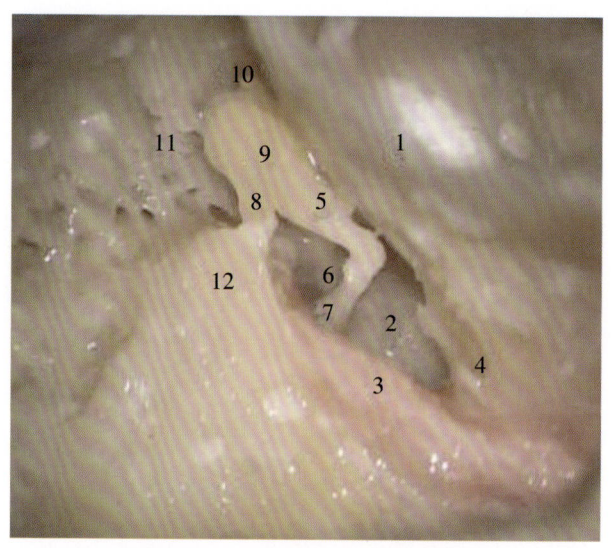

图 1-2-3　面神经及周围结构

1. 外耳道后壁；2. 面神经隐窝；3. 面神经；4. 鼓索神经；5. 砧骨长脚；6. 镫骨；7. 镫骨肌；8. 砧骨短脚；9. 砧骨体；10. 锤骨头；11. 上鼓室；12. 水平半规管

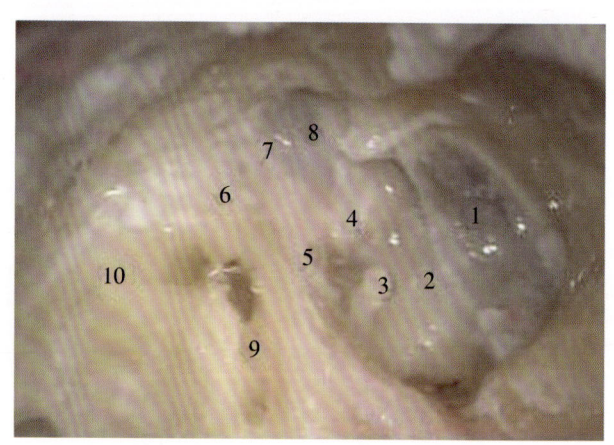

图 1-2-4　中上鼓室内侧壁

1. 鼓膜；2. 中鼓室；3. 镫骨；4. 匙突；5. 面神经水平段；6. 上鼓室；7. 齿突；8. 上鼓室前隐窝；9. 水平半规管；10. 上半规管

常在此处遗留病变。齿突也是一个定位面神经的标志。在上鼓室前隐窝内有面神经膝状神经节。

（八）听骨链

听骨链为人体中最小的一组小骨，由锤骨、砧骨和镫骨连接而成。

锤骨形如鼓锤，由小头、颈、短突（外侧突）、长突（前突）和柄组成。锤骨柄位于鼓膜黏膜层与纤维层之间，锤骨小头的后内方有凹面，与砧骨体形成关节。

砧骨分为体、长脚和短脚。砧骨体位于上鼓室后方，其前与锤骨小头相接形成锤砧关节。砧骨短脚借韧带附着于鼓窦入口底部的砧骨窝内。砧骨短脚在中耳手术一个重要的定位标志，用于定位外半规管和面神经。砧骨长脚位于锤骨柄之后，末端向内侧稍膨大名豆状突，以此与镫骨小头形成砧镫关节。

镫骨形如马镫，分为小头、颈、前脚、后脚和足板。小头与砧骨长脚豆状突相接。颈甚短，其后有镫骨肌腱附着。足板呈椭圆形。借环韧带连接于前庭窗。听小骨和听骨链的结构分别见图1-2-5、图1-2-6。

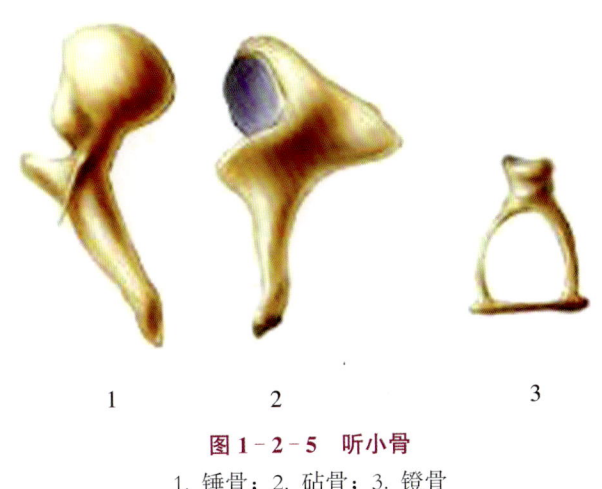

图1-2-5　听小骨
1. 锤骨；2. 砧骨；3. 镫骨

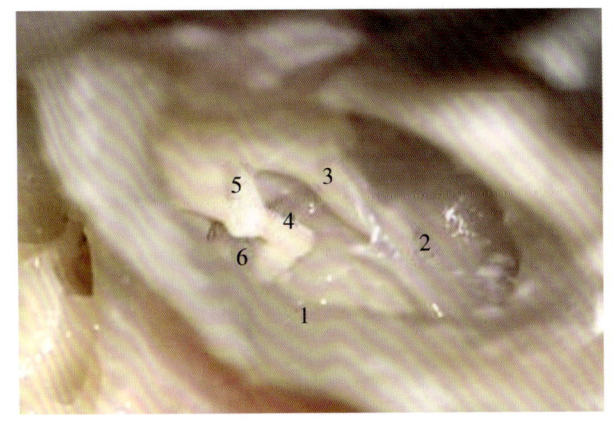

图1-2-6　听骨链
1. 外耳道后壁；2. 鼓膜；3. 锤骨柄；4. 砧骨长脚；5. 鼓索神经；6. 镫骨

（九）鼓室肌肉

（1）鼓膜张肌起自咽鼓管软骨部、蝶骨大翼和颞骨岩部前缘等处，其肌腱向后绕过匙突呈直角向外止于锤骨颈下方，由三叉神经下颌支的一分支司其运动；此肌收缩时牵拉锤骨柄向内，增加鼓膜张力，以免鼓膜震破或伤及内耳。

（2）镫骨肌起自鼓室后壁锥隆起内，其肌腱自锥隆起穿出后，向前下止于镫骨颈后方，由面神经镫骨肌支司其运动；此肌收缩时可牵拉镫骨小头向后，使镫骨足板以后缘为支点，前缘向外翘起，以减少内耳压力。

三、乳突解剖

（一）鼓窦

鼓窦为鼓室后上方的含气腔，是鼓室和乳突气房相互交通的枢纽，出生时即存在。鼓窦的大小、位置与形态因人而异，并与乳突气化程度密切相关。但幼儿鼓窦的位置较浅较高，随着乳突的发展而逐渐向后下移位。鼓窦向前经鼓窦入口与上鼓室相通，向后下通乳突气房；上方以鼓窦盖与颅中窝相隔；内壁前部有外半规管隆凸及面神经管凸，外半规管隆凸由外半规管隆起形成，在面神经管凸的后上方，其高度略高于面神经管，砧骨短脚常指向该部位，是面神经定位的重要标志；乳突气房及乙状窦多自2岁后始由鼓窦向乳突部逐渐发展。随着乳突的发育，乳突内形成许多蜂窝状的小腔，6岁左右气房已有较广泛的延伸，最后形成为许多大小不等、形状不等的骨板与颅后窝相隔，外壁为乳突皮层，相当于外耳道上三角（Macewen三角：颞线下缘、耳道后壁的垂直切线、外耳道底壁与颞线的连线组成）。

（二）乳突

刚出生时乳突尚未发育，相互连通的气房内有无纤毛的黏膜上皮覆盖。乳突气房分布范围因人而异，发育良好者，向上达颞鳞，向前经外耳道上部至颧突根内，向内伸达岩尖，向后伸至乙状窦后方，向下可伸入茎突内。

根据解剖部位，乳突气房可分为如下9组：①乳突尖气房；②天盖气房；③乙状窦周围气房；④迷路周围气房；⑤脑膜横窦角气房；⑥颧突气房；⑦鳞部气房；⑧岩尖气房；⑨面神经管周围气房。

根据乳突气房发育程度，乳突可分为4种类型。①气化型：乳突全部气化，气房较大而间隔的骨壁较薄；此型约占80%。②板障型：乳突气化不良，气房小而多，形如头颅骨的板障。③硬化型：乳突未气化，骨质致密，多由于婴儿时期鼓室受羊水刺激、细菌感染或局部营养不良所致。④混合型：上述3型中有任何2型同时存在或3型俱存者。

部分乳突内可见Korner隔，为岩鳞缝的残余，呈一薄骨板，从乳突天盖向下延伸，将乳突气房分为内、外两部分。

在颞骨乳突部内面有一深沟，容纳乙状窦，相当于乳突腔的后界，中耳手术乳突轮廓化时，往往需保留乙状窦前壁的菲薄骨壁。

乳突部最下方为乳突尖，乳突尖深面可见二腹肌嵴，由后向前、由外向内走行，起于乙状窦下方，止于面神经出颞骨的茎乳孔处，二腹肌嵴下方是二腹肌。二腹肌嵴是面神经定位的重要标志。乳突周围结构见图1-2-7至图1-2-10。

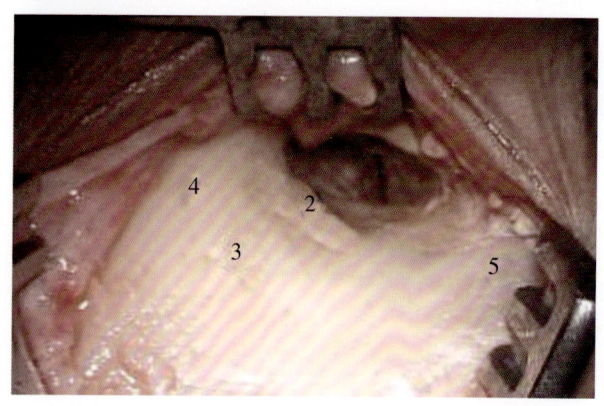

图1-2-7　乳突表面标志

1. 骨性外耳道口；2. 外耳道后上棘；3. 筛区；4. 颞线；5. 乳突尖

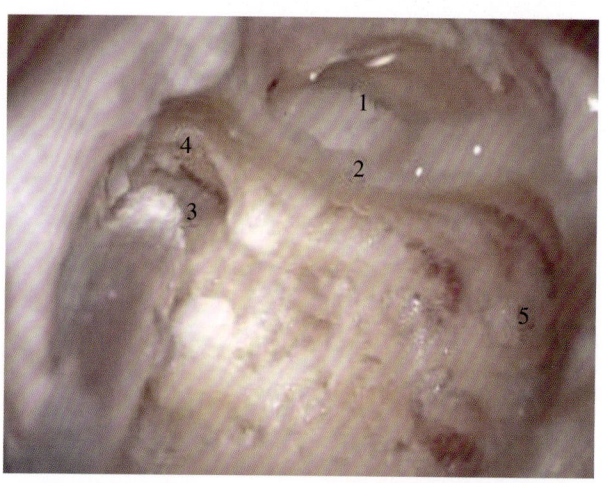

图1-2-8　外耳道与乳突

1. 外耳道口；2. 外耳道后壁；3. 鼓窦入口；4. 砧骨；5. 乳突尖

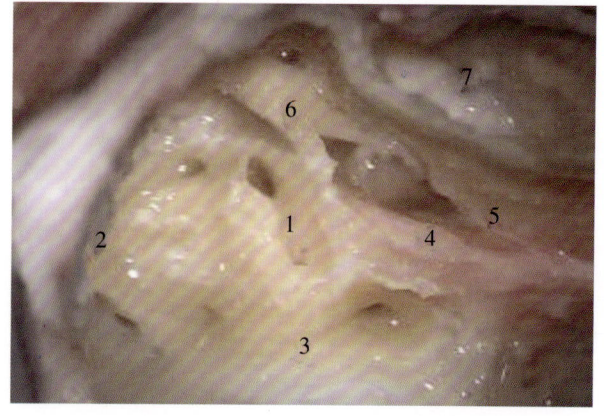

图1-2-9　三个半规管与面神经

1. 水平半规管；2. 上半规管；3. 后半规管；4. 面神经；5. 鼓索神经；6. 砧骨；7. 外耳道

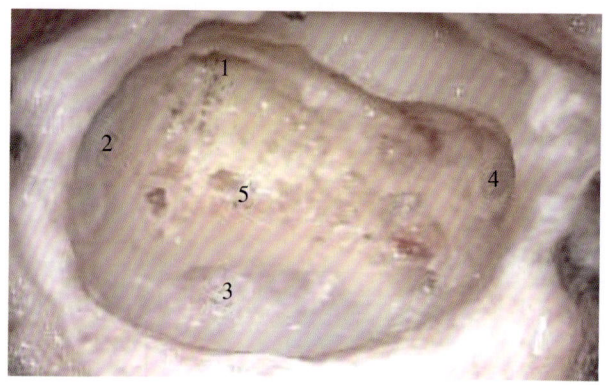

图1-2-10　乳突腔

1. 鼓窦入口；2. 天盖；3. 乙状窦；4. 乳突尖；5. 乳突气房

四、面神经解剖

面神经为含有运动纤维、感觉纤维以及副交感纤维成分的混合神经。其中大部分属运动纤维，小部分为感觉与副交感纤维，构成中间神经。面神经出颅后弯曲行走于颞骨中，是人体中穿过骨管最长的脑神经，因此，从其中枢到末梢之间的任何部位受损，皆可导致部分性或完全性面瘫。

（一）面神经的分段

面神经的全长可分为9段，包括运动神经核上段、运动神经核段、小脑脑桥角段、内耳道段、迷路段、鼓室段、锥段、乳突段、颞骨外段。

（二）颞骨内面神经

颞骨内的面神经走行在骨管内，被两膝分为3部分。全长约为30 mm；其中自膝状神经节到锥隆起长约11 mm，自锥隆起到茎乳孔长约16 mm，其周围结构见图1-2-11。

1. 迷路段 面神经由内耳道底的前上方进入面神经管，向外于前庭与耳蜗之间到达膝状神经节。此段最短最细，长2.25～3 mm。迷路段前方为耳蜗，后方为上半规管，下方为前庭，上方与颅中窝硬脑膜间仅仅隔有一薄层骨板。膝状神经节为一膨大部分，是面神经第一膝的标志。

2. 鼓室段 鼓室段又称水平段，自膝状神经节起向后并微向下，弯曲60°～90°，经鼓室内壁的骨管，达前庭窗上方、外半规管下方，到达鼓室后壁锥隆起平面。鼓室段位于鼓室的内壁，骨管最薄，易遭病变侵蚀或手术损伤。面神经鼓室段的起始部以上方的齿突和下方的匙突为标志。鼓室段的骨管缺失率很高，在有些报道中，缺失率可高达50%。当面神经到达前庭窗水平时，开始向下弯曲，形成第二膝，恰好与外半规管形成的弯曲一致。在面神经到达第二膝之前，上半规管和外半规管壶腹位于面神经的内侧，与面神经仅以一层薄骨板相隔。亦可将此段分为鼓室段（自膝状神经节到外半规管下方）及锥段（自外半规管下方到锥隆起平面），乳突手术时容易损失锥段。相关结构见图1-2-12。

3. 乳突段 乳突段又称垂直段，自鼓室后壁锥隆起高度向下达茎乳孔。此段部位较深，在成人距乳突表面大多超过2 cm。后半规管壶腹位于面神经乳突段中部的内侧，乳突段下部可达颈静脉球外侧面。

在外耳道手术中，了解面神经和鼓环之间的关系十分重要。面神经与鼓环后部的关系在鼓环后上象限恒定，然而当面神经到达鼓环后下象限时，面神经有可能超过鼓环平面向前外走行，此处易受

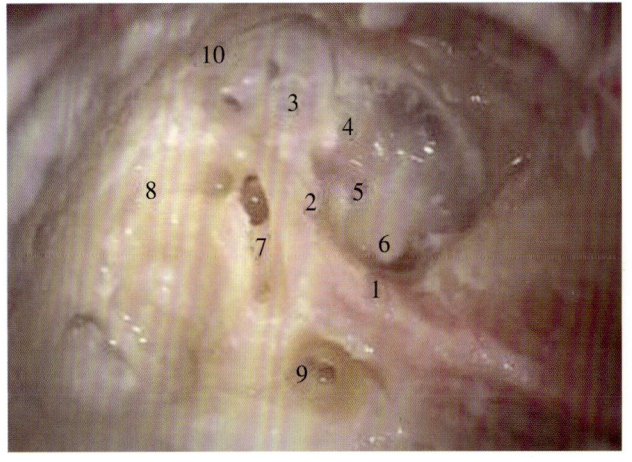

图1-2-11 面神经

1. 面神经垂直段；2. 面神经水平段；3. 膝状神经节；4. 匙突；5. 镫骨；6. 圆窗；7. 水平半规管；8. 上半规管；9. 后半规管；10. 鼓室天盖

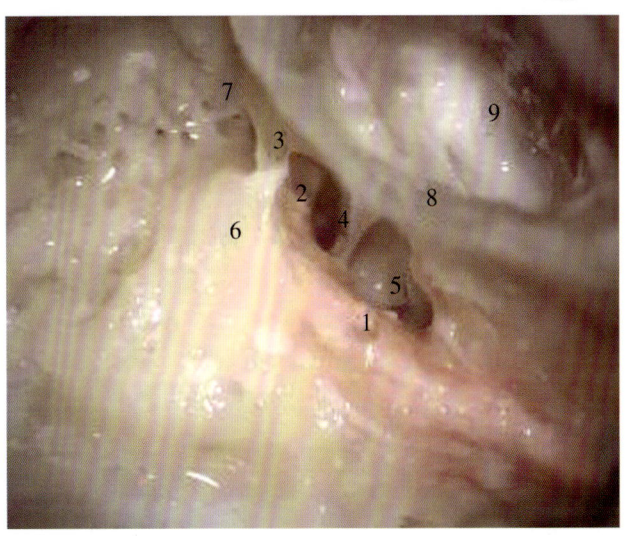

图1-2-12 面神经水平段

1. 面神经垂直段；2. 面神经水平段；3. 砧骨短脚；4. 镫骨；5. 圆窗龛；6. 水平半规管；7. 上鼓室；8. 外耳道后壁；9. 外耳道

损伤。相关结构见图 1 - 2 - 13。

（三）面神经的分支

面神经的分支自上而下有岩浅大神经、镫骨肌神经、鼓索神经。

1. 岩浅大神经　岩浅大神经自膝状神经节的前方分出，经翼管神经到蝶腭神经节，分布到泪腺及鼻腔腺体。

2. 镫骨肌神经　镫骨肌神经自锥隆起后方由面神经分出一支，经锥隆起内之小管到镫骨肌。

3. 鼓索神经　鼓索神经从镫骨肌神经以下到茎乳孔之间的面神经任一部位分出，经鼓索后小管进入鼓室，向前经砧骨长脚与锤骨柄之间穿过，达岩鼓裂处的鼓索前小管出鼓室，然后并入舌神经中。其感觉纤维司同侧舌前 2/3 的味觉；其副交感纤维达下颌下神经节，节后纤维司颌下腺与舌下腺的分泌。

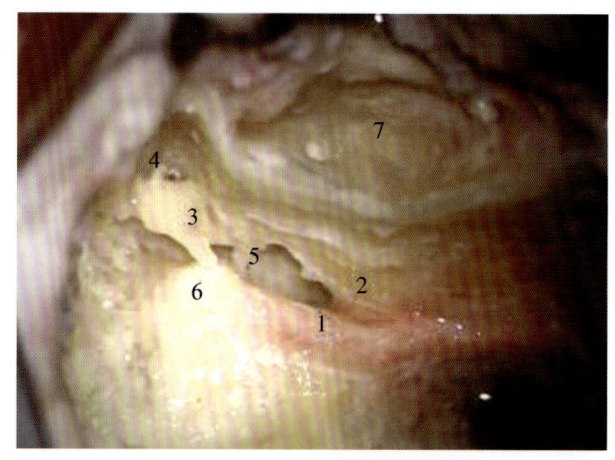

图 1 - 2 - 13　面神经垂直段

1. 面神经垂直段；2. 鼓索神经；3. 砧骨；4. 锤骨头；5. 镫骨；6. 水平半规管；7. 外耳道

4. 面神经　出茎乳孔后发出分支，分别支配茎突舌骨肌（茎突舌骨肌支）、二腹肌后腹（二腹肌支）、枕肌、耳后肌、部分耳上肌和耳郭内肌（耳后神经耳支）以及枕肌（耳后神经枕支）。

5. 面部分支　从面神经的上支（颞面支）与下支（颈面支）分出的 5 支与面部诸肌的关系：

（1）上支发出：①颞支，支配额肌、耳前肌、耳上肌、眼轮匝肌及皱眉肌。②颧支，支配上唇方肌与颧肌。

（2）下支发出：①颊支，支配口轮匝肌与颊肌。②下颌缘支，支配下唇方肌、三角肌与颏肌。③颈支，支配颈阔肌。

〔叶胜难〕

第三节　听觉与前庭系统生理

一、听觉系统

听觉系统包括外耳、中耳、内耳、听觉神经通路及听觉中枢。

（一）外耳

外耳的主要功能是将自由声场的声波传播到鼓膜。外耳对空气介质传播来的声音有两个方面的作用：①对某些频率段的声波有增压作用。②有助于声源定位。头颅犹如声场中的一个障碍物。头颅可通过对声波的反射作用而产生声压增益效应，反射波在头颅的声源侧集聚而产生更强的声场，该现象称障碍效应。声压增益的大小既与头围和波长的比值有关，也与声波入射方位角有关。耳郭不仅可收集声波到外耳道，还对声压有增益效应。外耳道是声波传导的通道，其一端为鼓膜所封闭。根据物理学原理，一端封闭的圆柱形管腔对波长为其管长 4 倍的声波起最佳共振作用。人的外耳道长约 2.5 cm，其共振频率的波长为 10 cm，按空气中声速每秒 340 m 计算，人的外耳道共振频率应为 3.4 kHz，由于外耳道的内侧端为具有弹性的鼓膜封闭，并非坚硬的界面，而且外耳道实为呈 S 形的弯曲管道，而非圆柱形直管，加之耳郭的共振效应以及头颅和耳甲腔等部位对声波的反射、绕射等效应，因此外耳道的实际共振频率尚需进行修正。在人类，声源定位最重要的因素是声波到达两耳的强度差（interaural intensity difference，IID）和时间差（interaural time difference，ITD）。头颅可通过障碍效应和头影效应（指波长与头颅大小相比相对较短的声波，从头颅侧方到达一耳时，该声波在头颅区域范围内被阻断，导致对侧耳声压减小的现象）而产生耳间强度差，协助声源定位。耳郭也可通过对耳后声源的阻挡和耳前声源的聚积而有助于声源定位。

（二）中耳

中耳的主要功能是将外耳道内空气中的声能传递到内耳的淋巴液。这种由气体到液体的声能转换是通过鼓膜与听骨链的振动偶联的。声波从一种介质传递到另一种介质时透射的能量取决于这两种介质声阻抗（acoustic impedance）的比值。当两种介质的声阻抗相等时，这两种介质之间的声能传递最有效，两种介质声阻抗相差愈大，则声能传递效能愈差。水的声阻抗大大高于空气的声阻抗。空气与内耳淋巴液的声阻抗相差约 3 800 倍，当声波由空气传到淋巴液时约有 99.9% 的声能因反射而损失，仅约 0.1% 的声能可透射传入淋巴液中，故在空气-液体介质的传递过程中，损失了约 30 dB 的声能。中耳的主要功能则是通过阻抗匹配的作用，使液体之高声阻抗与空气之低声阻抗得到匹配，从而可将空气中的声波振动能量高效地传入内耳淋巴液中。这种功能是通过鼓膜和听骨链作为声波变压增益装置来完成的。当外耳道内的声波由鼓膜经听骨链传至前庭窗时，中耳结构通过阻抗匹配作用，在三个阶段产生增益作用，即圆锥形鼓膜的弧形杠杆作用、鼓膜有效振动面积与镫骨足板之比的水力学机制作用，以及听骨链的杠杆作用。鼓膜有效振动面积与镫骨足板面积之比约 17:1，听骨链杠杆系统中锤骨柄与砧骨长突的长度之比为 1.3:1，故不包括鼓膜杠杆作用在内的中耳增压效率为 $17 \times 1.3 = 22.1$ 倍，相当于 27 dB。若计入弧形鼓膜的杠杆作用，则整个中耳增压效率约为 30 dB。因此，整个中耳的增益作用基本上补偿了声波从空气传入内耳淋巴液时，因两种介质之间阻抗不同所造成的 30 dB 的能量衰减。中耳肌肉包括鼓膜张肌和镫骨肌。从解剖学角度来看，两者收缩时作用力的方向相拮抗：鼓膜张肌收缩时向前向内，使鼓膜向内运动；镫骨肌收缩时向后向外，使镫骨足板以后缘为支点，前部向外翘起而离开前庭窗。在受外界强声或其他种类刺激时，可诱发中耳肌肉的反射性收缩，由声刺激引起的该反射活动称为中耳肌肉的声反射（acoustic reflection）。后者习惯上在人体常仅指镫骨肌反射（stapedius reflex）。鼓膜张肌的声反射阈一般比镫骨肌反射阈高 15～20 dB。咽鼓管作为在正常情况下连接中耳腔和鼻咽部的唯一通道，它的主要功能有 4 种。①保持中耳内外压力平衡的作用：当鼓室内气压与外界大气压保持平衡时，有利于鼓膜及中耳听骨链的振动，维持正常听力。咽鼓管骨部管腔为开放性的，而软骨部具有弹性，在一般情况下处于闭合状态。当吞咽、打哈欠以及偶尔咀嚼与打喷嚏时，通过腭帆张肌、腭帆提肌及咽鼓管咽肌的收缩作用瞬间开放。当鼓室内气压大于外界气压时，气体通过咽鼓管向外排出比较容易，而外界气压大于鼓室内压时，气体的进入则比较困难。②引流中耳分泌物的作用：鼓室黏膜及咽鼓管黏膜之杯状细胞与黏液腺所产生的黏液，可借咽鼓管黏膜上皮的纤毛运动，而被不断地向鼻咽部排出。③防止逆行性感染的作用：正常人咽鼓管平时处于闭合状态，仅在吞咽的瞬间才开放，来自鼻腔的温暖、洁净、潮湿的空气在鼻咽与口咽隔离的瞬间经过一个无菌区——咽鼓管再进入中耳。咽鼓管软骨部黏膜表面有皱襞，具有活瓣作用，加上黏膜上皮的纤毛运动，可防止鼻咽部的液体、异物等进入鼓室。④阻声和消声作用：在正常情况下，咽鼓管的闭合状态可阻隔说话、呼吸、心跳等自体声响的声波经鼻咽腔、咽鼓管而直接传入鼓室，在咽鼓管异常开放的患者这种阻隔作用消失，产生自听过强症状。此外，呼吸时引起的空气流动尚可通过开放的咽鼓管自由进入中耳腔而产生一种呼吸声，这种呼吸声还可掩蔽经外耳道传导的外界声响。此外，正常的咽鼓管还可能有消声作用。由于咽鼓管外 1/3 段（咽鼓管骨部）通常处于开放状态，呈逐渐向内（向软骨部）变窄的漏斗形，且表面被覆部分呈皱襞状的黏膜，这些解剖结构特征在某种程度上类似于吸声结构。咽鼓管鼓室段的上述结构特征有利于吸收因圆窗膜及鼓膜振动所引起的鼓室内的声波。

（三）内耳

内耳分为前庭和耳蜗两部分，耳蜗的主要作用是传音和感音。耳蜗形如蜗壳，人体耳蜗由一根骨性的蜗管围绕一个锥形的蜗轴盘绕 2.5～2.75 周所构成。膜性蜗管是一条充满内淋巴液的盲管，而前庭阶和鼓阶内充满外淋巴液，两者可以在蜗顶处通过蜗孔相互交通。

（四）听觉神经通路及听觉中枢

声波的感受器官——Corti 器位于基底膜上，Corti 器接收到声波引起的机械性振动，并将其换能为载有声音信息的神经电活动，以神经冲动的不同频率和组合形式对声音信息进行编码，再经各级中继神经元的再编码，传送至听觉中枢，便产生了听觉。声音传入内耳的途径包括空气传导和骨传导。空气传导：声波的振动被耳郭收集，通过外耳道传递到鼓膜，引起鼓膜-听骨链（锤骨-砧骨-镫骨）机械振动，镫骨足板的振动通过前庭窗而传入内耳外淋巴，声波传入内耳淋巴液后转变成液波振动，后者引起基底膜振动，位于基底膜上的螺旋器毛细胞静纤毛弯曲，引起毛细胞电活动，毛细胞释放神经递质激动螺旋神经节细胞树突末梢，螺旋神经节细胞产生轴突动作电位。神经冲动沿脑干听觉传导通路（蜗神经核-上橄榄核-外侧丘系核-下丘核-丘脑的内侧膝状体），最终到达大脑颞叶听觉皮质中枢而产生听觉，此途径称为空气传导（air conduction），简称气导。骨传导指声波通过颅骨传导到内耳，使内耳淋巴液发生相应的振动而引起基底膜振动，耳蜗毛细胞之后的听觉传导过程与上述气导传导过程相同，此途径称为骨传导（bone conduction），简称骨导。耳蜗的感音功能来源于声波振动引起基底膜振动，声波在基底膜上的传播方式是按物理学中的行波原理进行的，即行波学说（travelling wave theory）：①声音经镫骨底板振动致前庭阶淋巴液振动，引起基底膜位移产生行波；②行波自耳蜗底端向耳蜗顶端传播；③声波振动随行波自耳蜗底部向耳蜗顶部传播时，基底膜振动的幅度逐渐增大，当在相应频率区形成共振到达最大振幅点后，振幅随即迅速衰减；④高频声在耳蜗内传播的距离较短，仅引起耳蜗底部基底膜的振动，而低频声沿基底膜向耳蜗顶部传播，其最大振幅峰值接近耳蜗顶端。当行波引起基底膜移位时，盖膜与基底膜各沿不同的轴上下移动，盖膜与网状板之间发生交错的剪切运动，产生剪切力，在剪切力作用下，毛细胞的纤毛弯曲或偏转，引起毛细胞兴奋，并将机械能转变为生物电能。声波经气导途径在外中内耳传播途径见图1-3-1。

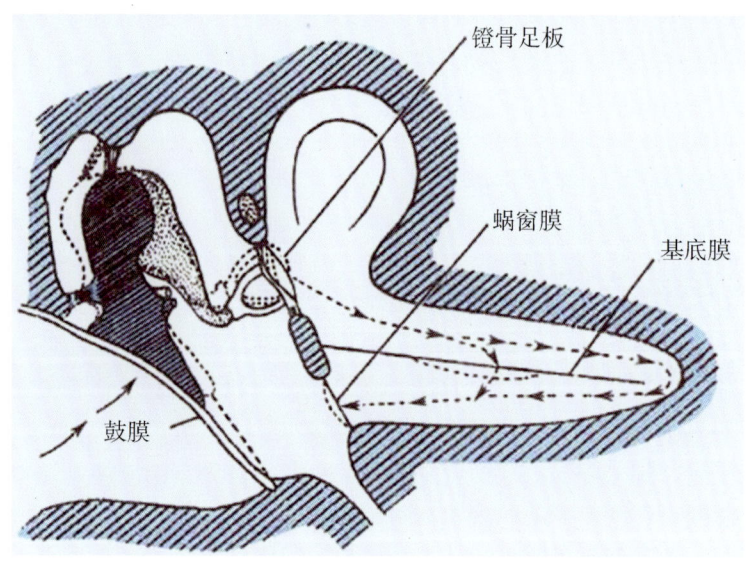

图1-3-1 声波经气导途径在外中内耳传播的示意图

耳蜗的感音功能除了行波学说外，还有耳蜗放大器学说和橄榄耳蜗束的神经调控学说。耳蜗放大器学说：网状板与盖膜之间的剪切运动使外毛细胞发生内外方向的摆动产生感受器电位，后者通过外毛细胞侧膜的快动蛋白使外毛细胞发生胞体纵轴的伸缩运动，运动随声音的周期，能够产生足够的机械力作用在基底膜上，使与刺激频率相应的基底膜上最佳反应部位附近振动得到加强，声音得到放大；同时基底膜的调谐也能变得非常尖锐。即耳蜗外毛细胞对声音刺激产生主动释能活动，耳声发射即是耳蜗放大器学说的实际体现。耳蜗放大器学说使得耳蜗特定部位对特定频率刺激反应的进一步精准化。

橄榄耳蜗束的神经调控学说：耳蜗传出神经系统主要指低位中枢神经元胞体位于上橄榄复合体，其轴突下行达耳蜗组成的橄榄耳蜗束，作为一个负反馈通路，可反射性改变外毛细胞机械运动，改变耳蜗的微机械特性，以达到保护内毛细胞免受过强声刺激的目的。目前的研究认为橄榄耳蜗束在减轻噪声对内耳的损伤，以及提高耳蜗在噪声环境中对声音的分辨能力等方面有一定的作用。

二、前庭系统生理

人体维持平衡主要依靠前庭、视觉和本体感觉 3 个系统和平衡中枢的相互协调来完成，其中前庭系统最为重要。前庭、视觉和本体感觉组成了维持平衡的"平衡三联"。视觉感知周围物体与自身的关系，本体感觉传达肢体与躯体的位置、姿势、运动范围，前庭感受身体方位、动静及运动方向，涉及前庭系统的病变会引起眩晕症状。前庭系统中的感受器包括半规管、球囊及椭圆囊。半规管：上、外、后 3 个膜半规管附着于相应的骨半规管的外侧壁，借 5 个开口与椭圆囊相通，每个膜壶腹内有一壶腹嵴，为平衡感受器。球囊：球囊位于球囊隐窝中，内前壁有前庭神经的终器，称为球囊斑（位觉斑）。椭圆囊：椭圆囊位于椭圆囊隐窝，囊底的前份上皮增厚，略隆起，即椭圆囊斑（位觉斑），为前庭神经的终器，感受位（置）觉。壶腹嵴：位于上、外、后 3 个半规管的壶腹，构造相同，为膜壶腹内的一横位的小帽样隆起，其基底与半规管凸侧缘一致，顶部突入腹腔内。此处有两种上皮细胞，即支持细胞和毛细胞。前庭毛细胞具有 I 型和 II 型两种类型，每个毛细胞有一根动纤毛和 60～100 根静纤毛，毛细胞纤毛的分布及排列都有一定规律，即前庭毛细胞呈极性的排列方式。当内淋巴流动使静纤毛束向动纤毛方向弯曲时，毛细胞去极化而处于兴奋状态；当静纤毛束呈离开动纤毛方向弯曲时，毛细胞超极化而处于抑制状态。兴奋性刺激引起毛细胞膜电位的电压变化，从而引起毛细胞释放神经递质，传入神经纤维形成神经电活动传入各级前庭中枢。椭圆囊斑和球囊斑：为椭圆囊神经和球囊神经的终器，也由支持细胞和毛细胞构成，是身体平衡的感受器，其毛细胞的纤毛比壶腹嵴的短，毛细胞顶覆盖一层胶状物质的膜，名耳石膜，其上散有碳酸钙、中性糖和蛋白质混合物形成的颗粒，名耳石或位觉砂。椭圆囊斑位于囊底，与颅底几乎平行，而球囊斑则位于内前壁，与椭圆囊斑近乎垂直。膜迷路结构见图 1-3-2。

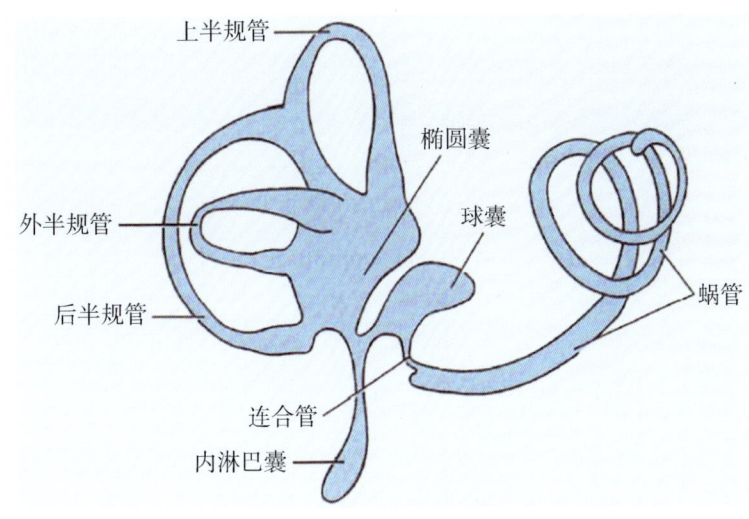

图 1-3-2 膜迷路

半规管主要感受正负角加速度的刺激。在加速度的作用下，膜性半规管里的内淋巴液因惯性作用发生反旋转方向的流动，因而推动壶腹嵴帽顺着内淋巴流动的方向倾倒，直接牵引感觉毛细胞上的纤毛，刺激感觉细胞，在细胞内把这种机械刺激转变为生物电，产生介质释放，转为化学刺激，通过突触间隙传递给传入神经末梢，形成神经电活动，再传入各级前庭中枢，引起综合反应，维持身体平衡。球囊和椭圆囊构造相同，都有耳石膜，二者又合称耳石器官。球囊和椭圆囊都属于人体平衡的保护器官，主要感受直线加速度的刺激，其中包括重力加速度和切线加速度。通过感受这些刺激产生一系列的反射来维持人体的平衡。球囊有一个卵圆形囊斑，与地面呈近似垂直，上有神经感觉上皮细胞，其上有位觉砂，位觉砂的比重明显高于内淋巴液，主要感受头在额状面上的静平衡和直线加速度，影响四肢内收和外展的肌张力。椭圆囊有一长圆形囊斑，与外半规管平行，主要感受头在矢状面上的静平衡和直线加速度，影响四肢的屈伸肌的张力。目前动物实验证明囊斑还能感知低频声和次声波的刺激。

外周前庭系统信息传入到中枢的周围神经通常与相应区域的血供动脉伴行。之后，前庭下神经和前庭上神经汇集成一束进入延髓外侧，下行支投射到前庭神经核的尾侧端，上行支终止于小脑或前庭神经核的喙侧，位于脑桥第四脑室底部的二级神经元前庭神经核，在解剖上分为4部分（前庭神经上核、内侧核、外侧核与下核），是外周前庭冲动传入的初级中心，外周前庭冲动传入在前庭神经核的分布颇为复杂，来自半规管的冲动主要投射到前庭神经内侧核与上核，而起自耳石器官的则投射至前庭神经外侧核与内侧核。根据机体的平衡需求，前庭神经核接收并分析来自半规管及耳石器官的神经冲动，通过不同通路进行投射，尤其是前庭皮质通路，可以感知空间定位；前庭眼动通路，接收来自前庭神经核的冲动传入，便于调节眼球的位置以维持视物清晰度；前庭脊髓通路，维持姿势与步态的稳定；还有前庭网状与自主神经通路，当某一前庭外周器官损伤时，这些系统能使人体发生如面色苍白、出汗、恶心及呕吐等反应。此外，皮层区域可以间接通过脑干接收来自外周前庭系统信息的传入，这些皮层区域主要参与运动感知。前庭皮质通路包含来自前庭神经上核、外侧核、丘脑、顶叶及颞叶皮层的投射纤维，投射至皮层的这些神经纤维的功能是通过整合前庭、本体感觉、视觉的传入信号，从而感知空间定位。

前庭系统平衡生理的基本原则如下：①前庭可通过反射维持视觉和姿势的稳定，具体包括前庭眼反射（vestibulo-ocular reflex，VOR）和前庭脊髓反射（vestibulo-spinal reflex，VSR）。前庭眼反射指刺激各半规管和耳石器，通过各自的眼动通路（前庭眼束）对眼球运动实施相应控制，达到使眼球运动协调准确、保持清晰视力。前庭脊髓反射指前庭通过前庭脊髓束控制颈肌、躯干和四肢肌肉的运动以稳定头部和身体。②半规管的解剖特点决定了半规管可感受头部在空间任何方向的角加速度的变化，当头部在一个平面上做旋转运动时，可引起两侧与运动平面平行的半规管综合反应。而兴奋性反应与抑制性反应的强弱之比为2∶1。③椭圆囊斑略与外半规管平行，球囊斑略与同侧前半规管平行，其空间排列形式以及耳石器毛细胞极性排列的特性，使耳石器可感受各个方向的直线加速度的刺激，椭圆囊斑主要感受水平方向（即前后、左右）及头倾斜位时的直线加速度运动刺激，如汽车的启动和加速，而球囊斑则感受头-足轴向即重力方向的直线加速度运动的刺激，如坐电梯的启动和加速。④单个半规管受到刺激兴奋后引起的眼震的平面与该半规管所处的空间平面相一致，即Flourens定律。水平半规管受到刺激可以引发水平性眼震，包含约30%的扭转性眼震。头向前倾30°时旋转，为刺激外半规管，引起水平性眼震；头向前倾120°（或后仰60°）时，刺激上半规管及后半规管，引起旋转性眼震。⑤Ewald第一定律：在水平半规管，运动引起内淋巴向壶腹流动时引起兴奋性反应，反之则为抑制性反应。在后半规管、上半规管则恰好相反。这与半规管中毛细胞的排列有关。水平半规管中，动纤毛在壶腹嵴的位置为椭圆囊侧，因此淋巴液向壶腹流动引起毛细胞兴奋，而在垂直半规管，动纤毛在壶腹嵴的管侧，淋巴液向壶腹流动引起毛细胞抑制。⑥Ewald第二定律：眼震的快相指向受刺激较强侧的半规管，即前庭功能亢进侧，而慢向则指向受刺激较弱侧的半规管。当半规管受到相同的刺激时，兴奋反应大于抑制反应。

〔刘玉和〕

第四节　外耳道胆脂瘤

外耳道胆脂瘤（external auditory canal cholesteatoma，EACC）并非真性肿瘤，是一种原发于外耳道含有胆固醇结晶的脱落上皮团块聚集外耳道所造成的外耳疾病。EACC临床少见，各年龄段均可发病，中老年人多见，多单侧发病，占耳科门诊就诊人数的1‰～7.1‰，10万居民年发病率为0.15～0.3。各种原因形成的EACC，早期并无骨质破坏，但随着胆脂瘤的膨胀性生长，可破坏骨性外耳道壁并向乳突、中耳腔、颞颌关节、鼓索神经、面神经、颈静脉球等耳道外重要结构发展。因此，明确EACC侵犯范围并选择合理的治疗方式，彻底清除胆脂瘤并保留或重建重要结构的功能对EACC的预后至关重要。

一、分类及分期

EACC 可以分为无明确致病原因的原发性 EACC 和有明确原因的继发性 EACC。先天或后天因素引起的耳道狭窄或闭锁、外耳道肿瘤或骨瘤阻塞、耳道异物阻塞、放射性损伤、肿瘤化疗、耳道特殊炎症感染等是继发性 EACC 的主要原因。

EACC 的分期国际上尚无统一的标准，最早由 Holt 等提出，基于疾病的 CT 表现分为 3 期。Ⅰ期：耳道无或轻度扩大，局部小凹形成，表浅病变；Ⅱ期：耳道明显扩大，囊袋形成；Ⅲ期：侵犯乳突或上鼓室。该分期方法早期被广泛沿用，但未包括超颞骨范围的病变。Naim 等根据肉眼和显微镜下组织病理和临床表现，将该病分为 4 期。Ⅰ期：耳道上皮增生，角化过度；Ⅱ期：耳道骨膜炎（骨性外耳道完整）；Ⅲ期：外耳道骨质缺损（上皮不完整，紧邻骨耳道的上皮有大量的凹陷，骨膜完整，上皮层血管增生扩张，死骨形成）；Ⅳ期：邻近结构如乳突、面神经、颞颌关节等受累；该分期使用较广泛，但Ⅱ期和Ⅲ期不能反映出疾病的进展。Shin 等根据术前 CT 将疾病分为 4 期。Ⅰ期：病变局限于外耳道；Ⅱ期：侵犯鼓膜和中耳；Ⅲ期：侵犯耳道和乳突；Ⅳ期：侵犯范围超出颞骨。黄宏明等根据颞骨 CT 将 EACC 分为 4 期。Ⅰ期：EACC 局限于外耳道内且无明显骨质破坏；Ⅱ期：EACC 破坏外耳道骨质，但未侵犯鼓膜或乳突；Ⅲ期：EACC 侵犯鼓室和/或乳突，本种分型方式能较好反映 EACC 病程发展，但仍未包括 EACC 侵及颞骨外情况。

二、临床特点及诊断

EACC 主要临床症状包括耳漏、耳钝痛、听力下降、耳瘙痒感、耳鸣等。颞颌关节受累时可出现张口疼痛。听力下降不一定是主要症状，有些病例甚至完全无症状。原发性 EACC 多见于外耳道底壁，可能与底壁血运差、迁移能力弱有关，而继发性 EACC 则呈多灶性或位置不固定。EACC 的诊断常需结合患者病史、查体、耳镜和 CT 检查明确，其临床上表现的外耳道局灶性侵蚀、炎症反应和角化物堆积并不具有特征性，因此早期易误诊漏诊，需要和耵聍堵塞、坏死性外耳道炎、恶性肿瘤、外耳道阻塞性角化病、朗格汉斯巨细胞增多症等相鉴别。

三、规范化处理

对 EACC 提倡个性化治疗，需根据病变的范围、程度、分期并结合患者的意愿选择合适的治疗方式。治疗原则是要彻底清理病灶、保留健康的外耳道皮肤和骨质、恢复正常的耳道上皮的迁移能力。治疗方法分为保守治疗和手术治疗，但目前尚无统一的治疗标准指南。

（一）EACC 的保守治疗

多使用水杨酸、抗生素或类固醇软膏外用，适用于依从性好的患者、老年人、早期的病变。门诊简单的连续清理也被认为是保守治疗方案，即便是伴有耳道缺损、乳突及中耳受侵等复杂的病变也同样适用。但对于耳道狭小、弯曲或者胆脂瘤呈烧瓶状嵌顿于外耳道，尽量避免门诊清理。

（二）EACC 的手术治疗

一般认为，Naim Ⅱ期以上的 EACC 均需手术治疗。手术的原则是彻底清除胆脂瘤和坏死的骨组织及皮肤，重建可能存在的缺损。手术方式需个性化并根据病变的范围来决定。对胆脂瘤局限于耳道的 Naim Ⅱ期和Ⅲ期的 EACC，可以选择耳内镜手术，对于超出耳道范围侵犯乳突、颞颌关节、面神经及颈静脉球等重要结构的 EACC，应行显微镜手术。

四、手术设备及器械

（一）耳内镜手术所需设备

1. 外径 3 mm、长度 14 cm 的 0°、30°和 70°内镜（图 1 - 4 - 1，Karl Storz HOPKINS，7220AA）；全高清制式摄像头，LED 冷光源；高清显示系统。

2. 除耳显微外科手术标准的手术器械外，最好配备弯头剥离子（图1-4-1）和不同角度的吸引器，以便清理侵入中耳隐窝内的胆脂瘤。

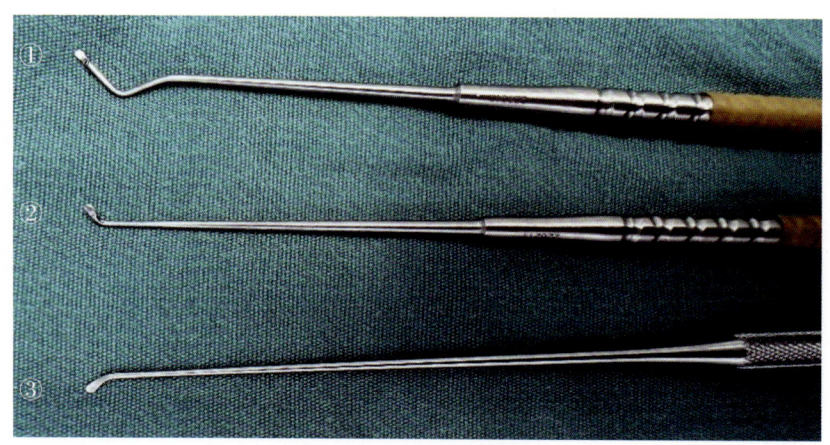

图1-4-1 弯头剥离子

①Thomassin双弯剥离子（Karl Storz）；②Thomassin单弯剥离子（Karl Storz）；③Fisch剥离子（Karl Storz）

3. 动力系统 普通耳科电钻或带有弯钻头的Vaiso耳钻（Metronic）（图1-4-2），这种弯精钢砂钻头覆盖不旋转的薄层保护套，特别适合在耳道内操作，不但可以防止软组织损伤，还不易损伤镜头。

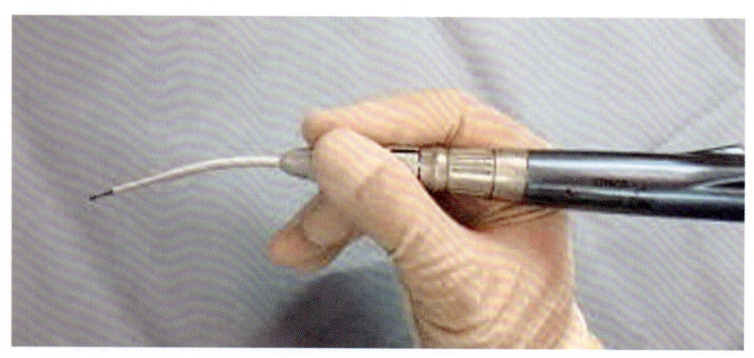

图1-4-2 Vaiso耳钻

（二）显微镜手术所需设备

耳科显微镜、电钻及常规耳显微镜器械。

五、围手术期处理要点及手术技巧

（一）术前准备

详细的病史、症状询问及耳道检查，可初步诊断为EACC。对不确定者行病理活检，有助于早期准确诊断EACC，可防止其被误诊为耵聍堵塞而轻率处理。所有患者术前均需行听力学及颞骨CT检查以评估耳道是否狭窄、胆脂瘤的范围和患者的听力情况。对病灶局限的NaimⅠ、Ⅱ期的患者，可在局部麻醉下行门诊手术；对NaimⅢ、Ⅳ期的患者，应完善全身麻醉手术常规检查。

（二）耳内镜下外耳道胆脂瘤手术操作规范及技巧

耳内镜下外耳道胆脂瘤手术涉及的关键处理技术包括外耳道成形术、鼓膜修补术、听骨链重建术、乳突根治术、耳道壁缺损修补技术等。

无论EACC局限或超出外耳道，清理完病灶后需行外耳道成形术，以重建耳道的碟形结构，恢复耳道的自洁能力。破坏鼓膜、鼓室及听骨链者需行耳道成形术和鼓膜修补术甚至听骨链重建术。对侵犯乳突者，根据破坏范围选择完璧或开放式乳突根治术，可使用软骨、颞肌、乳突骨皮质等材料修补耳道后壁缺损（图1-4-3 A、B）；对术中遗留较大根治腔者，需行耳甲腔成形术及乳突缩腔术。对侵犯颞颌关节者，可用软骨及软骨膜修补外露的关节囊（图 1-4-3 C、D）。对侵犯下鼓室及颈静脉球者，需行扩大的耳道成形术充分磨除耳道底壁骨质以暴露颈静脉球，使用骨粉、耳后肌瓣、软骨和颞肌筋膜多层组织覆盖修复；对侵犯面神经者，可用颞肌筋膜覆盖并保护裸露的面神经，若神经表面上皮组织无法完全清除干净，可用吸附地塞米松的明胶海绵覆盖神经，并尽量避免对神经的过分激惹。

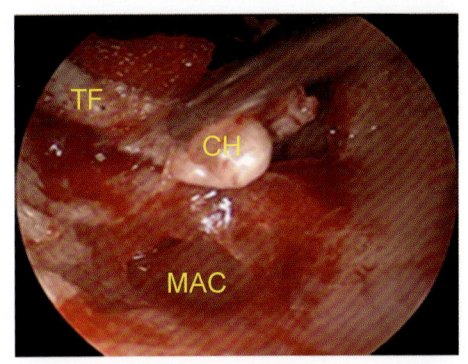

A. EACC 破坏乳突

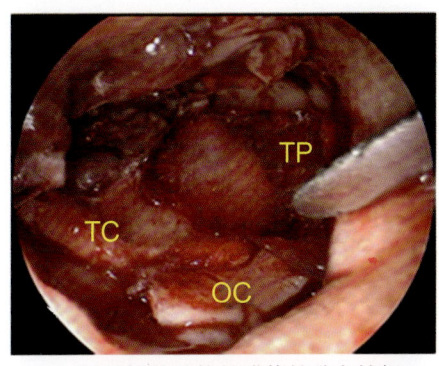

B. 耳屏软骨及软骨膜修补乳突缺损

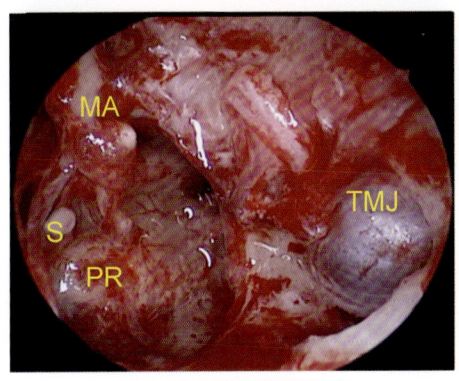

C. EACC 破坏颞颌关节

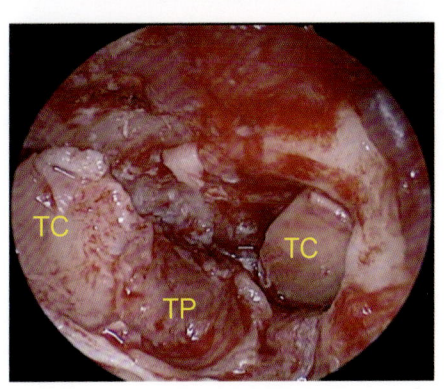

D. 耳屏软骨修补颞颌关节

图 1-4-3　耳内镜外耳道胆脂瘤手术示例

MA. 锤骨；MAC. 乳突气房；TC. 耳屏软骨；TP. 耳屏软骨膜；TMJ. 颞颌关节；CH. 胆脂瘤；CC. 耳甲腔软骨；TF. 耳道鼓膜瓣；S. 镫骨；PR. 鼓岬

六、并发症预防

1. 未明确 EACC 的侵犯范围即盲目操作，可造成胆脂瘤残余、耳道损伤、鼓膜穿孔、面瘫等并发症。颞骨 CT 检查是评估受累范围、决定处理方案及减少并发症的关键。

2. 术中规范操作，有助于避免 EACC 复发、耳道狭窄，促进术腔早期上皮化，提高鼓室成形成功率。对 Naim Ⅱ 期和 Ⅲ 期的 EACC，应避免在照明不足、耳显微设备有限的条件下行门诊手术。

3. 术后长期的随访对防止 EACC 复发非常重要，尤其是儿童。早期的随访间隔可短一些，后期可适当延长随访间隔。

七、转诊指征

超出外耳道范围的复杂原发性 EACC 和绝大多数需要控制原发病的继发性 EACC 应予以转诊。术中发现鼓膜穿孔、胆脂瘤侵犯中耳甚至破坏听小骨者，术后即刻出现重度面神经麻痹者应及时转诊；术后长期无法干耳、听力改善不明显且仍存在较大的骨气导差者可予以转诊；患者复查时发现耳道狭窄或闭锁、耳道后壁缺损以及胆脂瘤复发者应及时转诊上级医院。

〔任晓勇〕

第五节　分泌性中耳炎

分泌性中耳炎是以中耳积液及听力下降为主要特征的中耳非化脓性炎性疾病，是不伴有急性炎性表现的中耳积液，冬春多发。可分为急性和慢性两种，病程小于 3 个月为急性，3 个月以上为慢性。小儿和成人皆可发病，约 80％的儿童在 10 岁前罹患过分泌性中耳炎，是儿童期最常见的耳科疾病。

一、病因及发病机制

分泌性中耳炎的病因与多种因素有关，主要病因包括咽鼓管功能障碍、中耳局部感染、免疫因素。引起咽鼓管功能障碍的原因，一方面是机械性阻塞，包括腺样体肥大、鼻炎、鼻咽肿瘤、鼻咽淋巴组织增生、长时间鼻咽填塞等压迫咽鼓管咽口引起的中耳引流和气体交换异常；另一方面是非机械性阻塞，包括咽鼓管肌肉无力和软骨弹性差、小儿咽鼓管"短平宽"的特点、腭裂等原因引起咽鼓管功能障碍。咽鼓管功能障碍会引起中耳腔形成负压，使中耳黏膜肿胀，毛细血管通透性增加，鼓室内出现积液。继而上皮细胞化生，杯状细胞增多，有病理性腺样组织形成，以淋巴细胞及浆细胞为主的圆形细胞浸润。分泌性中耳炎恢复期，则腺体退化，分泌物减少，黏膜恢复正常。但是，咽鼓管只是中耳通气系统的一个重要组成部分，不代表分泌性中耳炎发病机制的全部。中耳的黏膜、淋巴引流、血管功能、中耳系统的免疫状态、变应性鼻炎、胃食管反流等，都可能在分泌性中耳炎发病中发挥作用。分泌性中耳炎与免疫因素存在关联，对分泌性中耳炎患者的外周血和中耳积液进行分析，显示 Th1/Th2 细胞（分泌炎性因子）失衡，二者均升高，其中 Th2 细胞占优势。更多的研究显示分泌性中耳炎患者伴有自身免疫性疾病，80％左右的变应性鼻炎患儿患有分泌性中耳炎，对于嗜酸性中耳炎等反复难治性分泌性中耳炎也常伴有支气管哮喘和变应性鼻炎。

二、临床表现及检查

分泌性中耳炎的临床表现有以下几个方面。①听力下降：急性起病者多有上呼吸道感染史，之后听力下降，可出现耳内异响、自听增强和/或随体位改变的听力变化。小儿患分泌性中耳炎易被疏忽，往往出现注意力不集中、行为异常、学习成绩下降等表现为家长或老师发现才就诊，尤其单耳病变更易被疏忽；②耳痛：急性起病常为第一症状，小儿常半夜来诊，慢性者耳痛不明显；③耳鸣：多为低调间歇性，与积液流动有关；④耳内闭塞或闷胀感。

分泌性中耳炎检查包括电耳镜检查、听力检查和 CT 扫描。电耳镜检查可观察鼓膜形态、位置、色泽、透明度，有无气泡或气液平面；还可观察鼓膜有无内陷袋、萎缩或角化物聚集。急性期可见鼓膜充血。鼓膜出现内陷，导致鼓膜活动受限，光锥分散或消失，锤骨柄向后上方移位，锤骨短突外凸。由于分泌性中耳炎鼓室积液，电耳镜可观察到鼓膜呈黄橙色，可见液平面或气泡形成，积液量多时鼓膜膨隆（图 1－5－1）。积液早期呈浆液性，随着病程进展，后期呈黏液性，甚至发展为胶耳（图 1－5－2）。听力检查呈低频听力下降为主的传导性聋，严重者听力损失可达 40 dB HL（图 1－5－3）。应注意＞50 dB HL 的听力损失很少由分泌性中耳炎单独引起，通常提示可能存在其他中耳或内耳病变。声阻抗测试（226 Hz 低频探测音）中平坦型（B 型）鼓室图是分泌性中耳炎的典型表现。高负压型（C 型）鼓室图则提示咽鼓管功能不良，中耳存在负压，其中部分患者有鼓室积液（图 1－5－4）。6 月龄及以下的婴幼儿中耳系统导抗以质量改变为主，具有高阻抗的特点，更适合采用 1 000 Hz 高频探测音测，根据 Baldwin 基线法及其改良方法，在鼓室图曲线上＋200 daPa 和－400 daPa 对应位置的两点之间画一条直线，在此基线上方为正向峰，下方为负向峰，只有正向峰时提示中耳功能正常。CT 扫描则显示中耳气腔密度增高，鉴于儿童相比成人对辐射更敏感，故不推荐作为诊断儿童分泌性中耳炎的常规检查项目。在耳镜检查、声导抗测试和纯音测听结果出现矛盾时，可考虑使用。如有条件，可选择低辐射剂量的锥形束 CT（CBCT）。

三、诊断及鉴别诊断

分泌性中耳炎需要依据病史、临床表现、听力学检查以及诊断性鼓膜穿刺术进行诊断。患者表现为听力下降、耳闷、自听增强等症状，鼓膜完整无穿孔，鼓室内存在积液，依据积液的黏度和液量不同，鼓膜颜色可呈琥珀色或淡黄色，有时可见液平面。听力学检查示纯音听阈测定为传导性聋，声导抗为 B

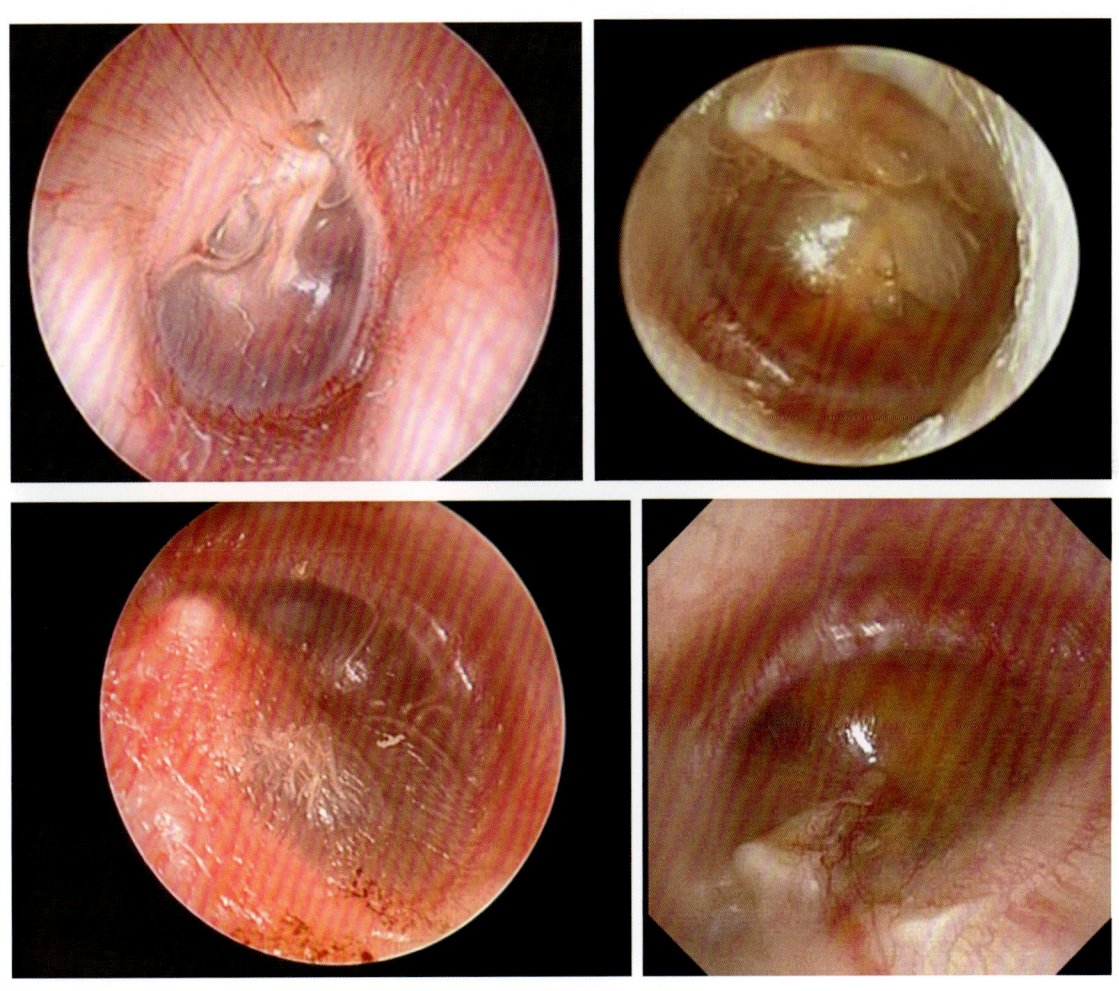

图 1-5-1　鼓室积液鼓膜像

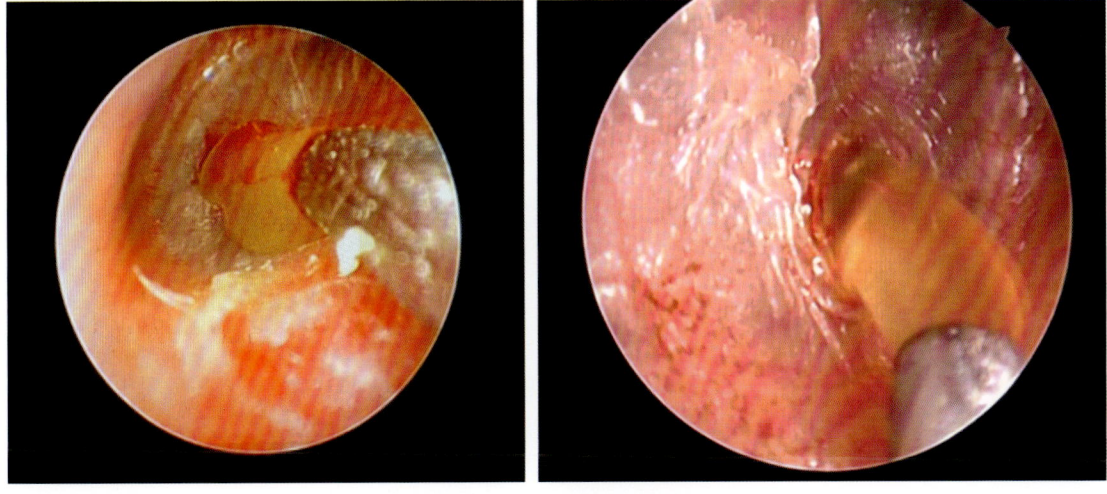

图 1-5-2　黏稠鼓室积液

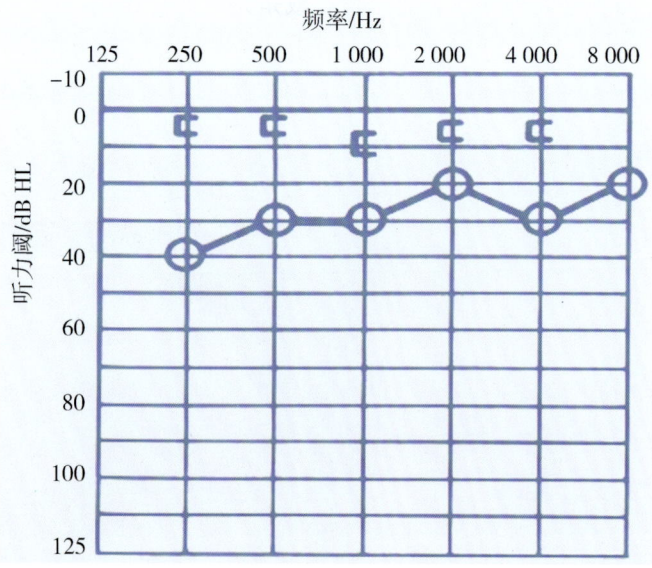

图 1‑5‑3 分泌性中耳炎听力图

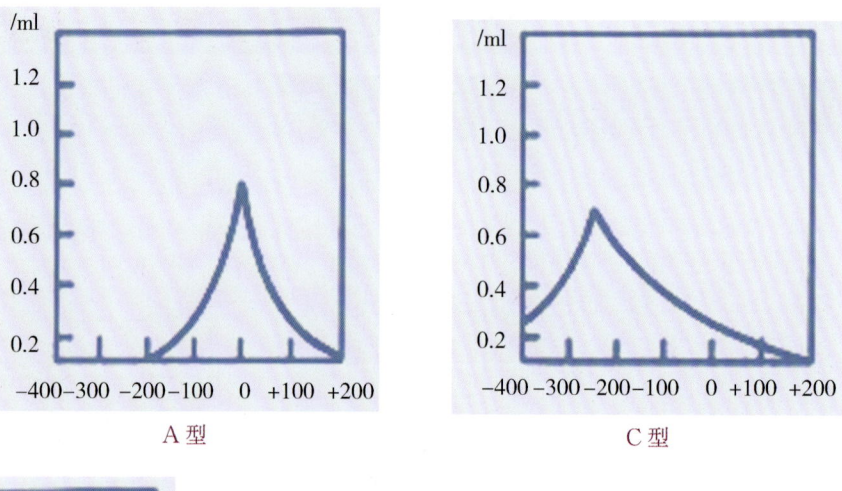

A 型   C 型

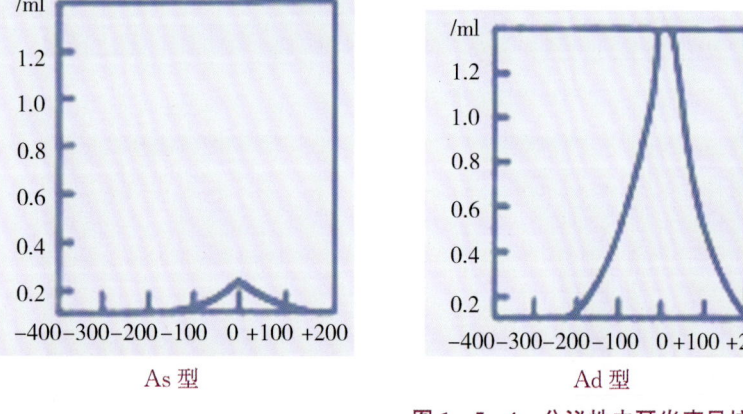

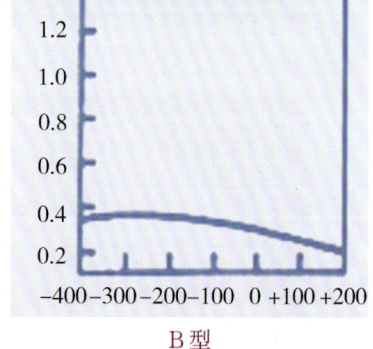

As 型   Ad 型   B 型

图 1‑5‑4 分泌性中耳炎声导抗图

型或 C 型。诊断性鼓膜穿刺术如抽出积液，即可确诊分泌性中耳炎，不过，相较于有创的诊断性鼓膜穿刺术，无创的鼓气耳镜检查和耳内镜都有较高的敏感性和特异性，具有很大的诊断价值。

分泌性中耳炎需要与其他疾病加以鉴别。①鼻咽肿瘤：临床上以鼻部症状、耳部症状、颈部淋巴结肿大等为特征，结合电子鼻咽镜或纤维鼻咽镜检查、鼻咽 CT 或 MRI、鼻咽部活检即可鉴别（图 1‑5‑5 A、B）。②鼓室硬化和听骨链中断等传导性耳聋：前者通常为分泌性中耳炎的后遗症，病史较长，且听力损伤较重，后者则多有外伤和慢性中耳炎病史，或是先天听骨链畸形和先天性中耳胆脂瘤，通过病史询问、体格检查、听力学检查及颞骨高分辨率 CT 即可鉴别。③脑脊液耳漏（图 1 - 5 - 5 C）和外淋巴漏：也会出现液体积聚在鼓室内的情况，通过病史询问是否有外伤史、鼓室液体的实验室检查、颞骨CT 等则可与分泌性中耳炎的鼓室积液加以鉴别。④颈静脉球高位、鼓室球体瘤：可有蓝鼓膜表现（图1 - 5 - 5 D），除常规耳镜、听力学和声导抗检查外，应根据病史和影像学诊断加以鉴别。

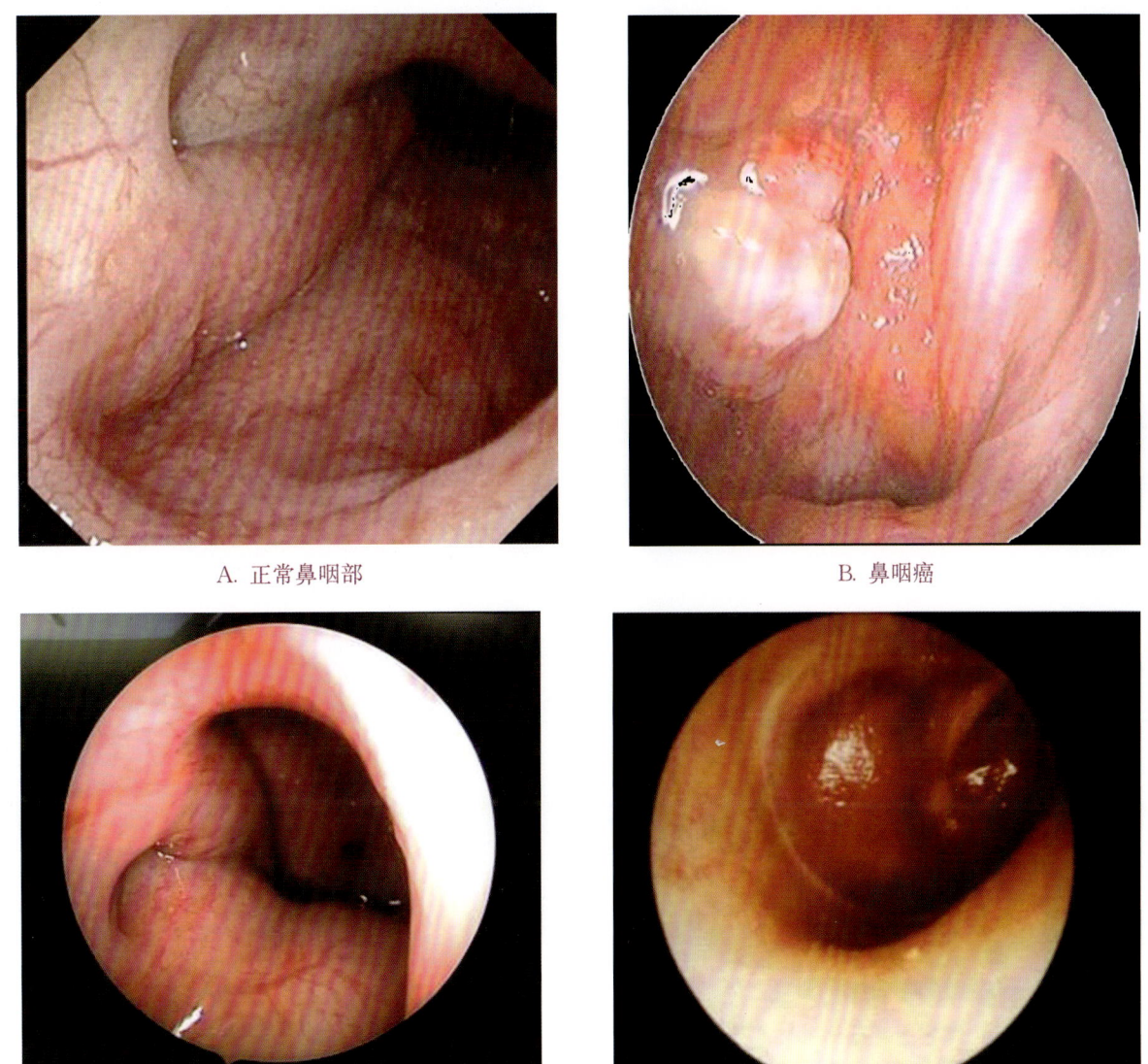

A. 正常鼻咽部　　　　　　　　　　　　　　　　　　B. 鼻咽癌

C. 脑脊液耳漏　　　　　　　　　　　　　　　　　　D. 颈静脉球体瘤

图 1 - 5 - 5　电子鼻咽镜检查和耳内镜检查

四、治疗

分泌性中耳炎存在一定的自限性，有较高自愈率，病史在 3 个月以内且不伴高危因素的患儿可不进行干预，重点观察鼓膜形态、结构有无异常，鼓室有无积液，是否对日常交流产生影响及其程度，嘱其定期复诊。如有必要，则需要进行药物治疗和手术治疗，原则上保证清除中耳积液，改善通气引流，去除病因。

（一）药物治疗

药物治疗推荐局部或全身使用糖皮质激素，儿童分泌性中耳炎不推荐全身使用糖皮质激素治疗，因为有可能产生相关不良反应，如抑制生长激素分泌、导致骨质疏松等，因此，推荐使用局部鼻用剂型。

抗生素、抗组胺药、黏液促排剂可根据患者情况酌情使用。

（二）去除病因

对于鼻腔、鼻窦和鼻咽疾病或是咽喉反流疾病引起的分泌性中耳炎，应积极治疗病因，包括鼻窦炎治疗、过敏性鼻炎治疗以及行腺样体切除术和扁桃体切除术等，腺样体手术的意义在于降低通气管提前脱管率、缩短中耳积液持续时间并减少重复置管。其指征主要考虑年龄及伴随症状。≥4 岁需手术治疗（鼓膜置管）的分泌性中耳炎患儿，可于鼓膜置管的同时切除腺样体；＜4 岁的分泌性中耳炎患儿，除有明确指征，不建议常规切除腺样体；分泌性中耳炎反复发作，须重复鼓膜置管的患儿，应同时切除腺样体。

（三）清除积液，改善中耳通气

1. 鼓膜穿刺术　抽吸积液可快速排出鼓室内积液，对分泌性中耳炎有一定的治疗作用，但穿刺孔道保留时间短，且难以无痛操作，故不推荐用于治疗儿童分泌性中耳炎（图 1-5-6）。

2. 鼓膜切开术　对于积液黏稠的分泌性中耳炎，鼓膜穿刺难以清除积液时，可使用鼓膜切开术（图 1-5-7），且鼓膜切开保留时间较长，可提供短期通气。但是单纯鼓膜切开因造孔多于 7～10 日愈合，不建议常规用于儿童分泌性中耳炎。

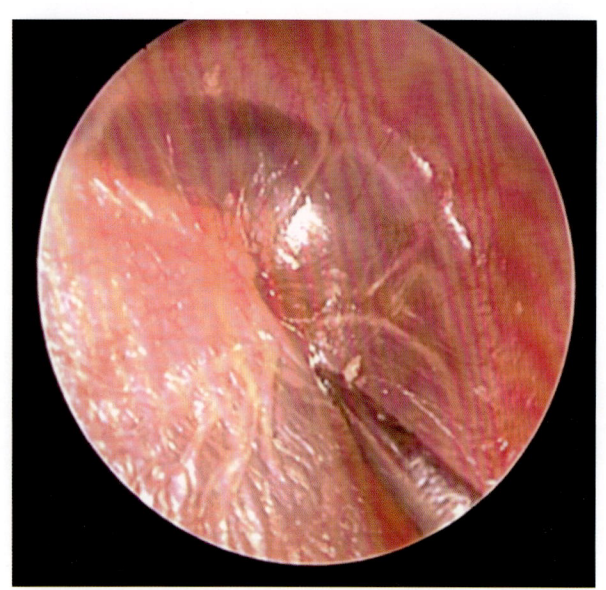

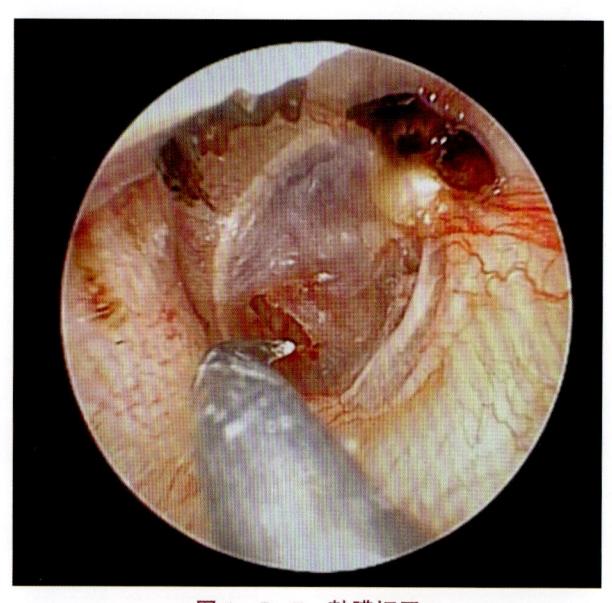

图 1-5-6　鼓室穿刺　　　　　　　　　　　　　　　　　　　图 1-5-7　鼓膜切开

3. 鼓膜置管术　对于病情迁延或反复不愈，或是积液太黏稠的分泌性中耳炎，则应进行鼓膜置管，选择合适的通气管并给予足够的留置时间，留置时间多持续 9～12 个月（图 1-5-8）。对有接受鼓膜置管指征的患儿，常常需要同时切除腺样体。有慢性扁桃体炎或扁桃体肥大者，还需行扁桃体切除术。

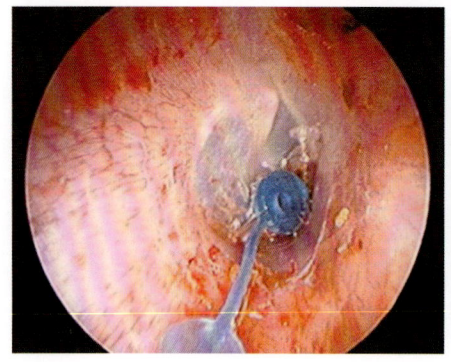
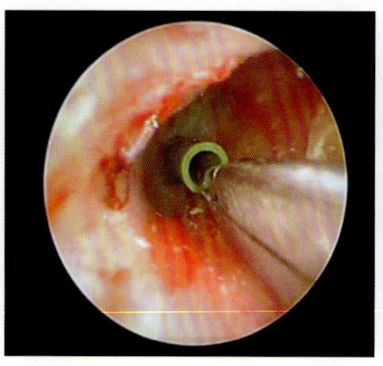
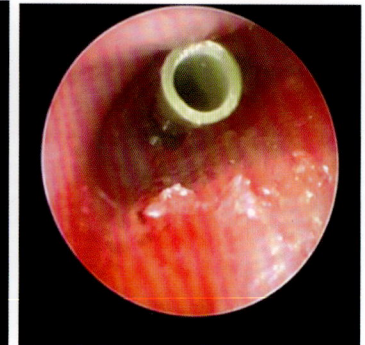

图 1-5-8　鼓膜置管

4.咽鼓管吹张　通过鼻咽部主动或被动加压方法使咽鼓管开放，平衡中耳气压。波氏球法、自动吹张法等可不同程度地改善症状，患者可进行捏鼻鼓气和捏鼻吞咽的方法使咽鼓管开放和闭合，但儿童则较难自行完成。小于2岁的患儿可由家长协助使用波氏球或自动咽鼓管吹张器吹张。近年，咽鼓管吹张器作为一种新型的压力装置，被证实可以作为儿童慢性分泌性中耳炎综合治疗中一种有效的非手术治疗手段，帮助患儿咽鼓管功能得到改善，缩短病程并降低鼓膜置管率。它的工作原理是通过外界施加压力将气体经过咽鼓管吹入中耳，在改善咽鼓管功能的同时，解除鼓室负压，使中耳黏膜逐步恢复正常。特别是对于低龄儿童分泌性中耳炎，现阶段的外科干预方案较为单一，多数仅仅为鼓膜置管或观察等待。咽鼓管自动吹张装置为低龄儿童分泌性中耳炎的保守治疗提供了新手段，具有良好的临床依从性，是一种可供选择的非手术治疗方式。

（四）咽鼓管球囊导管扩张术（Eustachian tube balloon dilation，ETBD）

大部分分泌性中耳炎患者经过传统治疗均能得到改善，部分患者治疗效果不佳，咽鼓管功能没有得到较好恢复。咽鼓管球囊导管扩张术作为一种新兴的手术方式（图1-5-9），在临床上应用于治疗咽鼓管功能障碍及其相关疾病。关于咽鼓管球囊导管扩张术的适应证，主要有：①咽鼓管功能障碍患者；②难治性复发性分泌性中耳炎；③中耳不张性疾病，包括上鼓室胆脂瘤，粘连性中耳炎，胆固醇肉芽肿；④鼓室成形术患者咽鼓管功能不良者，中耳术后耳闷、鼓膜内陷、听骨外露或脱出等。禁忌证包括外伤后咽鼓管功能障碍、咽鼓管异常开放、小于6岁的婴幼儿和儿童、腭裂未治疗者、咽口闭锁者等。但随着这项技术的普遍使用，比如唇腭裂，有耳科症状就可以进行咽鼓管球囊导管扩张术。随着球囊规格的完善，婴幼儿行此手术也成为可能，不是绝对禁忌证。目前在尚未有足够证据前提下，6岁以下患儿施行咽鼓管球囊导管扩张术应慎重。

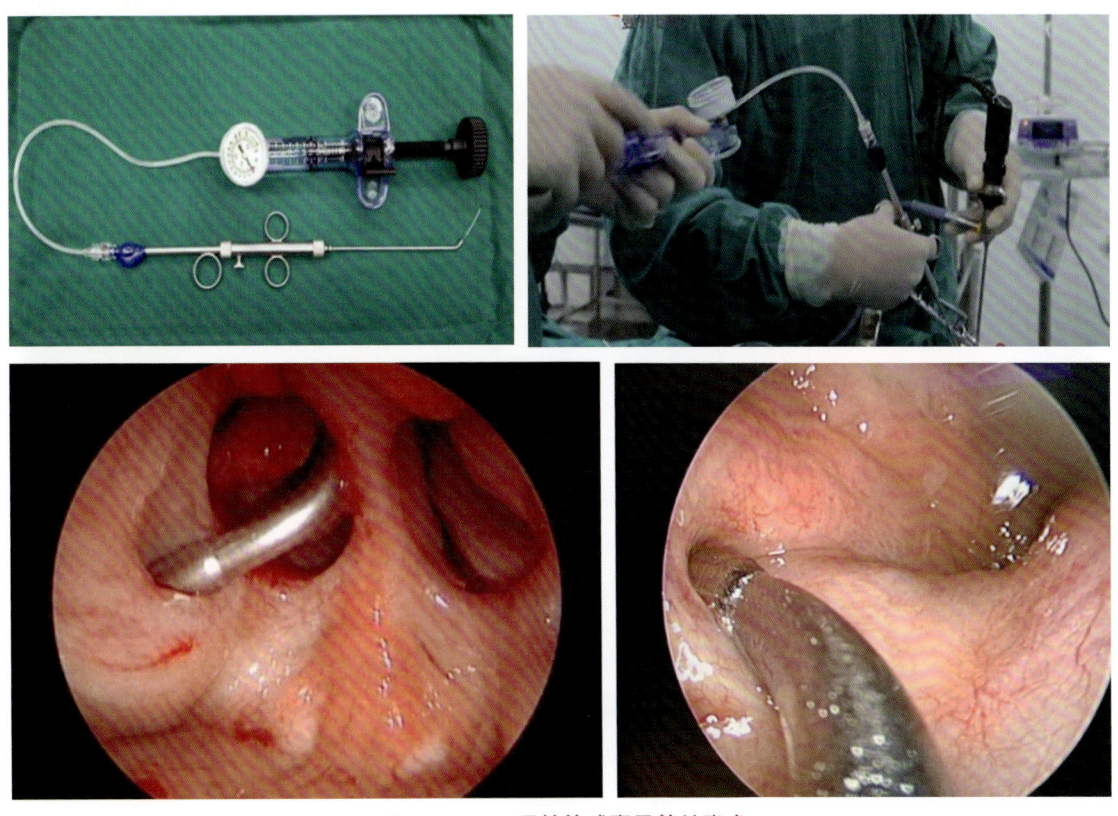

图1-5-9　咽鼓管球囊导管扩张术

咽鼓管球囊导管扩张术能改善咽鼓管功能，并且大量研究已显示其具有安全性好、创伤小等优点。梁茂金、郑亿庆等对39例（56耳）慢性分泌性中耳炎患者行咽鼓管球囊导管扩张术，其中54耳顺利完成手术，术后半年治疗有效率为91.1%，鼓室图及咽鼓管功能测定提示患者咽鼓管功能较术前明显改善。对于咽鼓管功能不良患者，咽鼓管球囊导管扩张术术后 1 周、1 个月、6 个月进行随访，患者主诉的耳闷塞感、听物朦胧感、耳内水泡声、耳鸣等主观症状逐渐减轻甚至消失，并且无反复发作，手术总有效率达 96.6%。

最后，假如分泌性中耳炎患者经过上述规范治疗仍无法改善，听力受损导致交流困难，存在影响言语发育的潜在风险时，可酌情考虑佩戴助听器。

五、随访及并发症防范

分泌性中耳炎的并发症包括耳漏、鼓膜穿孔、鼓膜内陷、胆脂瘤形成及鼓室硬化，防范及处理原则如下：①鼓膜穿刺、切开或鼓膜置管术后保持耳道清洁干燥；②出现耳漏可使用抗生素滴耳液滴耳，亦可将糖皮质激素滴耳液与抗生素滴耳液联合使用；不推荐常规全身应用抗生素；不建议有耳漏时即取出鼓膜置管；③到期取管后，长期不愈的鼓膜穿孔可择期行鼓膜修补术；④鼓膜内陷袋和胆脂瘤形成应择期手术；⑤鼓室硬化应根据病情进一步处理。

六、转诊指征

分泌性中耳炎合并并发症，如鼓室粘连、鼓室硬化；鼓膜置管后在短期内脱管或掉入鼓室；分泌性中耳炎伴鼻息肉；联合腺样体扁桃体术后分泌性中耳炎复发；分泌性中耳炎导致患儿言语、认知、心理和情感发育等方面的障碍。以上情况建议转诊。

〔叶　青〕

第六节　中耳胆脂瘤及持续灌流模式耳内镜技术

一、分型

中耳胆脂瘤是一种以角化复层鳞状上皮为根基的囊样病变，由过度角化与杂乱无章的角卵白纤维层层聚集，形成了由炎症反应包裹的囊性肿物。

中耳胆脂瘤根据其特点可分为 3 类：①先天性中耳胆脂瘤；②后天原发性中耳胆脂瘤；③后天继发性中耳胆脂瘤。

（一）先天性中耳胆脂瘤（congenital middle ear cholesteatoma，CMEC）

Levenson 等提出 CMEC 临床诊断标准：①胆脂瘤位于鼓膜内侧，但鼓膜正常，紧张部和松弛部完整；②无鼓膜穿孔，无中耳流脓史，无耳部手术史；③即使有中耳炎（如分泌性中耳炎），只要无鼓膜穿孔和中耳流脓史。符合前两项标准的仍可以诊断为先天性中耳胆脂瘤（图 1-6-1）。

（二）后天原发性中耳胆脂瘤（acquired primary middle ear cholesteatoma）

后天原发性中耳胆脂瘤可以分为两个亚型。

1. 上鼓室胆脂瘤（最常见的类型）　胆脂瘤内陷袋从松弛部向上鼓室方向或后囊方向扩展。发生机制是局限性的上鼓室通气功能障碍，而中鼓室的通气功能和鼓膜紧张部均无明显异常（图 1-6-2）。

2. 中鼓室胆脂瘤　由紧张部内陷所形成的胆脂瘤，好发于后鼓室和下鼓室区域。通常是由咽鼓管功能障碍导致，引起粘连性中耳炎，可能同时合并有松弛部内陷；也可以由继发于中耳炎的瘢痕组织、黏膜皱襞阻碍中鼓室正常通气通道所引起（图 1-6-3）。

（三）后天继发性中耳胆脂瘤（acquired secondary middle ear cholesteatoma）

后天继发性中耳胆脂瘤是在中耳炎遗留的鼓膜穿孔的基础上形成的，鳞状上皮由穿孔边缘向鼓膜或锤骨柄的内侧内翻生长而形成胆脂瘤。要排除慢性中耳炎鼓膜穿孔伴发的粘连性病变，伴有鼓膜穿孔的先天性胆脂瘤等（图 1-6-4）。

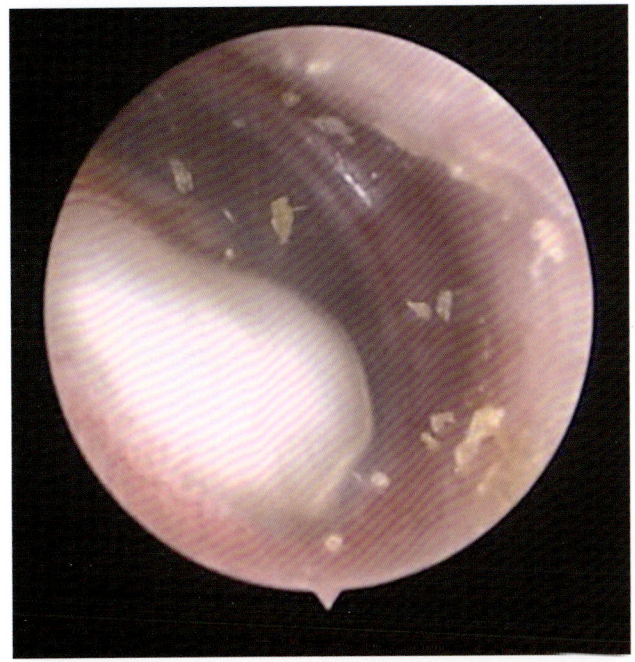

图 1-6-1　右耳先天性中耳胆脂瘤

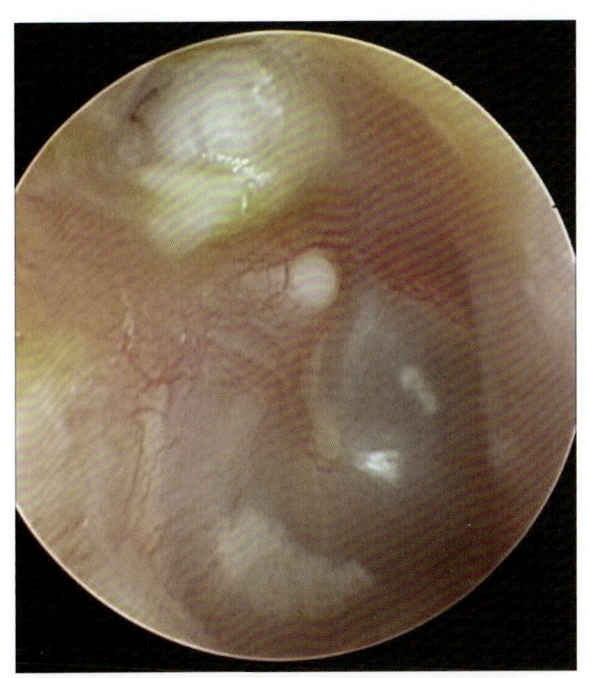

图 1-6-2　右耳后天原发性上鼓室胆脂瘤

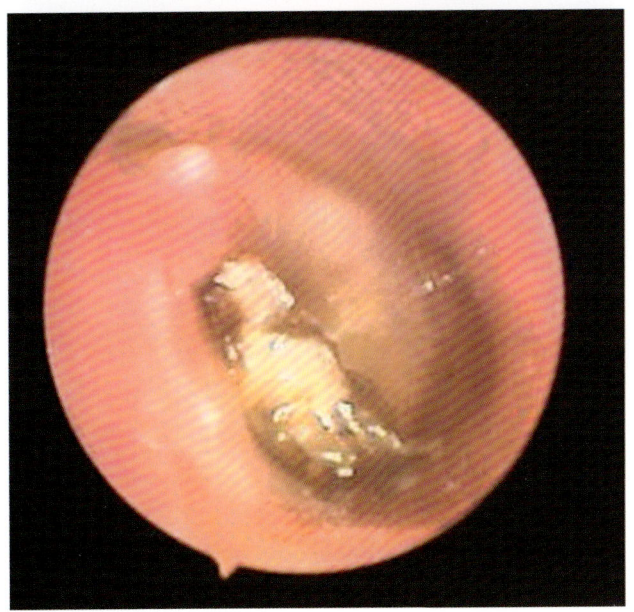

图 1-6-3　右耳后天原发性中鼓室胆脂瘤

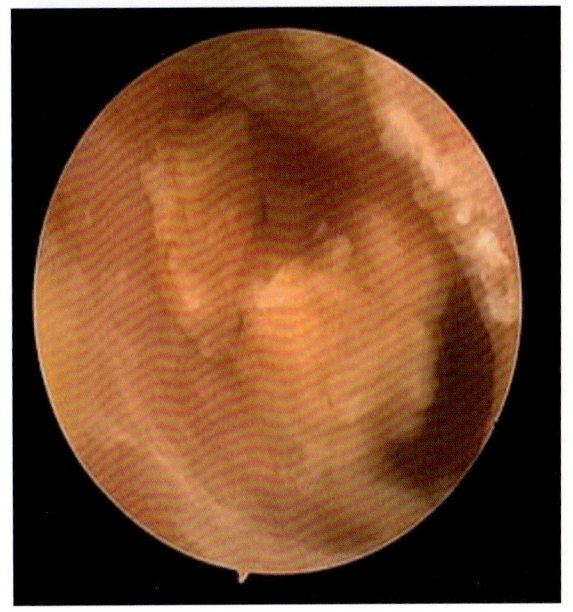

图 1-6-4　右耳后天继发性胆脂瘤

二、分期

欧洲耳科与神经耳科学会（EAONO）和日本耳科学会（JOS）关于中耳胆脂瘤的分期达成共识（表 1-6-1）。

表 1-6-1　　　　　　　　　　　　　　EAONO/JOS 中耳胆脂瘤分期

分期	病变程度及范围
Ⅰ期	胆脂瘤局限于原发部位：①松弛部胆脂瘤位于上鼓室；②紧张部胆脂瘤、先天性胆脂瘤、继发于紧张部穿孔的胆脂瘤位于鼓室腔
Ⅱ期	胆脂瘤越过鼓室侵犯到上鼓室、前鼓室或乳突内任一部位

续表

分期	病变程度及范围
Ⅲ期	胆脂瘤伴有颅外并发症或者病理状态，包括面神经麻痹、迷路瘘管（具有膜迷路损伤的风险状态）、迷路炎、耳后骨膜下脓肿或瘘管、颞骨脓肿、颈部脓肿、外耳道壁破坏（超过一半长度的骨性外耳道）、天盖破坏（缺损需要手术修复）、粘连性中耳炎（鼓膜紧张部完全粘连）
Ⅳ期	胆脂瘤伴有颅内并发症，如化脓性脑膜炎、硬脑膜外脓肿、硬脑膜下脓肿、脑脓肿、乙状窦血栓和突入乳突的脑疝

三、手术治疗现状

显微镜耳科手术的历史已有数十年，孕育了现代的耳外科学，并在此基础上形成了一系列的耳外科学手术分类理论及概念。近些年来，随着内镜技术的进步，耳内镜技术逐渐引起了大家的重视，它始于20世纪50年代，由 Harold H Hopkins 和 Karl Storz 率先报道了内镜在耳科检查及诊断方面的应用，之后 Tarabichi 等进一步发展耳内镜技术，并成功应用于鼓膜修补和胆脂瘤手术。近二十年来，耳内镜技术应用越来越广泛，甚至应用于听觉植入和侧颅底手术等。内镜手术凭借高清视野，术中最大限度保存患者中耳功能结构，最大可能恢复中耳通气引流功能，在耳科疾病的诊断与治疗中起到越来越重要的作用。

如何在耳内镜手术和显微镜手术之间进行平衡和选择，是耳外科医师不能回避的话题。显微镜适合于广范围的病变，为了清除隐匿的病灶，保护重要的结构，需要破坏更多的骨性结构进行术野的显露，内镜耳外科则通过自然存在的外耳道手术，不需依靠创伤大的外耳切口，去除大量的骨质来增加可视角度，可以抵近观察，更符合当代外科微创化发展趋势。但是内镜的缺点也同样突出：单手操作，2D视角，术中出血镜头起雾以及光源的热损伤等，都在一定程度上限制了耳内镜的发展。

基于耳内镜的以上特征，在借鉴了妇科的膨宫泵下手术模式和泌尿外科膀胱镜手术方式后，2019年廖华首先提出了耳内镜"持续灌流"理念，开发了一种全新的耳内镜外科手术模式——耳内镜手术持续灌流模式（The Continuous Irrigating Mode for Endoscopic Ear Surgery，CIM-EES)，该模式指在耳及侧颅底术腔内形成一定压力下的水流进行方向向外的单向循环，术中操作形成的渗血、骨渣等物质被压力水流灌洗流出耳道，有助于始终维持内镜视野和术腔的清晰状态，实现手术过程的便捷和操作流畅性，增加手术安全性。该模式针对性地部分解决了传统的耳内镜手术模式的问题与缺陷，使得耳内镜手术过程变得更加清晰和流畅。

鉴于内镜和显微镜均有各自的优缺点，在中耳胆脂瘤手术中，将耳内镜和显微镜结合使用，可以实现强强联合，优势互补的效果。根据胆脂瘤范围和耳内镜在手术处理胆脂瘤的操作比重，可以将中耳胆脂瘤手术分为以下4类：①全显微镜下中耳胆脂瘤手术；②全耳内镜下中耳胆脂瘤手术；③耳内镜和显微镜联合中耳胆脂瘤手术；④显微镜为主，耳内镜为辅的中耳胆脂瘤手术。

四、手术设备及器械

（一）持续灌注泵（图1-6-5）及镜鞘（图1-6-6）

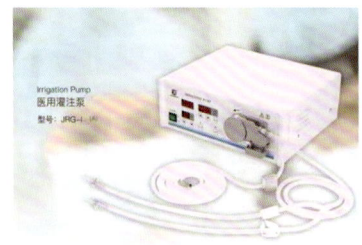
A. 国产灌注泵

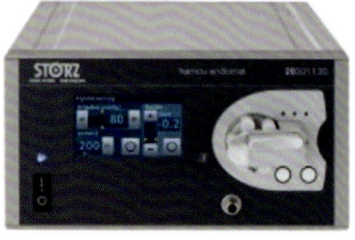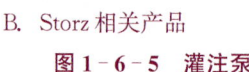
B. Storz 相关产品

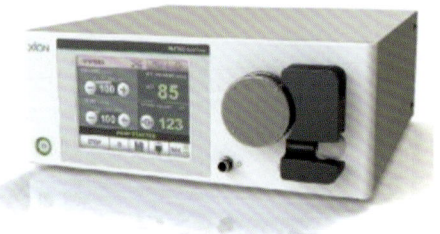
C. Xion 相关产品

图1-6-5　灌注泵

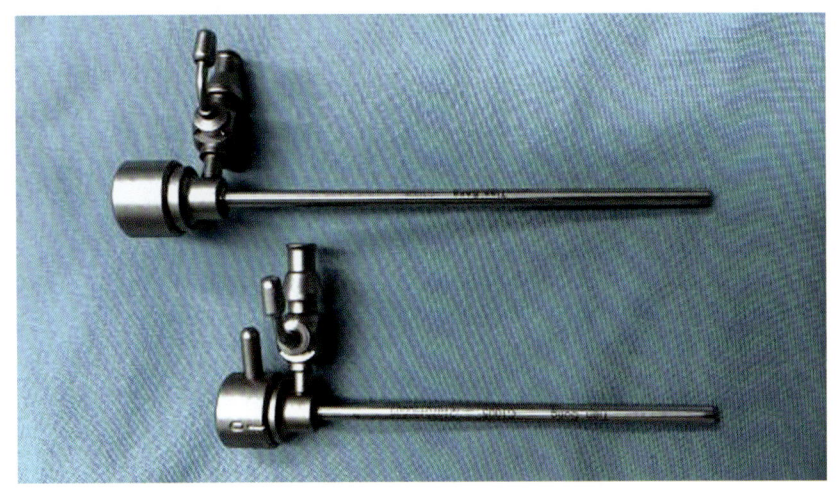

图 1-6-6　镜鞘（90 mm，110 mm）

（二）等离子刀头（图 1-6-7、图 1-6-8）

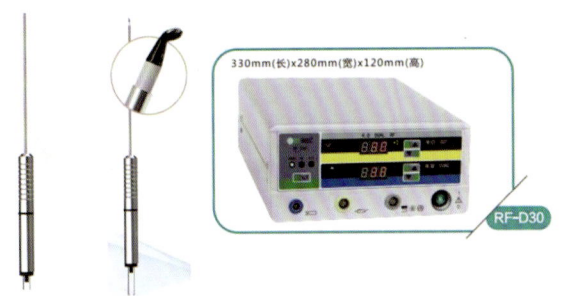

图 1-6-7　杰西射频等离子刀头

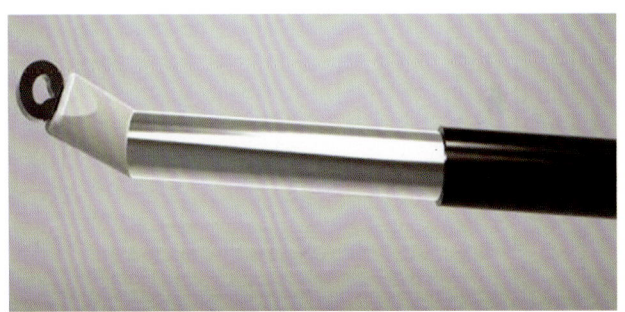

图 1-6-8　美创等离子刀头

（三）显微镜及耳内镜

ZEISS 和 LEICA 显微镜。STORZ 和 XION 内镜监视、影像、冷光源设备。STORZ、XION、国产桐庐、沈大等硬性耳内镜，长度 9 cm、12 cm，直径 2.7 mm，视角 0°、30°、70°。

五、围手术期处理要点及技巧

（一）术前准备

1. 术前完善全身麻醉手术常规检查、检验。

2. 术前病变范围的判断及术式预判。

术前常规行影像学评估。①颞骨 CT（锥行束 CT），CT 扫描要求薄层（0.5～1 mm）高分辨率扫描；②通过图像分析软件，测量外耳道骨性段矢状面经线；③颜色映射融合图像：将磁共振扩散加权像的信号为彩色化，叠加水成像图像形成融合图像；④磁共振弥散加权成像已成为高效定性诊断中耳胆脂瘤的影像工具，可有效将胆脂瘤与肉芽组织、瘢痕、脑膨出和黏液等组织鉴别。通过影像，不但可以反映胆脂瘤角化物的信息，而且可以明确显示耳蜗、半规管和内听道的结构，准确评估胆脂瘤侵袭范围。

通过胆脂瘤与外半规管隆起延长线（Donaldson line）相对位置关系，预判手术方式。胆脂瘤在 Donaldson 线前方首先考虑耳内镜独立处理；胆脂瘤在 Donaldson 线后考虑耳内镜-显微镜联合手术或显微镜手术。

（二）手术操作规范及技巧

1. 全耳内镜手术（包含灌流模式）

（1）手术适应证：①胆脂瘤局限在原发部位，对应 EAONO/JOS 中耳胆脂瘤分期 Ⅰ 期的患者。

②对应 EAONO/JOS 中耳胆脂瘤分期Ⅱ期的部分患者，指病变位于 Donaldson 线前方的中耳胆脂瘤。③乳突气房板障型、气化不良小乳突患者，胆脂瘤侵及鼓窦及乳突者。

（2）手术技巧：

1）耳道术野制备：常规耳道清理，剪耳毛，用肾上腺素溶液做外耳道局部浸润（1 ml 盐水或利多卡因配 1 滴 1‰肾上腺素）。针头斜面朝向皮肤面，从外耳道软骨段进针，直达骨性外耳道的骨面，缓慢注射（图 1-6-9）。注射点选 3 点钟和 12 点钟两个位置。

2）切口及翻瓣：用环切刀或射频等离子刀，于外耳道距鼓环 2.5 cm 处，从上方 11 点钟至下方 9 点钟做弧形切口（左耳为例，图 1-6-10）。将肾上腺素棉球置于切口与骨壁之间，在棉片的保护下，将耳道皮瓣轻轻翻起，将皮瓣分离至鼓环，用

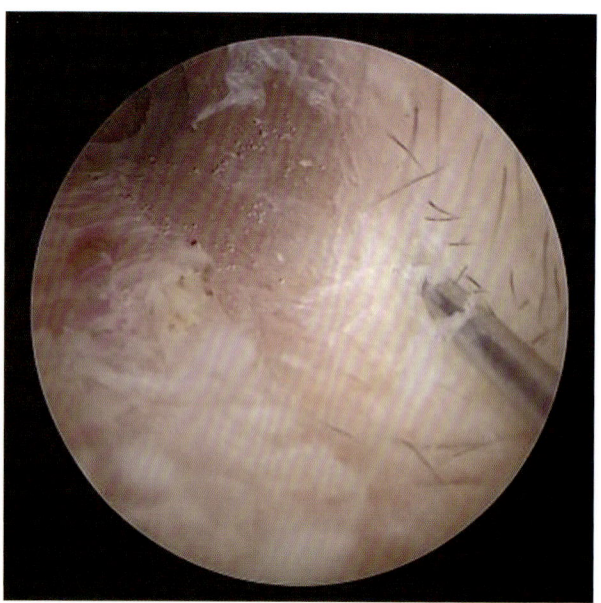

图 1-6-9　耳道局部浸润

钩针将鼓环抬起，自 12 点钟向 6 点钟的方向充分分离鼓环并向前翻起鼓膜（图 1-6-11）。如持续灌流模式下等离子做切口，可无血操作，不需要棉球，可直接翻瓣。鼓索神经通常出现于 2 点钟至 3 点钟的位置，偶尔可见鼓索神经从鼓环外侧穿出。翻起鼓膜松弛部即可开放蒲氏间隙，将鼓膜从锤骨短突向下分离脱帽，暴露前鼓室。

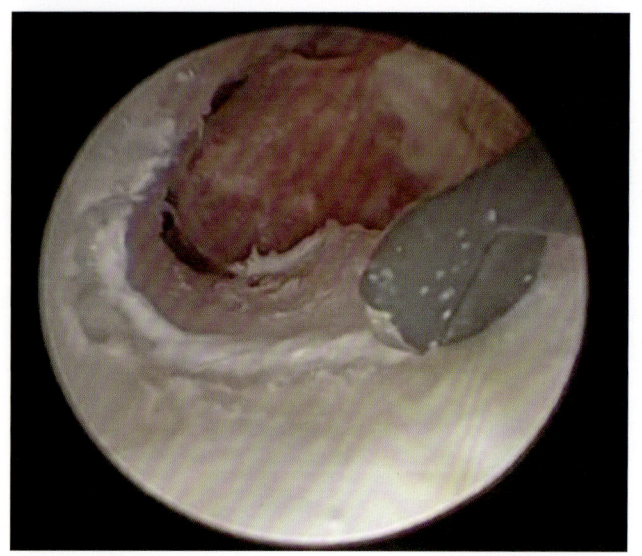

图 1-6-10　等离子耳道切口（灌流模式下）

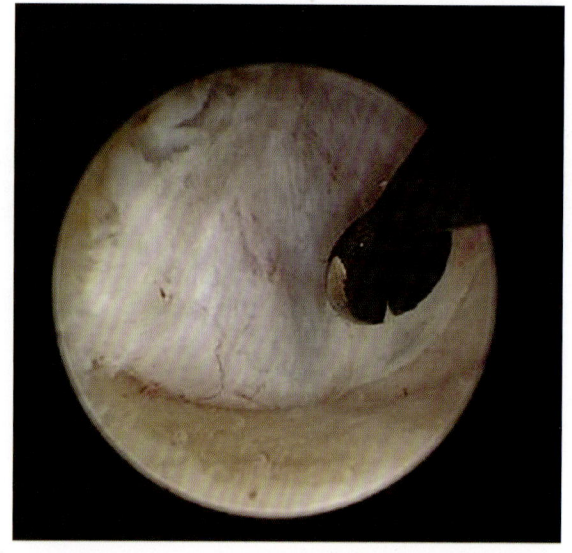

图 1-6-11　翻外耳道皮瓣（灌流模式下）

3）探查及清理病灶：探查鼓室腔的病变以及胆脂瘤与听骨链的关系。当胆脂瘤侵及上鼓室鼓窦时，需要先行上鼓室开放。用骨凿或直径 2 mm 的金刚钻磨除上鼓室外侧壁骨质。注意保护鼓索神经，鼓索神经穿行于砧骨长脚与锤骨柄之间。当胆脂瘤侵及砧骨体及锤骨头内侧面时，必须取掉砧骨及锤骨头。取听骨时，须先暴露砧骨长脚、豆状突及砧镫关节，用钩针轻柔地自砧镫关节将砧骨向一侧牵拉至分离，再将锤砧关节分离，取出砧骨。此操作可以拓宽进入面神经区域的通道，暴露面神经鼓室段及自锥前段至膝状神经节区域。外半规管亦可直视，其走行于面神经锥段的上方与后方，是从上鼓室至鼓窦清除胆脂瘤时重要的解剖标志。剪掉锤骨头，可以探查整个上鼓室。剪断锤骨颈时，锤骨头剪的头端应于鼓索神经平行插入，这是避免损伤鼓索神经的要点。胆脂瘤患者常可见听骨链的吸收破坏，尤其砧骨长

脚，术中注意辨别结构。

当胆脂瘤侵及后鼓室时，可选择 30°或 45°耳内镜，注意定位镫骨、锥隆起、面神经。用弯头吸引器、钩针或有角度的显微钳清理病灶，注意曲线操作技术。

在进行显微镜手术时，前鼓室的部分区域不可见，须耳内镜探查。探查鼓膜张肌半管及咽鼓管上隐窝是否有病变，清理病变时须谨慎，因为此区域与颈内动脉关系密切。

注意剥离胆脂瘤时要清晰地看到分离界面，将胆脂瘤上皮自黏膜表面分离。

相关过程见图 1-6-12 至图 1-6-17。

4）重建及修复：鼓室成形是指取耳屏带软骨软骨膜进行鼓膜修补。如锤骨柄保留，将移植物置于锤骨柄的外侧；如锤骨已去除，可将移植物嵌于鼓环处。如听骨链有破坏，根据情况选择半听或全听进行听骨链重建。

对于上鼓室外侧壁及外耳道骨质缺损的，可选用耳屏软骨或耳甲腔软骨进行修复重建。术毕，耳道内填塞可吸收性明胶海绵或碘仿纱条。相关过程见图 1-6-18 至图 1-6-21。

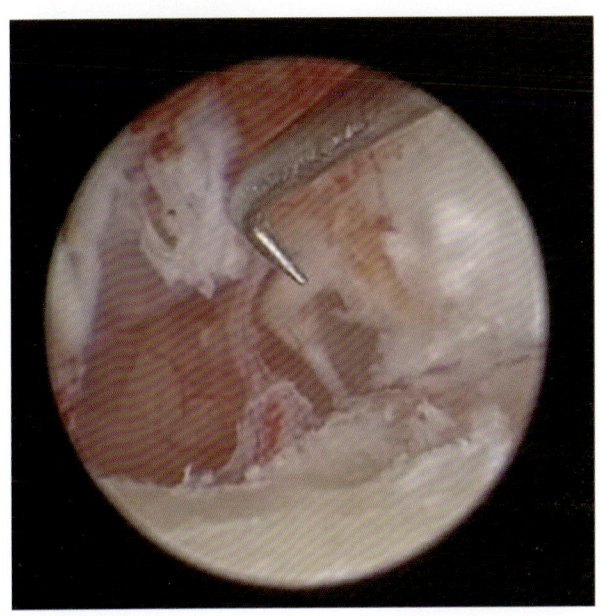

图 1-6-12　锤砧关节（灌流模式下）

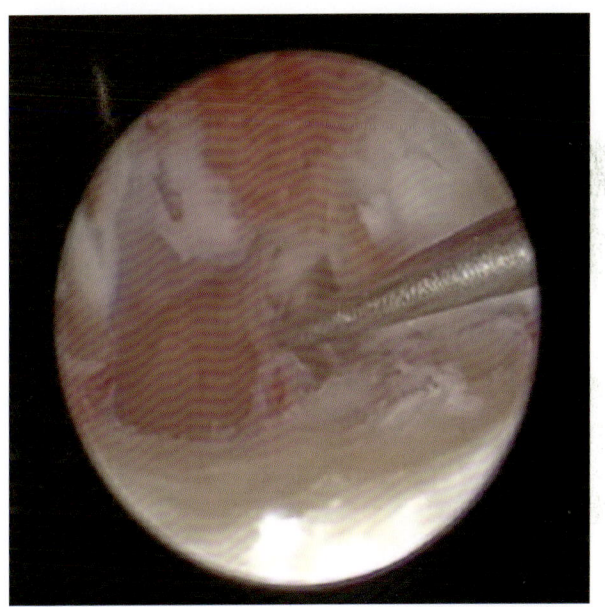

图 1-6-13　分离锤砧关节（灌流模式下）

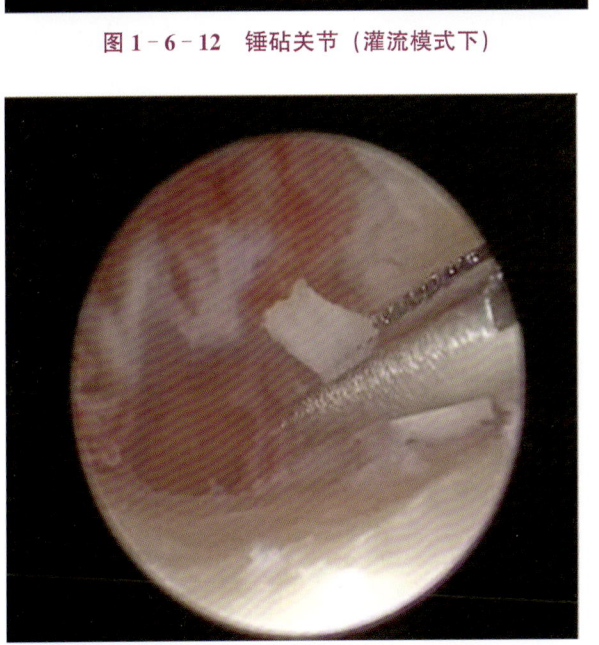

图 1-6-14　取出破坏的锤骨（灌流模式下）

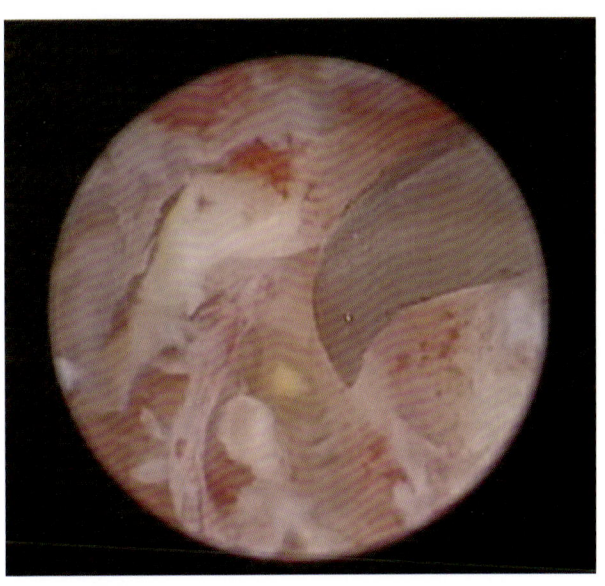

图 1-6-15　面神经水平段（灌流模式下）

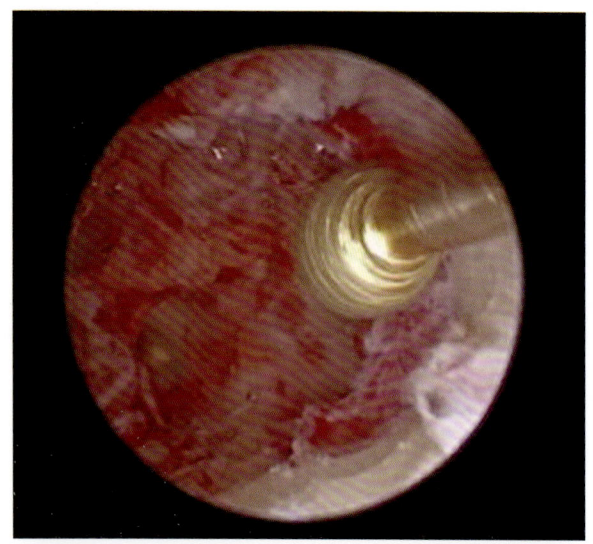

图1-6-16　磨除上鼓室外侧壁（灌流模式下）

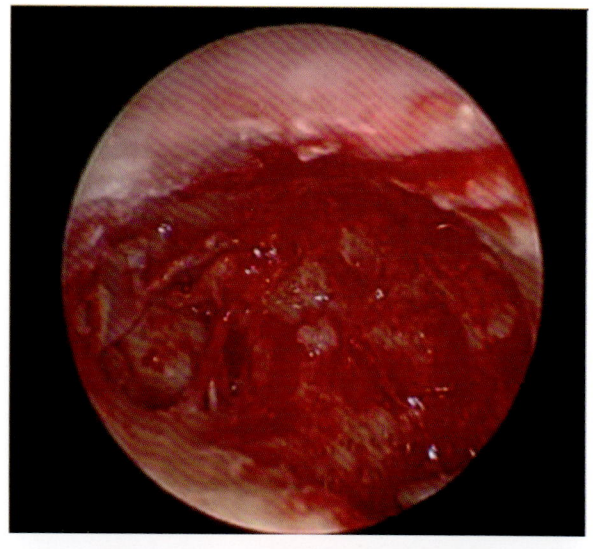

图1-6-17　清除病灶后上鼓室鼓窦

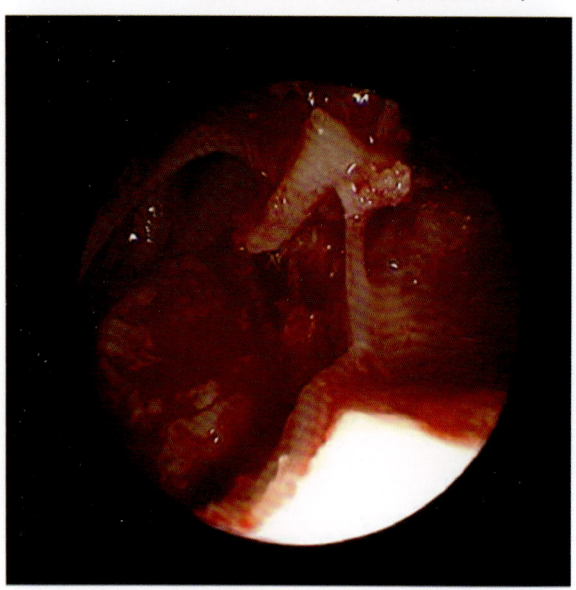

图1-6-18　清除病变后镫骨残留

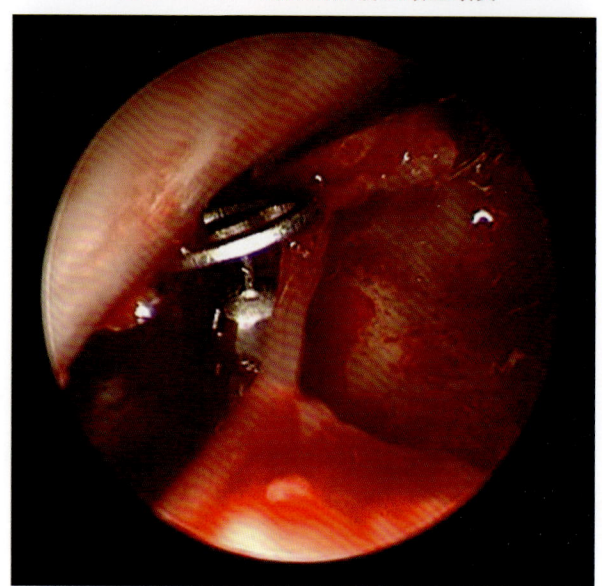

图1-6-19　人工镫骨植入（PORP）

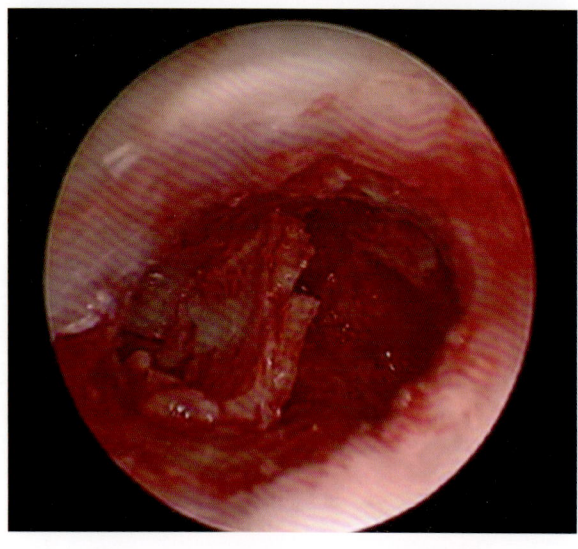

图1-6-20　鼓室成形（带软骨软骨膜）

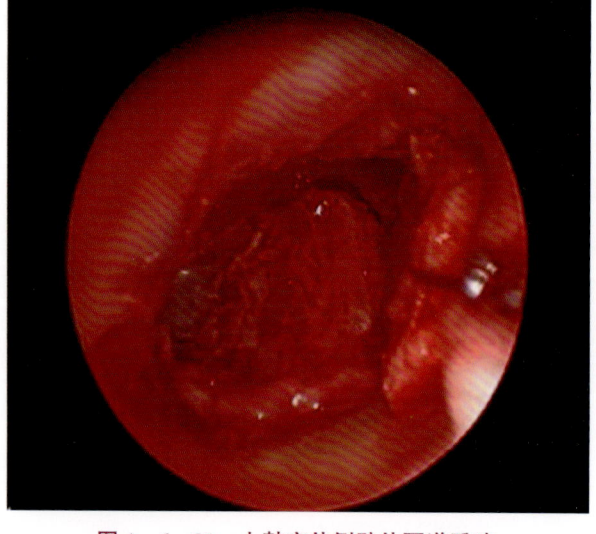

图1-6-21　上鼓室外侧壁外耳道重建

2. 耳内镜联合显微镜手术（图 1－6－22）

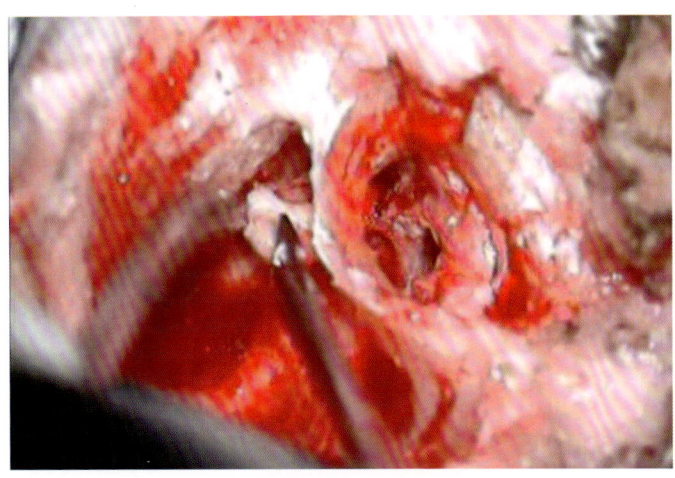

图 1－6－22　双镜联合显微镜下完壁式乳突根治

（1）手术适应证：对应 EAONO/JOS 中耳胆脂瘤分期 Ⅱ 期的部分患者，指病变侵犯 Donaldson 线后方的中耳胆脂瘤。

（2）手术技巧：①经耳道耳内镜下探查中耳腔，并清除鼓室腔及鼓窦的病变，具体操作及技巧同全耳内镜下手术。②显微镜下行完壁式乳突切开术，剥离并清除乳突腔及鼓窦的胆脂瘤。术中操作与传统的乳突改良根治术类似，术中轮廓化乳突腔，注意磨薄并保留外耳道后壁，至鼓窦气房，确认砧骨窝、外半规管。在显微镜可直视的范围内，清除上鼓室胆脂瘤。注意上鼓室前方的病变需联合使用耳内镜。③耳内镜下行听骨链重建及鼓室成形术，操作步骤及技巧同全耳内镜下手术。

3. 显微镜为主，内镜辅助手术

（1）手术适应证：中耳胆脂瘤病变范围广，以侵袭性为主，对应 EAONO/JOS 中耳胆脂瘤分期 Ⅲ 期、Ⅳ 期的患者。

（2）手术技巧：显微镜下充分磨骨，开放乳突腔、鼓窦和上鼓室空间，清除胆脂瘤。术中可使用耳内镜探查面神经垂直段内侧的后鼓室隐匿空间的局限性病灶，以及上鼓室前隐窝、咽鼓管口等部位的病灶。

4. 全显微镜手术　手术适应证与前者相仿。对应病变范围很广的患者。可全程在显微镜下完成。

（三）术后处理

全耳内镜手术术后患者可不予包扎（如取耳屏软骨患者，建议包扎 24～48 小时）。显微镜下手术行耳后切开的患者需加压包扎。术后常规给予患者抗生素预防感染 3 日，患者无不良反应即可出院。出院医嘱注意耳道禁水，清淡饮食，避免感冒。鼻炎患者嘱使用鼻喷剂及鼻炎药物。

六、随访

术后半个月门诊复查清理耳道可吸收性明胶海绵或抽出碘仿。术后 1 个月行耳内镜检查及听力学相关检查。术后 3 个月再次复查。术后 1 年行颞骨 CT 检查。

七、转诊指征

对应 EAONO/JOS 中耳胆脂瘤分期 Ⅲ 期、Ⅳ 期的患者，复发性中耳胆脂瘤患者，胆脂瘤术后不干耳患者。以上情况建议转诊上级医院。

八、总结

本节详细介绍了中耳胆脂瘤的分型分期，以及手术分类，包括术前准备、适应证、手术关键步骤技巧、术后处理、随访及转诊指征等，以及灌流模式在耳内镜手术中的应用。并文后配有灌流模式下全耳内镜手术视频。总之，全面评估病例的特点，个性化地设计手术方案，适时地进行内镜和显微镜手术的联合，可以提高手术疗效，减少复发，提高患者生活质量。

〔王巍毅〕

第七节　耳显微镜下开放式鼓室成形术

一、现状介绍

慢性中耳炎可分为慢性非化脓性中耳炎（慢性分泌性中耳炎）和慢性化脓性中耳炎，此处重点关注慢性化脓性中耳炎。

慢性化脓性中耳炎是中耳黏膜、骨膜或深达骨质的慢性化脓性炎症，病变常不仅位于鼓室，还常侵犯鼓窦、乳突和咽鼓管等结构。其在我国的患病率调查较少，仅少许研究提到其患病率为 0.5%～1%。当急性化脓性中耳炎迁延不愈，病程延长达 8 周及以上时，或慢性扁桃体炎、慢性鼻窦炎、腺样体肥大等疾病导致中耳炎反复发作时，患者易罹患慢性化脓性中耳炎。

慢性化脓性中耳炎的典型临床表现包括鼓膜穿孔、耳内长期间断或持续性流脓、伴或不伴听力下降，有些可伴随耳鸣，其可引起多种颅内、颅外并发症。其可分为静止期和活动期。静止期表现为间歇性耳漏，量少，鼓膜穿孔多为紧张部中央型穿孔；活动期表现为耳内持续性耳漏，脓性伴血丝，鼓膜穿孔多为紧张部大穿孔，也可为边缘性穿孔。诊断常用检查包括耳镜检查、听力检查和颞骨高分辨率 CT 检查。耳镜可发现鼓膜穿孔，鼓室内黏膜可表现为充血，肿胀，或增厚，或有肉芽等表现。听力检查多提示传导性或混合性听力下降。颞骨高分辨率 CT 可观察乳突气化、鼓室和乳突内是否有软组织影以及骨质破坏等情况。

慢性化脓性中耳炎的治疗包括药物治疗和手术治疗。引流通畅时可局部用药；炎症急性发作时，宜全身应用抗生素。若鼓膜穿孔不愈合，或中耳有软组织影，经正规药物治疗无效时，可选择手术治疗。手术治疗可分为以清除中耳病灶为目的的乳突手术和以重建中耳传音结构为目的的鼓室成形术。对于能彻底清除中耳病灶并有条件重建传音结构的慢性化脓性中耳炎患者，可行乳突手术＋鼓室成形术。耳显微镜下开放式行乳突手术和鼓室成形术是公认的比较安全有效的耳显微手术方法，术中借助于耳显微镜，术者可以较好识别耳部解剖标志，避免重要结构损伤，在清除病灶的同时重建传音结构。

乳突手术包括上鼓室切开术、单纯乳突开放术、改良乳突根治术和乳突根治术等术式。上鼓室切开术适用于病灶局限于上鼓室而乳突正常者。单纯乳突开放术适用于病灶局限于乳突而中耳腔正常者。乳突根治术适用于无条件行鼓室成形术者，术中需要彻底清除中耳各部的病变组织，使鼓室、鼓窦、乳突腔形成一个向外耳道永久开放的共同腔隙。改良乳突根治术适用于具备鼓室成形术的中耳胆脂瘤及伴肉芽或息肉的慢性化脓性中耳炎，术中要清理中耳各部的所有病灶，使鼓窦、乳突腔向外耳道开放，又要保留中耳的传声结构，并在此基础上做鼓室成形术。

鼓室成形术历史悠久，早在 1953 年，Wullstein 和 Zollner 就发表了鼓室成形术的经典分类，此后发展出多种分类方法。美国耳鼻咽喉头颈外科学会（1965 年）将鼓室成形术分为鼓膜成形术、不伴乳突开放的鼓室成形术（仅清除鼓室内病灶、重建中耳传音结构，不开放乳突和鼓窦）和伴乳突开放的鼓室成形术（清除鼓室和中耳其他各部的病灶，开放乳突和鼓窦）。我国王正敏院士则将鼓室成形术分为鼓膜成形术，鼓膜成形加听骨链重建，联合入路鼓室成形术（乳突闭合技术，又称完壁式）和改良乳突根治鼓室成形术（乳突开放技术，又称开放式）。

单纯鼓膜成形术通过组织移植技术修复穿孔，恢复鼓膜的完整性以提高听力，其适用于鼓室无炎症或炎症控制的鼓膜中央穿孔，且鼓室内无鳞状上皮侵入，咽鼓管功能正常或较正常，上鼓室、鼓窦和乳突无隐匿胆脂瘤、骨炎或炎性肉芽组织等病灶，以及鼓室和乳突气房的黏膜炎症处于静息状态，此术式只用于中耳内部正常或比较健康的条件下。联合入路鼓室成形术（完壁式）是在清理乳突和中耳的胆脂瘤或其他病变的同时保留外耳道后壁，术后可获接近正常解剖和功能的中耳构造和外耳道，其适用于慢性胆脂瘤型中耳炎，慢性中耳乳突炎和鼓室硬化症，但对于上鼓室外壁缺失或已被破坏的上鼓室内陷性胆脂瘤或后天原发性胆脂瘤需要同时完成上鼓室外壁重建。改良乳突根治鼓室成形术（开放式）特点是清除中耳各部病灶的同时不保留外耳道后壁，适用于病灶广泛的胆脂瘤型中耳炎和慢性中耳乳突炎，而采用联合入路鼓室成形术不易成功的。

《王正敏耳显微外科学》指出鼓室成形术应用于包括胆脂瘤在内的慢性中耳乳突炎，但存在以下手术禁忌证，包括耳蜗功能极差或完全丧失，咽鼓管堵塞，中、外耳恶性肿瘤综合放射治疗，糖尿病耳铜绿假单胞菌感染，耳源性颅内并发症。

综上所述，慢性化脓性中耳炎患者常有耳内长期间断或持续性流脓、鼓膜穿孔、听力下降等表现，可通过耳镜、CT、听力检查等明确诊断，手术是重要的治疗手段之一。耳显微镜下鼓室成形术是治疗慢性化脓性中耳炎的重要手术方式，需根据患者的具体情况合理选择术式。

二、手术设备及器械

除常规手术用到的手术刀、电刀、止血双极等设备和器械外，耳显微镜下鼓室成形术还需要耳科特殊设备和器械，包括耳科手术显微镜、耳科电钻和耳显微手术器械。图1-7-1展示耳科手术室常见工作状态。

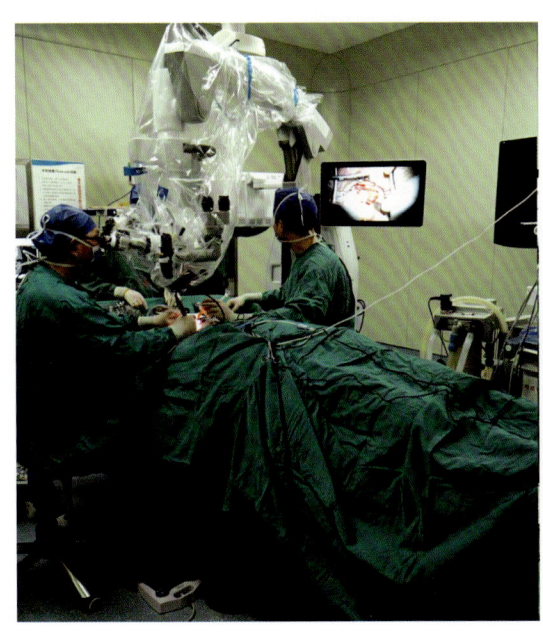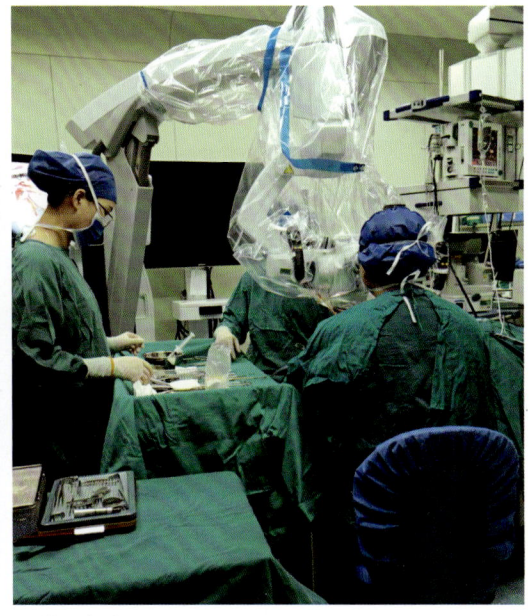

图1-7-1　耳科手术室

（一）耳科手术显微镜

耳科手术显微镜多为双目显微镜。使用显微镜时，术者通过手柄将显微镜移动到合适的位置后，调节瞳距大小、屈光参数、照明亮度和放大倍数，保证术野清晰后，即可开始操作。显微镜放大倍数可根据暴露要求自行调节，够用即可，放大倍数越高，景深越小、手眼配合难度越高。手术时显微镜需要套上消毒塑料薄膜罩以达到无菌要求。显微镜可连接显示屏，助手或参观人员可通过显示屏观看手术，并附带拍照、存储录像或照片等功能，方便手术展示（图1-7-2）。

（二）耳科电钻

耳科电钻是微型马达电钻，包括主机、脚踏控制板、钻柄和钻头。钻柄有直式和弯式两种。钻头包括各种直径的切割钻头和金刚石钻头。钻速可通过脚踏控制板和电钻主机控制。耳科电钻对于耳科手术非常重要，用于磨除骨结构。切割钻头磨骨力量大，磨骨快，但易损伤神经、血管和脑膜等软组织。金刚石钻头磨骨如同砂皮纸的抛光作用，磨骨力量小，但有封闭骨内微血管的止血作用，接触软组织时损伤较轻微（图1-7-3）。

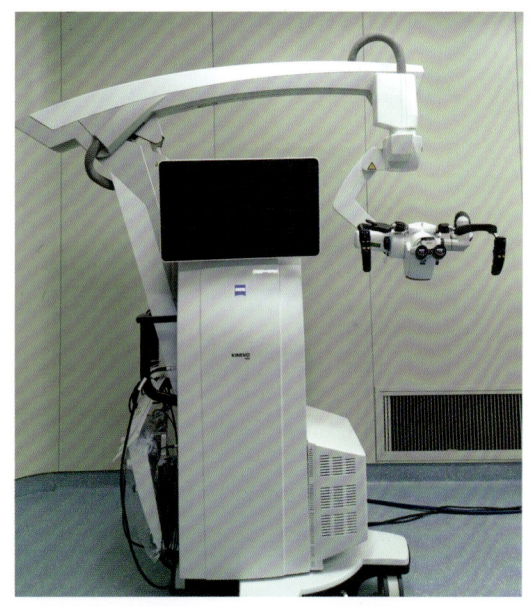

图1-7-2　耳科显微镜

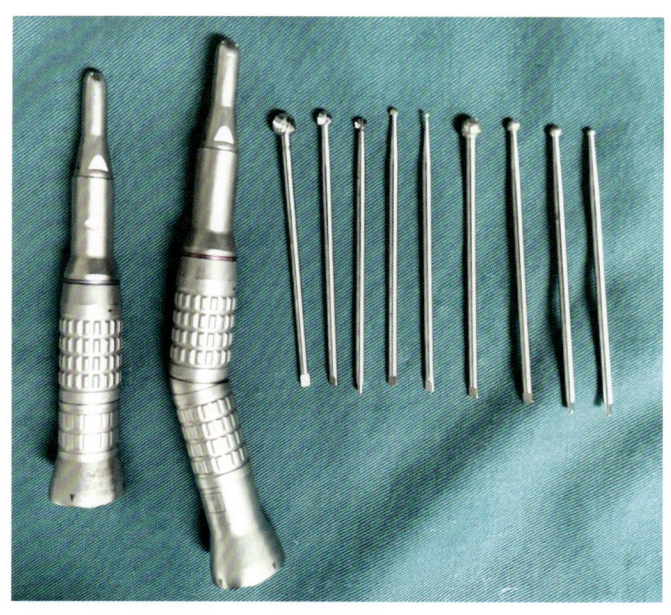

图1-7-3　直式和弯式钻柄，各种直径的切割钻头和金刚钻头

（三）耳显微手术器械

常用的耳显微器械包括乳突牵开器，微型剪刀、锤骨剪、肉芽钳等显微剪和显微镊，刮匙，小剥离子，显微刀，钩针和各式吸引管等（图1-7-4至图1-7-7）。

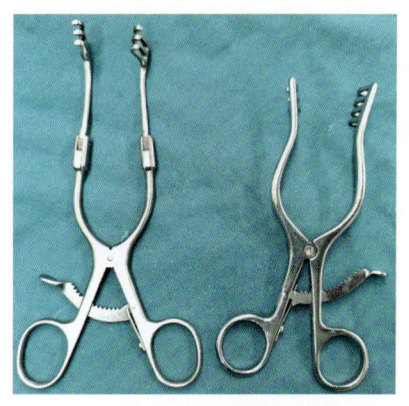

图1-7-4　乳突牵开器

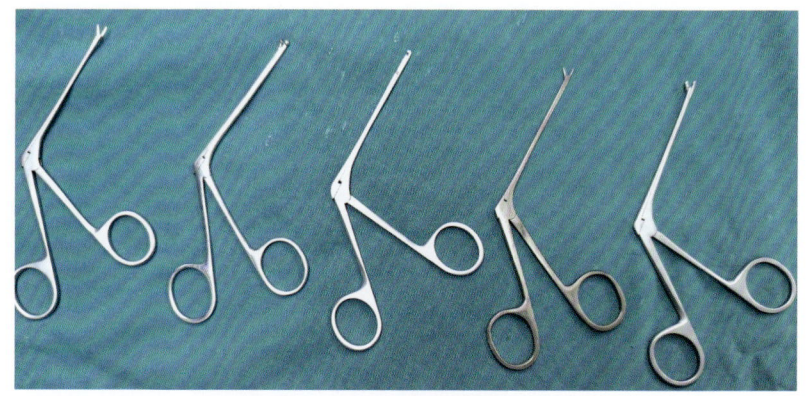

图1-7-5　各式显微剪和显微镊

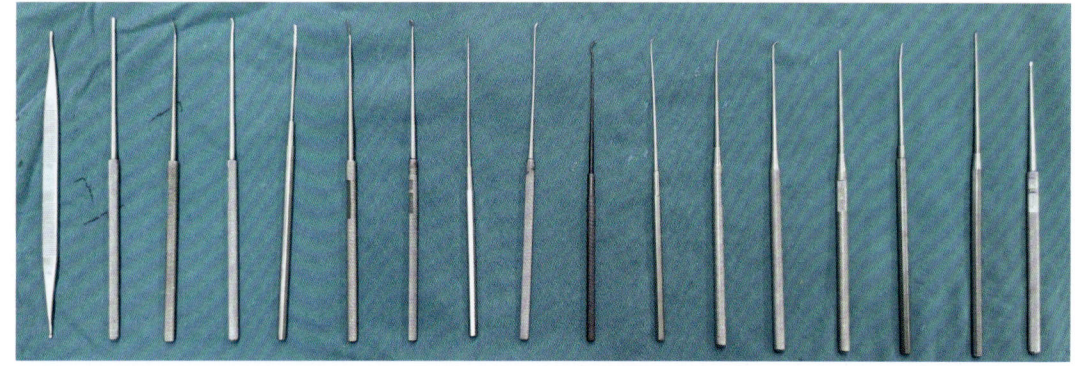

图1-7-6　刮匙、小剥离子、显微刀、钩针等

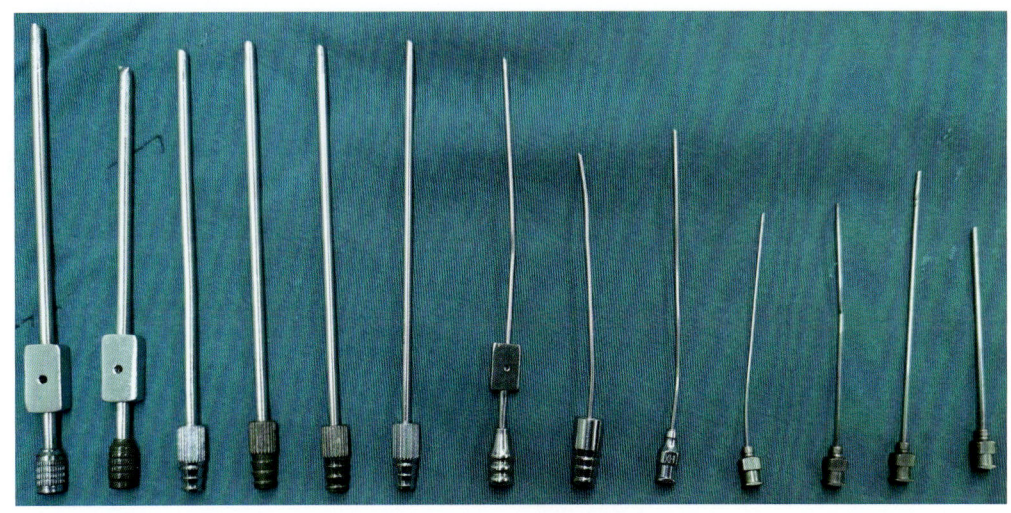

图 1-7-7　各式吸引管

三、围手术期处理要点及手术技巧

（一）术前准备

所有已确诊慢性化脓性中耳炎且拟行耳显微镜下鼓室成形术的患者，应完善耳内镜检查、听力检查、颞骨高分辨率 CT 或高分辨率 CT 和 MRI 检查等，来评估病变性质和范围、骨质破坏、乳突气化等情况。术前患者耳周皮肤应备皮，确保术区干净。若外耳道毛发较多，需剪除外耳道毛发。

（二）手术要点

1. 切口的选择　分耳内切口和耳后切口，术者可依据病变情况及其经验选择。耳内切口起自外耳道口下壁 6 点处，沿耳甲软骨的前内缘切开皮肤，深及骨质，至外耳道口 12 点，再在耳轮脚与耳屏之间于耳轮脚前缘向上延长切开皮肤约 2 cm。耳后切口起自耳轮脚的前上缘，相当于外耳道口前壁延长线水平，平行于耳郭后沟并距离耳郭后沟 0.5～1.5 cm，弧形切开皮肤及皮下组织，止于乳突尖上 0.5 cm 处，婴幼儿面神经较浅，切口不宜过低。

2. 肌骨膜瓣的制作　乳突牵开器显露乳突外侧面，作根蒂在前或后方的"T"形/"H"形/梯形乳突肌-骨膜瓣，紧贴骨面向前、上、后、下方向分离颞肌及乳突骨膜（乳突尖处为胸锁乳突肌附着点，需锐性分离），显露乳突外侧骨面。梯形切口的第一切口起自骨性外耳道前、上壁交界处，平行于颞线，向后切开骨膜止于距皮肤切缘 0.5 cm 处，第二切口起自骨性外耳道前、下壁交界处，平行于第一切口，向后切开骨膜止于距皮肤切缘 0.5 cm 处，第三切口连接第一、第二切口外侧止点，根蒂在前（图 1-7-8）。H 形切口的第一切口起自骨性外耳道前、上壁交界处，平行于颞线，向后切开骨膜止于皮肤切缘，第二切口起自骨性外耳道前、下壁交界处，平行于第一切口，向后切开骨膜止于距皮肤切缘，第三切口平行于骨性外耳道后壁处，切开骨膜连接第一、第二切口，根蒂在后（图 1-7-9）。T 形第一切口起自骨性外耳道前、上壁交界处，平行于颞线，向后切开骨膜止于皮肤切缘。第二切口起自第一切口的中点，垂直于第一切口，向下切开骨膜止于乳突尖，根蒂在后（图 1-7-10）。

3. 乳突轮廓化　磨除颞线、骨性外耳道后壁和乳突后缘三者范围内的乳突气房及骨质，显露乙状窦处骨壁至透见淡蓝色的乙状窦、乳突天盖处骨壁至透见桃红色硬脑膜以及窦脑膜角。对于硬化性乳突，在保证切除病变的乳突气房和充足术野的前提下，磨除的乳突范围可小些，不必显露乙状窦前壁至淡蓝色和乳突天盖至桃红色（图 1-7-11）。

4. 外耳道皮瓣及鼓膜移植床的制作　①外耳道皮瓣的制作：紧贴骨性外耳道之上、后、下骨壁分离外耳道皮肤，上至外耳道前壁与上壁交界处，下至外耳道前壁与下壁交界处，深至鼓环。作根蒂在外

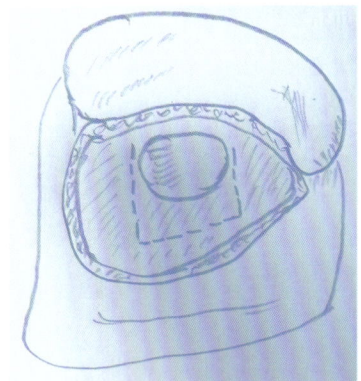

图1-7-8　梯形切口

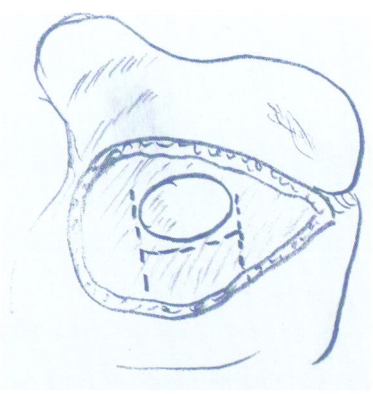

图1-7-9　H形切口

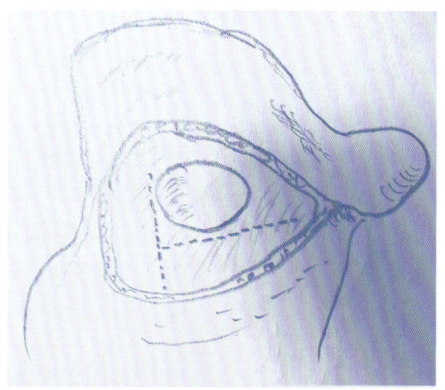

图1-7-10　T形切口

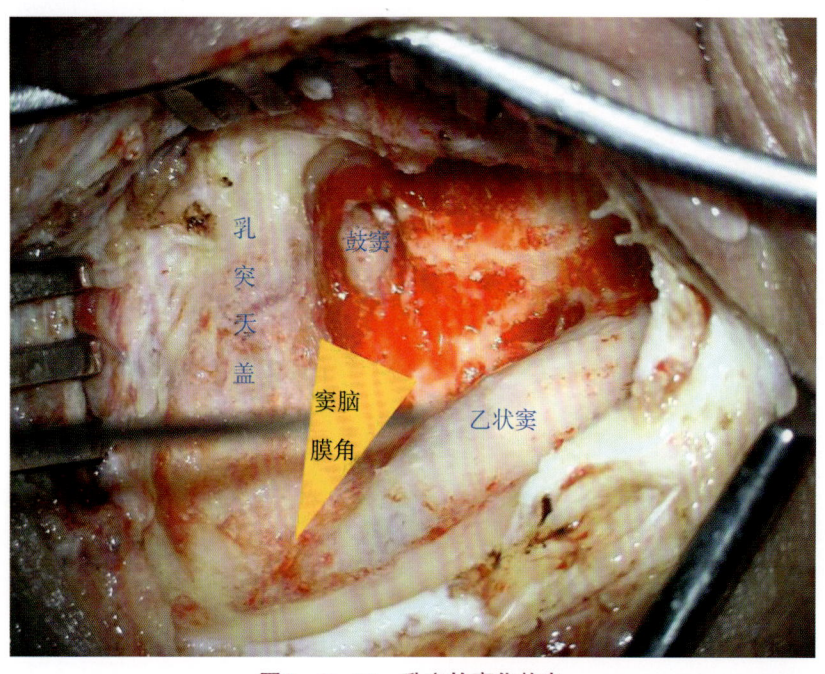

图1-7-11　乳突轮廓化状态

耳道下壁的门型外耳道皮瓣，第一切口距离鼓环约6 mm，从2点至10点弧形横向切开外耳道皮肤，

第二切口在骨性外耳口水平，平行于第一切口环形横向切开外耳道皮肤，第三切口从10点处平行于外耳道纵向切开外耳道皮肤并连接第一、第二切口。②鼓膜移植床的制作：有外置法和内置法两种方法，外置法也称为夹层法，先用钩针去除鼓膜穿孔边缘的上皮，不剥离鼓环，顺鼓环全层分离残余鼓膜上皮层与纤维层（图1-7-12）；内置法为用钩针去除鼓膜穿孔边缘上皮，剥离后、下鼓环，并将鼓膜自锤骨柄分离并前翻，显露鼓室。

5. 断桥及削低面神经嵴　分离外耳道皮瓣至鼓环，并显露鼓沟，以水平半规管或砧骨短突为参考，与面神经走向呈平行方向，磨低骨性外耳道后壁至面神经乳突段水平，接近面神经乳突段

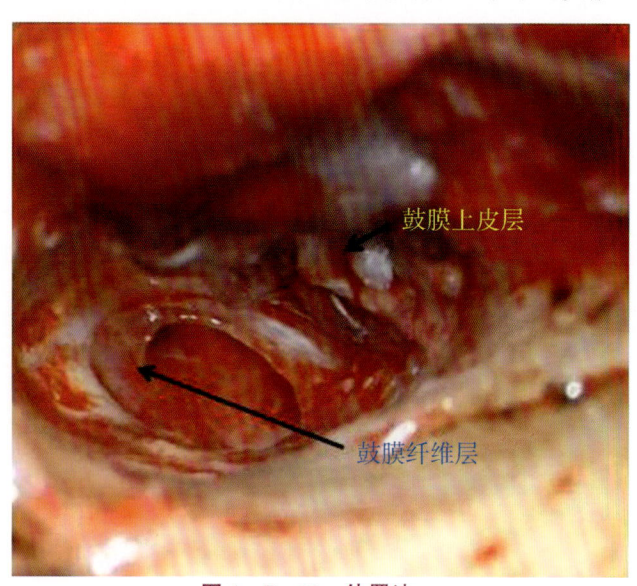

图1-7-12　外置法

水平时，常见骨面喷血，此血管为面神经的营养血管茎乳动脉，提示接近面神经乳突段骨管，此时宜换用细金刚砂磨头磨除骨质，并随时冲水。断桥时应先将上鼓室及后上鼓室外侧骨壁磨薄，再用刮匙自桥下向上刮除上鼓室外侧骨片而断桥，前后拱柱的残余骨缘用细金刚砂磨头磨除，以达到充分显露后上鼓室之目的。如果病变限于乳突、鼓窦和上鼓室，也可行保留低位骨桥的开放式鼓室成形术，即磨低/磨除部分上鼓室外侧骨壁的同时开放乳突、鼓窦和/或上鼓室，用软骨片和骨粉封闭鼓窦入口或重建上鼓室（图 1-7-13）。

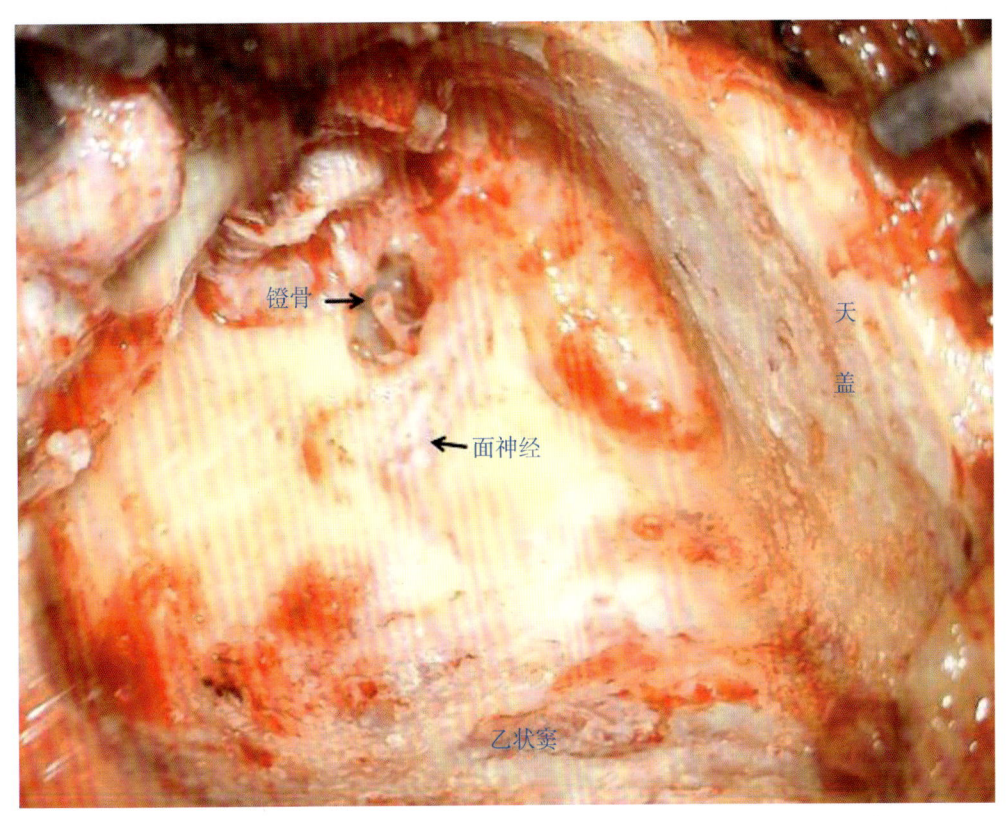

图 1-7-13　断桥后乳突术腔

6. 病变的清除　清除病变时，应注意避免损伤中、内耳的一些重要结构。后上鼓室内的面神经、前庭窗、圆窗等，由于病变侵袭，往往裸露并与病变紧密粘连，术中应仔细辨认。先清理面神经周围病变，清理时轻柔操作，方向与面神经走向平行，切忌用力撕扯。清理病变包裹的听骨链时，应避免镫骨脱位或被扯出。如果胆脂瘤病变包裹面神经、硬脑膜、乙状窦壁、膜性半规管、前庭窗、圆窗并与之粘连紧密，难以清理时，亦可予以保留外置，清理病变时尽可能保留鼓室黏膜，若鼓室黏膜缺失，骨面裸露，可放置硅胶片或软骨片，以免术后鼓室粘连。

7. 鼓膜修补及听骨链的重建　鼓膜修补可采取内置法或外置法，常用的修补材料有自体颞肌筋膜或自体软骨-软骨膜片。重建听骨链的材料有自体软骨，乳突皮质骨或自体砧骨或锤骨头，人工材料有钛听骨和生物陶瓷听骨，目前以钛听骨多见。以镫骨为中心的重建方式有 3 种：①镫骨完整且活动时，将重建材料放置在镫骨头与锤骨或鼓膜之间重建听骨链；②镫骨头及镫骨弓缺失，仅存镫骨底板且其活动良好时，将重建材料放置在镫骨底板与锤骨或鼓膜之间重建听骨链；③镫骨固定时，应分期手术，一期清除病变并修补鼓膜，二期做底板开窗术重建听力。使用人工材料重建听骨链时，需在人工听骨上面放置软骨片，以减少排异（图 1-7-14 至图 1-7-18）。

8. 上鼓室重建及缩小乳突术腔　常用自体颞肌筋膜包裹自体皮质骨粉填充加高上鼓室，高度与鼓环齐平或略高于鼓环，不能低于鼓环，以免术后形成凹陷袋，上皮堆积。可使用自体乳突皮质骨粉、软骨片、肌骨膜瓣填充在乳突术腔，骨量不足时，可取邻近的颅骨骨粉。以缩小乳突术腔，缩短术后于耳时间，及减少痂皮堆积（图 1－7－19）。

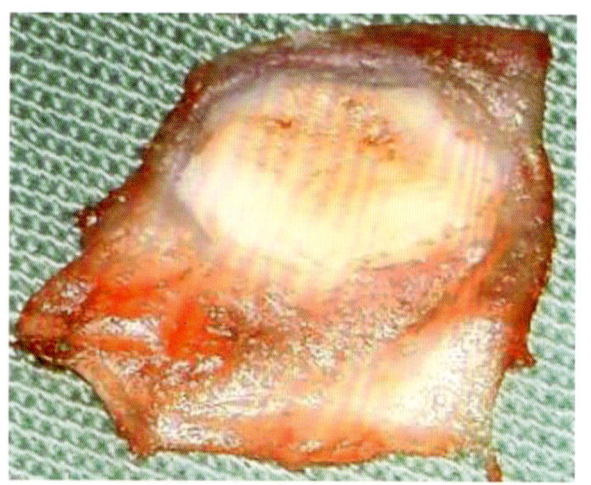

图 1－7－14　软骨-软骨膜移植片

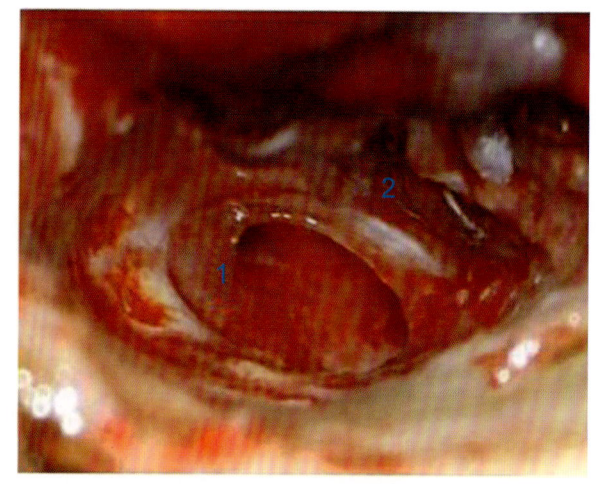

图 1－7－15　鼓膜纤维
1. 与上皮层；2. 分离

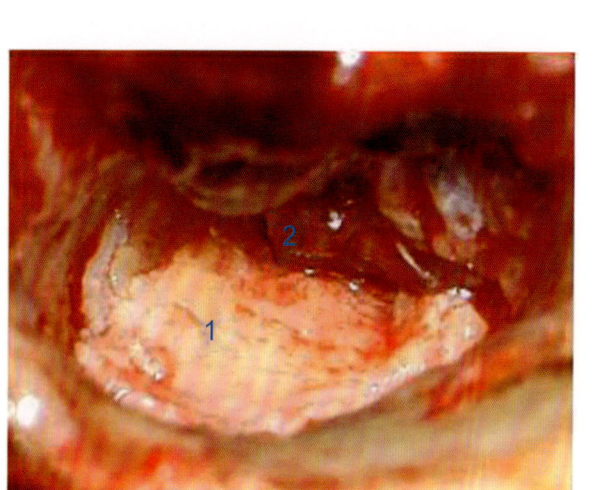

图 1－7－16　软骨-软骨膜移植片
1. 置于鼓膜上皮层；2. 与纤维层之间

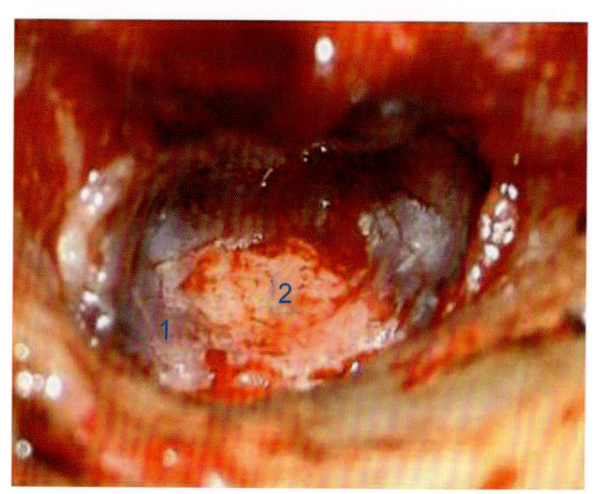

图 1－7－17　外耳道皮肤鼓膜瓣
1. 鼓膜瓣；2. 软骨膜移植片

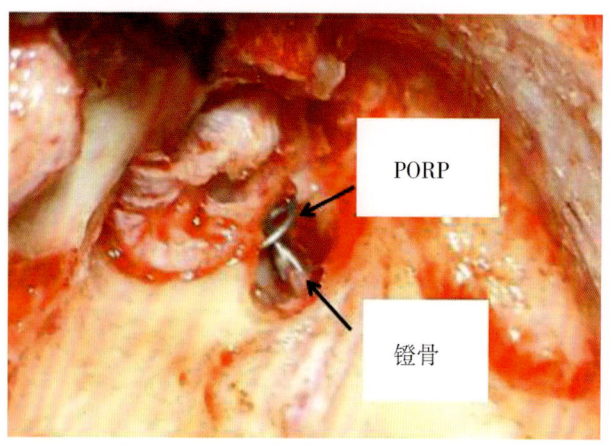

图 1－7－18　听骨链重建术（PORP）

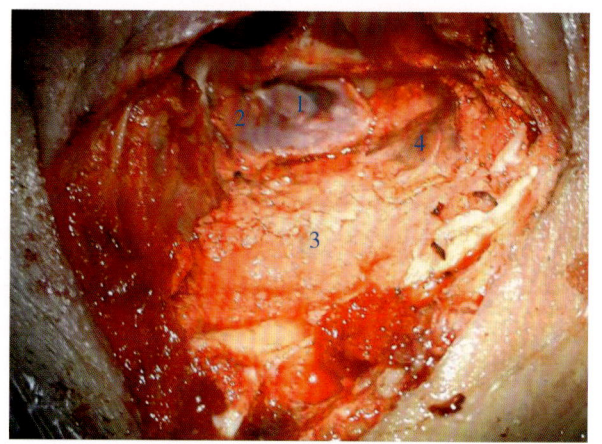

图 1－7－19　上鼓室重建
1. 鼓膜；2 骨粉填充上鼓室；3. 骨粉填充乳突术腔
至其浅蝶形化；4. 外耳道皮瓣

9. 扩大耳道口及耳甲耳道成形术　开放式乳突改良根治术的乳突术腔往往很大，须行耳甲耳道成形术以扩大耳道口，减少术后乳突术腔潮湿导致的细菌感染。依据乳突术腔的大小，行二瓣法或三瓣法耳甲耳道成形术。①二瓣法耳甲耳道成形术：于耳道口 7 点处，作一垂直向后切口，达耳轮脚或切过耳轮脚，切除半月形耳甲腔软骨，将耳道切口上下的耳道皮肤后翻固定于耳甲软骨的后面（图 1–7–20）。②三瓣法耳甲耳道成形术：于耳道口 7 点及 5 点，分作一向后的垂直切口，切开耳轮脚及耳甲腔软骨，切除耳甲腔软骨及部分耳轮脚软骨，耳道切口上、中、下的耳道皮肤后翻固定于耳甲软骨的后面（图 1–7–21）。无论是二瓣法，还是三瓣法，凡耳甲软骨有切缘，均应将其封闭，避免软骨切口外露，此举可明显降低术后耳郭软骨膜炎的发生。

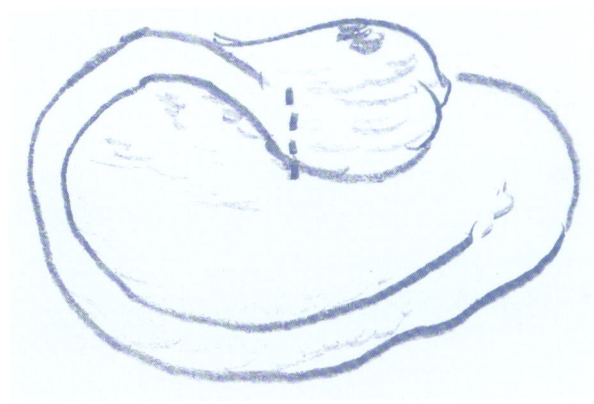
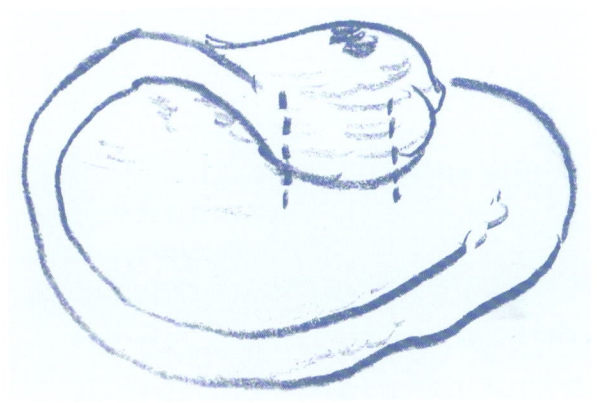

图 1–7–20　二瓣法耳道切口　　　　图 1–7–21　三瓣法耳道切口

（三）术后处理

术后应常规给予患者静脉用抗生素抗感染 7 日，每日查房需观察患者术耳外敷料情况和是否有面瘫等表现。针对面瘫患者，可予以激素、营养神经等治疗。

术后第 2 日拆开耳部加压包扎绷带，去除纱布，消毒切口及周围皮肤后覆盖无菌纱布，此后需每日换药至出院。换药时注意观察耳后切口和耳郭等的情况。若耳郭红肿，考虑耳郭软骨膜炎，需升级抗生素，可行耳郭局部注射庆大霉素等治疗，若感染仍无法控制，则需行耳郭软骨清创术。若耳后切口红肿或局部脓肿/血肿形成，应加强换药，视情况拆除部分缝线，通畅引流。若耳后切口有活动性渗血，可加压包扎，若出血无法控制则需拆除缝线找出血点并止血。若耳后切口裂开，需重新缝合。

术后第 7 日可拆除耳内填塞纱条和耳后缝线后予以出院。出院医嘱应强调出现耳痛、耳溢液异常、面瘫等症状及时来院就诊，嘱患者术耳保持干燥、勿进水。同时应嘱患者出院后每日使用抗生素滴耳液滴耳，至出院后 2 周来院随访。

四、随访

术后建议患者于耳鼻咽喉科门诊定期复查，复查时间建议为术后 2 周、1 个月、2 个月、3 个月、6 个月，此后每半年至 1 年复查一次。术后 2 周、术后 1 个月复查时需观察患者术耳形态、术腔情况，并清理术腔内填塞海绵和分泌物。术后 3～6 个月及此后复查时，建议完善耳内镜检查和纯音听阈检查。同时应不定期电话随访患者的一般情况，包括耳痛、耳溢液、听力恢复情况等。

五、转诊指征

病灶范围大，骨质破坏严重，解剖结构不清；二次或多次手术，解剖结构难以辨别；病灶与脑膜、颈动脉管、面神经管等重要组织或结构分界不清；出现耳源性颅内或颅外并发症；患者复查时发现异常，如鼓膜穿孔、持续耳流脓、耳后瘘口等。以上情况建议转诊。

六、总结

本节介绍了慢性化脓性中耳炎的临床特点、诊断要点和治疗方法。耳显微镜下鼓室成形术是治疗慢性化脓性中耳炎的重要手术方式，本节详细阐述了鼓室成形术的分类、适应证和禁忌证，指出需要根据患者的具体情况合理选择术式。同时，详尽地说明了该手术常用的手术设备及围手术期处理要点及手术技巧，并针对术后随访、转诊等情况给出了建议。随着时代的发展和认识水平的不断提高，通过日益完善的手术准备、日渐精细的手术设备和器械，配合不断锻炼手术操作和更新手术理论的手术者，慢性化脓性中耳炎的手术治疗效果将不断得到提高。

〔江红群〕

第八节　粘连性中耳炎

粘连性中耳炎又称不张性中耳炎，是各种原因所致的鼓膜与鼓室黏膜之间发生的广泛粘连，致使鼓室腔部分或全部封闭，正常中耳黏膜被瘢痕组织或残余鼓膜替代的一种中耳病变，是慢性中耳炎晚期表现形式之一。2004 年中华医学会将其列为慢性中耳炎后遗症，2012 年将其重新定义为中耳炎后遗疾病。命名的变化体现了对该疾病的认识转变。粘连性中耳炎可伴有胆脂瘤的形成，在临床上主要表现为传导性听力下降，耳内闷胀感，耳鸣以及反复发生的中耳感染等。由于粘连性中耳炎的病因和发病机制仍有争议，目前仍无统一有效的治疗手段。

一、治疗现状

在疾病发展的早期应给予积极处理，在未形成粘连时，及时改善中耳腔通气功能和咽鼓管功能，以预防中耳不张。在粘连性中耳炎早期，非手术治疗有 Valsalva 动作，咽鼓管吹张或鼻腔内应用减轻鼻黏膜充血剂、激素或抗组胺药等。鼓室内注糖皮质激素和糜蛋白酶，可能改善甚至逆转粘连的发生。鼓室内注射美司钠（巯乙磺酸钠，MESNA）也有助于改善粘连状态或作为手术的辅助治疗。鼓膜置管是发展较为成熟的一类手术。当鼓膜内陷早期未形成粘连时，可通过鼓膜切开、鼓膜置管等方法排出积液，改善鼓室负压状态，预防纤维化和粘连形成。鼓室成形术对于粘连程度重、粘连范围广泛甚至已伴有胆脂瘤形成的患者，鼓室成形术是唯一有效的手术治疗方法，必要时需联合进行乳突根治术。

与显微镜相比，耳内镜技术特点鲜明，内镜下的锥形视野在狭窄空间内可以做到广角观察，在深在的组织结构内应用更具优势；其广角视野可有效减少磨骨，最大限度保留正常的结构，避免显微镜操作时为实现暴露目的而造成的结构牺牲。但耳内镜也存在着缺点。首先是单手操作的限制。在清理病灶时，尤其是在对精细结构（如镫骨和面神经）进行操作，单手操作的效果明显逊于双手。其次是术野内出血对手术的干扰，由于单手操作，出血不能及时吸除，会直接影响内镜下手术野的清晰度，造成镜头的模糊，无法稳定维持镜下的操作，这是限制耳内镜手术操作流畅进行的最主要原因。再者，耳内镜下骨质结构的磨除具有诸多困难，效率很低。此外，很多研究表明耳内镜镜头前端释放的热量可能会造成热损伤，特别是对重要结构抵近观察时，过高的温度可能对内耳和面神经造成一定损伤。操作时就会要求降低光源强度或者适时从视野内取出内镜，进行镜头擦拭以降低温度，这也会不同程度地影响手术的流畅性。因此，传统耳内镜手术方式仍有诸多问题亟待解决。

基于耳内镜的以上特征，廖华等首先提出了一种全新的耳内镜外科手术模式"耳内镜手术持续灌流模式"（CIM-EES），该手术模式针对性地部分解决了传统的耳内镜手术模式的问题与缺陷，使得耳内镜手术过程变得更加清晰和流畅。在此种模式耳内镜下处理粘连性中耳炎是一种全新操作方式，有效提高了粘连性中耳炎的手术效率，CIM-EES 的定义：在耳及侧颅底术腔内形成一定压力下的水流进行方向向外的单向循环，术中操作形成的渗血、骨渣等物质被压力水流灌洗流出耳道，有助于始终维持内镜视野和术腔的清晰状态,利于实现手术过程的便捷和操作流畅性,增加手术安全性(图1-8-1)。

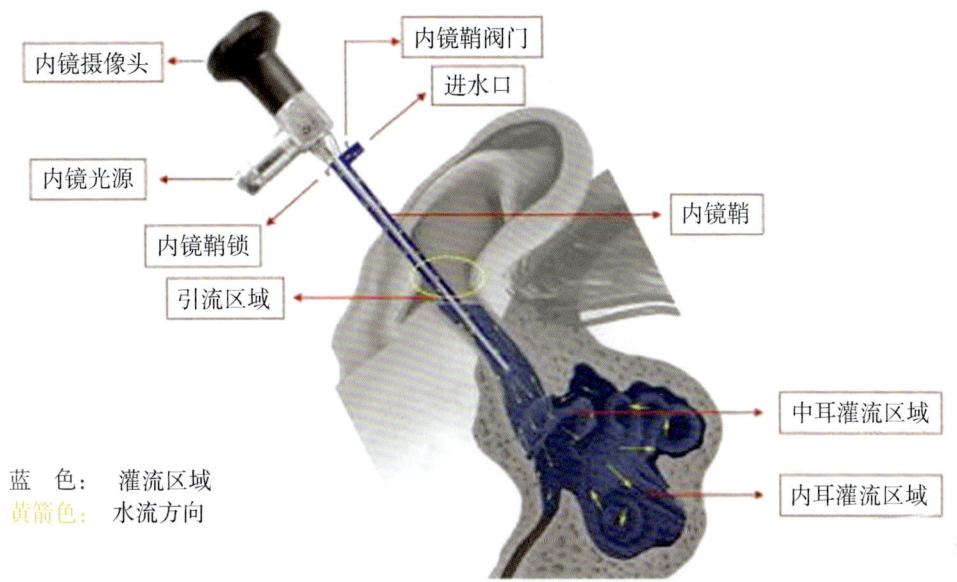

内镜摄像头
内镜鞘阀门
进水口
内镜光源
内镜鞘
内镜鞘锁
引流区域
中耳灌流区域
内耳灌流区域

蓝 色: 灌流区域
黄箭色: 水流方向

图1-8-1 持续灌流下耳内镜手术操作模式图

二、手术设备及器械

(一)耳内镜手术设备及手术器械分类

1. 手术监视记录系统 由监视系统、视频转化传输系统和摄像存储系统构成,能够同时完成监视、图像采集和数字化图像传输等功能。

2. 硬性耳内镜 常用的硬性耳内镜主要为0°,可以与高清晰度摄像头耦合,以便于将图像数字化传输至监视器。

3. 耳内镜手术器械 主要包括显微钳、显微剪、剥离子、皮瓣刀、钩针等。

(二)持续灌流设备

1. 持续灌注泵 连接耳内镜镜鞘后可持续向术腔灌注生理盐水,并可以随时调节流量及压力(图1-8-2)。

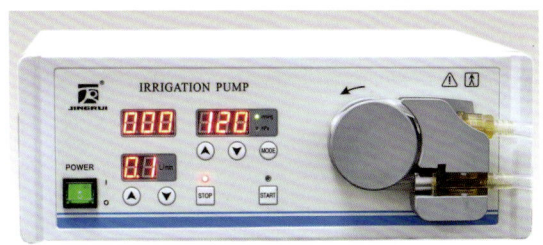

图1-8-2 医用灌注泵

2. 耳内镜镜鞘 耳内镜镜鞘连接耳内镜和灌流泵,盐水从镜鞘内壁和耳内镜之间的空间经过一定压力流入术腔,达到持续灌流目的(图1-8-3)。

3. 耳用等离子刀头 耳用等离子刀头由廖华教授设计并已经应用于临床,可结合灌流模式行切割、凝固、止血等操作,极大地提高了耳内镜手术的操作效率。目前我科使用的型号是美创401,前端直径3 mm,工作长度11 cm,头端采用半圆形设计,可切割消融组织、凝固血管,同时可以作为剥离子剥离皮瓣或者病变,对耳内镜手术具有独创的功效(图1-8-4)。

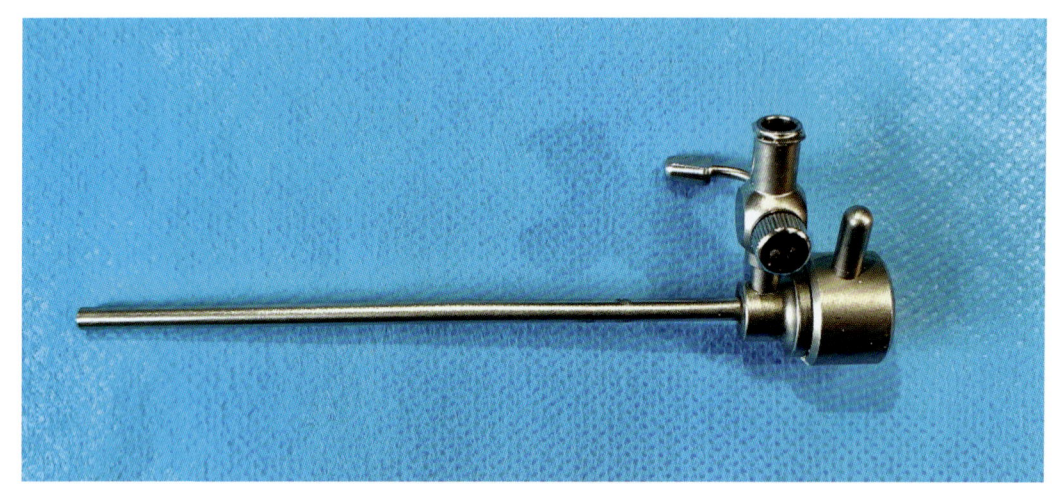

图 1 - 8 - 3　耳内镜镜鞘

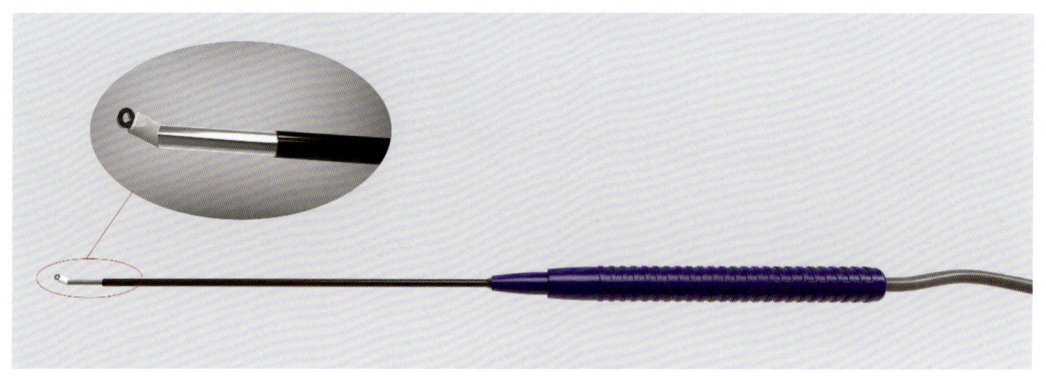

图 1 - 8 - 4　耳用等离子刀头

三、围手术期处理要点及手术技巧

（一）术前准备

除常规术前准备外，还应完善以下检查。

1. 耳内镜检查及局部处理　高清耳内镜检查是诊断粘连性中耳炎的关键，可清晰看到鼓膜内陷粘连的程度并能对其进行临床分型，如果耳内镜清晰度良好，还可进一步观察到听骨情况，尤其是砧镫关节，对于判断听骨链完整程度有帮助，对于术前制订手术方案极有帮助。对于术前外耳道有真菌感染或有分泌物的患者应常规每日清理外耳道，并局部涂抹抗真菌药物处理。

2. 听力测试　纯音测听及声导抗是基本的听力学检查，有利于术前评估手术方案，尤其对于听骨的活动度有较好评估，并有助于术后的复查随访。

3. 影像学定位

（1）颞骨薄层高分辨率 CT 检查：对于观察听骨结构，面神经走行及周围骨质有着良好的评估，是术前的常规检查。

（2）MRI 检查：对于严重粘连性中耳炎怀疑有胆脂瘤形成的患者，建议行中耳平扫和增强 MRI 检查，对于判断胆脂瘤范围和并发症的排除具有重要意义。

（二）持续灌流模式耳内镜手术技巧

1. 持续灌流模式可以持续保持镜头的清晰状态，该模式改变了以往的处理思路，充分利用耳内镜操作孔道较为窄小的特点，持续流动的生理盐水在狭窄的空间里，可以保持一定压力和流速的水流，能够将术野的血液和骨粉冲出术腔，水下的内镜视野可始终保持清晰，避免了传统耳内镜方式下反复擦拭镜头的困扰。其次，有助于内镜下的单手精细操作，在一定程度上解决了单手操作的弊端，在持续灌流模式下，流水代替了吸引器的作用，既可保持术区的清晰状态，又可借助流水的浮力，可使病灶更易于分离，因此在某种程度上获得了双手操作的效果。

2. 在持续灌流模式下可以经耳道路径进行高效的磨骨操作，经耳道的磨骨将变得非常简单快捷。持续的流水将切割钻磨除的骨渣快速冲出，保证了操作的连贯性，内镜下的视野可以始终保持清晰。同时，持续灌流模式解决了内镜相关热损伤问题：在持续灌流模式下，由于镜面持续处于流动的生理盐水中，发热的镜头将持续得到降温，这完全解决了耳内镜导致精细结构热损伤的问题，有利于内镜下对重要结构部位的抵近观察和较长时间的持续手术操作。

3. 鼓膜上皮层的剥离　完整剥离出粘连内陷鼓膜的上皮层是手术的关键，残余的鼓膜上皮可能继发胆脂瘤，在灌流模式下可清晰看到粘连内陷的鼓膜上皮层并可以直视下分离出，抵近观察能使视野清晰度达到最佳化，要求能完整剥离粘连内陷的上皮，如果一旦上皮残留就有继发胆脂瘤的可能。

4. 听骨链的处理　早期粘连性中耳炎可以通过吹张或鼓膜置管的方式处理，在鼓膜明显内陷时，需要去除内陷的鼓膜行鼓膜修补，如果听骨链完整且活动良好，无须更多骚扰听骨，听骨异常较多的情况为砧骨长脚缺失，此时可以去除砧骨，采用自体听骨或者人工听骨重建听力。

5. 胆脂瘤的处理　部分粘连性中耳炎可以内陷至上鼓室，产生继发性胆脂瘤，术前可以通过耳内镜及颞骨薄层CT评估胆脂瘤范围，如果仅局限于上鼓室，可以在耳内镜下开放上鼓室，完整清理胆脂瘤，如果胆脂瘤侵犯鼓窦入口或鼓窦，可以通过联合入路彻底清除病变，再行鼓室成形术。

6. 鼓室成形术要点　粘连性中耳炎患者咽鼓管功能存在异常，为了防止远期鼓膜移植物再次塌陷，应常规采用全层整片软骨外嵌法行鼓室成形术，该方法是一种改良的全层耳郭软骨片作为鼓膜修复材料，将其置于鼓膜纤维层外侧，并将部分软骨嵌于鼓切迹，利用其与外耳道骨壁的充分接触产生的张力有效保持移植听骨的稳定性。

以下为一例典型的粘连性中耳炎病例来具体展示耳内镜持续灌流模式下的鼓室成形术（图1-8-5至图1-8-8）。

病例资料

患者，女，49岁。

主诉：左耳鸣伴渐进性听力下降5年。

现病史：5年前无明显诱因出现持续性低频吹风样左耳鸣，伴渐进性听力下降及闷胀感，右耳间断电流样耳鸣，偶有头痛，无耳漏及眩晕，无发热及步态不稳。于医院门诊诊断为分泌性中耳炎，经药物治疗（桉柠蒎肠溶软胶囊及鼻用糖皮质激素）后双耳鸣较前好转，后反复发作。

既往史：2019年右耳突发性耳聋，经治疗后好转。

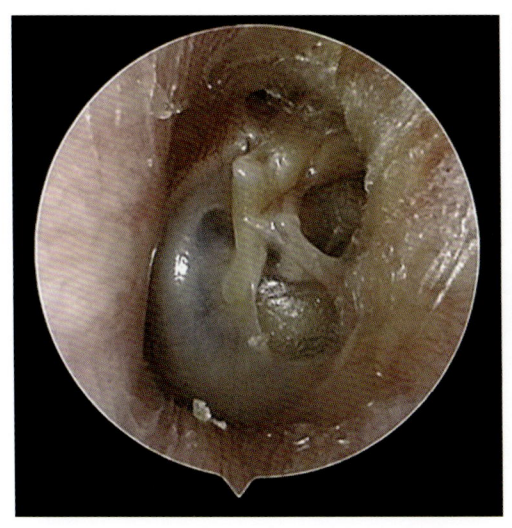 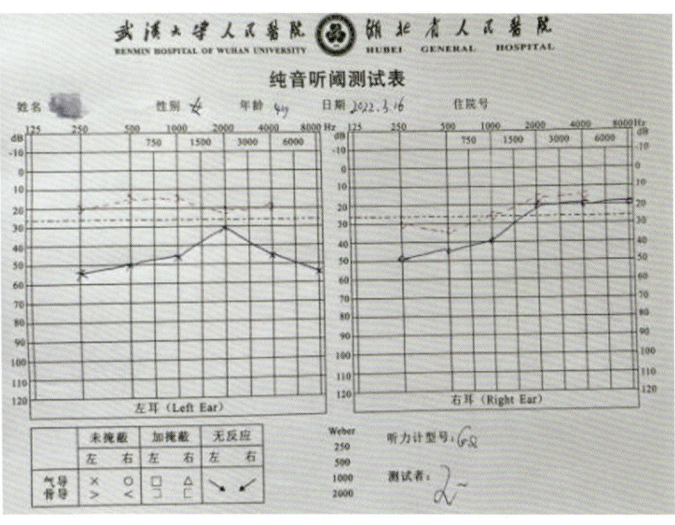

图1-8-5　术前耳镜检查及听力测试

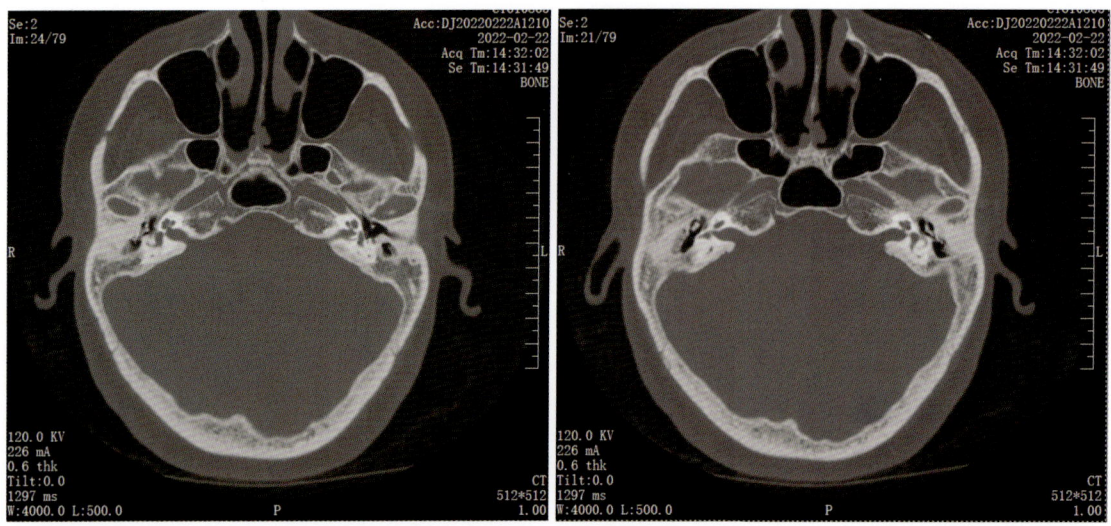

图 1-8-6　术前颞骨 CT

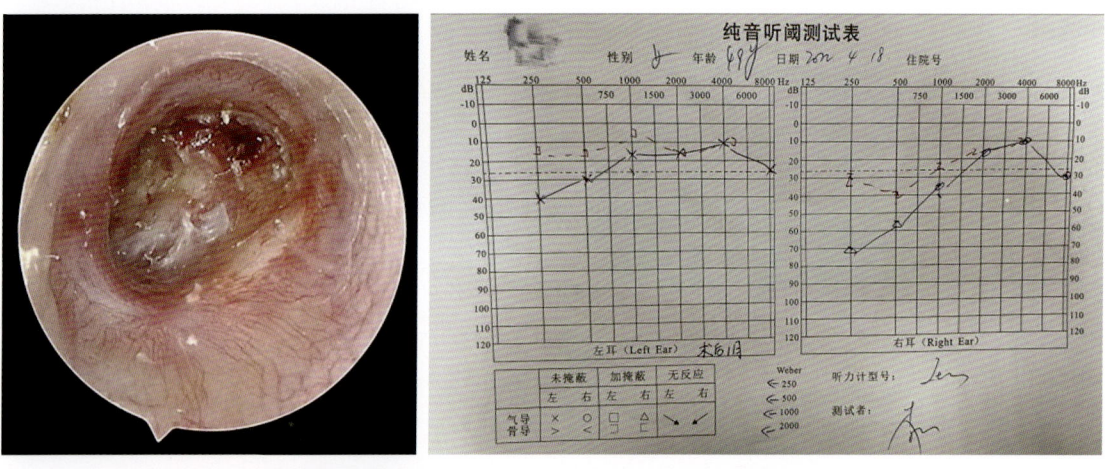

图 1-8-7　术后 1 个月耳内镜检查及听力测试

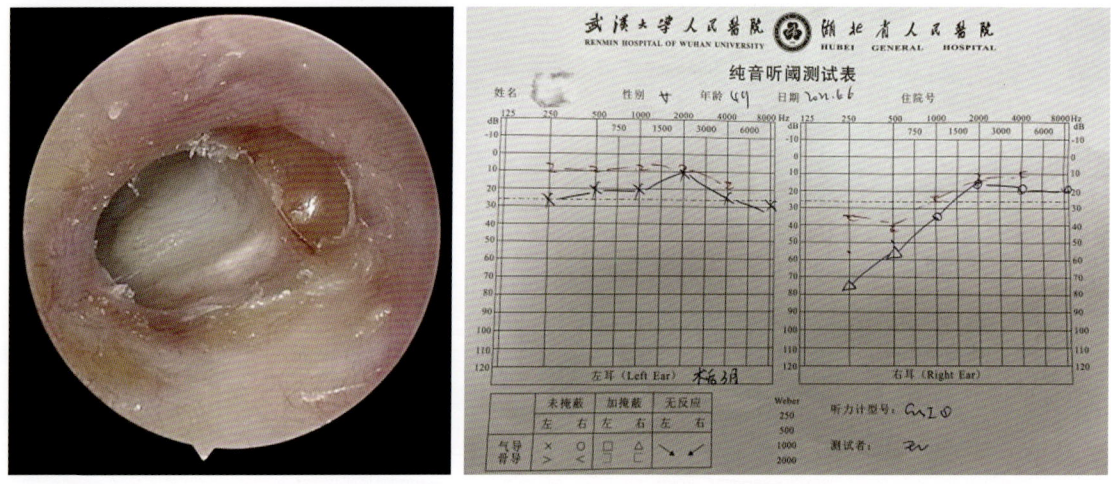

图 1-8-8　术后 3 个月耳内镜检查及听力测试报告

（三）术后处理

　　耳内镜手术患者仅填塞外耳道即可，联合入路患者需要绷带包扎防止耳后皮下血肿，术后常规使用抗生素对症治疗 1 周，外耳道填塞物放置 10～14 日后取出，取出填塞物后 1 周再次复诊，清理耳道分泌物，之后定期复诊即可。

四、转诊指征

鼓膜内陷明显，比如内陷至咽鼓管鼓室口内，甚至鼓室腔上皮化；并发胆脂瘤，尤其是胆脂瘤侵犯了上后鼓室；单耳听力。以上情况可考虑转上级医院。

五、总结

针对粘连性中耳炎患者内陷囊袋的范围及程度、鼓室腔的病理状态、听骨链病变情况以及是否并发胆脂瘤等是决定手术切除及重建方式的主要考量依据。术中必须完全去除囊陷粘连袋及鼓室内的角化上皮，防止医源性胆脂瘤的发生；必须尽可能保护鼓室黏膜，减少术后再次粘连概率；如果鼓室黏膜损伤严重，一期手术再次粘连导致手术失败的概率较高，建议分期手术。

〔廖　华〕

第九节　咽鼓管球囊扩张技术

根据 2014 年阿姆斯特丹咽鼓管功能障碍专家共识，咽鼓管功能障碍定义为一个综合征，是咽鼓管功能障碍相关症状和体征的总称，主要包括 3 个亚型。①延迟开放型；②气压型；③咽鼓管异常开放。其中延迟开放型又可以分为：①功能性梗阻；②动力性功能障碍（肌力衰竭）；③解剖性梗阻。临床上最为常见的为延迟开放型中的功能性梗阻。而 2015 年咽鼓管功能障碍伦敦共识指出，咽鼓管功能障碍是一系列存在咽鼓管功能障碍的症状和体征的综合表现，不排除咽鼓管功能障碍是中耳疾病的发病机制。

咽鼓管功能障碍患者，具有患耳气压不平衡的相关症状，包括耳闷塞感、耳"啪啪"声或耳部的不适及疼痛，部分患者可有听力下降、自声增强及耳鸣等症状。发病前多有上呼吸道感染或过敏性鼻炎发作病史，气压型患者有环境气压改变（如潜水等）的诱因。而咽鼓管功能障碍相关的疾病临床上也较为常见，主要包括分泌性中耳炎、上鼓室内陷袋、局限性鼓膜膨胀不全等，也有学者认为中耳胆脂瘤和慢性化脓性中耳炎的疾病发生发展过程与咽鼓管功能障碍相关。症状性咽鼓管功能不良（symptomatic eustachian tube dysfunction）属于延迟开放型中的功能性梗阻，是指具有咽鼓管功能障碍相关症状（以耳闷为主），但鼓膜形态基本正常或稍内陷，无中耳疾病病史的一类疾病。

延迟开放型咽鼓管功能障碍患者，咽鼓管功能检查可出现相应的异常表现，如咽鼓管测压法（TMM）中出现咽鼓管开放潜伏期指数 $R>1$ 或外耳道不能记录到压力变化，咽鼓管-鼓室气流动态图法（TTAG）出现外耳道压力不随 Valsalva 动作提高等，咽鼓管功能检查对咽鼓管功能障碍的诊断价值尚存在争议，目前咽鼓管功能障碍的诊断主要依靠症状和体征。EDTQ-7 量表对咽鼓管功能障碍的评估具有重要的价值，但是不能鉴别延迟开放型和咽鼓管异常开放，作为评估工具仍然有限。

一、咽鼓管功能障碍相关疾病治疗现状及咽鼓管球囊扩张术

咽鼓管球囊导管扩张术（BET）是一种与内镜结合使用的新一代微创技术，在内镜直视下借助专门的植入器械将球囊导管插入咽鼓管后，持续加压扩张咽鼓管，能有效改善由咽鼓管功能障碍引发的各种症状，自 2010 年由 Ockermann 等首次报道以来，在国内外得到广泛的应用。

对于上鼓室内陷袋、局限性鼓膜膨胀不全等鼓膜内陷疾病，采用咽鼓管球囊扩张术联合局部鼓膜病变切除，可以取得良好的治疗效果；对于分泌性中耳炎采用中耳置管联合咽鼓管球囊扩张术可以降低疾病复发率，并改善耳闷等咽鼓管功能不良的相关症状，对于症状性咽鼓管功能障碍患者，咽鼓管球囊扩张术也可以显著减轻其相关症状。而慢性化脓性中耳炎、中耳胆脂瘤、中耳胆固醇肉芽肿等疾病合并咽鼓管功能不良时，手术治疗同期行咽鼓管球囊扩张术，可以提高疗效及减少复发。

根据 2019 年的咽鼓管球囊专家共识，咽鼓管球囊扩张术适用于延迟开放型咽鼓管功能障碍中的

功能性梗阻，其主要症状包括耳闷塞感、耳闷胀感、听力下降和耳痛。单纯依靠患者的临床症状不能确诊阻塞性咽鼓管功能不良，行球囊扩张前需要完成鼻内镜/鼻咽镜、鼓室图和全面的听力学评估等进一步诊断。延迟开放型咽鼓管功能不良的功能性梗阻需要与下列疾病进行鉴别：①咽鼓管异常开放；②颞下颌关节功能紊乱；③咽鼓管外的堵塞因素（肿瘤、息肉等）；④上半规管裂；⑤膜迷路积水等。

咽鼓管球囊扩张术的禁忌证包括：①头外伤引起的颞骨骨折累及咽鼓管骨部；②腭裂；③咽鼓管异常开放；④先天性咽鼓管闭锁；⑤放疗后咽鼓管瘢痕闭锁。

由于咽鼓管异常开放是咽鼓管球囊扩张术的禁忌证，延迟开放型咽鼓管功能不良与咽鼓管异常开放的鉴别尤为重要。咽鼓管异常开放往往伴随有自听增强、与呼吸同步的搏动性耳鸣，平躺时症状可减轻，耳内镜下可见鼓膜随呼吸内外扑动，其主要治疗方法包括咽鼓管咽口脂肪注射、咽鼓管咽口缩窄成形、咽鼓管鼓室口部分堵塞及鼓膜增厚术等。

二、手术设备及器械

（一）导管插入头及插入器械（图 1-9-1）

目前使用的导管插入头及插入器械主要包括德国 SPIGGLE&THEIS 和广州曼翔等，导管插入头有不同角度：30°，45°，70°，适用于各种解剖结构；头部钝型设计，减少创伤；该器械需要与内镜配合使用，视野大，清晰度高。

（二）一次性使用压力注射泵（图 1-9-2）

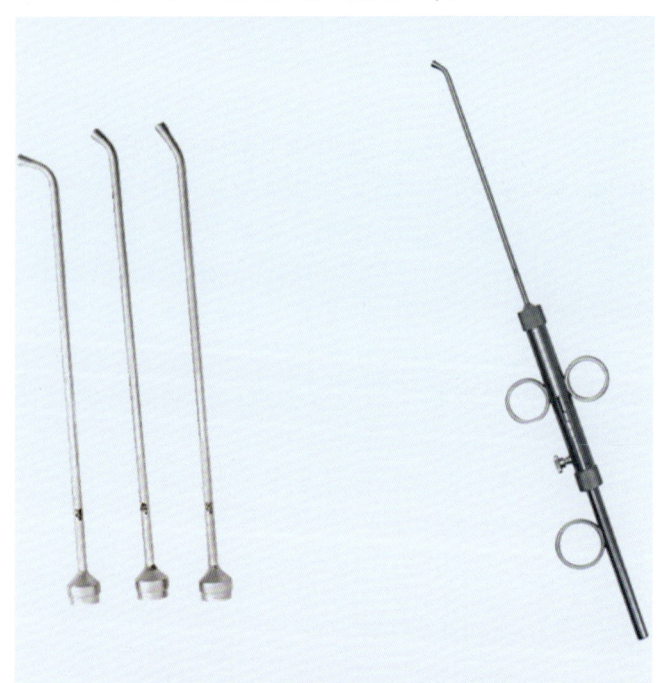

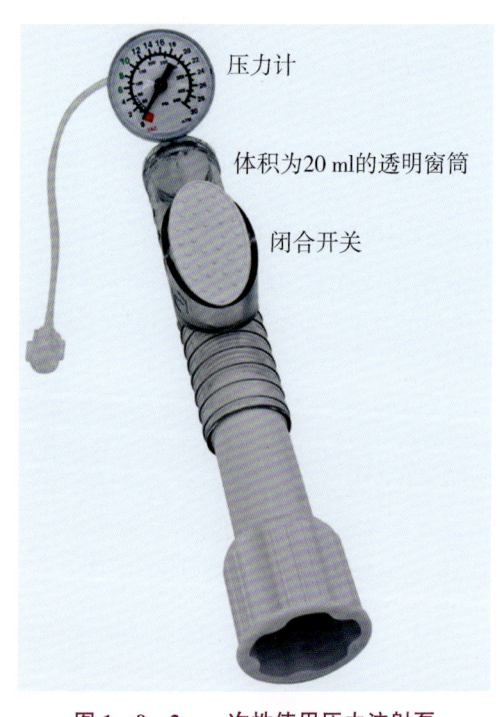

压力计

体积为20 ml的透明窗筒

闭合开关

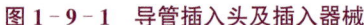

图 1-9-1　导管插入头及插入器械　　　　　图 1-9-2　一次性使用压力注射泵

一次性使用压力注射泵由加压手柄、透明圆筒、闭合开关、压力计、连接头和连接导管等部分组成，主要用于将水泵入球囊并维持一定的压力，其最大注射压力为 30 bar，最大可注射 20 ml 液体或气体，同时压力闭合开关，可迅速释放压力。

（三）一次性使用球囊扩张导管（图 1-9-3）

球囊导管材质为高强度压力膜，最佳扩张压力为 10 bar，最大承受压力为 18 bar，超过此值可能破裂，但不会爆裂。球囊长度为 20 mm，扩张后直径为 3～3.28 mm，导管总长度为 355 mm，球囊导管末端无创伤钝头设计，可引导插入另有两个 X 线可视标识。

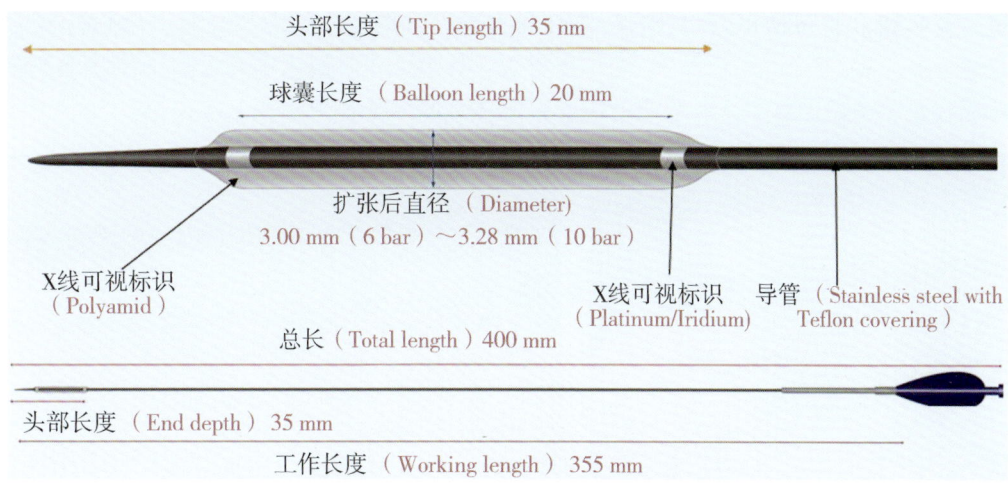

头部长度（Tip length）35 nm

球囊长度（Balloon length）20 mm

扩张后直径（Diameter）
3.00 mm（6 bar）～3.28 mm（10 bar）

X线可视标识（Polyamid）

X线可视标识（Platinum/Iridium）　导管（Stainless steel with Teflon covering）

总长（Total length）400 mm

头部长度（End depth）35 mm

工作长度（Working length）355 mm

图1-9-3　一次性使用球囊扩张导管

三、围手术期处理要点及手术技巧

（一）术前准备

所有已确诊阻塞性咽鼓管功能不良拟行咽鼓管球囊扩张术治疗的患者，除应完善全身麻醉手术常规检查检验外，还应完善鼓气耳镜、电子鼻咽镜/鼻内镜、颞骨CT、鼓室图、听力学评估，主要目的在于评估鼓膜是否发生粘连、鼻咽部是否有新生物及能否经鼻完成球囊扩张术、患者听力情况并排除内耳疾病引起的耳闷等症状。同时阻塞性咽鼓管功能不良需要注意与咽鼓管异常开放相鉴别，其他包括耳镜下发现患者鼓膜扇动、鼓膜贴补试验阳性等。

对于年龄较大或其他原因不适宜或不愿意行全身麻醉的患者，也可采用局部麻醉的方法完成手术，术前不需完成全身麻醉手术的常规检查，仅需完成局部麻醉手术的相关检查即可。

（二）咽鼓管球囊扩张术操作规范及技巧

咽鼓管球囊扩张径路主要包括经鼻径路、经口径路、经鼓室径路。经口径路适用于同期行腺样体手术患者（图1-9-4A），而经鼓室径路适用于同期行乳突根治或鼓室成形患者，可避免摆放体位及消毒等程序，同时避免损伤鼻腔黏膜等风险（图1-9-4B）。目前经典径路仍采用经鼻径路（图1-9-4C），本书主要介绍经鼻径路咽鼓管球囊扩张术。

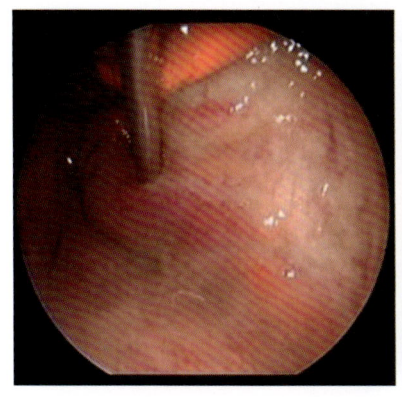
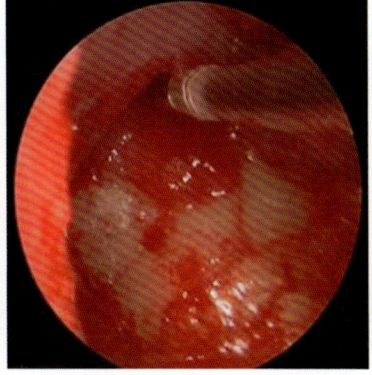
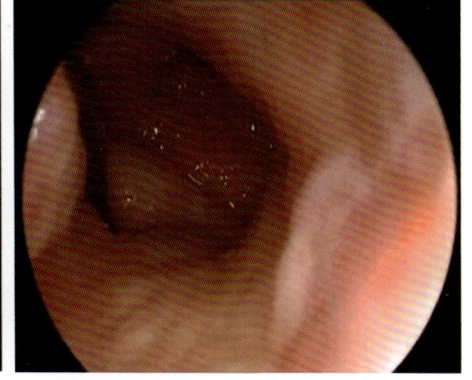

A. 70°鼻内镜下经口咽鼓管　　　B. 耳内镜下经鼓室口咽鼓管　　　C. 0°鼻内镜经鼻咽鼓管球囊
　　球囊扩张术　　　　　　　　　　球囊扩张术　　　　　　　　　　扩张术

图1-9-4　不同径路咽鼓管球囊扩张术

经鼻咽鼓管球囊扩张术步骤：

1. 鼻黏膜收缩　全身麻醉成功适度肌松状态，患者取仰卧位，肩下不垫枕，常规消毒铺巾，利用鼻内镜系统暴露鼻腔，采用 0.1％肾上腺素＋2％利多卡因脑棉片收缩鼻腔黏膜，每侧鼻腔放入 3 片脑棉片，以收缩下鼻甲黏膜为主，可将一片脑棉片置入下鼻道，一片置入中鼻道，一片处于下鼻甲内侧总鼻道内，形成包裹下鼻甲的状态，黏膜收缩需要特别注意收缩下鼻甲后端（图 1-9-5）。

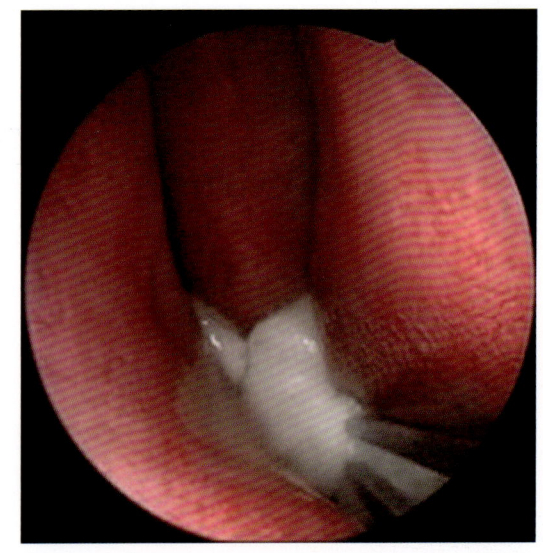
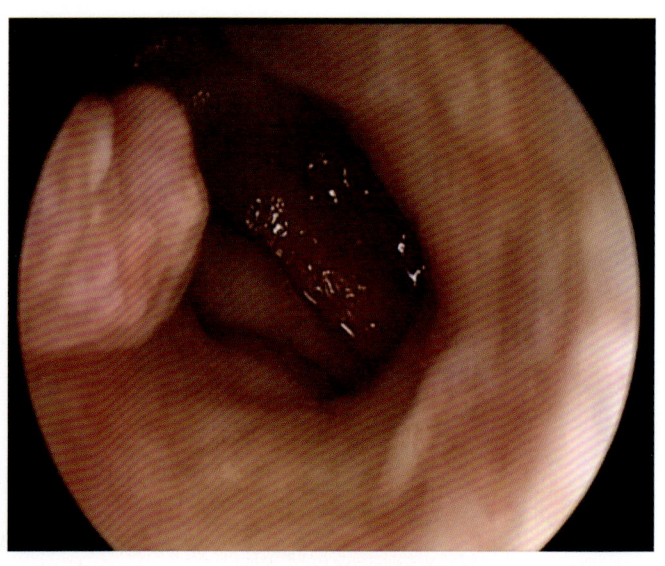

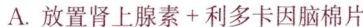

A. 放置肾上腺素＋利多卡因脑棉片　　　　　　　　　　　　　　B. 收缩后可见咽鼓管咽口

图 1-9-5　鼻黏膜收缩

2. 操作规范及要点

（1）将球囊导管置入扩张导管插入头及插入器械：将球囊头端置入插入器械的尾端后使其从导管插入头中穿出，注意在扩张前需检查球囊能否全部通过导管插入头（图 1-9-6），再将导管回退至插入头内，固定好插入器械的固定螺栓。球囊导管在越过插入头与插入器械的连接处时有时会有阻力，表示球囊头端未能顺利到达插入头，需要回退球囊导管并变化角度插入，直至球囊导管可以顺畅通过插入头，若采用蛮力通过该关节处，可能导致球囊打折而无法完成该手术操作。

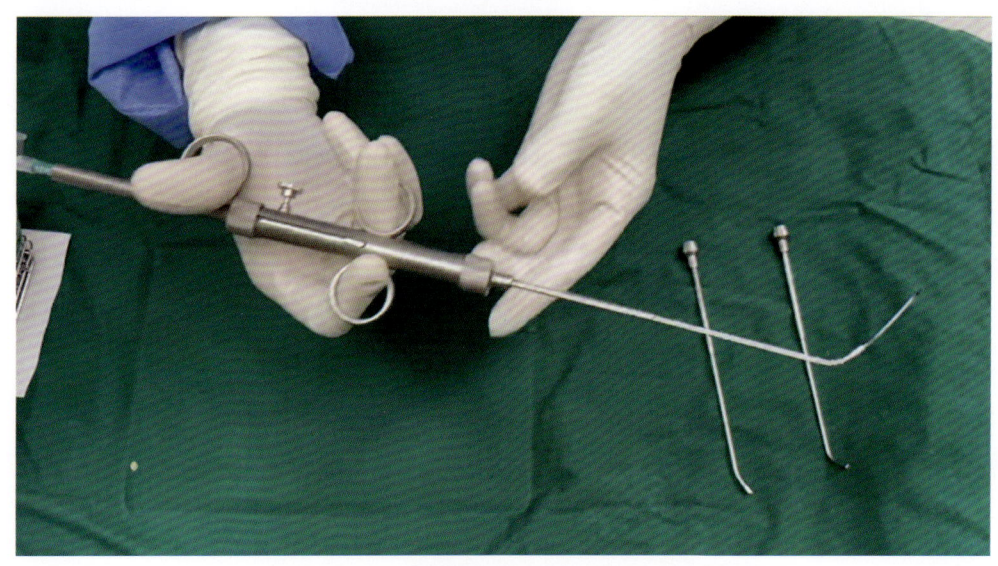

图 1-9-6　将球囊导管头端完全通过插入头

（2）鼻内镜下降插入头置入鼻咽部：鼻内镜可经中鼻道进入鼻腔-鼻咽部，也可经下鼻道进入鼻腔-鼻咽部，插入头一般可经总鼻道或下鼻道进入鼻腔-鼻咽部（图 1-9-7）。本操作需在鼻内镜直视下进行，避免损伤鼻黏膜，插入头最常用为 45°，可根据咽鼓管开口方向选用不同的角度。

（3）球囊头端置入咽鼓管：球囊插入头置入鼻咽部后，可调整插入头角度至斜向外上方45°左右，将插入头置于咽鼓管咽口，打开插入器械固定螺栓，将球囊缓缓推入咽鼓管，遇到阻力时可以回退球囊管，调整角度后再置入，切忌使用蛮力推压，否则容易导致球囊打折。

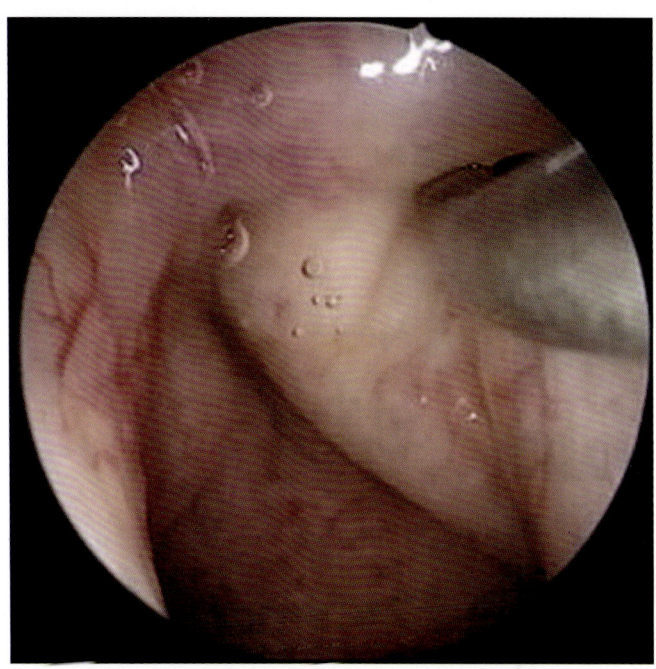

图 1 - 9 - 7　鼻内镜直视下置入咽鼓管球囊插入头

（4）球囊加压：球囊头端完全置入咽鼓管后，可连接压力注射泵，缓缓旋转压力泵的加压手柄，将压力逐渐升高至 10 bar，从 0～10 bar 加压过程宜控制在 15～30 秒，加压 2 分钟后将球囊与置管器一起退出鼻腔。加压过程应当注意患者心率变化，全身麻醉患者心率可提高 10～20 次/min，为手术刺激导致的心率加快，属于正常现象；若患者出现心率明显下降，则可能是压迫颈内动脉，引起反应性心率下降，此时应当停止加压，终止手术。

（5）成功标准：①球囊置入过程顺利，无明显阻力；②球囊退出后咽鼓管咽口可见气泡冒出；③扩张期间患者心率可提高 10～20 次/min；④球囊退出会后末段完整，无弯曲、折叠等。

（三）术后处理

术后患者咽鼓管会经历水肿期，此时咽鼓管处于闭合状态，其咽鼓管功能不良症状可能较前加重，应当做好患者教育，并酌情使用鼻用激素和减充血剂减轻鼻部症状，术后患者可练习吞咽、咀嚼等动作协助开放咽鼓管，伴有鼻窦炎、变应性鼻炎、反流性咽喉炎等应该积极治疗相关疾病。

（四）并发症

并发症包括鼻腔黏膜出血、鼻腔粘连、咽鼓管异常开放等，患者在扩张过程中也可能因颈内动脉压力变化引起血压下降、心搏骤停等严重并发症，相对罕见。

四、随访

术后患者应于术后 2 周、1 个月、3 个月进行随访，酌情行鼓室图、听力学检查、EDTQ-7 评分等，评估患者咽鼓管功能改善情况。对于咽鼓管功能不良症状改善不明显患者，目前尚无临床证据表明二次扩张可以使患者获益，故二次手术需谨慎进行。

五、转诊指征

1. 诊断不明确，无法鉴别咽鼓管功能不良与咽鼓管异常开放。
2. 鼻腔粘连，预估无法顺利置入置管器。
3. 球囊置入困难、打折。
4. 术后 3 个月耳闷塞感、耳闷胀感、听力下降和耳痛等症状仍无法缓解或出现咽鼓管异常开放的表现。

六、总结

本节详细阐述咽鼓管球囊扩张术治疗延迟开放型咽鼓管功能障碍中的功能性梗阻，包括术前准备、适应证、关键手术步骤技巧、术后处理、随访及转诊指征等，咽鼓管球囊扩张术可以提高分泌性中耳炎、上鼓室内陷袋、中耳胆脂瘤等相关疾病的治疗效果并减少复发概率，但目前尚缺乏高质量随机对照临床研究，相信随着研究的深入及工艺、技术的改进，咽鼓管球囊扩张术对相关耳科疾病的治疗将得到进一步的认可和规范化。

〔杨海弟　陈越勃〕

第十节　耳石症及耳石复位

耳石症，其学名为良性阵发性位置性眩晕（benign paroxysmal positional vertigo，BPPV），是一种以反复发作的、由头位相对重力方向变化所诱发的短暂眩晕和眼球震颤为特征的外周性前庭疾病。本病为自限性疾病，预后良好，由中枢神经系统病变引起者少见，是为"良性"。"阵发性"意指眩晕发作突然、持续时间短暂。眩晕由头位相对于重力方向改变所诱发，故称为"位置性眩晕"。

一、病因及发病机制

确切发病机制尚不清楚，目前公认的发病机制学说包括半规管结石学说和嵴帽结石学说。

（一）半规管结石学说（canalithiasis）

椭圆囊囊斑上的耳石颗粒脱落后进入半规管管腔，并可在其中自由移动。当头位相对重力方向改变时，耳石颗粒在重力作用下发生位移，引起内淋巴流动，导致壶腹嵴嵴帽偏斜从而出现相应的症状和体征。当耳石颗粒移动至半规管管腔中新的重力最低点时，内淋巴流动停止，嵴帽由于弹性恢复至原位，症状及体征消失。

（二）嵴帽结石学说（cupulolithiasis）

椭圆囊囊斑上的耳石颗粒脱落后黏附于壶腹嵴嵴帽，导致嵴帽相对于内淋巴的比重增加，使嵴帽对重力敏感。当头位相对重力方向改变时，耳石颗粒在重力作用下牵拉嵴帽发生偏斜，从而出现相应的症状和体征。

二、临床表现

BPPV属发作性前庭综合征。其典型发作为突发的短暂眩晕（通常持续不超过1分钟），通常由患者相对重力方向改变头位所诱发，例如躺下、起床、床上翻身、仰头、低头拾物等。其他症状可包括恶心、呕吐等自主神经症状，头晕、头重脚轻、飘浮感、平衡障碍以及振动幻视等，可持续数小时到数日。

三、检查方法及发现

位置试验（positional test）是诊断BPPV的特异性检查，也是最基本的检查。通过沿特定空间平面的头位变动，使待测的半规管位于重力垂直平面，管内的耳石颗粒受角加速度及重力作用沿管腔沉降，引发内淋巴流动，导致壶腹嵴帽偏斜，或黏附有耳石颗粒的壶腹嵴帽在重力作用下发生偏斜，诱发相应的特征性眼震，从而判别受累的半规管。

（一）注意事项

受试者在正常光线下需佩戴Frenzel眼镜，或使用红外线视频眼震图仪（VNG）完成检查，以减少固视对眼震的抑制。检查前，应向患者说明检查的过程和可能出现的不适，消除患者的紧张情绪，取得最佳配合（图1-10-1、图1-10-2）。

检查过程中，检查者应保持患者头部始终在待测半规管所处平面进行转动，才可以记录到最大强度的位置性眼震，方能做到对异位耳石的定侧、定管和定位。

（二）检查方法

1. 后半规管BPPV的诊断试验

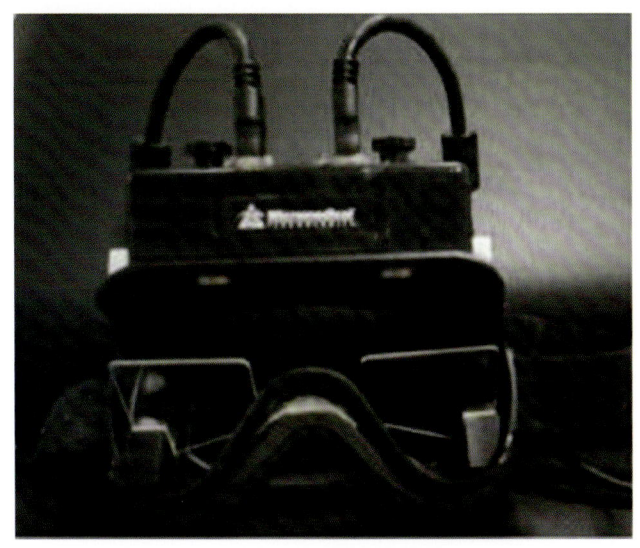

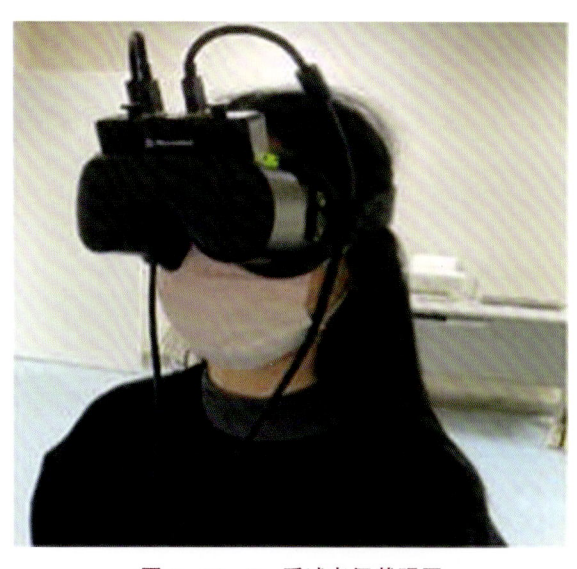

图 1-10-1　红外线视频眼震图仪之眼罩　　　　　　　　**图 1-10-2　受试者佩戴眼罩**

（1）Dix-Hallpike 试验（Dix-Hallpike test）：Dix-Hallpike 试验是诊断后半规管 BPPV 的金标准。患者坐于检查床边，检查者立于受试耳侧的床边，双手持患者头部，使头转向受试耳侧（和矢状面呈 45°夹角），迅速躺下，使头部过伸并悬于床沿外，低于床平面约 20°，保持该体位约 1 分钟，观察眩晕及眼震的情况（图 1-10-3、图 1-10-4）。

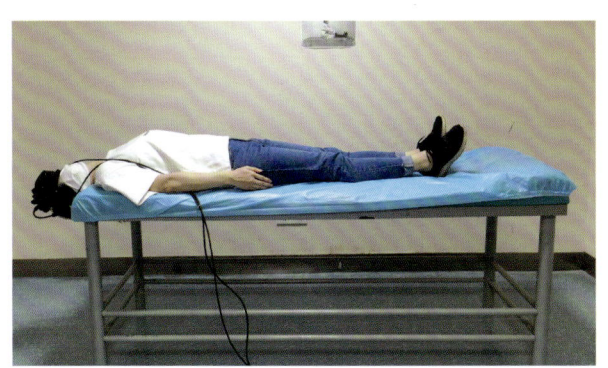

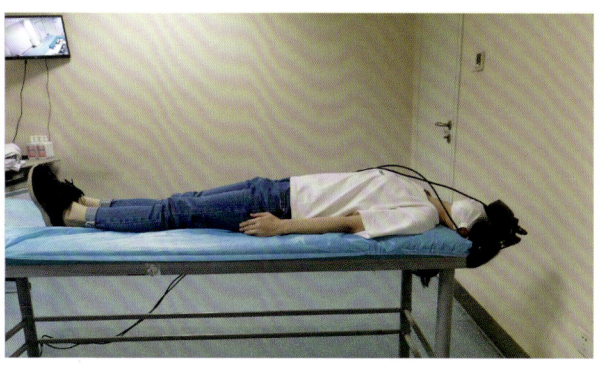

图 1-10-3　右侧 Dix-Hallpike 试验　　　　　　　　**图 1-10-4　左侧 Dix-Hallpike 试验**

（2）侧卧试验（Side-lying test）：侧卧试验也用于诊断后半规管 BPPV，尤其适用于老年、肥胖、颈部活动受限或者脊柱病变的患者。患者坐于检查床中部，双腿自然下垂。检查者面向患者，手持患者头部，使头转向受试耳对侧（和矢状面呈 45°夹角），然后迅速由坐位变为侧卧于受试耳侧，保持该体位约 1 分钟，观察眩晕及眼震的情况（图 1-10-5、图 1-10-6）。

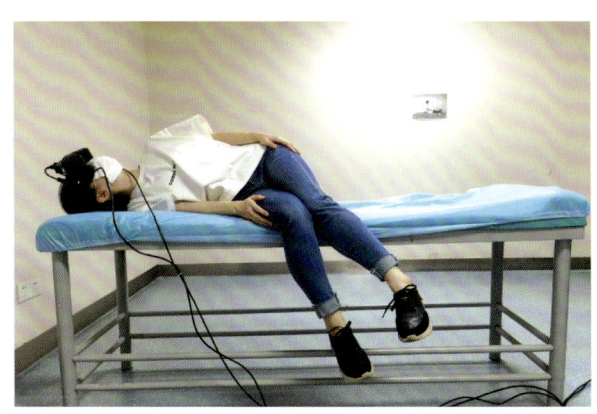

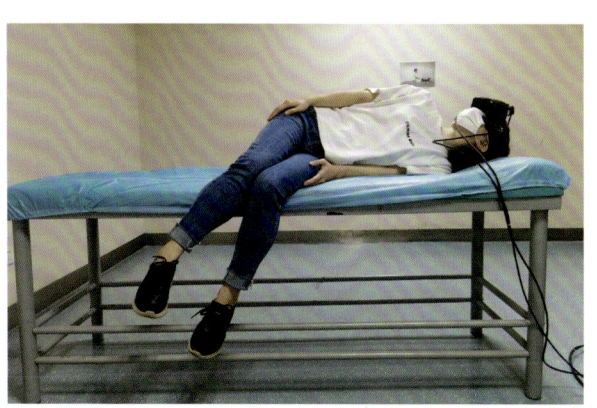

图 1-10-5　右侧侧卧试验　　　　　　　　**图 1-10-6　左侧侧卧试验**

2. 水平半规管 BPPV 的诊断试验　滚转试验（Roll test）：患者仰卧，①快速向一侧转头 90°；②头恢复至正中位，③快速向对侧转头 90°。每个体位保持至少 1 分钟，观察眩晕及眼震的情况。如患者颈部活动受限，可将头颈-躯干作为一整体向左或向右侧转 90°来诱发眩晕及眼震（图 1-10-7、图 1-10-8）。

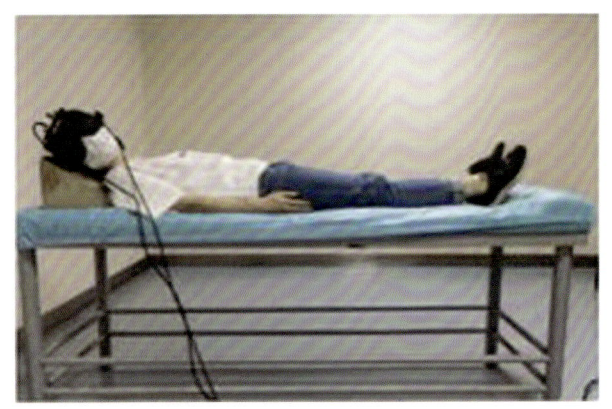
图 1-10-7　右侧滚转试验

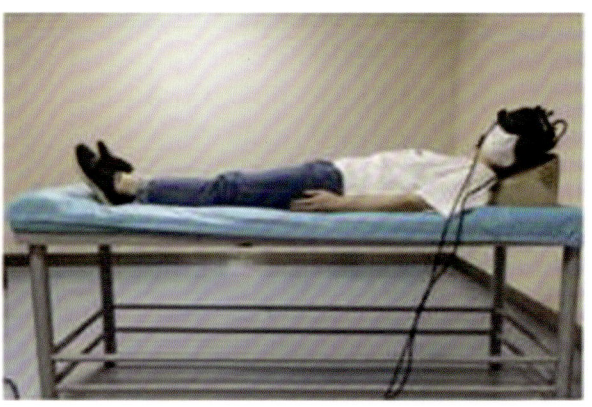
图 1-10-8　左侧滚转试验

3. 前半规管 BPPV 的诊断试验　正中深悬头位试验（Straight head-hanging maneuver）：患者坐在检查床边，检查者立于床头，双手持患者头部，使患者迅速躺下，头部尽可能过伸并悬垂于床平面以下，保持该体位约 1 分钟，观察眩晕及眼震的情况（图 1-10-9）。

（三）检查发现

位置试验中诱发出的眼震是 BPPV 的重要体征，是疾病诊断的客观依据，也是相关疾病鉴别诊断的关键指标。

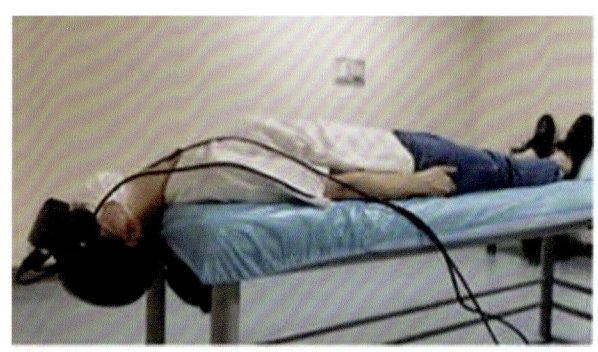
图 1-10-9　正中深悬头位试验

1. 概述

（1）潜伏期：管结石症中，眼震常发生于激发头位后数秒至数十秒，而嵴帽结石症常无潜伏期。

（2）持续时间：管结石症眼震不超过 1 分钟，而嵴帽结石症常超过 1 分钟。

（3）强度：管结石症眼震先迅速增强，然后逐渐减弱（渐强—渐弱），而嵴帽结石症可持续不衰减。

（4）疲劳性：重复试验时眼震强度减弱，多见于后半规管 BPPV。

2. 各类 BPPV 位置试验的眼震特点

（1）后半规管 BPPV：在 Dix-Hallpike 试验或侧卧试验中，患耳向地时出现带扭转成分的垂直上跳性眼震（垂直成分向上，扭转成分向下位耳），由悬头位回复至坐位时眼震方向逆转。

（2）水平半规管 BPPV：眼震分为两型。①水平向地性：若双侧滚转试验均可诱发水平向地性眼震（可略带扭转成分），持续时间<1 分钟，则可判定为漂浮于水平半规管长臂内的管石症。②水平背地性：双侧滚转试验均可诱发水平背地性眼震（可略带扭转成分），若经转换手法或能自发转变为水平向地性眼震，持续时间<1 分钟，则可判定为漂浮于水平半规管短臂内的管石症；若诱发的水平背地性眼震不可转换，持续时间≥1 分钟，且与体位维持时间一致，则可判定为水平半规管嵴帽结石症。

（3）前半规管 BPPV：在 Dix-Hallpike 试验或正中深悬头位试验中出现略带扭转成分的垂直下跳性眼震（垂直成分向下，扭转成分向患耳）。如扭转成分弱，可仅表现为垂直下跳性眼震。

四、诊断

（一）诊断标准

1. 相对于重力方向改变头位后出现反复发作的、短暂的眩晕或头晕（通常持续不超过 1 分钟）。

2. 位置试验中出现眩晕和特征性位置性眼震。

3. 排除其他疾病。如前庭性偏头痛、前庭阵发症、中枢性位置性眩晕、梅尼埃病、前庭神经炎、迷路炎、上半规管裂综合征、后循环缺血、体位性低血压、心理精神源性眩晕等。

（二）诊断分级

根据 Bárány 学会（2015 年）和中华耳鼻咽喉头颈外科杂志编辑委员会及中华医学会耳鼻咽喉头颈外科学分会（2017 年）制定的诊断标准，BPPV 诊断可分为：

1. 确定诊断

（1）相对于重力方向改变头位后出现反复发作的、短暂的眩晕或头晕。

（2）位置试验可诱发眩晕及眼震，眼震特点符合相应半规管兴奋或抑制的表现。

（3）排除其他疾病。

2. 可能诊断

（1）相对于重力方向改变头位后出现反复发作的、短暂的眩晕或头晕，持续时间通常不超过 1 分钟。

（2）位置试验未诱发出眩晕及眼震。

（3）排除其他疾病。

3. 存在争议的综合征

（1）相对于重力方向改变头位后出现反复发作的、短暂的眩晕或头晕。

（2）位置试验诱发出的眼震不符合相应半规管兴奋或抑制的表现、难以和中枢性位置性眼震相鉴别，或多个位置试验中出现位置性眼震、但无法确定责任半规管，或同时出现外周和中枢性位置性眼震，或位置试验中出现眩晕和眼震分离。

五、治疗

耳石复位：耳石复位是目前治疗 BPPV 的主要方法，通过一系列沿特定空间平面的序贯式头位变动，使存在于半规管管腔内或嵴帽上的异位耳石颗粒按特定方向运动，经半规管开口回到椭圆囊而达到治疗目的。其操作简便，可徒手或借助仪器完成，效果良好。不良反应包括恶心、呕吐、头晕、平衡不稳等，通常呈自限性。

对于典型 BPPV，一旦诊断明确，即可进行复位治疗，复位方法取决于受累半规管类型。耳石复位过程中需要注意，保持患者头部始终在待测半规管所处平面进行转动，不仅可以诱发出最大强度的位置性眼震，也有助于耳石颗粒的有效归位。复位治疗后，患者的位置性眩晕以及眼震的消失，则进一步支持 BPPV 的诊断。

为了便于理解掌握，本节着重介绍临床常用的、有高质量临床证据支持的复位方法。

（一）手法复位

1. 后半规管 BPPV　Epley 复位法和 Semont 管石解脱法是临床上常用的复位方法，必要时可重复或交替使用。

（1）Epley 复位法：①患者坐位，头偏向患侧 45°，快速后仰并躺下，保持头低于检查床平面约 30°；②患者头部缓慢向健侧方向旋转 45°；③让患者旋转至侧卧位，同时将患者头向下转 45°；④患者恢复坐位，头前倾 30°。

（2）Semont 管石解脱法：①患者取坐位，双脚自然下垂，头偏向健侧 45°；②让患者由坐位迅速转向患侧侧卧，头部保持不变；③患者由患侧卧位经坐位迅速转换为健侧卧位，头部仍保持不变；④缓慢坐起后头部略微前倾。

复位过程中每个体位保持 1～2 分钟，全过程重复 1～2 次，直到眩晕或眼震全部消失。

2. 水平半规管 BPPV　其临床分型和患侧判定复杂，复位手法多样。Barbecue 翻滚法和 Gufoni 法是临床上常用的复位方法，必要时 2 种方法可重复或交替使用。

（1）Barbecue 翻滚法：①患者由坐位变成平卧位，头向健侧转 90°；②由平卧变成俯卧，头继续向健侧转 90°；③头部继续向健侧转 90°；④坐起。复位过程中每个体位保持 1～2 分钟，全过程重复 1～2 次，直到眩晕或眼震全部消失。

（2）Gufoni 法：①患者取正坐位于床沿；②快速侧卧于健侧，诱发眼震后维持该体位 1～2 分钟；③头快速向下（向地性眼震）或向上（背地性眼震）旋转 45°，再维持 1～2 分钟直至眩晕及眼震消失；④患者坐起。

3. 前半规管 BPPV　Yacovino 法对前半规管有效，尤其适用于患侧判断困难的患者。①患者坐位，迅速由坐位变为平卧位，头保持正中位并低于检查床平面约 30°；②将患者颈部前屈，直至下颏抵住胸部，③缓慢坐起，头略前倾，维持约 2 分钟。

（二）耳石复位仪辅助复位

耳石复位仪通过标准化的三维空间运动，使患者的头颈-躯干作为一整体变换位置，其优势在于支撑稳定、调控精确、可重复性好。耳石复位仪辅助复位可作为一种复位治疗选择，适用于手法复位操作困难的患者。

六、随访

BPPV 是自限性疾病但有复发倾向，并且其临床症状和其他表现为发作性前庭综合征的疾病有相似之处，例如前庭性偏头痛、前庭阵发症、梅尼埃病、短暂性脑缺血发作（TIA）等。故患者应在耳石复位治疗后 1～2 周复诊，以了解眩晕及眼震是否痊愈，有无复发需要再次治疗，或者验证初步诊断是否正确，是否需要进一步检查以修订诊断。

七、预防

由于 BPPV 确切的发病机制和病因并不清楚，目前尚无针对性的、有效的预防措施。美国耳鼻咽喉头颈外科学会 2017 年 BPPV 临床诊疗指南建议患者注意避免头部外伤，避免使用耳毒性药物，积极治疗内耳疾病等，可以降低罹患 BPPV 的风险。

八、转诊指征

对于典型 BPPV，一旦诊断明确，即可进行复位治疗。复位治疗后，患者的位置性眩晕以及眼震的消失，则进一步支持 BPPV 的诊断。反之，以下情况则建议转诊：①位置性眼震无法以特定半规管的兴奋或抑制来解释；②位置试验中眼震和眩晕分离；③怀疑合并其他中枢性前庭病变；④耳石复位治疗无效或多次失败；⑤BPPV 频繁复发。

九、总结

本节详细阐述了 BPPV 的临床表现、检查方法、检查发现、诊断标准、治疗方法、随访、预防以及转诊指征，并对疾病的发病机制加以介绍，以期加深读者对疾病的认识。BPPV 属发作性前庭综合征，其诊断依赖反复发作的、短暂性体位性眩晕的病史以及位置试验诱发的特征性眼震。目前主流的治疗方法是耳石复位治疗，包括手法复位和耳石复位仪辅助复位。其疗效良好，且不良反应少。随访是 BPPV 诊疗过程中的重要环节，一方面观察疗效，另一方面审视诊断以进行必要的修订。

〔肖红俊〕

第十一节　梅尼埃病

一、概述

梅尼埃病（Meniere's disease，MD）是一种原因不明的、以膜迷路积水为主要病理特征的内耳疾病，临床表现为发作性眩晕、波动性听力下降、耳鸣和（或）耳闷胀感。梅尼埃病病因不明，可能与内淋巴产生和吸收失衡有关。目前公认的发病机制主要有内淋巴管机械阻塞与内淋巴吸收障碍学说、膜迷路破裂学说、钙离子超载学说、免疫反应学说、内耳缺血学说等。梅尼埃病最主要的组织病理学改变是膜迷路积水，但膜迷路积水和梅尼埃病的关系仍存在一定争议，膜迷路积水不仅存在于梅尼埃病，还存在于很多其他疾病中。

梅尼埃病的主要诊断依据：典型的临床表现和听力学检查，经鼓室钆注射后的 3D-MRI 水成像技术、耳蜗电图、甘油试验等可反映内淋巴囊积水情况，有利于梅尼埃病的诊断。

二、临床诊断及临床分期

梅尼埃病临床诊断及临床分期分为临床诊断和疑似诊断。

（一）临床诊断

1. 诊断标准　①2 次或 2 次以上眩晕发作，每次持续 20 分钟至 12 小时。②病程中至少有一次听力学检查证实患耳有低到中频的感音神经性听力下降。③患耳有波动性听力下降、耳鸣和/或耳闷胀感。④排除其他疾病引起的眩晕，如前庭性偏头痛、突发性聋、良性阵发性位置性眩晕、迷路炎、前庭神经炎、前庭阵发症、药物中毒性眩晕、后循环缺血、颅内占位性病变等；此外，还需要排除继发性膜迷路积水。

2. 临床分期　根据患者最近 6 个月内间歇期听力最差时 0.5 kHz、1.0 kHz 及 2.0 kHz 纯音的平均听阈进行分期。梅尼埃病的临床分期与治疗方法的选择及预后判断有关。双侧梅尼埃病，需分别确定两侧的临床分期。一期：平均听阈≤25 dB HL；二期：平均听阈为 26～40 dB HL；三期：平均听阈为 41～70 dB HL；四期：平均听阈>70 dB HL。

注：①梅尼埃病的诊断和鉴别诊断必须依据完整翔实的病史调查和必要的听力平衡功能检查、影像学检查等；②如梅尼埃病患者合并其他不同类型的眩晕疾病，则需分别做出多个眩晕疾病的诊断；③部分患者的耳蜗症状和前庭症状不是同时出现，中间有可能间隔数月至数年。

（二）疑似诊断

诊断标准如下：①2 次或 2 次以上眩晕发作，每次持续 20 分钟至 24 小时。②患耳有波动性听力下降、耳鸣和/或耳闷胀感。③排除其他疾病引起的眩晕，如前庭性偏头痛、突发性聋、良性阵发性位置性眩晕、迷路炎、前庭神经炎、前庭阵发症、药物中毒性眩晕、后循环缺血、颅内占位性病变等；此外，还需要排除继发性膜迷路积水。

三、治疗

梅尼埃病治疗的目的：减少或控制眩晕发作，保存听力，减轻耳鸣及耳闷胀感。目前国内外对 MD 治疗基本实行分期分级的治疗方案。MD 分型是未来 MD 诊断和治疗的一个新兴方向，准确的诊断和个性化的治疗，对 MD 分层分级治疗具有重要作用。

（一）急性发作期的治疗

治疗原则：控制眩晕、对症治疗。

1. 一般治疗　卧床休息，闭目，保持头位固定不动，避免声音与光线刺激，详细地和患者解释病情并告知疾病的转归，消除其焦虑恐惧心理。

2. 前庭抑制剂　包括抗组胺药、苯二氮䓬类药物、抗胆碱药以及抗多巴胺类药物，可有效控制眩晕急性发作，原则上使用不超过 72 小时。临床常用药物包括异丙嗪、苯海拉明、地西泮等。一般在症状缓解后即停用前庭抑制剂，长时间应用会抑制中枢对前庭功能的代偿，延长症状持续时间从而产生负面作用。

3. 糖皮质激素　如果急性期眩晕症状严重或听力下降明显，可酌情口服或静脉给予糖皮质激素。

4. 支持治疗　如恶心、呕吐症状严重，可加用补液支持治疗。注：对诊断明确的患者，按上述方案治疗的同时可加用甘露醇等脱水剂。

（二）间歇期的治疗

治疗原则：减少、控制或预防眩晕发作，同时最大限度地保护患者现存的内耳功能。

1. 患者教育 向患者解释梅尼埃病相关知识，使其了解疾病的自然病程规律、可能的诱发因素、治疗方法及预后。做好心理咨询和辅导工作，消除患者恐惧心理。心理治疗，尤其是认知行为治疗的干预，能显著改善慢性主观性头晕患者的头晕相关症状、残疾和功能损害。

2. 调整生活方式 规律作息，避免不良情绪、压力等诱发因素。改善生活方式，避免咖啡因、乙醇和烟草，采用低盐饮食，应鼓励所有梅尼埃病患者减少盐分摄入，每日的最大摄入量为 2 g，如能耐受则为每日 1.5 g。此外有文献报道，充足高质量的睡眠，纠正夜间睡眠呼吸暂停有助于降低梅尼埃病的发作频率，这可能通过纠正缺氧、改善脑血流量和中枢氧合，直接改善耳蜗微循环，间接改善内淋巴积液。

3. 倍他司汀 可以改善内耳血供、平衡双侧前庭神经核放电率以及通过与中枢组胺受体的结合，达到控制眩晕发作的目的。但倍他司汀治疗梅尼埃病的有效性存在争议，2020 年的一项 Meta 分析显示，缺少足够证据支持倍他司汀治疗 MD 的有效性，需要证据等级更高的、设立安慰剂的 RCT 研究。2020 年 AAO-HNSF 仅将倍他司汀作为可选用药物。

4. 利尿剂 有减轻内淋巴积水的作用，可以控制眩晕的发作。临床常用药物包括氢氯噻嗪、氨苯蝶啶等，利尿剂用于梅尼埃病的治疗已有多年。循证医学（cochrane 系统评价）研究认为，没有足够的证据表明利尿剂可以有效缓解临床诊断梅尼埃病患者的眩晕、听力下降、耳鸣和耳闷胀感。但新近系统综述分析显示，多个低证据级别的研究报道，口服利尿剂在梅尼埃病的药物治疗中可能是有益的，可以降低眩晕发作的频率，但缺乏改善听力的可信证据。目前认为，利尿剂是所有梅尼埃病患者相对安全的治疗选择之一，用药期间需定期监测血钾浓度。

5. 鼓室注射糖皮质激素 梅尼埃病可能与变态反应或免疫调节有关，因此糖皮质激素对梅尼埃病患者具有重要的治疗价值。鼓室注射糖皮质激素可有效控制患者眩晕发作。该方法对患者耳蜗及前庭功能无损伤，初始注射效果不佳者可重复鼓室给药，以提高眩晕控制率。循证医学证据（cochrane 系统评价）结果表明，鼓室注射地塞米松可有效治疗梅尼埃病，给药后 24 个月，眩晕发作频率和严重程度均可显著改善。因此，对于药物保守治疗无效的梅尼埃病患者，鼓室注射或重复注射糖皮质激素可以达到较好的眩晕控制效果。该治疗可以同时保存耳蜗功能和前庭功能。

6. 鼓室低压脉冲治疗 可减少眩晕发作频率，对听力无明显影响。其治疗机制不清，可能与压力促进内淋巴吸收有关。通常先行鼓膜置通气管，治疗次数根据症状的发作频率和严重程度而定。Meniett 低压脉冲治疗仪治疗梅尼埃病的系统评价，Meta 分析：应用 Meniett 仪可有效控制梅尼埃病患者的眩晕发作，降低耳鸣和耳闷胀感程度。但也有研究表明 Meniett 仪长期疗效差。有随机、安慰剂对照、双盲临床研究表明，Meniett 仪可改善患者眩晕症状，但对听力和前庭功能改善不明显，推荐该技术作为单侧梅尼埃病的二线治疗选择。

7. 鼓室注射庆大霉素 可有效控制大部分患者的眩晕症状（80%～90%），注射耳听力损失的发生率为 10%～30%，其机制与单侧化学迷路切除有关。对于单侧发病，年龄小于 65 岁，眩晕发作频繁、剧烈，保守治疗无效的三期及以上梅尼埃病患者，可考虑鼓室注射庆大霉素（建议采用低浓度、长间隔的方式），治疗前应充分告知患者发生听力损失的风险，给药前充分告知并积极指导前庭康复训练。

8. 手术治疗 多种手术方式可被用于 MD 的治疗，根据手术对患者的听力与前庭功能的影响程度，其手术可分为功能保全性手术、部分破坏性手术和破坏性手术 3 类，式式的选择应依据患者的听力损失情况和眩晕的严重程度以及患者的年龄、职业、生活方式等因素综合考量。

手术方式包括内淋巴囊手术、三个半规管阻塞术、前庭神经切断术、迷路切除术、前庭植入术。适应证为眩晕发作频繁、剧烈，6 个月非手术治疗无效的患者。

（1）内淋巴囊手术（endolymphatic sac surgery，ESS）：包括内淋巴囊减压术和内淋巴囊引流术，手术旨在减轻内淋巴压力，对听力和前庭功能多无损伤。适应证：三期及部分眩晕症状严重、有强烈手术意愿的二期梅尼埃病患者。鉴于晚期梅尼埃病患者常发生内淋巴囊萎缩和内淋巴管闭塞，因此四期梅尼埃病患者不建议行内淋巴囊手术。1926 年，法国医师 Portmann 首次成功对一位严重眩晕的梅尼埃病患者实施了内淋巴囊减压术，术后患者的眩晕得到了彻底的控制，开创了外科治疗眩晕的先河，具有划时代意义。内淋巴囊减压术（endolymphatic sac decompression，ESD）是梅尼埃病手术的经典代表，远期眩晕控制率为 60％～80％，甚至达 90％。但临床上对于内淋巴囊手术仍有争议，有学者质疑并认为内淋巴囊手术是安慰手术，但临床上对于有实用听力、年轻的梅尼埃病患者，药物保守治疗失败后仍应该首选内淋巴囊手术。有文献 Meta 分析认为，有较低水平的证据证明内淋巴囊手术是有效的。

（2）半规管阻塞术：可有效控制梅尼埃病的眩晕发作，机制尚未明确，部分患者的听力和前庭功能可能会受到损伤。适应证：原则上适用于四期梅尼埃病患者；对于部分三期患者、内淋巴囊手术无效、言语识别率小于 50％且强烈要求手术者也可以行该手术治疗。张道宫、樊兆民等总结了 328 例梅尼埃病半规管阻塞术，术后三个半规管阻塞术对眩晕控制的总有效率为 98.0％，听力无变化 70.2％；两个半规管阻塞术对眩晕控制的总有效率为 85.7％，听力无变化 76.2％；一个半规管阻塞对眩晕控制的总有效率为 60.0％，听力无变化 80.0％。三个半规管阻塞术听力下降率与两个半规管阻塞和一个半规管阻塞比较无明显差异。半规管阻塞术后听力下降的风险相对较低，一般小于 30％。

（3）前庭神经切断术：旨在去除前庭神经传入，手术完全破坏前庭功能，对听力可能会产生影响。适应证：前期治疗（包括非手术及手术）无效的四期梅尼埃病患者。虽然化学性迷路切除、半规管阻塞术等治疗方式已经能够获得令人满意的疗效，但前庭神经切断术的眩晕控制疗效与其他治疗方式相比仍旧是眩晕控制率最高的一种方式，而且较迷路切除术的优势在于术后可保留残余听力，避免单耳完全失聪。既往的临床研究表明，对于保守治疗无效的梅尼埃病患者，前庭神经切断术是疗效确切的手术治疗方式，其眩晕的控制率高达 95％以上。手术径路主要包括颅中窝径路和后颅窝径路，后颅窝径路又可分为迷路后径路、乙状窦后径路以及迷路后-乙状窦后联合径路。

（4）迷路切除术：旨在破坏前庭终器，手术完全破坏听力及前庭功能。适应证：无实用听力、多种治疗方法（包括非手术及手术）无效的四期梅尼埃病患者。

（5）前庭植入术：将电极刺激装置经半规管途径植入至外淋巴空间靠近壶腹神经处，刺激壶腹嵴处前庭神经末梢的 Scarpa 神经节，恢复植入侧前庭功能，从而抑制眩晕症状，该研究目前仍处于临床试验阶段。此外对于双侧梅尼埃病或者双侧前庭功能丧失的患者，前庭植入术有望改善患者前庭功能和头晕眩晕症状。

9. 前庭康复　前庭中枢有代偿、适应和习服等功能，根据前庭病理生理的基本原理，尽早开展前庭康复训练，建立代偿机制，可以改善头晕及平衡功能障碍症状。前庭康复由前庭眼动反射康复（VRT）和前庭脊髓反射康复（BRT）两部分组成。VRT 主要通过头眼协调性固视机制进行康复，BRT 主要由步态平衡训练构成。

四、经典手术介绍：内淋巴囊减压术及半规管填塞手术

（一）手术器械（图 1-11-1）

（二）手术设备

耳科显微镜、动力系统、面神经监测仪。

（三）手术步骤及技巧

1. 手术步骤

（1）乳突轮廓化：以颅中窝底、窦脑膜角、乙状窦及乳突尖为界限，蝶形逐层磨除乳突骨质，术中

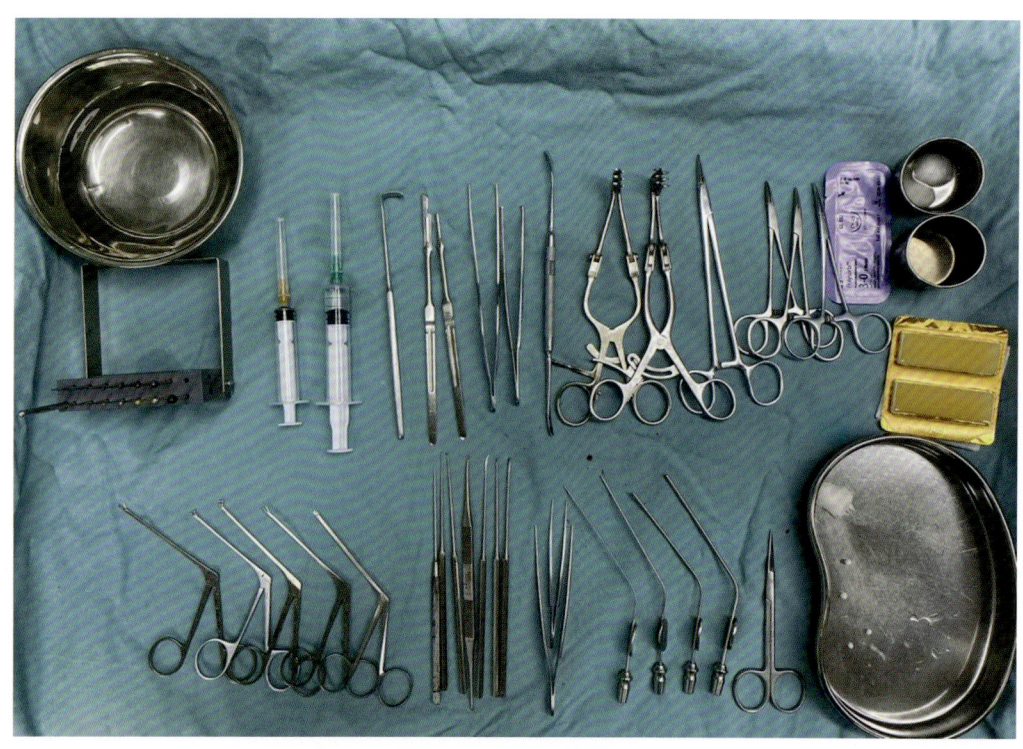

图 1-11-1　手术器械

依次显露 Koerner 隔、鼓窦、砧骨短脚、中颅窝脑板、乙状窦、窦脑膜角、二腹肌嵴、面神经垂直段等结构（图 1-11-2）。

（2）迷路轮廓化：外半规管位于鼓窦入口内侧，乳突轮廓化后便可发现，根据外半规管的位置可定位后半规管及上半规管（图 1-11-3、图 1-11-4）。

（3）内淋巴囊显露：内淋巴囊位于外半规管所在平面的下方、后半规管的后下、乙状窦前内、面神经垂直段后、颈静脉球上方的颅后窝硬脑膜内。彻底磨除后颅窝骨质，内淋巴囊外壁呈扇形，较周围硬脑膜质地韧，色白，压迫囊壁可见延伸的内淋巴管进入前庭小管。

（4）半规管开窗及填塞：半规管轮廓化后，于半规管最隆起处以 2～3 mm 金刚石钻头均匀磨薄骨质，直至暴露"蓝线"后磨开骨质，形成大小约 1 mm×2 mm 骨窗，再以肌肉筋膜填塞，表面可以颞肌筋膜覆盖或以骨蜡加固（图 1-11-5 至图 1-11-7）。

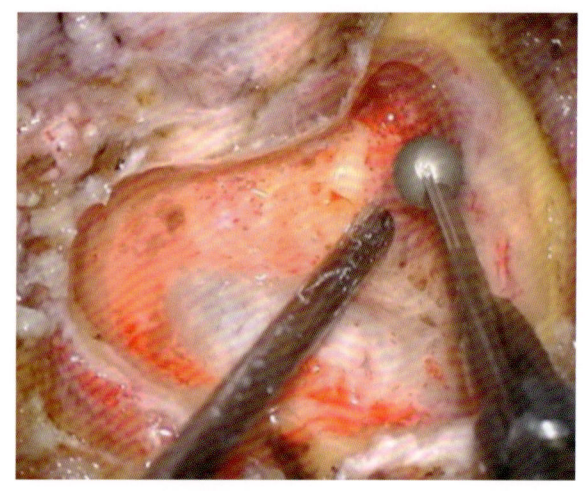

图 1-11-2　乳突轮廓化（砧骨短脚、乳突天盖、骨迷路结构）

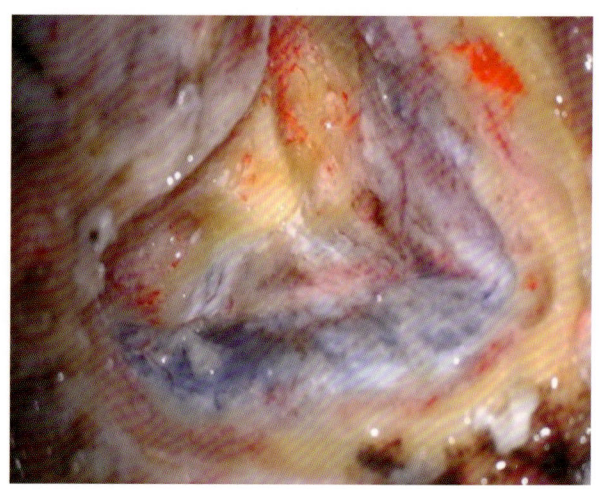

图 1-11-3　迷路轮廓化（内淋巴囊显露）

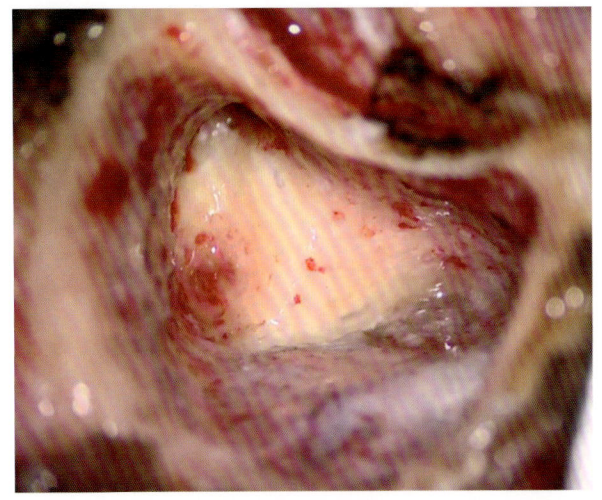

图 1‑11‑4　迷路轮廓化并显露三个半规管（蓝线）

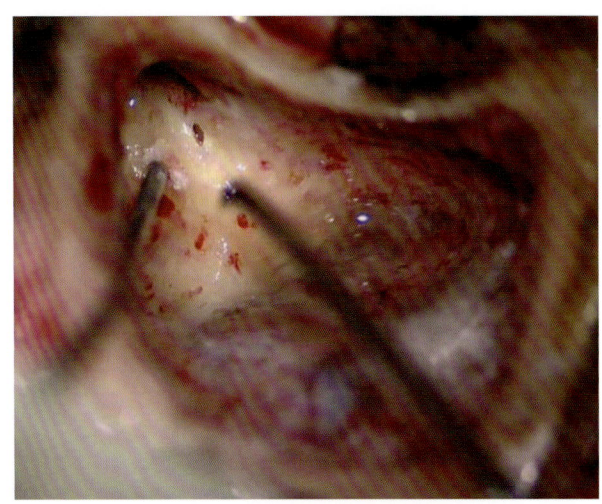

图 1‑11‑5　外半规管开窗

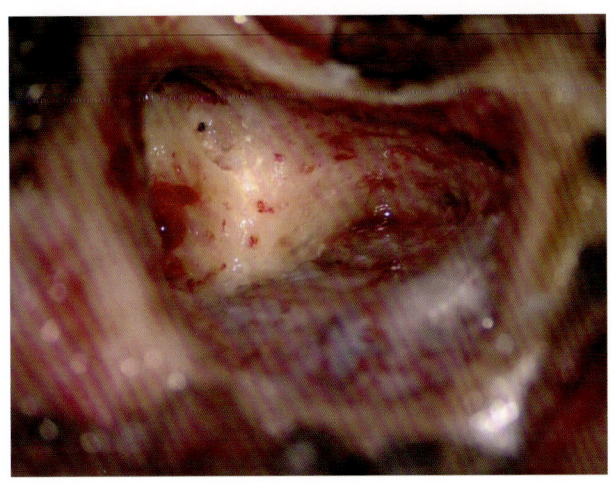

图 1‑11‑6　外半规管筋膜肌肉组织填塞，再以骨蜡加固

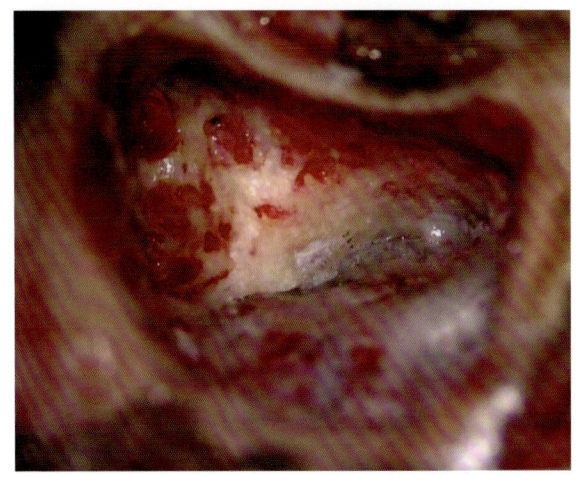

图 1‑11‑7　三个半规管填塞后改变

2. 术中注意事项及技巧

（1）乳突轮廓化时要彻底充分，暴露乙状窦和乳突天盖后，切除窦脑膜角气房时需注意深面的岩上窦，避免损伤引起大出血。

（2）乙状窦前移患者，磨除后半规管与乙状窦之间骨质时，容易损伤后半规管。术中可精细剥除乙状窦表面骨质，再以滴水双极均匀烧灼乙状窦表面，使其回缩，以便于暴露内淋巴囊及周围后颅窝脑膜。

（3）内淋巴囊减压或内淋巴引流时，术腔要充分止血及冲洗，防止术后血性分泌物引起术腔纤维化，影响手术效果。内淋巴囊切开时，避免损伤硬脑膜引起脑脊液漏。

（4）半规管轮廓化时，以砧骨短脚、外半规管、二腹肌嵴为解剖标志，定位面神经，关键部位选用金刚钻逐层磨骨，避免损伤面神经锥曲段及面神经垂直段。上半规管位置较深，弓状隆起突出于中颅窝，半规管开窗时可偏向于壶腹侧。上半规管壶腹侧与面神经关系密切，手术时需避免损伤。

（5）半规管开窗时操作轻柔，避免破坏膜迷路，手术中避免用吸引器或尖锐器械刺破管腔，开窗前做好填塞准备，开窗后立即以肌肉筋膜组织填塞。

3. 术后注意事项

（1）术后观察患者全身情况，比如头痛、颅内压增高等症状；尤其关注眼震、听力、面神经功能情况。术后 1 个月、3 个月、6 个月复查纯音听阈及前庭功能。

（2）术后预防性抗感染治疗，术后 3 日予地塞米松改善炎症反应，根据病情予以镇静止晕止呕对症治疗。

（3）建议术后尽早开始前庭康复训练。

4. 预后及随访　梅尼埃病外科手术治疗的有效率存在差异，有文献报道：内淋巴囊减压手术远期眩晕控制率为 60%～80%，三个半规管阻塞术对眩晕控制的总有效率可以达到 90% 以上。外科治疗是梅尼埃病治疗的重要组成部分，但需严格把握手术指征及充分考虑患者的手术意愿，制订个性化手术方案。术后需根据患者病情制订详细的随访计划，动态评估梅尼埃病患者眩晕、听力及耳鸣的进展情况，并及时调整治疗方案。

五、转诊指征

梅尼埃病治疗推荐分期或阶梯治疗方案。早期梅尼埃病以保守治疗为主，而手术治疗一般优先选择损伤小、功能保留好、效果确切的术式。对于诊断明确，眩晕反复发作的梅尼埃病患者，经药物治疗及鼓室内给药治疗效果欠佳者，可转诊至有手术条件的医疗机构。转诊须待患者眩晕症状控制，眩晕发作期间乘坐交通工具可加重眩晕症状。

六、总结

本节阐述了梅尼埃病的诊断标准及分期分级治疗方案，同时介绍了内淋巴囊减压术及半规管阻塞术两种手术的步骤、术中术后注意事项。对于早期梅尼埃病患者，可予以心理调整、改善生活习惯及药物对症治疗，发作频繁者推荐鼓室内注射地塞米松，如效果不佳者可以选择内淋巴囊手术、鼓室内注射庆大霉素、半规管填塞术，如仍无效可施行前庭神经切断术及迷路切除手术。所有梅尼埃病的手术治疗，均需充分评估患者眩晕和听力分期、手术风险以及患者手术的意愿，从而制订适合个人的手术治疗方案。

〔刘　斌〕

第十二节　先天性耳前瘘管

先天性耳前瘘管（congenital preauricular fistula，CPF）是最常见的先天性外耳畸形，在我国的发病率为 1.2%～3.3%，是一种不全显的常染色体显性遗传疾病（图 1-12-1）。

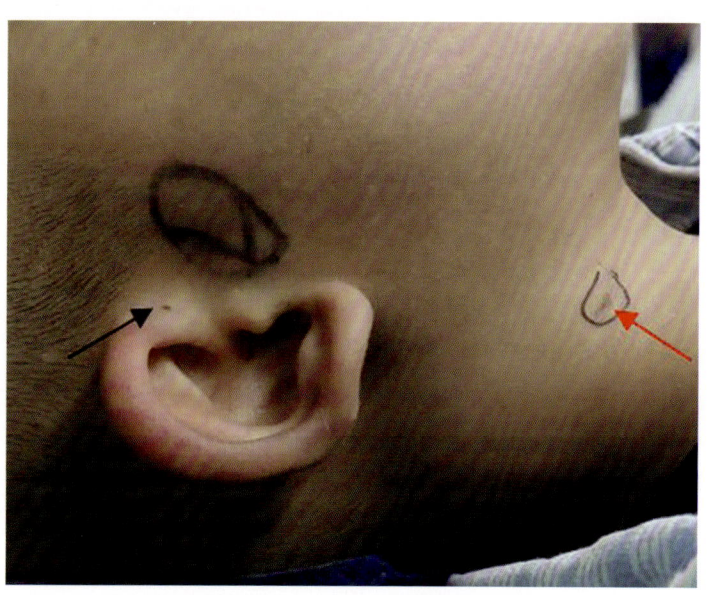

图 1-12-1　鳃裂-耳-肾综合征
黑色箭头所指为 CPF，红色箭头所指为鳃裂瘘管

一、病因

CPF 的形成与耳郭胚胎发育异常有关。胚胎第 4 周的时候出现 6 对鳃弓，耳郭由第一、第二鳃弓和第一鳃裂的中胚层和外胚层形成。胚胎第 6 周，间叶细胞扩增成 6 个耳丘，第 1～3 耳丘集结于第一鳃弓尾端，第 4～6 耳丘集结于第二鳃弓的头端。耳丘最终增大并融合成耳郭。第 1 耳丘演化成耳屏，第 2 耳丘演化成耳轮脚，第 3 耳丘发育成耳轮的大部分，第 4 耳丘演化成对耳轮，第 5 耳丘形成对耳屏，第 6 耳丘形成耳垂和耳轮的最下端。异常发育的耳丘可能导致耳郭相应部位的大小出现异常，或缺失，或形成瘘管。

目前有 3 种学说可解释 CPF 的形成，引用最多且被广泛接受的学说是 6 个耳丘的不完全融合，另有假说称 CPF 源自胚胎耳郭发育中孤立的外胚层折叠或第一鳃裂背部闭合不全，还有假说称 CPF 是第一咽囊背部闭合不全的遗迹。

二、病理

CPF 为盲端小管，外口开口于耳郭周围的皮肤上，多见于耳轮升支前缘，少数可开口于耳轮升支的后上边缘、耳轮脚、耳甲、耳屏及耳垂。耳前瘘管管腔狭小，深浅、长短不一，部分可见分支。窦道位于颞肌筋膜浅层以及腮腺和面神经的外上，通常与耳郭软骨膜连接。瘘管管壁被覆角化过度或角化不全的复层鳞状上皮，具有毛囊、汗腺、皮脂腺等组织，管腔内常有脱落上皮、细菌等混合而成的鳞屑或豆腐渣样物。感染期、感染后期和术后复发者的病理切片在瘘管远端的肉芽、瘢痕组织内有散在的瘘管上皮、走行不连续现象，所以亚甲蓝（美蓝）染色、探针探查都可能出现遗漏。

三、诊断及鉴别诊断

CPF 的诊断不难，主要依靠体格检查以及病史即可诊断。根据临床表现分为 3 型，单纯型、分泌型及感染型，后 2 型因为有临床症状，因此需要手术切除。单纯型无症状，即表现为耳前一瘘口；分泌型表现为瘘口周围局部肿胀，挤压瘘口周围，可见有白色分泌物溢出；感染型表现为瘘口周围皮肤红肿、溃烂，感染经久不愈。

CPF 需与第一鳃裂瘘管以及合并 CPF 的综合征鉴别。耳前瘘管在颞肌筋膜浅面以及面神经外。第一鳃裂瘘管是胚胎期第一、第二鳃弓未完全闭合导致，其瘘口一般位于颌颈部，与外耳道、面神经关系密切。而对有 CPF 的全身综合征的患者要注意甄别，比如鳃裂-耳-肾综合征患者（图 1-12-1），此类患者除有 CPF 外，还有鳃裂瘘管、听力下降。因此 CPF 患者除局部情况外，也要注意是否合并全身其他的相关病变，不要误诊及漏诊。

四、治疗

（一）保守治疗

单纯型 CPF 因无临床症状，可予以观察。对于感染型 CPF，有脓肿形成时，可予以切开排脓，门诊局部换药治疗。对于脓性分泌物较多的患者，局部可予以放置引流条。但对于换药不配合或换药经久不愈的患者可及时手术治疗。

对于局部感染严重的患者，可口服或静脉使用敏感抗生素治疗。CPF 感染的主要致病细菌为革兰氏阳性球菌，如金黄色葡萄球菌以及表皮葡萄球菌。可选用对此类敏感的抗生素，而致病葡萄球菌对青霉素、红霉素、克林霉素耐药率高，达 80% 以上，其中青霉素为最，耐药率为 90.9%，因此，临床经验用药应避免选择该 3 类抗生素控制感染或预防术后感染。

（二）手术治疗

完整切除 CPF 是避免复发的唯一手段。CPF 的复发率为 0%～22.6%，复发率与 CPF 是否合并感染、手术方法的选择、耳轮脚软骨膜或软骨是否切除、瘘管走行变异等有关。

目前主要手术方法有两种，手术器械见图 1–12–2。

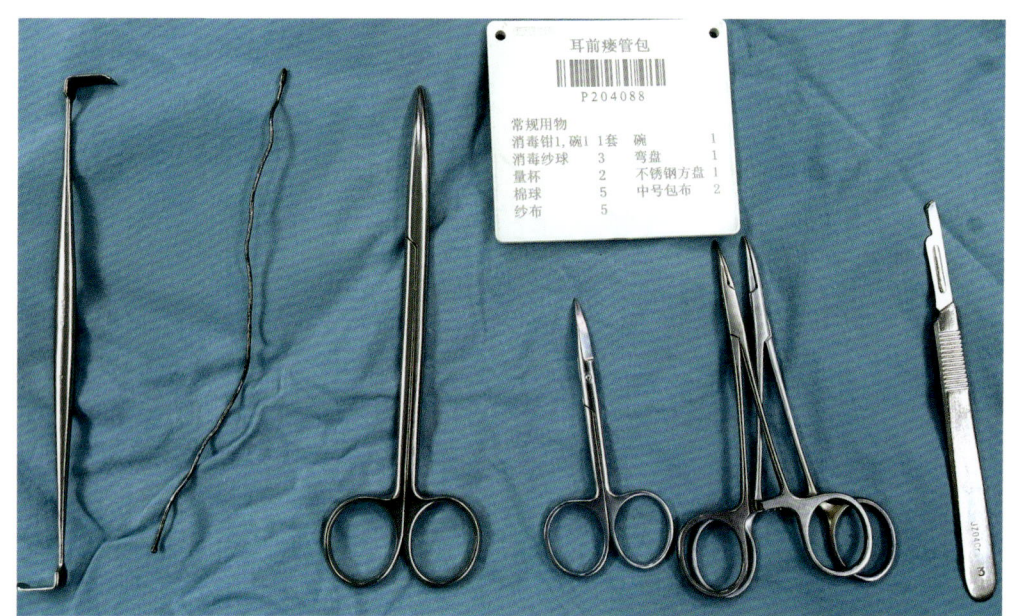

图 1–12–2   耳前瘘管手术器械 [由左至右分别是拉钩、探针、组织剪、眼科剪、组织钳（2把）、刀柄。拉钩便于我们暴露耳前瘘管深面病变，探针用于耳前瘘管的探查]

一是单纯瘘管切除方法，此类 CPF 一般感染轻，术前可采用亚甲蓝经瘘口注射示踪，追踪亚甲蓝染色来寻找瘘管的走行，以达到完整切除瘘管的目的。注射亚甲蓝时需注意勿过于用力，避免渗漏，污染术野。对于有分支的瘘管或走行有中断的瘘管，要注意术野的清楚，避免血液沾染术野，导致瘘管残留。

二是采用耳前整块组织切除方法，适用于感染型 CPF 及复发的 CPF。根据 CPF 组织胚胎来源，CPF 常发生于颞肌筋膜的浅层和深达耳郭软骨膜层面的皮下组织内（图 1–12–3）。采用以颞筋膜浅层（前下界）、耳轮软骨膜（后界）及颅耳沟皮下（后下界）为手术界限将此平面以上的颞筋膜浅层组织、耳轮软骨膜连同瘘管及各分支包括周围炎性、瘢痕组织一并行整块切除，将手术切除范围扩展到耳轮软骨的背面，即颅耳沟的皮下，仅保留颅耳沟的皮肤，这样可以最大限度地切除瘘管根部可能分布的所有区域的耳轮软骨膜（图 1–12–4），可降低难治性 CPF 复发率。此术式范围较广，切除组织较多，可遗留较大术腔，因此要注意防止术腔积液积血引起伤口感染。

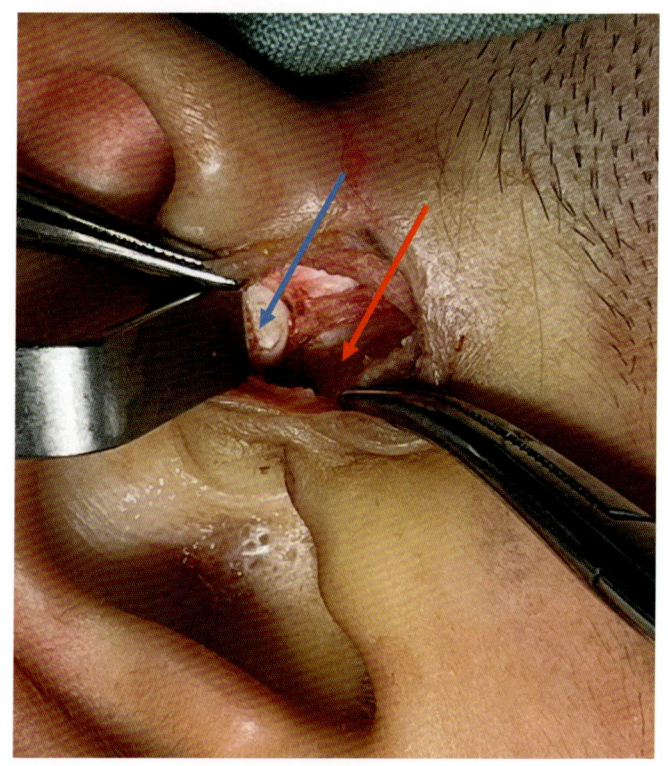

图 1–12–3   切除耳前瘘管，显示出深面的颞肌筋膜浅面
蓝色箭头：耳轮脚软骨；红色箭头：颞肌筋膜浅面

此外，少数 CPF 因走行异常，瘘口开放位置不定，称为变异型耳前瘘管。由 Choi 等首次提出，其发生率不高，但表现多样，易被忽略、误诊而延误治疗。此类瘘管切除无固定术式，可随机应变，需要找到隐蔽的瘘口位置。

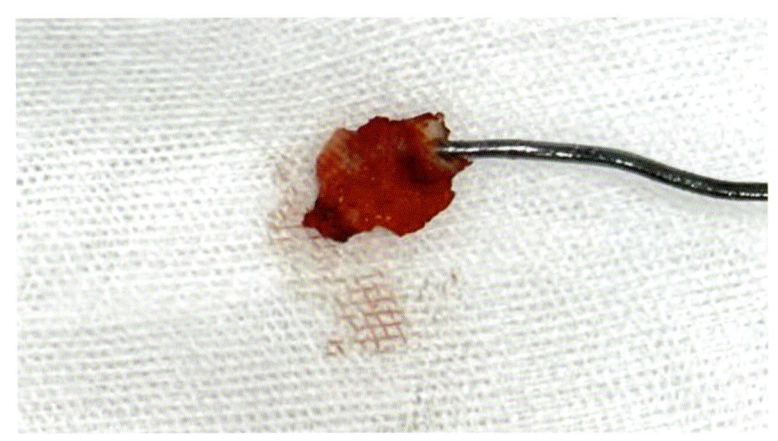

图 1‑12‑4　切除的耳前瘘管，显示完整切除

另外相关文献认为术中采用显微镜可减少瘘管的残留，但是术者需具备一定的显微手术基础，因此并不适合在基层医院进行推广。笔者认为 SPF 的手术治疗主要是根据 SPF 的胚胎学及病理特点理解，SPF 的瘘管均在颞肌筋膜浅面，与耳轮脚软骨膜或软骨有密切关系，手术要在此层面进行，不可突破，避免引起严重并发症。

五、并发症处理及防范

CPF 的预后一般较好，术后主要并发症：①局部感染。局部感染与术中切除瘘管不彻底、术中出血未控制等有关，局部感染可导致伤口延迟愈合。严重的局部感染可引起耳郭软骨膜炎，患者表现为耳痛剧烈，不能触摸伤口。对于耳郭软骨膜炎要加强局部换药，全身使用激素以及敏感抗生素抗感染治疗。对于换药不能控制的耳郭软骨膜炎，需要局部清创切除感染软骨。对于清创后遗留的较大术腔，不能一期缝合关闭的，可采用碘仿纱条填塞术腔，促使肉芽生长，缩小术腔后，再予以二期缝合。伤口感染预防措施：首先，针对感染期手术或瘘管走行复杂的 CPF 患者，由于切除组织较多，术腔较大，因此术后伤口需加压包扎 3～5 日，避免无效腔形成，导致术腔积液积血，引发伤口感染。其次，术中需保持术野清楚，止血彻底，切除瘘管后，建议采用稀释络合碘或 3％过氧化氢冲洗术腔。最后，选择敏感抗生素予以全身治疗，一般选用二代头孢菌素类抗生素，对于成人可选用喹诺酮类药物。②术中颞浅动脉的损伤。术者可采用双极或缝扎止血。预防此类并发症的措施是要掌握好手术的层次，不要过深，进入到颞肌筋膜深面。③伤口瘢痕。对于儿童及青少年 CPF 患儿，患儿家属对美容要求比较高。而对于感染型 CPF 患儿，术中切除范围较广，皮肤缺损较大，因此术中可采用局部分离周围皮下组织或采用局部皮瓣减张缝合伤口，以尽量减少伤口瘢痕的形成。

六、转诊指征

CPF 手术虽然不复杂，是基层医院医师必须掌握的手术，但是对于多次复发或感染型 CPF 患者而言，手术难度较大，复发率较高。因此对于此类患者，可建议转诊到上级医院。此外对于婴幼儿 CPF 的切除，需要麻醉科的全力配合，基层医院如果麻醉条件有限，也可转诊到上级医院。

总之，CPF 是临床常见疾病，手术治疗是治疗 CPF 的唯一有效手段。对于复发、感染或走行变异的 CPF 患者，术者不仅需要熟练掌握 CPF 的手术技巧，而且要对 CPF 的胚胎发生及病理特点有较深的理解，才能减少 CPF 的复发。

〔谭志强〕

参考文献

［1］　中华耳鼻咽喉头颈外科杂志编辑委员会，中华医学会耳鼻咽喉头颈外科学分会小儿学组．儿童分泌性中耳炎诊断

和治疗指南（2021）[J]. 中华耳鼻咽喉头颈外科杂志，2021，56（6）：556-567.

[2] 刁明芳，刘娅，孙建军. 儿童分泌性中耳炎诊断和治疗指南（2021）解读[J]. 中华耳鼻咽喉头颈外科杂志，2021，56（6）：568-572.

[3] XU J，DAI W，LIANG Q，et al. The microbiomes of adenoid and middle ear in children with otitis media with effusion and hypertrophy from a tertiary hospital in China[J]. International journal of pediatric otorhinolaryngology，2020，134：110058.

[4] 李志辉，符秋养，李泽泳，等. Th1/Th2 细胞失衡模式在分泌性中耳炎发病机制中的作用[J]. 临床耳鼻咽喉头颈外科杂志，2018，32（3）：206-208.

[5] NORHAFIZAH S，SALINA H，GOH B S. Prevalence of allergic rhinitis in children with otitis media with effusion[J]. European annals of allergy and clinical immunology，2020，52（3）：121.

[6] PENG A，YANG X，WU W，et al. Anti-neutrophil cytoplasmic antibody-associated hypertrophic cranial pachymeningitis and otitis media：a review of literature[J]. European Archives of Oto-Rhino-Laryngology，2018，275（12）：2915.

[7] 刘斌，苏亚，冯晓辉. 嗜酸性中耳炎的研究现状[J]. 中华耳科学杂志，2017，15（3）：372-375.

[8] 梁茂金，张志钢，许耀东，等. 咽鼓管球囊扩张术治疗慢性分泌性中耳炎的疗效分析[J]. 中国医学文摘：耳鼻咽喉科学，2015，6：315-318，323.

[9] 梁茂金，郑亿庆，张志钢，等. 咽鼓管球囊扩张术在咽鼓管功能障碍疾病中的应用[J]. 临床耳鼻咽喉头颈外科杂志，2014，28（22）：1759-1761，1764.

[10] 张颖，赵锦成，马新，等. 咽鼓管吹张器治疗儿童分泌性中耳炎的 Meta 分析[J]. 中华耳科学杂志，2021，19（1）：53-60.

[11] 张杰，倪鑫，孙建军. 重视并规范儿童分泌性中耳炎的临床诊疗[J]. 中华耳鼻咽喉头颈外科杂志，2021，56（6）：553-555.

[12] MARCHIONI D，MATTIOLI F，COBELLI M，et al. CT morphological evaluation of anterior epitympanic recess in patients with attic cholesteatoma[J]. Eur Arch Otorhinolaryngol，2009，266（8）：1183-1189.

[13] LEVENSON M L，MICHAELS L，PARISIER S C. Congenital cholesteatoma of the middle ear in children：origin and management. Otolaryngol Clin North Am，1989，22：941-954.

[14] MARCHIONI D，GRAMMATICA A，ALICANDRI-CIUFELLI M，et al. The contribution of selective dysventilation to attial middle ear pathology[J]. Med Hypotheses，2011，77：116-120.

[15] MARCHIONI D，ALICANDRI-CLIUFELLI M，MOLTENI G，et al. Selective epitympanic dysventilation syndrome[J]. Laryngoscope，2020，120：1028-1033.

[16] SHUNYU N B，GUPTA S D，THAKUR A，et al. Histological and immunohistochemical study of pars tensa retraction pocket[J]. Otolaryngol Head Neck Surg，2011，145：628-634.

[17] LOUW L. Acquired cholesteatoma pathogenesis：stepwise explanations[J]. J Laryngol Otol，2010，124：587-593.

[18] YUNG M，TONO T，OLSZEWSKA E，et al. EAONO/JOS Joint Consensus Statements on the Definitions，Classification and Staging of Middle Ear Cholesteatoma[J]. J Int Adv Otol，2017，13（1）：1-8.

[19] HAWKE M. Telescopic otoscopy and photography of the tympanic membrane[J]. J Otolaryngol，1982，11（1）：35-39.

[20] TARABICHI M，APACHE S，NOGUEIRA J F，et al. Endoscopic management of chronic otitis media and tympanoplasty[J]. Otolaryngol Clinton North Am，2013，46（2）：155-163.

[21] YIANNAKIS C P，SPROAT R，IYER A，Preliminary outcomes of endoscopic middle-ear surgery in 103 cases：a UK experience[J]. J Laryngol Otol，2018，132（6）：493-496.

[22] MARCHIONI D，CARNER M，RUBINI A，et al. The fully endoscopic acoustic neurons surgery[J]. Otolaryngol Clin North Am，2016，49（5）：1227-1236.

[23] 廖华，杨希林，汪雷，等. 持续灌流模式耳内镜下 I 型鼓室成形术[J]. 听力学及言语疾病杂志，2019，27（6）：615-618.

[24] WATANABE T，ITO T，FURUKAWA T，et al. The Efficacy of Color-Mapped Diffussion-Weighted Images

Combined with CT in the Diagnosis and Treatment of Choleateatoma Using Trans Canada Endoscopic Ear Surgery [J]. Otol Neurotol, 2015, 36 (10): 1663-1668.

[25] CAVALIERS M, DI LULLO A M, CANTONE E, et al. Cholesteatoma vs Granulation tissue: a differential diagnosis by DWI-MRI apparent diffusion coefficient [J]. European archives of oto-rihno-laryngology, 2018, 275 (9): 2237-2243.

[26] 欠畑诚治. 经外耳道耳内镜手术学: 手术技巧图解 [M]. 崔勇, 译. 西安: 世界图书出版西安有限公司, 2019: 9.

[27] 王海波, 樊兆民. 粘连性中耳炎的治疗 [J]. 中国医学文摘: 耳鼻咽喉科学, 2006, 21 (6): 2.

[28] LLEWELLYN A, NORMAN G, HARDEN M. et al. Interventions for adult Eustachian tube dysfunction: a systematic review [J]. Health Technol. Assess, 2014, 18: 1-180, v-vi.

[29] SCHILDER A G, BHUTTA M F, BUTLER C C, et al. Eustachian tube dysfunction: consensus statement on defifinition, types, clinical presentation and diagnosis [J]. Clin Otolaryngol, 2015, 40: 407-411.

[30] SCHR DER S, LEHMANN M, SAUZET O, et al. A novel diagnostic tool for chronic obstructive eustachian tube Dysfunction—The eustachian tube score [J]. Laryngoscope, 2015, 125 (3): 703-708.

[31] 梁茂金, 郑亿庆, 张志钢, 等. 咽鼓管球囊扩张术在咽鼓管功能障碍疾病中的应用 [J] 临床耳鼻咽喉头颈外科杂志, 2014, 28 (22): 1759-1761, 1764.

[32] HOPF J, LINNARZ M, GUNDLACH P, et al. Microendoscopy of the Eustachian tube and the middle ear [J]. Laryngo Rhino Otologie, 1991, 70 (8): 391-394.

[33] SADE J, AVRAHAM S, BROWN M. Atelectasis. Retraction Pockets and Cholesteatoma [J]. Acta Oto-laryngologica, 1981, 92 (1-6): 501-512.

[34] DORNHOFFER J L. Surgical management of the atelectatic ear [J]. Otology & Neurotology, 2000, 21 (3): 315-321.

[35] BORGSTEIN J, GERRITSMA T V, WIERINGA M H, et al. The Erasmus Atelectasis Classification: Proposal of a New Classification for Atelectasis of the Middle Ear in Children [J]. Laryngoscope, 2010, 117 (7): 1255-1259.

[36] BRUICE T C. The mechanisms for chymotrypsin [J]. Proc Natl Acad Sci USA, 1961, 47: 1924-1928.

[37] ANT A, KARAMERT R, KULDUK G, et al. The effects of sodium-2-mercaptoethanesulfonate application on the neural and neurovascular tissues: An experimental animal study [J]. Surgical Neurology International, 2015, 6 (1): 150.

[38] BORGSTEIN J, STOOP E, HALIM A, et al. The extraordinary healing properties of the pediatric tympanic membrane: A study of atelectasis in the pediatric ear [J]. International Journal of Pediatric Otorhinolaryngology, 2008, 72 (12): 1789-1793.

[39] KOLETHEKKAT A A, AL A R, AL Z K, et al. Cartilage rim augmented fascia tympanoplasty: a more effective composite graft model than temporalis fascia tympanoplasty. [J]. The Journal of Laryngology & Otology, 2018, 132: 1-8.

[40] 吴皓, 汪照炎. 耳内镜外科学历史现状与展望 [J]. 中华耳鼻咽喉头颈外科杂志, 2019, 54 (4): 241-244.

[41] ELLIOTT D KOZIN 1, ASHTON LEHMANN, MARGARET CARTER, et al. Thermal effects of endoscopy in a human temporal bone model: implications for endoscopic ear surgery [J]. Laryngoscope, 2014, 124 (8): E332-E339.

[42] MITCHELL S, COULSON C. Endoscopic ear surgery: a hot topic? [J]. J Laryngol Otol, 2017, 131 (2): 117-122.

[43] 廖华, 虞幼军, 侯昭晖. 持续灌流模式下的耳内镜外科手术 [J]. 中华耳科学杂志, 2021 (2): 192-197.

[44] SCHILDER A G, BHUTTA M F, Butler C C, et al. Eustachian tube dysfunction: consensus statement on definition, types, clinical presentation and diagnosis [J]. Clin Otolaryngol, 2015, 40: 407-411.

[45] 李琳, 林颖, 王敏姣, 等. 咽鼓管测压结合主观评分法与 TTAG 法评估咽鼓管功能的比较 [J]. 听力学及言语疾病杂志, 2021, 29: 613-617.

[46] OCKERMANN T, REINEKE U, UPILE T, et al. Balloon dilatation eustachian tuboplasty: a clinical study [J].

Laryngoscope，2010，120：1411 – 1416.

［47］ HUHND L E，WIRTZ S P，SCHROM T. Balloon dilation oft the Eustachian tube in tympanic membrane retraction ［J］. Laryngorhinootologie，2018，97：688 – 693.

［48］ SI Y，CHEN Y B，CHU Y G，et al. Effects of combination of balloon Eustachian tuboplasty with methylprednisolone irrigation on treatment of chronic otitis media with effusion in adults ［J］. Am J Otolaryngol，2018，39：670 – 675.

［49］ XIONG H，LIANG M，ZHANG Z，et al. Efficacy of balloon dilation in the treatment of symptomatic Eustachian tube dysfunction：One year follow-up study ［J］. Am J Otolaryngol，2016，37：99 – 102.

［50］ 张晨，徐聪，郑凡君，等. 同期咽鼓管球囊扩张术在慢性化脓性中耳炎患者听力重建中的应用 ［J］. 临床耳鼻咽喉头颈外科杂志，2020，34：892 – 895.

［51］ 龚辉成，于锋，焦粤龙，等. 中耳胆脂瘤手术同期行咽鼓管球囊扩张的临床观察 ［J］. 中国耳鼻咽喉颅底外科杂志 2019，25：285 – 288.

［52］ TUCCI D L，MCCOUL E D，ROSENFELD R M，et al. Clinical Consensus Statement：Balloon Dilation of the Eustachian Tube ［J］. Otolaryngol Head Neck Surg，2019，161：6 – 17.

［53］ 程贵，贾海英，郑亿庆等. 自体脂肪注射治疗咽鼓管异常开放症的疗效分析 ［J］. 中国耳鼻咽喉头颈外科杂志，2018，25：128 – 130.

［54］ CHEN X，XIE L，ZENG H，et al. Local Versus General Anesthesia for Balloon Dilation of the Eustachian Tube：A Single-Center Retrospective Study in a Chinese Population ［J］. Ear Nose & Throat Journal，2020：584294436.

［55］ 陈金灿，徐继峰，李巍. 改良乳突根治术联合咽鼓管球囊扩张术在中耳胆脂瘤并咽鼓管功能障碍患者中的应用 ［J］. 局解手术学杂志，2021，30：156 – 160.

第二章　鼻、鼻颅底疾病及鼻内镜技术

第一节　鼻内镜实用解剖

一、鼻腔检查（图2-1-1至图2-1-4）

（一）鼻中隔

鼻中隔由骨部和软骨部组成。

1. 鼻中隔软骨部　由方形软骨、大翼软骨内侧脚、犁鼻软骨构成。

方形软骨上方嵌入筛骨垂直板，下方嵌入犁骨及鼻嵴的沟内，并借结缔组织膜与犁鼻软骨及鼻翼大软骨相连。其后角向后上方嵌入筛骨垂直板与犁骨之间。

鼻中隔软骨呈近似的平行四边形，表面紧密覆盖富含毛细血管的鼻黏膜。鼻中隔软骨在背侧从鼻背向前下延伸至前中隔角，以纤维组织与侧鼻软骨紧密连接，继而转向后下经前中隔角至后中隔角，构成鼻中隔的尾侧，在下方止于前鼻棘，嵌于上颌骨鼻嵴，周围为坚韧的纤维结缔组织所包绕。鼻中隔软骨后部在头侧与筛骨垂直板相连，在腹侧与犁骨相连，其后方常有一舌状突起伸入筛骨垂直板与犁骨之间。

2. 鼻中隔骨部　由筛骨垂直板、犁骨、上颌骨和腭骨的鼻嵴、鼻骨鼻嵴、额骨的额嵴、蝶嘴构成。

3. 鼻中隔软骨前脱位　鼻中隔方形软骨从两侧大翼软骨内侧脚之间脱出，突入鼻前庭称为鼻中隔软骨前脱位。

4. 鼻中隔偏曲张力线

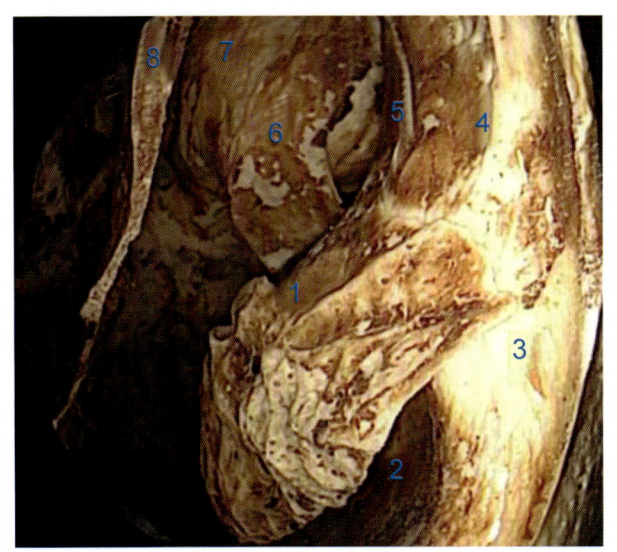

图2-1-1　干性颅骨左侧鼻腔

1. 下鼻甲；2. 下鼻道；3. 梨状孔前缘；4. 上颌骨额突；5. 下鼻甲泪突；6. 钩突；7. 筛泡；8. 鼻中隔

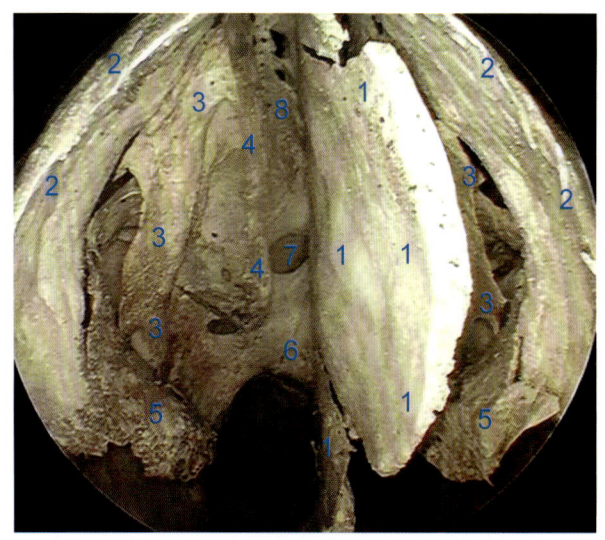

图2-1-2　干性颅骨双侧鼻腔及鼻中隔偏曲

1. 鼻中隔明显向左侧偏曲；2. 双侧上颌骨额突；3. 双侧钩突；4. 右侧中鼻甲；5. 双侧下鼻甲；6. 右侧骨性后鼻孔上缘；7. 右侧蝶窦自然开口；8. 筛板

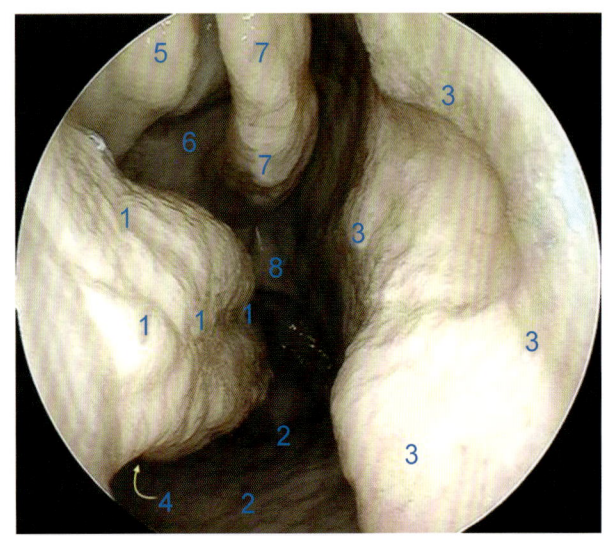

图 2-1-3　冰鲜尸头标本右侧鼻腔

1. 下鼻甲；2. 鼻底；3. 鼻中隔；4. 下鼻道；5. 钩突；6. 中鼻道；7. 中鼻甲；8. 后鼻孔上缘

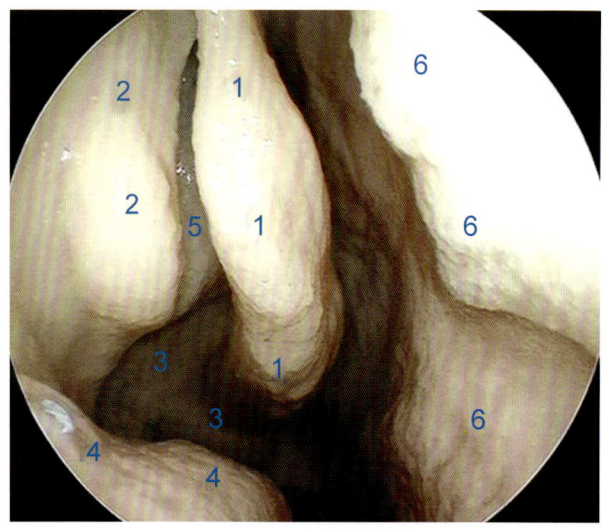

图 2-1-4　冰鲜尸头标本右侧鼻腔中鼻道

1. 中鼻甲；2. 钩突；3. 中鼻道；4. 下鼻甲；5. 筛泡；6. 鼻中隔

第一条张力曲线：方形软骨尾侧端与鼻小柱大翼软骨内侧脚之间，形成前位偏曲；

第二条张力曲线：鼻中隔软骨与筛骨垂直板结合处，形成高位偏曲；

第三条张力曲线：方形软骨与犁骨、上颌骨鼻嵴和腭骨鼻嵴交界处，形成后位偏曲以及形态各异的鼻嵴和距状突。

（二）鼻甲

鼻腔外侧壁有 3 个鼻甲，分别为下鼻甲、中鼻甲、上鼻甲、最上鼻甲（偶尔缺失）。下鼻甲为一独立骨片，中鼻甲、上鼻甲均为筛骨结构。鼻甲骨表面附着鼻腔黏膜。

（三）鼻道

各鼻甲的外下方均有一裂隙样空间，称为鼻道，故有上、中、下 3 个鼻道，各鼻甲与鼻中隔之间的共同狭窄腔称为总鼻道。

鼻甲及鼻道的形成，缩小了鼻腔空间，增加了鼻腔黏膜的表面面积，在鼻腔的生理功能上有着非常重要的意义。

1. 上鼻甲及上鼻道　上鼻甲属筛骨，位于鼻腔外侧壁后上方，为各鼻甲中最小者，有时仅为一黏膜皱襞。上鼻甲后上方与鼻中隔之间有一凹陷称为蝶筛隐窝，蝶窦开口于此。

2. 中鼻甲及中鼻道　中鼻甲也属筛骨结构。前段垂直向下，后段的游离缘渐外卷，几乎与鼻腔底平行。从形态上也可将中鼻甲分为垂直部及水平部。垂直部悬挂在鼻腔外侧壁中部，上起前颅底筛板，下至鼻腔中部，可在前鼻镜下观察。中鼻道位于中鼻甲之外侧，约占鼻腔外侧面的 2/3。其外侧壁解剖结构复杂，是内镜鼻窦手术进路中最为重要的区域，也是前、中组筛窦的内侧壁。

二、难治性鼻出血的出血点解剖标志

（一）鼻腔及鼻窦血供

鼻腔的动脉主要来自颈内动脉的眼动脉和颈外动脉的上颌动脉，眼动脉分为筛前及筛后动脉；上颌动脉分为蝶腭动脉、上牙槽动脉、眶下动脉、腭大动脉，蝶腭动脉又分鼻后外侧动脉及鼻后中隔动脉。

（二）难治性鼻出血几个重要出血部位及责任血管

1. 下鼻道的后穹窿部——蝶腭动脉的鼻后外侧动脉下鼻甲支（图 2-1-5、图 2-1-6）　可将下鼻甲向内骨折，暴露出下鼻道，在不出血的情况下，在光滑的黏膜中探查突出的小点或隆起就是出血点的部位；在出血较凶猛的情况下可以先用棉片将下鼻道塞住几分钟，撤了棉片然后找出血点。

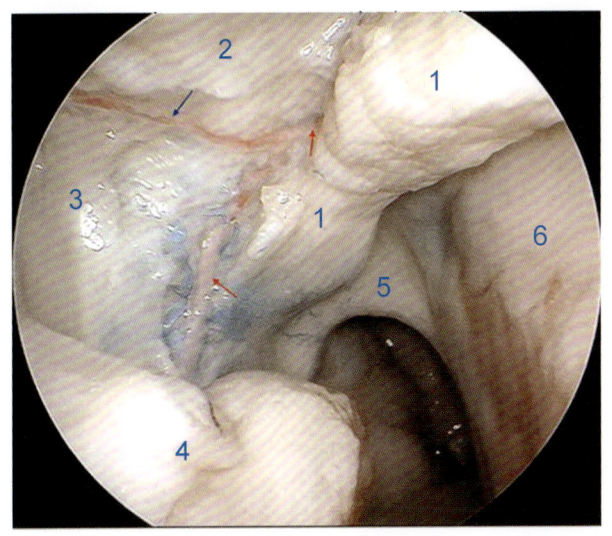

图 2-1-5　鼻后外侧动脉分支

1. 中鼻甲垂直部下端；2. 中鼻甲尾端；3. 上颌窦后囟部位；4. 下鼻甲后端；5. 后鼻孔上缘；6. 鼻中隔后端

蓝色箭头：鼻后外侧动脉囟门支；中鼻甲尾端红色箭头：鼻后外侧动脉中鼻甲支；下鼻甲上端红色箭头：鼻后外侧动脉下鼻甲支

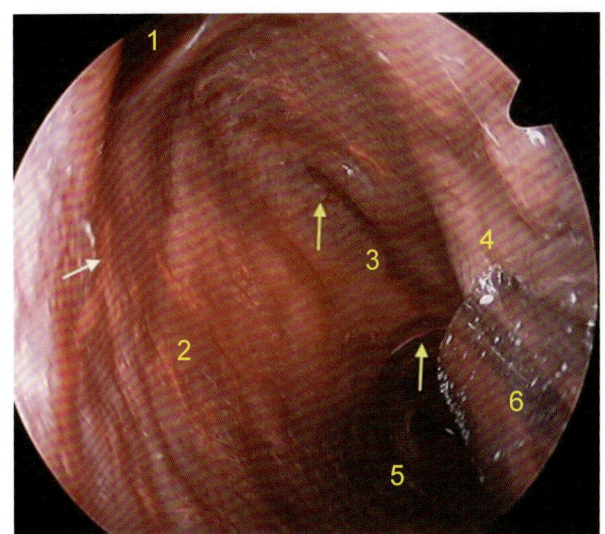

图 2-1-6　右侧下鼻道鼻后外侧动脉下鼻甲支及鼻泪管开口

1. 鼻泪管开口；2. 上颌窦内侧壁；3. 下鼻道后穹窿部；4. 下鼻甲外侧面（下鼻道面）后端；5. 鼻底部；6. 吸引管。

2. 蝶窦前壁或者鼻中隔中下 1/3——蝶腭动脉的鼻后中隔动脉（图 2-1-7）　在蝶窦前壁上鼻甲内侧附近，由外至内向鼻中隔方向走行。在蝶窦前壁位于后鼻孔上缘 1.2 cm 左右，一般分为两支，有时为一支。转到鼻中隔面后，鼻中隔面的下 1/3 处经常有黏膜凹陷，鼻后中隔动脉出血点通常位于黏膜凹陷的部位，容易被遗漏。位于蝶窦前壁的出血点较少见，相对难以发现，需将中鼻甲向外侧移位，暴露蝶筛隐窝后探查。位于鼻中隔面上的鼻后中隔动脉出血比较常见，而且出血较多，也是蝶窦术后最常见出血责任血管。

3. 中鼻甲尾端的外侧——蝶腭动脉鼻后外侧动脉的中鼻甲支（图 2-1-8）　位于中鼻甲基板水平部与垂直部交界处，通常将中鼻甲向内侧移位一下可以看到，这点也是很多医院和医师都不熟悉的部位。如果中鼻甲骨质很厚、不易骨折，且疼痛明显，需在中鼻甲中部及下端注射利多卡因浸润麻醉。使用剥离子将中鼻甲向内侧即鼻中隔侧骨折，暴露中鼻甲。

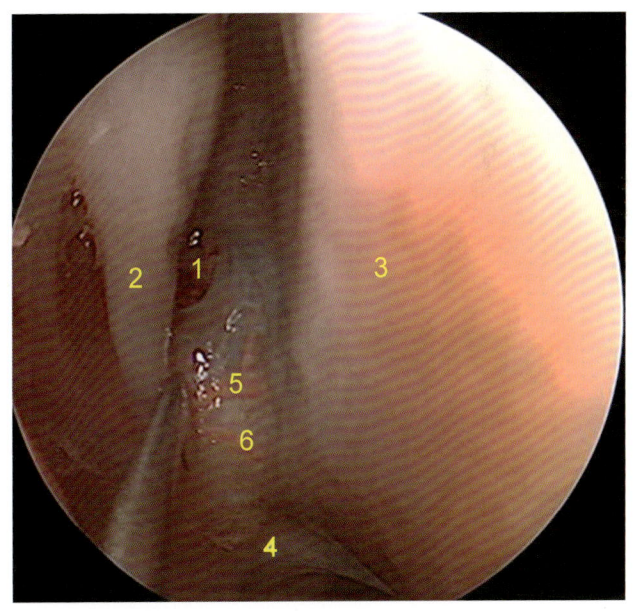

图 2-1-7　标本右侧鼻后中隔动脉

1. 右侧蝶窦膜性自然开口；2. 上鼻甲尾端；3. 鼻中隔后端；4. 后鼻孔上缘；5. 鼻后中隔动脉上支；6. 鼻后中隔动脉下支

4. 鼻中隔上端——筛前动脉（图 2-1-9）　在中鼻甲与鼻中隔之间的鼻中隔上端 2/3 的部位，在不出血时可以探查到光滑的黏膜处有一小隆起就是出血点。鼻中隔偏曲时此处不易看到，可以在此处塞上明胶海绵止血，或碘仿小纱条止血；也可以全身麻醉鼻内镜下行鼻中隔成形术，然后探查出血点。

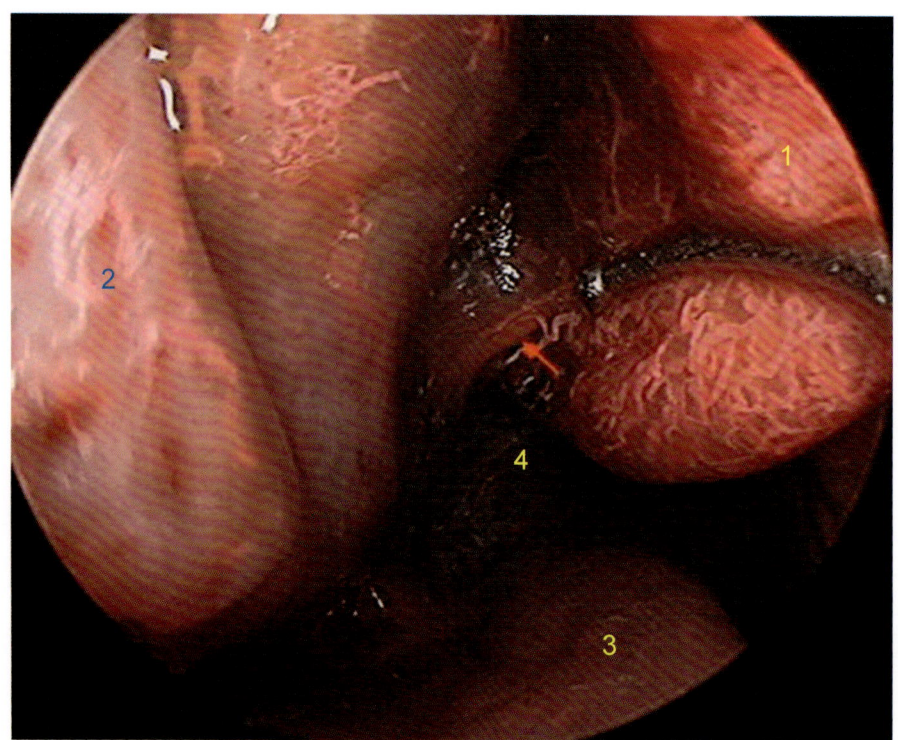

图 2-1-8 蝶腭动脉鼻后外侧动脉中鼻甲

　　1. 中鼻甲下端；2. 钩突；3. 下鼻甲上缘后端；4. 中鼻甲基板水平部；红色箭头：鼻后外侧动脉中鼻甲支。基板水平部与垂直部交界处，此处为中鼻甲支所在处，即出血点的部位

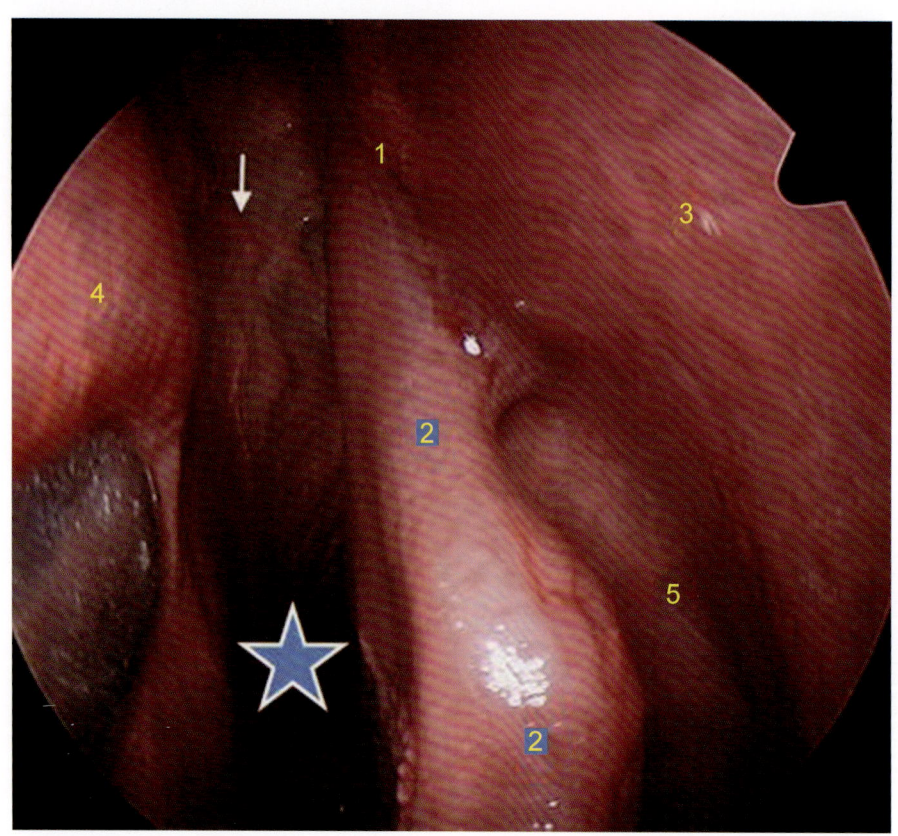

图 2-1-9 左侧筛前动脉在鼻中隔上端分布情况

　　1. 中鼻甲腋部；2. 中鼻甲垂直部；3. 上颌骨额突；4. 鼻中隔；5. 钩突；蓝色星号：嗅裂区；白色箭头：筛前动脉出颅后自鼻中隔上端向前走行

5. 下鼻道前穹隆部——腭大动脉分支或者蝶腭动脉鼻后外侧下鼻甲分支（图2-1-10）位于下鼻道前端的某个部位。最难探查的是位于下鼻甲前穹隆部的出血点，可以用棉签或棉片在下鼻道前端蹭蹭，如果有出血点，则出血较凶猛。此时可以先填塞止血，然后使用射频止血。

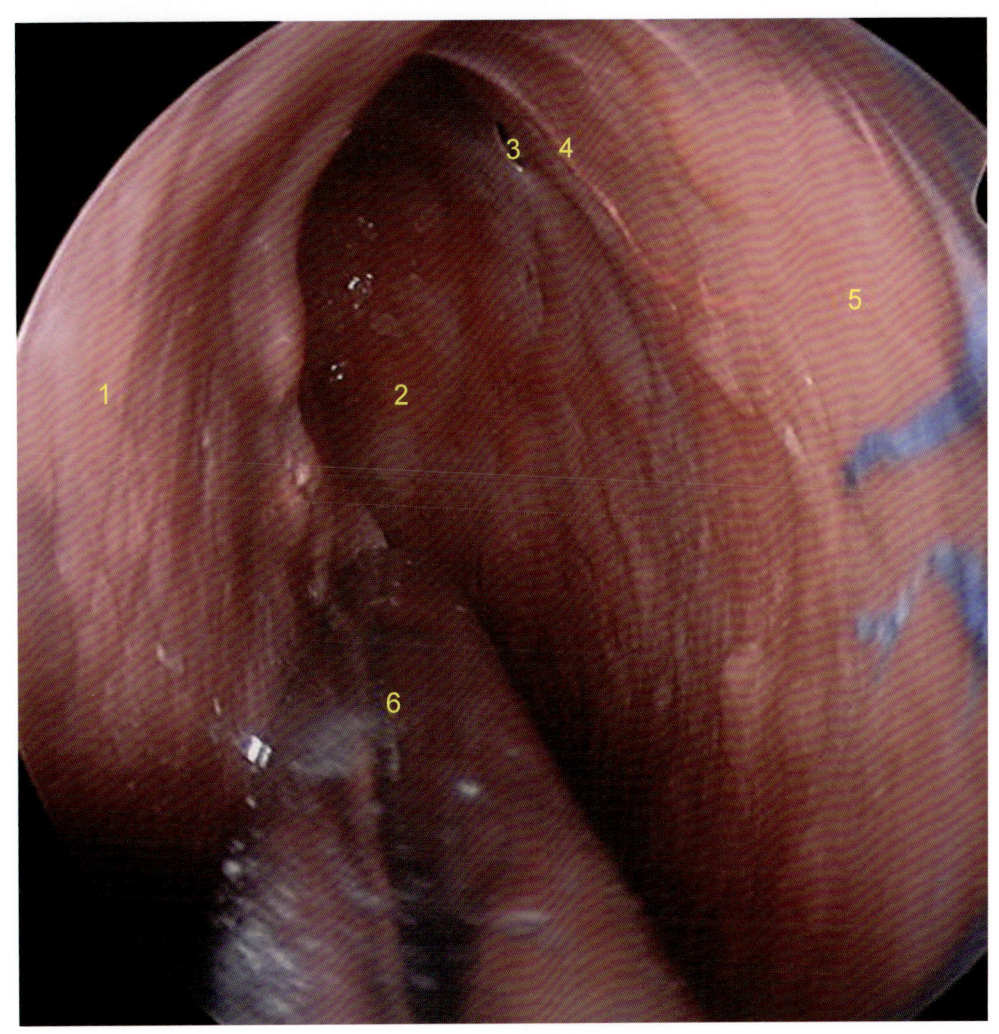

图 2 - 1 - 10　下鼻道前穹隆部

1. 下鼻甲前端；2. 下鼻道；3. 鼻泪管开口；4. 前穹隆容易出血的责任血管；5. 鼻腔外侧壁接近梨状孔缘处上颌骨；6. 吸引管

6. 下鼻甲上缘与上颌窦后囟交界处——蝶腭动脉鼻后外侧动脉下鼻甲支主干（图2-1-5）需用30°内镜寻找，鼻后外侧动脉从蝶腭孔分出后向前，恰好走行在下鼻甲上缘，有的紧贴下鼻甲上缘走行，有的在下鼻甲上缘约1cm处，在后囟处分出囟门动脉和钩突动脉，这个部位的出血需用弯的射频头止血，或弯的双极电凝止血。

7. 鼻阈缘和鼻中隔交界处顶端——筛前动脉终末支（图2-1-11）。

8. 鼻后外侧动脉下鼻甲支钩突动脉　位于钩突前缘上中1/3交界处，有时钩突肥大影响观察。止血前进行鼻腔黏膜表面麻醉，如果患者当时无出血，可以在中鼻甲根部注射利多卡因以麻醉鼻后外侧神经，如果正在出血，可以在鼻腔内任何一个部位注射利多卡因，总之比不注射效果好，患者不痛才能更好地配合止血。

除了以上出血部位外，还有少见的出血原因，如外伤性颈内假性动脉瘤、颈内动脉海绵窦瘘，这是两种出血凶猛的出血性疾病，需要血管栓塞介入治疗。

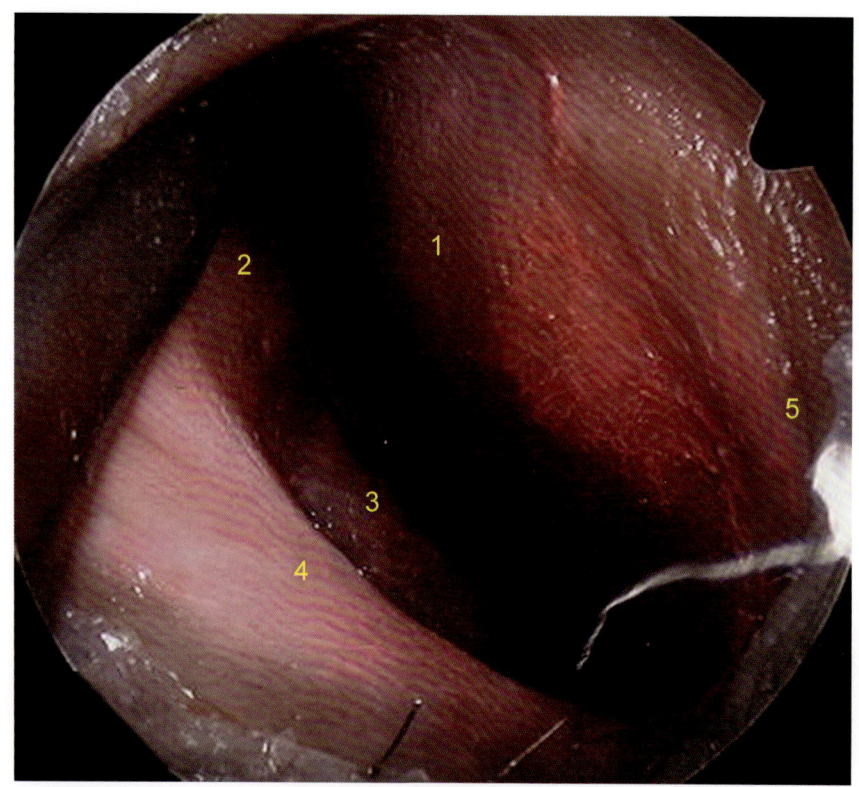

图 2 - 1 - 11　筛前动脉终末支

1. 鼻中隔前端；2. 鼻腔外侧壁；3. 下鼻甲前端；4. 鼻阈缘；5. 鼻中隔前端皮肤

三、上颌窦穿刺术

下鼻甲外侧面和鼻腔外侧壁之间为下鼻道，是各鼻道中最宽长者，其外侧壁常向上颌窦内膨隆。下鼻道前上方有鼻泪管开口，位于下鼻甲附着处之下，约相当于弧形顶部之最高处，距前鼻孔 3～3.5 cm。

下鼻道外侧壁中段下鼻甲附着处下方骨质较薄，是上颌窦穿刺冲洗的最佳进针位置。

（一）上颌窦穿刺术（图 2 - 1 - 12）

1. 进针位置　下鼻甲前缘后方 1.5 cm 左右，贴下鼻甲进入下鼻道。

2. 针芯斜面　斜面朝向鼻腔侧，针头长端朝向上颌窦内侧壁，防止滑针。

3. 进针方向　确定穿刺点后，确认穿刺针的方向，指向同侧眼角外眦的方向。

4. 穿刺及冲洗　以示指在面部作为支点，将穿刺针推针进入上颌窦，有落空感后，拔出针芯。将含有 5～10 ml 氯化钠溶液的 20 ml 注射器连接穿刺针后端，抽吸如果有气泡、脓性分泌物或血性分泌物，证明穿刺针在上颌窦内。以氯化钠溶液冲洗，从中鼻道观察鼻腔流水情况。

注意：如果抽吸时有阻力需要调整穿刺针方向；或者拔出穿刺针，重新定位穿刺位置和方向。

（二）内镜穿刺针上颌窦穿刺术（内镜穿刺针直径 4 mm）（图 2 - 1 - 13）

1. 进针位置及方向　将穿刺针的前端放进下鼻道，尽量朝向穹窿部顶，方向朝向同侧外眦。

2. 进针方法　像螺丝刀一样旋转进入，进入时，持针手的示指一定要在面部作为支点，出现落空感时，立即慢慢向外退出针芯，同时将外套管继续向窦腔推送，直至拔出针芯。

3. 从套管内放进 0°、30°和 70°内镜行上颌窦内检查，观察上颌窦黏膜及窦口情况，可用于早期上颌窦病变的诊断。

4. 抽出套管，可以用 0°内镜直接观察上颌窦窦腔，也可以直接用黏膜钳从穿刺孔进入窦腔取病理。

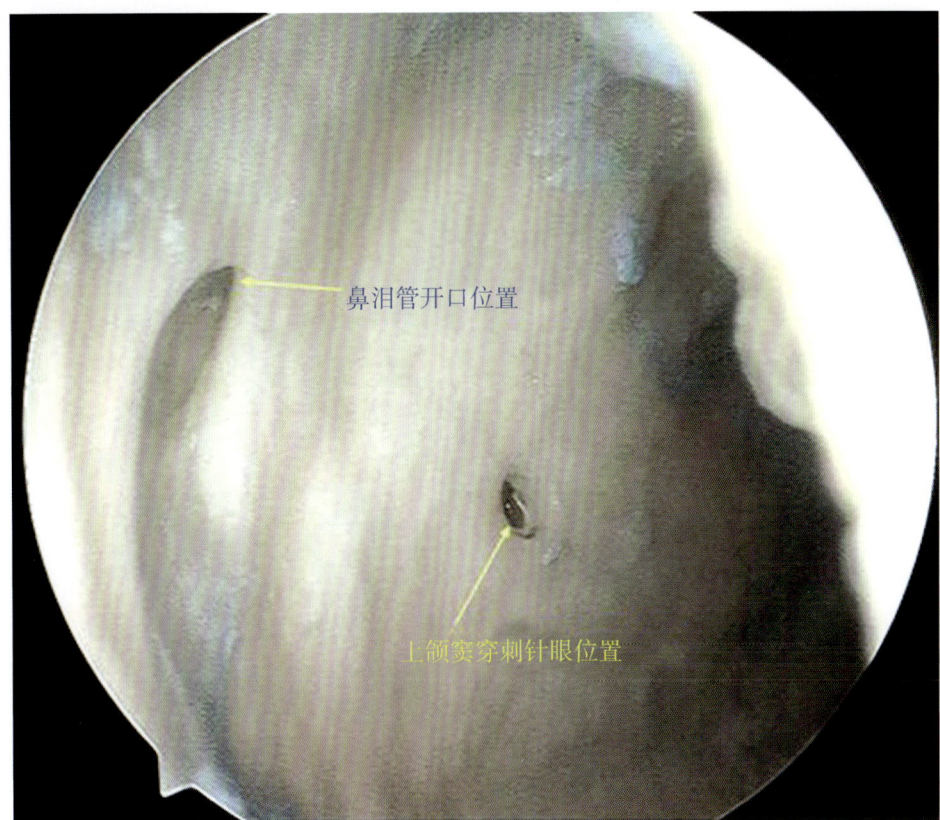

图 2-1-12 解剖中细针上颌窦穿刺的针眼位置

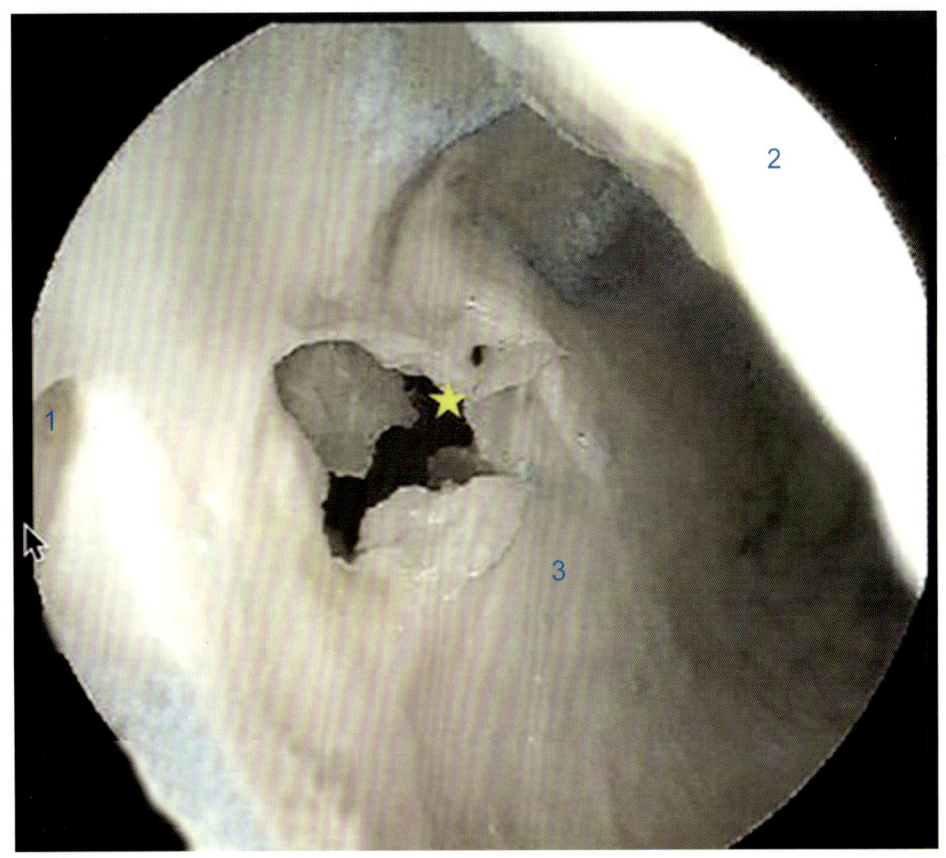

图 2-1-13 上颌窦内侧壁穿刺针眼和位置
1. 下鼻道内显示鼻泪管开口；2. 下鼻甲；3. 下鼻道内显示上颌窦内侧壁；黄色星号：穿刺位置

四、下鼻甲黏膜下骨质切除术

下鼻甲骨为一单独呈水平状卷曲的薄骨，前端附着于上颌窦内侧壁，后方附着于腭骨垂直板的鼻甲棘，其上缘中部的泪突与泪骨相连，并与上颌骨额突后面的骨槽共同形成鼻泪管（图 2-1-1，图 2-1-2）。

下鼻甲有 3 层结构：内、外层是黏膜，中间是鼻甲骨，下鼻甲血管走行在黏膜下和骨膜之间。下鼻甲黏膜厚度因人而异，慢性炎症和药物性鼻炎患者黏膜及黏膜下血管和骨质明显增生变厚。下鼻甲内有 3 种血管，毛细血管主司血液与组织液的物质交换，称为交换血管；小静脉和海绵状血窦的张力决定局部血容量，进而影响鼻的通气程度，称为容量血管；动脉小支、小动脉和动静脉吻合支调节血液的流量，称为阻力血管。某些因素可刺激这些特殊的血管网络引起快速的炎症反应，主要是通过激活肥大细胞、嗜酸性细胞和其他白细胞释放组胺等炎性介质引起海绵状组织"勃起"，造成下鼻甲肿胀和肥大。

1. 下鼻甲下端游离缘切口　解剖标志是下鼻甲下端游离缘，切口距离下鼻甲前端约 0.3 cm，注意保持鼻瓣区下鼻甲前端的完整性。切口切至骨膜下，沿着骨膜下分离，防止损伤黏膜下层和骨膜之间的下鼻甲血管。该切口优点是游离缘血管少、出血少，缺点是视野稍微受限。

2. 下鼻甲游离缘上方 0.2 cm 切口　切口位于下鼻甲游离缘上方 0.3～0.5 cm，优点是手术视野更好。切口前方距离下鼻甲前端 0.3 cm，注意保持鼻瓣区下鼻甲前端的完整性。缺点是如果距离游离缘略远、近下鼻甲中部，有损伤下鼻甲血管分支的可能，容易出血。

3. 下鼻甲前缘切口　该切口类似泪前隐窝切口，从下鼻甲前缘切开，暴露并咬除下鼻甲骨前方附着于上颌骨的三角腋处，向后分离黏膜、暴露下鼻甲骨质。优点是下鼻甲前缘切口能较好地暴露下鼻甲前端，适合于鼻阈区狭窄的患者。缺点是分离下鼻甲后端时容易血污镜子（最好有冲镜器）。

注：上述几种切口都是切除肥大、增生的下鼻甲部分骨质，达到下鼻甲减容的目的。术中均可能遇到穿行于下鼻甲骨质的血管，此时可将下鼻甲骨质夹碎、分块取出，保护并游离血管，防止损伤穿支血管。

五、尖牙窝穿刺上颌窦口内口和筛漏斗的观察

1. 切口定位　在第一前磨牙上方约 1 cm 处纵行切开 0.8 cm 直到骨面。用剥离子沿着骨膜下分离，暴露上颌窦前壁尖牙窝骨质，用手触摸为上颌窦前壁较平坦的地方，内侧可触及尖牙隆起。

2. 穿刺　用 4 mm 上颌窦圆凿，右手持锤子，左手大拇指、示指和中指持凿，小拇指在面部找支点，防止锤子用力过度导致凿子进入上颌窦后损伤眶下壁或上颌窦后外侧壁，引起并发症。

3. 凿子的方向　不要过度向内，防止进入下鼻道；不要过度向外，防止进入颞下窝；不要过度向下，防止凿到硬腭；不要过度斜向上，防止进入眶内。

4. 上颌窦前壁骨孔的形成　凿子穿透上颌窦前壁有落空感后旋转骨凿，使之形成 4～5 mm 的骨孔。从骨孔放入上颌窦穿刺针外套管，置入 0°及角度镜观察上颌窦口内口和筛漏斗情况。

六、钩突切除术（图 2-1-14）

钩突是筛骨最前方的结构，尾端通过下鼻甲筛突连接下鼻甲，中段（接近水平）通过泪突连接泪骨，中段和头端交界处呈不规则三角形连接上颌骨额突、中鼻甲腋、筛泡（向外附着于上颌骨额突，向前和中鼻甲腋处骨质融合，向后和筛泡有连接）。钩突头端附着解剖变异较大（多数附着于眶壁，其余可附着于额窦间隔或者颅底），可在额嘴以下附着于眶壁形成鼻丘气房，继续向上分叉附着于眶壁形成鼻丘上气房或高于额嘴的鼻丘上额气房（位于鼻丘气房上方）。钩突头端也可向内侧附着于额窦间隔或者向上附着于颅底形成额窦间隔气房。

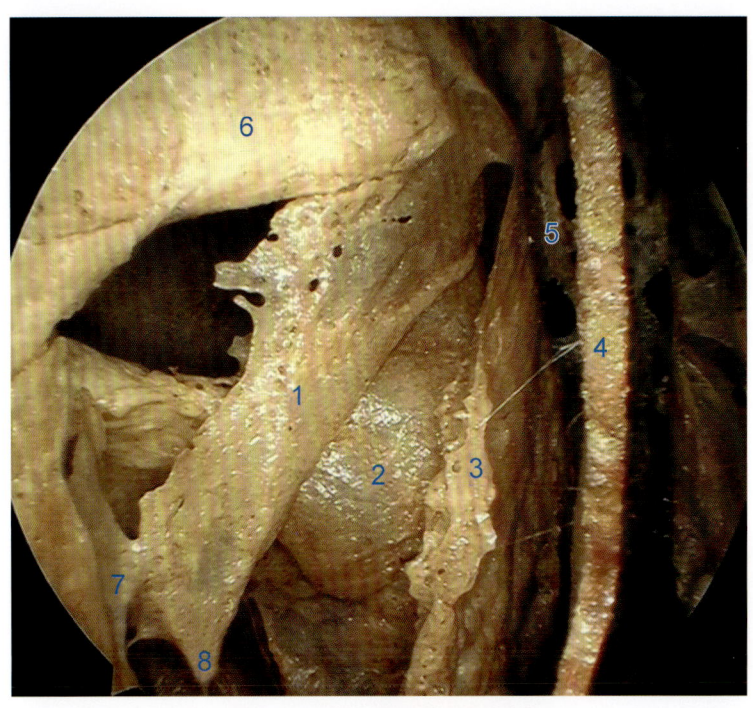

图 2-1-14 窦口鼻道复合体

1. 钩突中段；2. 筛泡；3. 中鼻甲；4. 鼻中隔；5. 筛板；6. 上颌骨额突；7. 钩突泪突；8. 钩突尾端

七、中鼻甲基板水平部与垂直部辨认（图 2-1-15）

中鼻甲基板水平部在人体站立时呈水平位，垂直部在人体站立时呈垂直位。在鼻内镜手术时，因患者处于平卧位，中鼻甲基板水平部是无须切除其他结构、术者能够直视的中鼻甲尾端向外侧附着于腭骨垂直板和上颌窦内侧壁后部的结构。中鼻甲基板垂直部是指切除筛泡后暴露出来的连接中鼻甲、眼眶和颅底的结构。辨认中鼻甲基板水平部和垂直部交界处是开放后组筛窦重要的解剖标志。

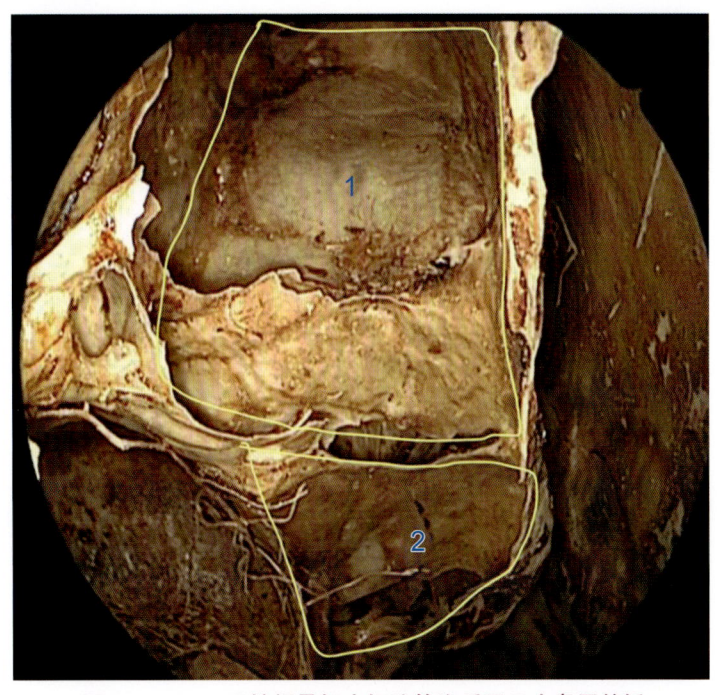

图 2-1-15 干性颅骨标本切除筛泡后显示中鼻甲基板

1. 垂直部；2. 水平部

八、上颌窦中鼻道鼻内开窗术（上颌窦开放术）（图2-1-16、图2-1-17）

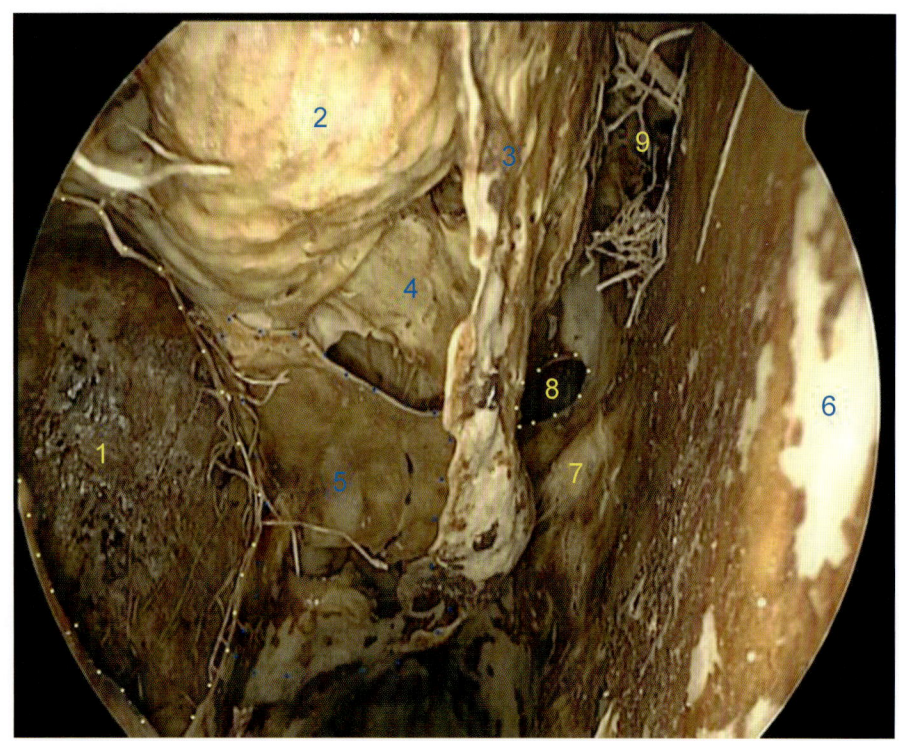

图2-1-16　颅骨标本鼻内镜下示上颌窦骨性裂孔

1. 上颌窦骨性裂孔；2. 筛泡；3. 中鼻甲垂直部；4. 中鼻甲基板垂直部下份；5. 中鼻甲基板水平部；6. 鼻中隔筛骨垂直板；7. 蝶窦前壁；8. 蝶窦骨性裂孔；9. 筛板

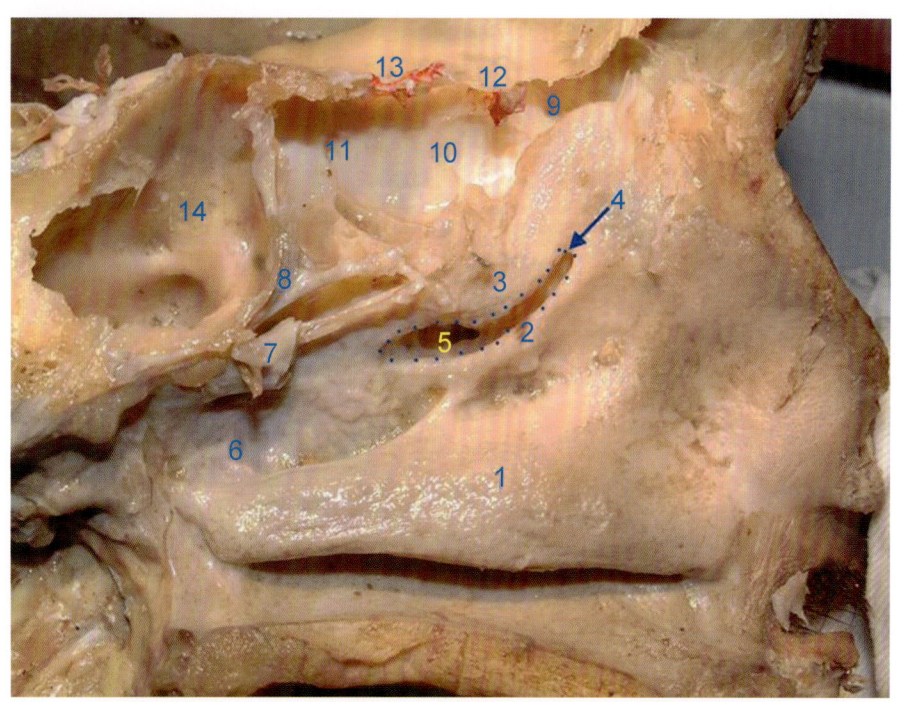

图2-1-17　冰鲜灌注标本左侧矢状面鼻腔外侧壁解剖

1. 下鼻甲；2. 钩突；3. 筛泡；4. 半月裂孔（蓝色断点）；5. 上颌窦自然开口；6. 鼻后外侧动脉下鼻甲支；7. 中鼻甲断端尾端；8. 上鼻甲切除后尾端；9. 筛泡基板（眼眶附着处）；10. 中鼻甲基板（眼眶附着处）；11. 上鼻甲基板（眼眶附着处）；12. 筛前动脉；13. 筛后动脉；14. 蝶窦

解剖标志：

（1）半月裂：是一个二维空间概念，在筛泡和钩突之间有一长 10～20 mm，宽 2～3 mm 的半月形裂隙，名半月裂。上颌窦开放术时，一定要从半月裂进入上颌窦自然开口才能很好地开放上颌窦；如果看不到自然开口而在后囟造口，容易造成术后的环流现象。

（2）筛漏斗：是一个三维空间概念，有内、外、前上、后上四个壁。内侧壁：钩突外侧壁；外侧壁：眶纸板；后上壁：筛泡；前上壁：上颌骨额突和泪骨。钩突距离筛漏斗外侧壁如果较近，手术存在一定的风险，容易损伤眶纸板。

半月裂向外上延伸并逐渐扩大形成的漏斗状沟槽，称为筛漏斗。深 0.5～10 mm，而半月裂实际上是筛漏斗在中鼻道外侧壁上的开口，是前组鼻窦和中鼻道之间通气引流的裂孔。

（3）上颌窦口：为上颌窦内侧壁的骨性裂口，被钩突分为前囟和后囟。上颌窦骨性裂口直径大约 1 cm，上颌窦膜性裂口较小，从 1～2 mm 到几毫米。

九、额窦开放术

（一）筛泡前进路额窦开放术

单纯额窦炎或者筛泡炎性病变较轻，且解剖标志清楚的病例，可采用筛泡前进路额窦开放术。解剖标志包括前外侧的上颌骨额突、眶纸板及钩突附着在眶壁形成的鼻丘气房和/或鼻丘上气房、鼻丘上额气房；后方的筛泡和/或筛泡上气房、筛泡上额气房；内侧的钩突附着于额窦间隔或者颅底形成的额窦间隔气房。

手术顺序为切除钩突、开放上颌窦后，循着钩突向上探及鼻丘气房，去除鼻丘气房内侧壁和顶壁，按照术前阅片得知的额隐窝气房信息行额窦开放术。

筛前动脉位于筛泡基板后方，所以筛泡前进路的额窦开放术通常不会损伤到筛前动脉。

本标本为左侧筛泡前进路额窦开放术，额隐窝前方一组有鼻丘气房、鼻丘上气房，内侧一组有额窦间隔气房，后方有筛泡上额气房，额窦引流通道位于额窦间隔气房外侧、筛泡上额气房后内侧、鼻丘及鼻丘上气房内侧。

（二）中鼻甲基板前进路额窦开放术

如果筛泡炎症或者息肉较重，需要将筛泡切除，以中鼻甲基板垂直部为标志进行额窦开放术更好。解剖标志：前方外侧的上颌骨额突、眶纸板及钩突附着在眶壁的鼻丘气房和或鼻丘上气房、鼻丘上额气房；后方的筛泡和或筛泡上气房、筛泡上额气房；内侧的钩突附着于额窦间隔或者颅底的额窦间隔气房。

（三）国际额隐窝气房分类及定义与国际额窦解剖分型（IFAC）

1. 额隐窝前部气房　包括鼻丘气房、额筛气房（位于鼻丘气房上方，和上颌骨额突紧密接触或者有关系的前组筛窦气房。包括鼻丘上气房和鼻丘上额气房，是额隐窝前外侧的一组气房），将额窦引流通道挤压向内侧、后方或者后内侧。

（1）鼻丘气房（agger nasi cell，ANC）：中鼻甲根部前方的气房或者中鼻甲插入鼻腔外侧壁最前方、上方的气房，是额隐窝前方的气房。鼻窦 CT 中相当于钩突向上附着于眼眶形成的气房，将额窦引流通道挤压向内侧或者后内侧。

（2）鼻丘上气房（supra agger cell，SAC）（包括 T1，T2）：没有进入额窦的额筛气房。T1 气房：即鼻丘气房上方单个额筛气房，也就是钩突有两个分叉，下方一个与眼眶形成鼻丘气房，上方形成 T1 气房。T2 气房：钩突向上有 3 个以上分叉，下方形成鼻丘气房，上方形成两个以上气房的为 T2 气房。

（3）鼻丘上额气房（supra agger frontal cell，SAFC）：超过额嘴进入额窦的额筛气房，包括 T3 和 T4 气房。T3 气房是进入额窦不超过额窦高度一半的气房，T4 是超过额窦高度一半的气房，因为器械和技术的进步，T3 和 T4 的区别无实质的意义，统称为鼻丘上额气房。

2. 额隐窝后部气房　起源于筛泡上方区域，循着颅底气化，位于额隐窝后部的气房，包括筛泡上气房和筛泡上额气房，将额窦引流通道挤压向前方。

（1）筛泡上气房（supra bulla cell，SBC）：起源于筛泡上方的气房，循着颅底气化，位于额隐窝后下方的一个气房。在筛泡上方与颅底之间，是筛泡基板与中鼻甲基板垂直部之间的一个气房，没有进入到额窦。向前挤压额窦引流通道。

（2）筛泡上额气房（supra bulla frontal cell，SBFC）［额泡气房（Frontal Bulla Cell，FBC）］：位于筛泡上方，筛泡基板循着颅底向前上气化，从后方超过额嘴水平进入额窦，位于筛泡基板与中鼻甲基板垂直部或者额窦后壁之间的一个气房，从后方超过额嘴进入了额窦，是额隐窝后方的一个气房，向前挤压额窦引流通道。

3. 额隐窝内侧起源的气房　额窦间隔气房（frontal septal cell，FSC 或 inter septal sinus cell，ISSC），是一个永远位于额隐窝内侧的前组筛窦气房，与额窦间隔相关，占据额隐窝一部分，开口于中鼻道，向外挤压额窦引流通道。从鼻窦 CT 看，是钩突向上附着于额窦间隔或者额窦顶部，钩突与额窦间隔之间形成的气房。因此间隔气房直接引流到中鼻道，向外挤压额窦引流通道。

4. 额窦引流通道类型　单纯一个鼻丘气房，额窦引流通道位于鼻丘气房内侧或者后内侧。如果有两个以上额隐窝气房，可以根据额隐窝气房的起源和位置，按照"搭积木"方式来分析气房对额窦引流通道的影响。

（1）直接型：鼻丘气房缺如，其他额隐窝气房缺如，引流通道为直接型。这种类型的额窦手术非常简单，为钩突向上直接附着于颅底或者中鼻甲根部，没有向外附着在眼眶形成鼻丘气房及鼻丘上气房。切除钩突后，额窦就直接与中鼻道相通了。0°镜可以开放额窦，不需要做中鼻甲腋瓣开放额窦。

（2）内侧和后方：单一鼻丘气房，额窦引流通道为内侧型或后内侧型，因为鼻丘气房位于最前方眼眶一侧，是前方外侧的一个气房。所以将额窦引流通道挤压向内侧和后方，是最简单的一种引流通道。如果鼻丘气房较大需要做中鼻甲腋瓣，如果鼻丘气房较小则不需要做中鼻甲腋瓣。是否需要角度镜，需根据额窦大小及额窦内病变决定。

（3）内侧型或后内侧型：包含鼻丘气房＋鼻丘上气房（T1 或者 T2），引流通道为内侧型或后内侧型。因为鼻丘上气房和上颌骨额突密切接触，位于前方和眼眶一侧，是前方外侧的一组气房。所以，鼻丘气房和鼻丘上气房共同将额窦引流通道挤压到内侧和后方。如果鼻丘气房和鼻丘上气房左右径较小，额窦引流通道位于内侧；如果鼻丘气房和鼻丘上气房左右径较大靠近中鼻甲，那么额窦引流通道位于后方或者后内侧。如果鼻丘气房及鼻丘上气房较大，最好做中鼻甲腋瓣行额窦开放术。可以在 0°内镜下开放额窦，并根据窦内病变情况使用角度镜。

（4）内侧型或后内侧型：包含鼻丘气房＋鼻丘上额气房（T3 和 T4），引流通道为内侧型或后内侧型。如果同时存在鼻丘气房和鼻丘上额气房，且鼻丘气房较大，鼻丘上额气房（T3 气房）较小，那么鼻丘和鼻丘上额气房（T3）都是位于外侧前方的气房，额窦引流通道位于内侧或后内侧。如果鼻丘上额气房（T3）气房较大，鼻丘气房较小，额窦引流通道主要受鼻丘上额气房（T3）影响，则被挤压向后方。这种情况必须做中鼻甲腋瓣，才能在 0°镜下充分开放鼻丘气房及鼻丘上额气房并较好地开放额窦，可根据窦内病变情况使用角度镜。

（5）前内侧型：包含鼻丘气房＋筛泡上气房和/或筛泡上额气房，引流通道为前方型或前内侧型。ANC 和 SBC 和/或 SBFC 同时存在，要根据 ANC、SBC 和 SBFC 的大小来判断引流通道。ANC 是前方外侧的气房，SBC 及 SBFC 是后方的气房，发育较大的气房对引流通道的影响较大。SBC 和/或 SBFC 起源于后方，循着颅底气化，属于后方的一组气房，将额窦引流通道挤压到前方。此种情况属于前内侧型引流通道，需要做中鼻甲腋才能在 0°内镜下完成手术。

（6）外侧型、内侧型或后方型：包含鼻丘气房＋额窦间隔气房，引流通道为外侧型、内侧型或后方型。ANC 和 FSC（即 ISSC）同时存在时，也是根据气房大小判断引流通道的类型。ANC 在前外侧下方，FSC 在内侧上方，所以在额窦口附近引流通道被挤压向外侧，而在鼻丘气房层面转向内侧。如果

FSC 很大，也可以将引流通道挤压向后方。如果 FSC 很小，则引流通道仍在鼻丘气房的内侧。FSC 较大而且永远位于内侧，与额窦间隔相关，是内侧的一个气房，所以恒定地将额窦引流通道挤压向外侧或者后方。额窦间隔气房的内侧壁为额窦间隔、外侧壁为钩突上端，如果间隔气房的外侧壁较薄，额窦开放较容易；如果间隔气房外侧壁较厚，一般的长颈鹿钳不容易去除，开放困难。可以扩大磨除前方的额嘴骨质，而不能单纯磨除间隔骨壁，防止额隐窝黏膜损伤、瘢痕增生，造成术后额窦口狭窄或闭锁。或者行 Lynch 切口辅助额窦手术。需要做中鼻甲腋瓣才能在 0°镜下开放额窦。

（7）夹缝型或者前内侧型：包含鼻丘气房＋鼻丘上气房＋筛泡上气房和/或筛泡上额气房。夹缝型或前内侧型情况比较多见，引流通道的位置根据气房大小决定。如果前方的气房大，引流通道则为内侧型或后内侧型，如果后方气房较大，ANC 和 SAC 较小，则引流通道为前方型。

（8）夹缝型或者前方型、前内侧型、外侧型：包含鼻丘气房＋鼻丘上气房＋筛泡上气房和/或筛泡上额气房＋额窦间隔气房。此种类型引流通道的前方、后方、内侧均存在气房，额窦引流通道在数个气房之间走行，哪个气房大、受哪个气房的影响也就大，所以会出现在数个气房之间形成夹缝型引流通道的情况。这是临床上经常见到的、最复杂的一种类型。比较困难的情况是 SBFC 非常大且骨壁较厚，长颈鹿钳无法去除 SBFC 的前壁，这种情况需要做中鼻甲腋瓣，磨除部分额嘴骨质，才能在 0°内镜下探查到 SBFC 前壁骨质、完整开放额窦。也可以行 Lynch 切口辅助额窦手术。

（9）外侧型或后方型：包含鼻丘气房＋鼻丘上气房＋额窦间隔气房。这种类型的引流通道主要考虑 FSC 大小及其内侧壁骨壁厚度。如果 FSC 较大，额窦引流通道一定是被挤压向外侧，个别情况下被挤到后方，需要做中鼻甲腋瓣，尽量去除 FSC 的外侧壁到颅底。如果 FSC 外侧骨壁较厚，无法用长颈鹿钳去除，则需要将额窦前壁额嘴骨质磨除一部分，或者加用 Lynch 切口辅助额窦手术。如果 FSC 较小，影响较小，则主要是 ANC 和 SAC 将额窦引流通道挤压向内侧。

（10）外侧型：鼻丘气房缺如、包含额窦间隔气房，外侧型引流通道较少见。如果鼻丘气房缺如，但是内侧有额窦间隔气房，也就是钩突向上附着于额窦间隔形成了额窦间隔气房，则将额窦引流通道挤压到外侧。

（11）前方型：鼻丘气房缺如＋筛泡上气房和/或筛泡上额气房，引流通道为前方型。钩突向上附着于中鼻甲，不影响额窦引流，但后方有筛泡上气房和/或筛泡上额气房，则将额窦引流通道推向前方。

注意：筛泡虽然不属于额隐窝气房，但是参与额窦引流通道的形成。筛泡是筛泡基板和眼眶之间的气房，通常为一个较大的气房。如果筛泡上方没有筛泡上气房或筛泡上额气房，则筛泡将额窦引流通道挤压到前方。

十、后组筛窦开放术

后组筛窦的内侧是上鼻甲或者最上鼻甲，外侧是眶壁，前壁是上鼻甲基板，后壁是蝶窦前壁或者颅底。

后组筛窦界限特别是后界变异很大，一侧或两侧后组筛窦气房可向后延伸至蝶窦侧旁，或超越鞍结节或向上侵入蝶骨，也可向下侵入鞍底，从而形成蝶侧型或蝶上型筛窦。手术中，蝶侧型筛窦易伤及视神经，而蝶上型筛窦易被误为蝶窦，造成手术困难或引起并发症。

鼻窦 CT：从冠状位 CT 观察，首先寻找的标志性解剖结构是上鼻甲，上鼻甲外侧、上鼻道上方就是后组筛窦。此外还需辨认后组筛窦与蝶窦的交界区域，从前向后连续观察冠状位 CT，确认第一幅后鼻孔骨缘完整形成的 CT，其上方即为蝶窦。轴位 CT：中鼻甲基板后方为后组筛窦。矢状位 CT：上鼻甲基板垂直部后方、上鼻甲基板水平部上方为后组筛窦。

十一、蝶窦开放术

蝶窦开放手术标志点：

（1）初次手术：鼻甲结构清楚，上鼻甲尾端或者最上鼻甲尾端内侧和鼻中隔之间为安全进入蝶窦的位置，此点进入蝶窦内空间相对较大，不会损伤到颅底和鞍底。

（2）复发性手术：后鼻孔上缘 1.2 cm 为安全进入蝶窦的位置。复发性鼻窦炎患者中，在中鼻甲和上鼻甲结构、标志不清楚时，采用后鼻孔上缘作为安全进入蝶窦的标志点。从后鼻孔上缘 1.2 cm 左右紧贴鼻中隔探入，如果骨质较硬，可以向上稍微移动探入蝶窦。

（3）蝶筛板进入蝶窦：初次手术时，蝶窦和筛窦均发育较大、蝶筛板较明显的患者，可以贴近上鼻甲或者最上鼻甲尾端的外侧，穿透蝶筛板进入蝶窦内。有落空感后向下向内侧扩大，切除蝶窦前壁骨质，扩大蝶窦口。

十二、泪前隐窝入路上颌窦手术

1. 解剖标志点

（1）切口及分离：位于下鼻甲前端，皮肤黏膜交界处，分离时先分离下鼻甲骨前端，暴露下鼻甲附着在鼻腔外侧壁前端的骨性三角。

（2）切口注意事项：下鼻甲处略靠后，切到下鼻甲骨骨面，鼻底部不要超过皮肤黏膜交界处，过于靠后黏膜容易裂开，过于靠前不容易分离，电凝容易损伤到大翼软骨。

2. 适应证

（1）上颌窦乳头状瘤侵犯到内侧壁、前壁等，在自然窦口无法切除干净。

（2）眶下壁骨折，从泪前隐窝入路协助从下向上复位眶下壁。

（3）颌骨囊肿等上颌窦内其他病变。

（4）蝶窦外侧隐窝脑脊液漏。

（5）翼腭窝、颞下窝肿瘤。

〔吴彦桥〕

第二节 鼻腔鼻窦实用影像

鼻腔鼻窦的影像学主要包括 X 线平片、CT、MRI、PET-CT、数字减影血管造影（digital subtraction angiography，DSA）等。X 线平片检查对鼻腔、鼻窦、鼻甲结构很难精确显示，目前基本被 CT 检查所取代。CT 和 MRI 是鼻腔鼻窦最主要的影像检查方法。CT 图像空间分辨率高、结构无重叠、解剖细节显示好。MRI 软组织对比好，对鼻腔鼻窦软组织病变的范围、颅内及眼眶侵犯的范围显示清楚。PET-CT 对肿瘤的良恶性鉴别和全身转移评估具有十分重要的意义。DSA 用于部分鼻和鼻窦疾病的介入治疗。

一、正常鼻腔鼻窦的影像学表现

鼻腔鼻窦平扫 CT 是最常用的影像学检查方法。轴位图像重组基线为听眶下线，冠状面图像重组基线为听眶下线的垂线。受检者仰卧于检查床，头部置于头架内，纵向定位线与头面部中线一致。扫描自额窦顶至上颌骨齿槽突下缘。为了清楚显示病变组织（例如肿瘤性病变）与周围结构的关系，可以作增强 CT 扫描（图 2-2-1 和图 2-2-2）。

MRI 具有优良的软组织分辨力，可明确鼻腔鼻窦软组织病变的侵犯范围，可显示颅内及眼眶、脑神经及周围神经受累情况，可弥补 CT 软组织分辨力不足的缺点。常用的鼻腔鼻窦 MRI 扫描序列包括 T1 加权像、T2 加权像、增强 T1 加权像；增强扫描有利于鉴别肿瘤与伴发的阻塞性炎症，更准确显示侵袭性病变鼻外侵犯的范围；增强扫描加做脂肪抑制扫描可以排除脂肪干扰（图 2-2-3）。

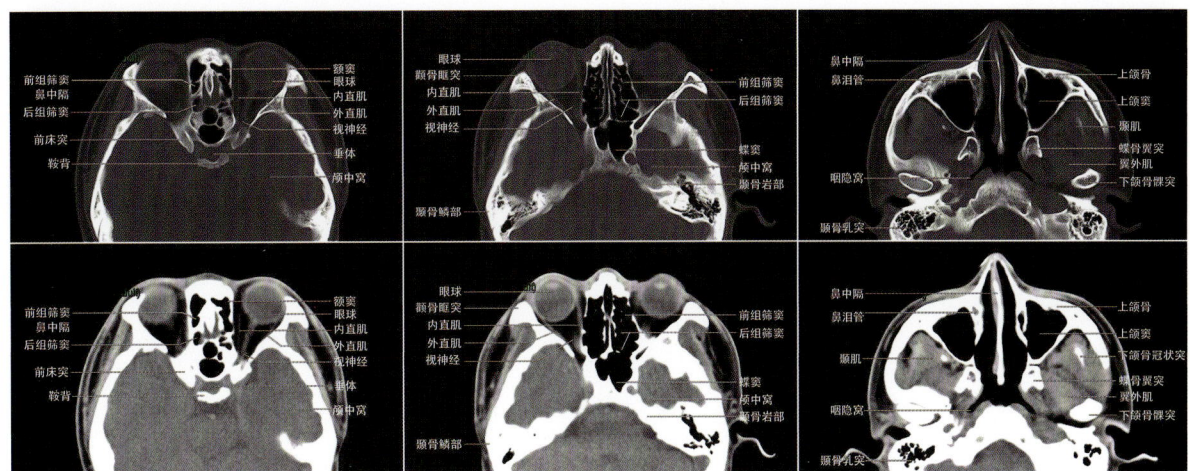

图 2-2-1　正常鼻腔鼻窦平扫 CT，轴位，骨窗和软组织窗

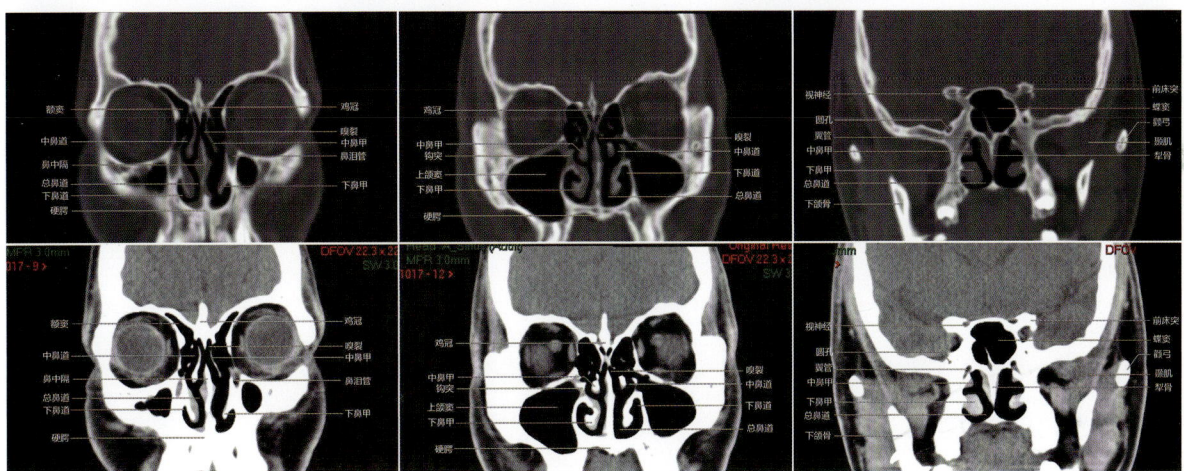

图 2-2-2　正常鼻腔鼻窦平扫 CT，冠状位，骨窗和软组织窗

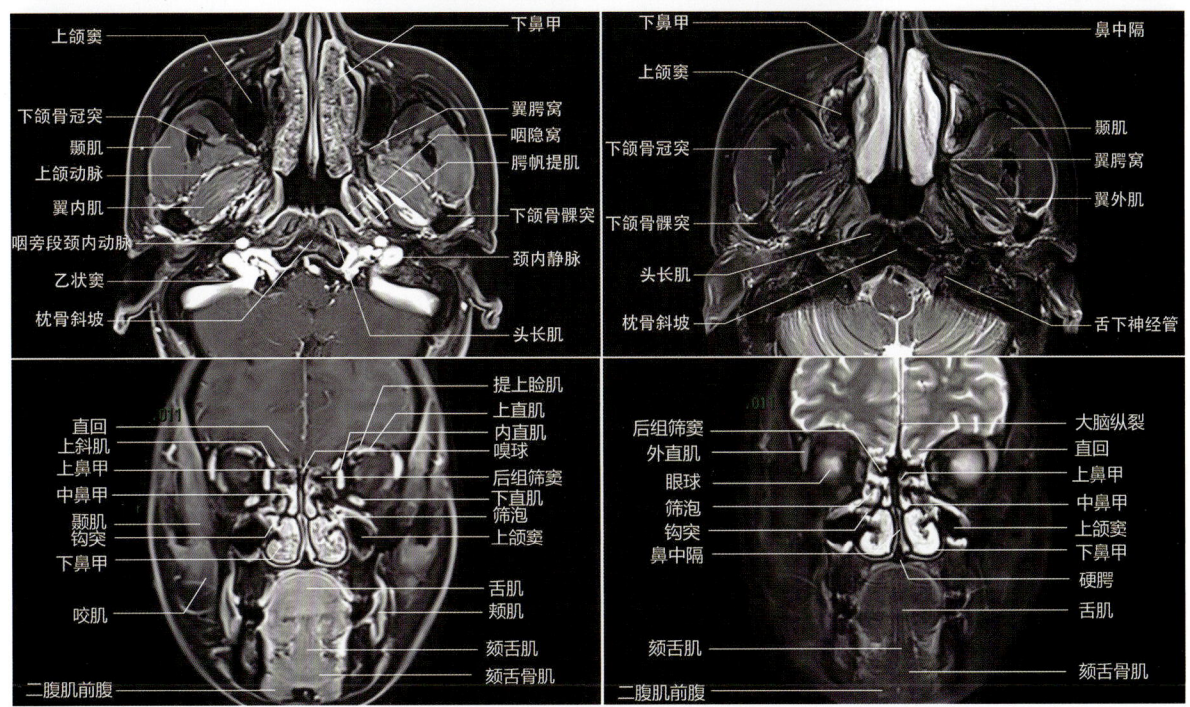

图 2-2-3　正常鼻腔鼻窦增强 MRI，轴位和冠状位，增强 T1 加权像、T2 加权像

二、常见鼻腔鼻窦疾病的影像学表现

（一）结构变异、外伤和异物

1. 鼻中隔偏曲　鼻中隔向一侧或两侧弯曲，或鼻中隔一侧或两侧局部突起，引起鼻腔、鼻窦生理功能障碍并产生症状（如鼻塞、鼻出血、头痛等）者，称为鼻中隔偏曲，好发于有鼻外伤史的人群（图2-2-4）。鼻窦CT扫描可以清楚显示鼻中隔偏曲的形态，同时显示鼻中隔偏曲与相邻结构的解剖关系，对手术具有指导意义。

2. 后鼻孔闭锁　后鼻孔闭锁是一种少见的鼻部畸形，可以为单侧或双侧，分为先天性后鼻孔闭锁和后天性后鼻孔闭锁（图2-2-5）。本病的直接CT征象为后鼻孔闭锁隔的形成，根据CT值的大小可区分骨性或非骨性。以横断面CT平扫为主，骨性闭锁表现为犁骨后缘与蝶骨翼突内侧板增厚，呈骨性密度融合，使后鼻孔完全闭锁。

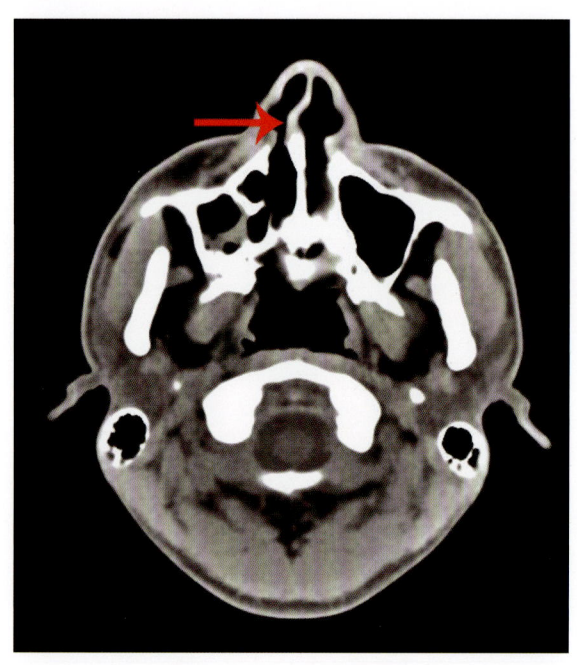
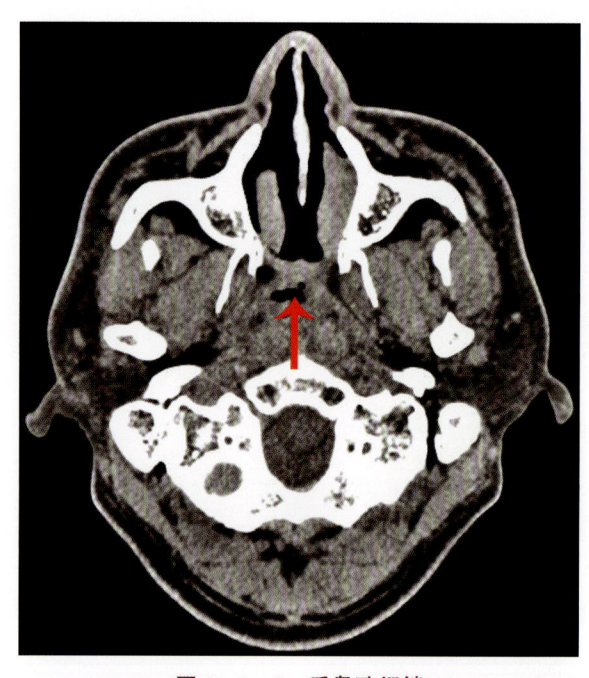

图2-2-4　鼻中隔偏曲　　　　　　　　　　　　　图2-2-5　后鼻孔闭锁

3. 鼻中隔穿孔　鼻中隔穿孔指外伤、医源性损伤、灼烧伤等导致的鼻中隔永久性穿孔。穿孔的形态、部位及大小各异。CT上可表现为鼻中隔黏膜、软骨或骨性缺损（图2-2-6）。

4. 鼻腔鼻窦异物　根据发病人群可分为两组：成人组多为鼻窦异物，多见于爆炸伤、车祸、木质或金属异物穿通伤等意外伤及战伤，常见异物有玻璃、弹片、炸药、棍棒等；儿童组多为鼻腔异物，多见于瓜子、橡皮、豆类、纽扣及小玩具等（图2-2-7）。

5. 鼻部骨折　包括鼻区骨折、鼻旁窦壁骨折。鼻区骨质包括双侧鼻骨、上颌骨额突和鼻中隔，鼻旁窦壁包括双侧额窦、筛窦、上颌窦和蝶窦骨壁（图2-2-8）。

（二）炎症类疾病

1. 慢性鼻窦炎　单侧和/或双侧鼻腔、鼻窦内软组织影，可伴有膨胀性改变，长期慢性病变可导致邻近鼻甲、鼻窦骨壁吸收变薄等，病变边界清晰、边缘光整（图2-2-9）。

2. 真菌性鼻窦炎　可由曲霉和毛霉感染，以曲霉较多见。常单侧发病，好发生于上颌窦（2-2-10）。CT示黏膜下结节状增厚，在混浊的窦腔内可见散在高密度灶，为真菌代谢产生的金属物质（铁、镁、磷酸钙、硫酸钙等）。

3. 变应性真菌性鼻窦炎　变应性真菌性鼻窦炎以筛窦最常受累，常见窦腔扩大、窦腔散在磨玻璃样高密度影，窦壁变薄或重塑，眶纸板骨质吸收（图2-2-11）。

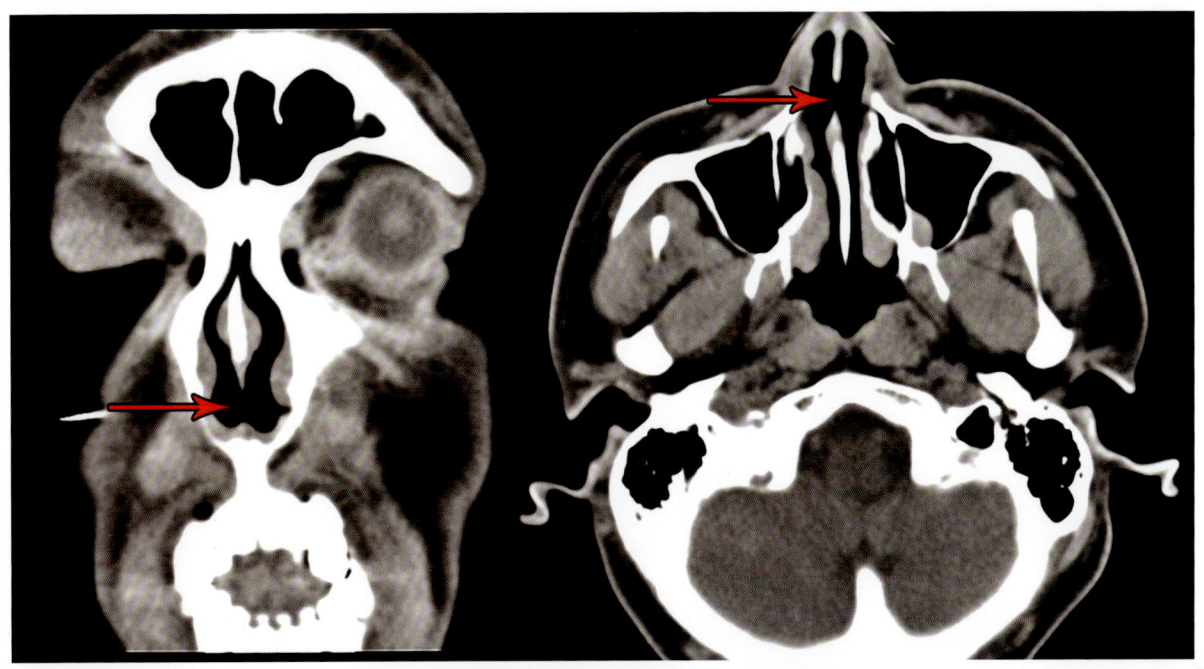

图 2-2-6　鼻中隔穿孔　红色箭头示鼻中隔穿孔处

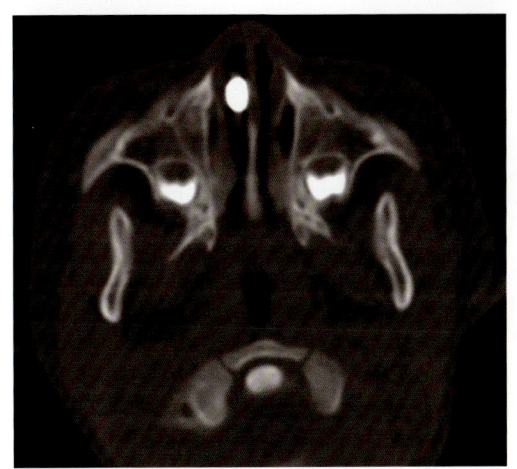

图 2-2-7　儿童鼻腔异物

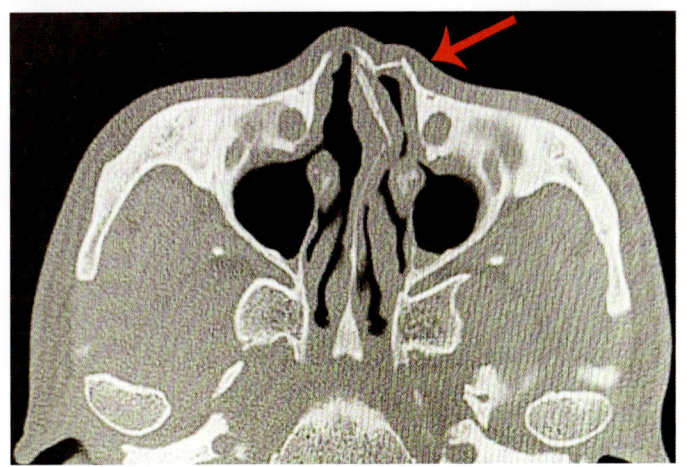

图 2-2-8　鼻部骨折

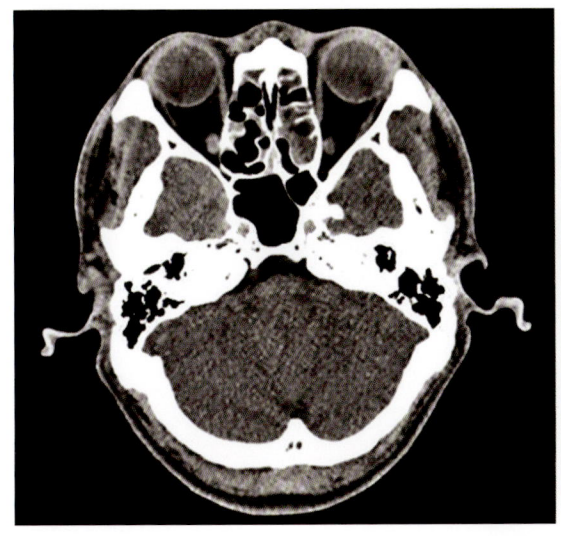

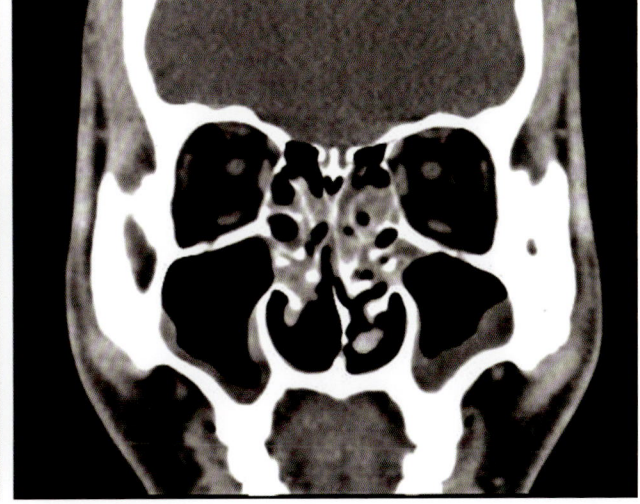

图 2-2-9　慢性鼻窦炎

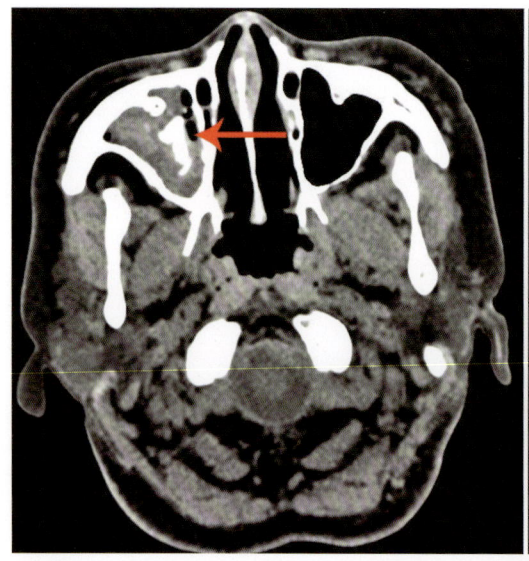
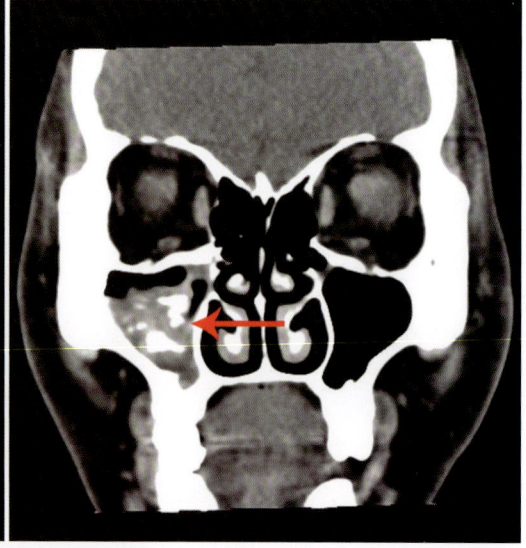

图 2-2-10 真菌性鼻窦炎

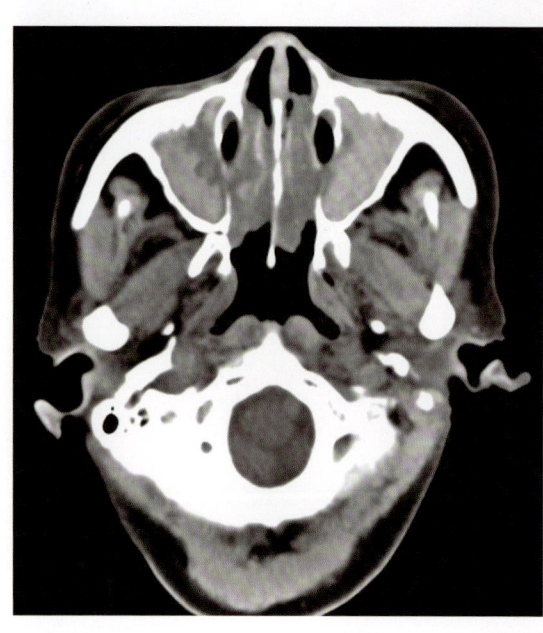
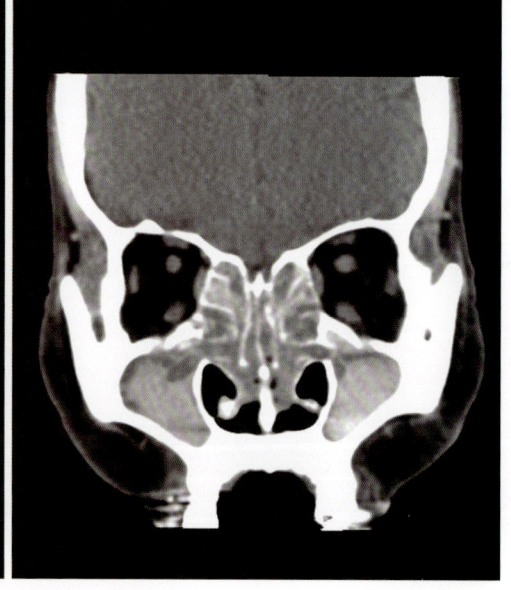

图 2-2-11 变应性真菌性鼻窦炎

4. 鼻窦囊肿 ①黏液囊肿，是由于窦口阻塞而导致窦腔的膨胀性病变，多发生于筛窦和额窦，上颌窦较少，原发于蝶窦更罕见。②黏膜下囊肿，包括黏液腺滞留囊肿和黏膜下浆液性囊肿两种类型：前者多发生于上颌窦，蝶窦次之，可单发和多发；后者仅发生于上颌窦，一般为单发，大多位于窦底壁，囊肿生长极缓慢，长大到一定程度可自然破裂，囊液经窦口流出，常无症状，多在鼻窦影像学检查时无意中发现（图 2-2-12）。

（三）肿瘤类疾病

1. 内翻性乳头状瘤 CT 表现为单侧鼻腔软组织肿块影，病灶边缘多呈不规则乳头状，可伴多个小气泡。肿瘤边界尚清，密度多较均匀，少数肿瘤内有钙化，呈点状或斑片状。邻近骨质多呈膨胀性受压吸收、破坏，肿瘤根蒂部位骨质增生硬化，多提示肿瘤起源部位（图 2-2-13）。增强后肿瘤多呈均匀轻中等强化，少数明显强化。MRI 表现为，在 T_2WI 或增强 T_1WI 上，病变内部结构多呈较规整的"栅栏"状或卷曲"脑回"征（图 2-2-14），此征象系病变特征性表现。顺"脑回"征逆向可追踪肿瘤的基底部。MRI 易区分肿瘤与伴发的阻塞性炎症。

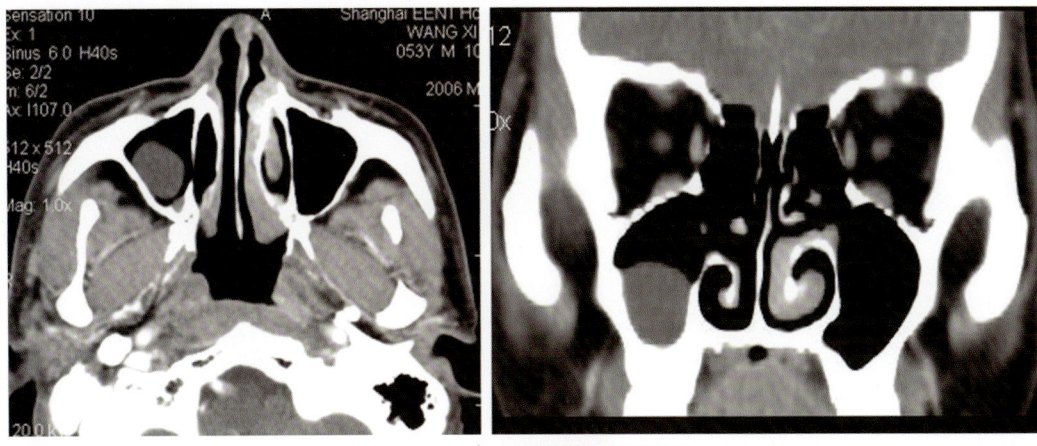

图 2 - 2 - 12　上颌窦黏膜下囊肿

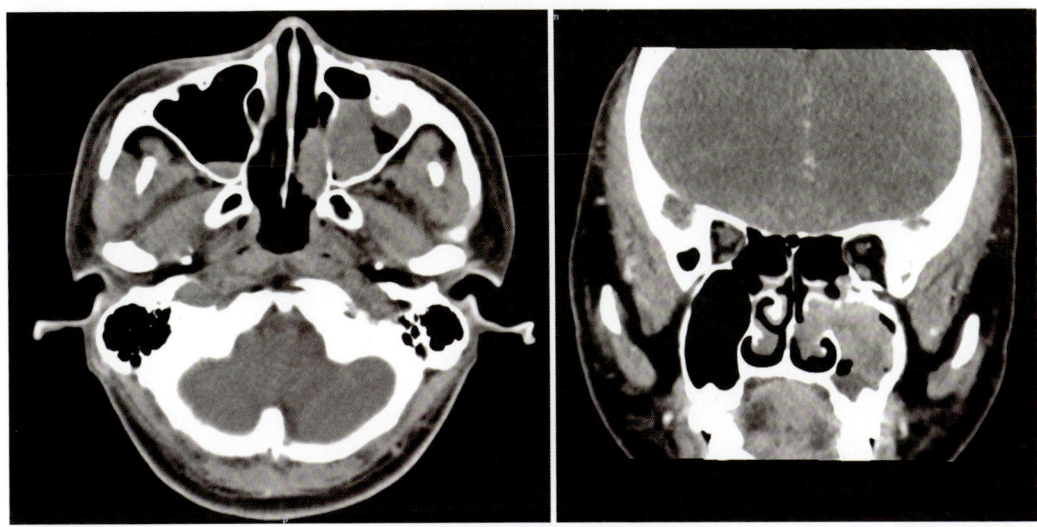

图 2 - 2 - 13　内翻性乳头状瘤 CT 表现

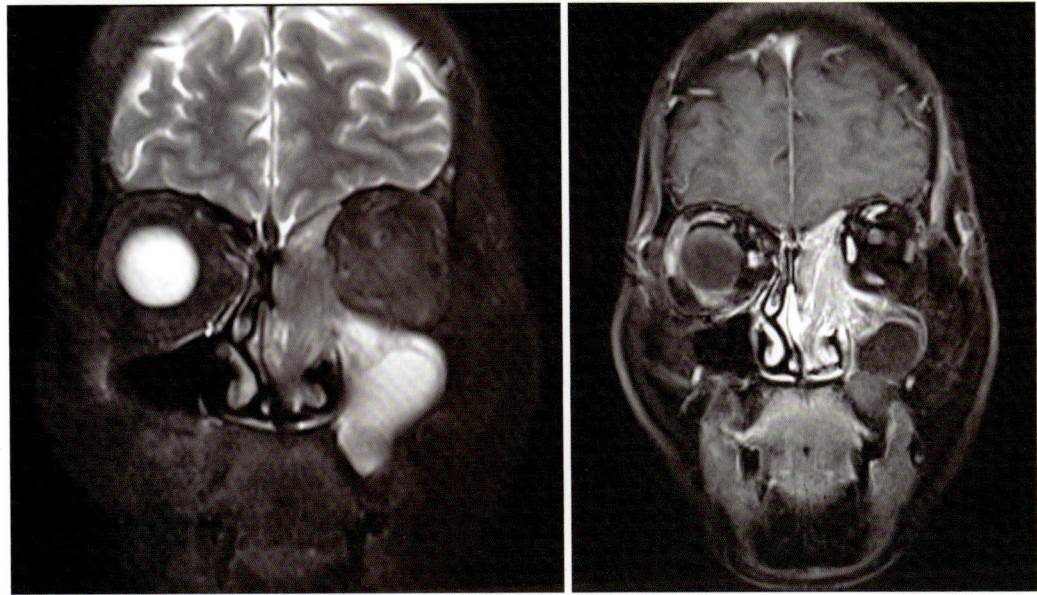

图 2 - 2 - 14　内翻性乳头状瘤 MRI 表现

　　2. 骨纤维异常增殖症　病变骨体呈均匀一致的毛玻璃样增生肥厚，或不均质高密度骨体增生肥厚，伴有中、低密度病灶，与正常组织分界不消，可累及单骨或多骨，无溶骨性破坏（图 2 - 2 - 15）。

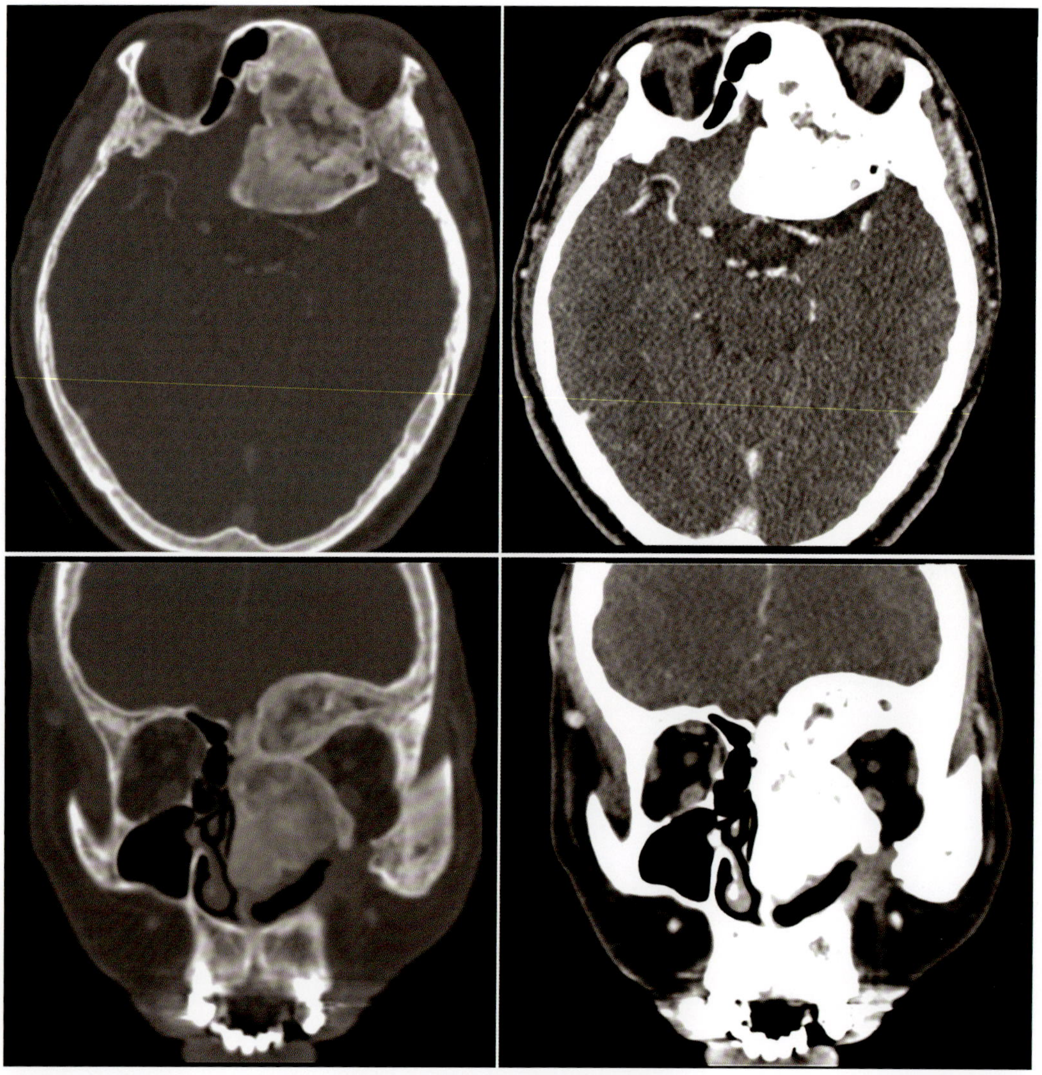

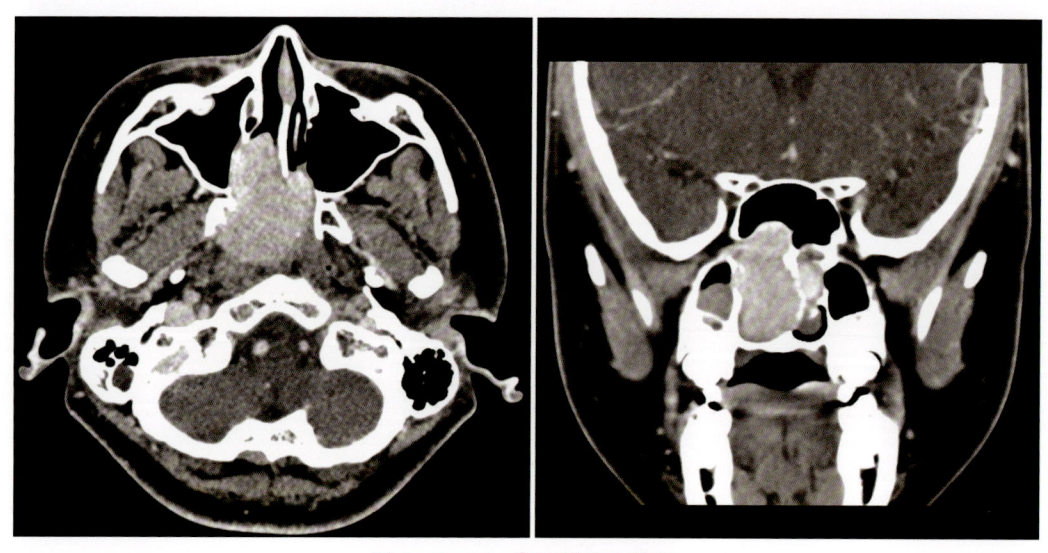

图 2-2-15　骨纤维异常增殖症

3. 鼻咽纤维血管瘤　鼻咽部后鼻孔区或破裂孔区的不规则形软组织肿块，边界清楚，密度均匀，增强后明显强化（图 2-2-16）。

图 2-2-16　鼻咽纤维血管瘤

4. 嗅神经母细胞瘤　位于鼻腔顶、嗅裂区和筛窦，不均匀强化，边界不清楚，易向上侵犯前颅窝，增强后中等到明显强化，强化不均匀（图 2－2－17）。MRI 能够较清晰地显示肿瘤侵犯的范围，尤其是冠状位和矢状位扫描对显示颅内及脑实质受累有较高的价值，而且 MRI 较容易鉴别肿瘤组织与炎症改变，是首选的影像学检查方法。CT 可以清晰显示颅底骨质的吸收破坏，也是重要的检查方法之一。CT和 MRI 的联合应用可以全面详细了解肿块的性质和侵犯范围，有助于临床治疗方案的制订。

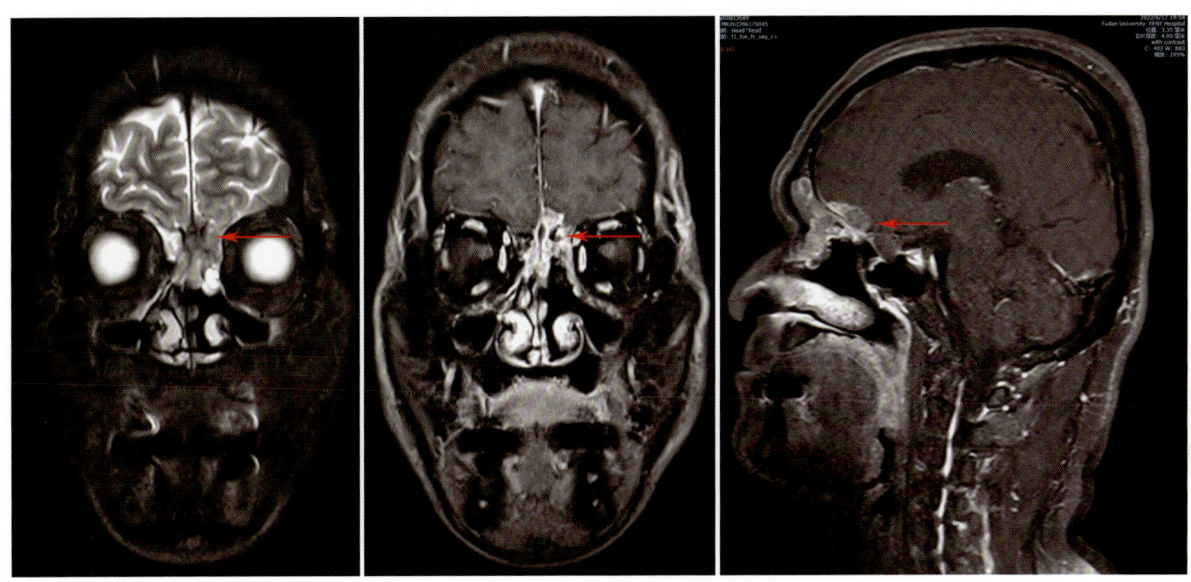

图 2－2－17　嗅神经母细胞瘤

5. 鳞癌　多见于鼻腔、上颌窦和筛窦，肿块生长较迅速，密度和/或信号不均匀，常见液化坏死，中等到明显强化，边界不清楚，常见广泛侵蚀性骨质破坏，易侵犯周围结构（图 2－2－18）。

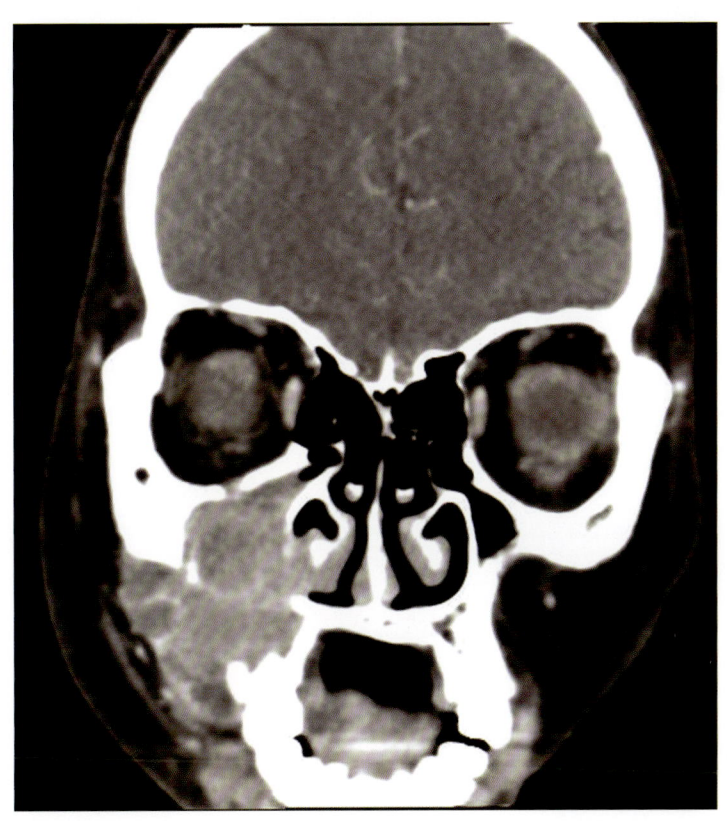

图 2－2－18　鳞癌

6. 横纹肌肉瘤　在 CT 上，平扫时肿块密度与周围肌肉组织密度相等或稍低，增强后呈中等强度强化。较大的肿块中可见液化和坏死区，无强化。在 MRI 上，T_1WI 表现为等或稍低信号，T_2WI 表现为等或稍高信号，增强后呈轻到中度强化，未强化区表示坏死或出血区（图 2-2-19）。

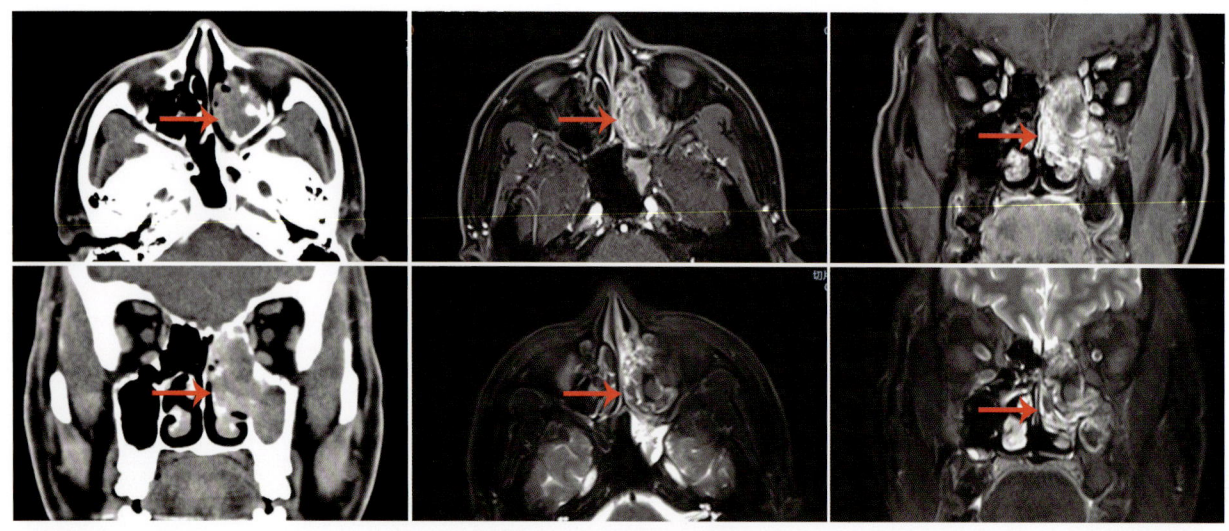

图 2-2-19　横纹肌肉瘤

7. 鼻咽癌　鼻咽癌局限于黏膜间隙时，表现为鼻咽腔两侧不对称，局部黏膜增厚，一侧咽隐窝变浅或消失，腭帆提肌、腭帆张肌肿胀，脂肪间隙消失；若鼻咽癌向周围结构侵犯，可见肿瘤侵犯鼻腔、口咽、翼腭窝、咽旁间隙、咽后间隙、椎前肌、斜坡、颅底骨质、颅内等。CT 和 MRI 都可显示肿瘤范围、周围结构的侵犯及颈部淋巴结肿大，但 MRI 软组织分辨率较 CT 高，所以 MRI 能更早地发现病变，并准确地显示病变部位、大小、范围及浸润深度（图 2-2-20）。

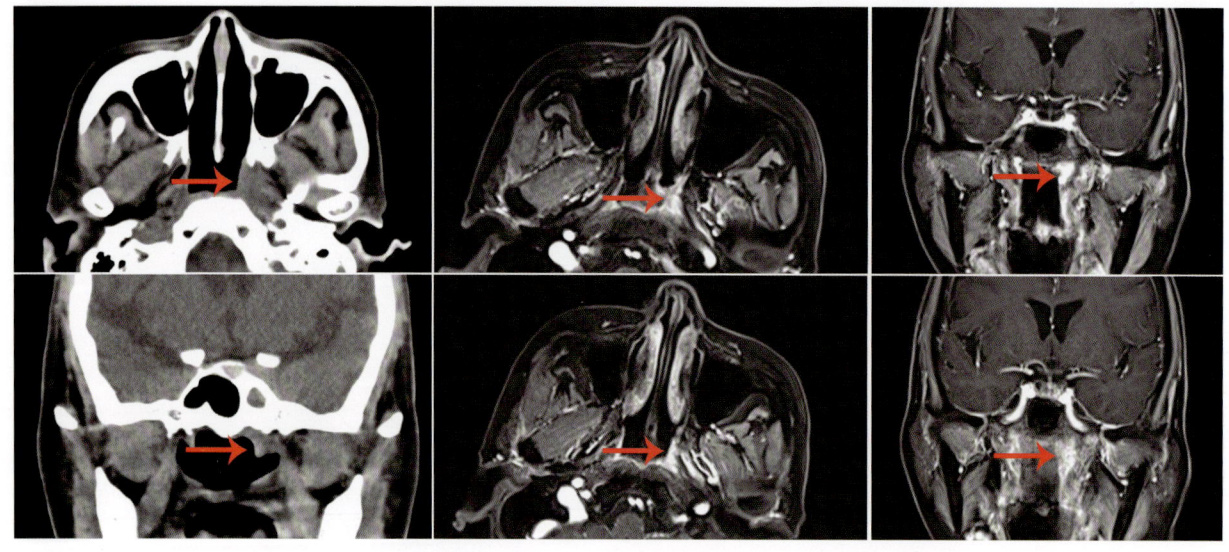

图 2-2-20　鼻咽癌

（四）手术并发症

鼻内镜手术并发症多损伤邻近的眼眶、颈内动脉、海绵窦、颅底、颅内等。眼眶内并发症可为眶内侧壁骨质缺损、软组织损伤包括内直肌部分和完全断裂、眶内血肿、视神经损伤、眶内感染等（图 2-2-21）。

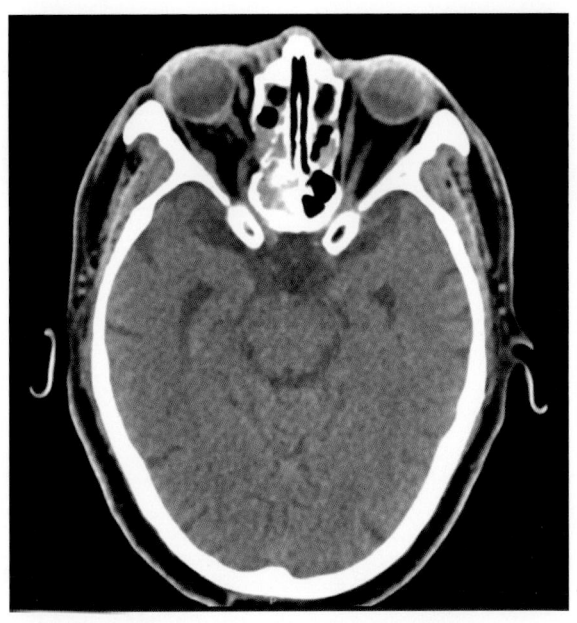

图 2 - 2 - 21　医源性视神经损伤

右眼球外斜视，眼球后极部表面软组织灶，眼球形态尚好，右眼眶内侧壁（纸样板）部分缺损，右侧内直肌中断、不连续，右侧球后视神经向内弯曲，中段变细，局部紧贴眶内侧壁缺损处

〔余洪猛　张焕康〕

第三节　鼻中隔偏曲

鼻中隔居于鼻腔中线部位，将鼻腔分为左右两侧，对鼻腔的形态和功能起重要作用。鼻中隔的结构呈"三明治"样层次，由中间的骨、软骨构成鼻中隔的支架，两侧覆盖黏膜。支架由前部的方形软骨、后上的筛骨垂直板、后下的犁骨以及下方的上颌骨鼻嵴及腭骨鼻嵴组成。

完全居于正中的鼻中隔在临床上并不多见，更多人伴有不同程度的偏曲。患者的鼻中隔不居中但不伴有鼻塞等症状，不能诊断为鼻中隔偏曲，更不能作为鼻中隔手术的指征。

鼻中隔偏曲指的是鼻中隔向单侧或双侧偏斜并引起了相应的临床症状。最常见的临床症状为鼻塞，其次为鼻出血、头痛及打鼾等，还可能影响窦口鼻道复合体的引流导致鼻窦炎。鼻中隔偏曲的形态多样，呈向单侧"C"形偏曲、双侧"S"形偏曲、尖锐的"棘"突或呈纵向屋檐样的"嵴"（图 2 - 3 - 1）。患者常伴有鼻腔黏膜的慢性炎症，表现为黏膜慢性充血，偏曲面对侧下鼻甲代偿性肥大。笔者认为使用鼻喷激素药物可以减轻下鼻甲的肿胀进而改善鼻塞症状，而对于药物治疗效果不佳的患者，经过严格的评估后可以进行手术治疗。

鼻中隔成形术

一、现状介绍

鼻中隔成形术在早期被称为鼻中隔偏曲矫正术，通过去除鼻中隔偏曲的部分（主要为部分方形软骨及筛骨垂直板），将鼻中隔矫正至中线位置。随着临床实践不断进步，各种改良术式也相继被提出，其中比较具有代表性的术式为韩德民院士提出的"鼻中隔三线减张"术式；矫正方形软骨脱位合并鼻梁软骨部畸形"摇门"术式等。目前鼻内镜的应用使得鼻中隔成形术在全程明视下进行，并逐步发展为个性化的微创手术。

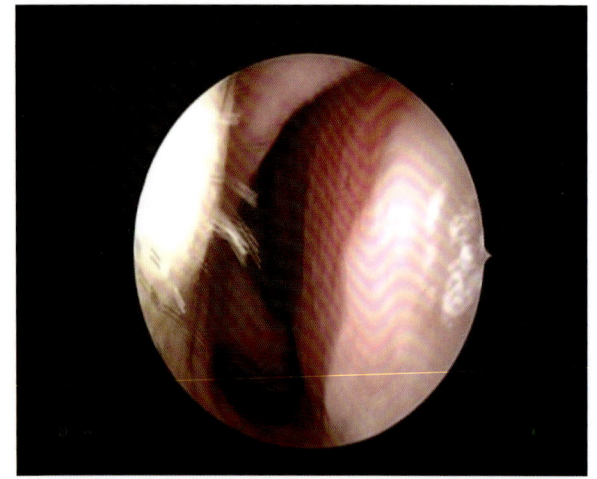

A. 鼻中隔"C"形偏曲

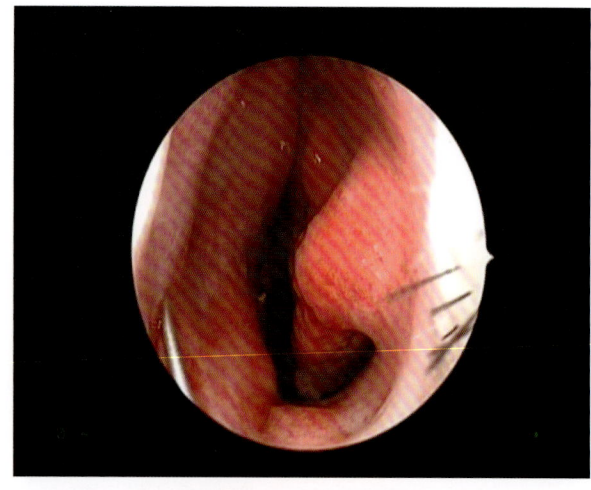

B. 鼻中隔"S"形偏曲

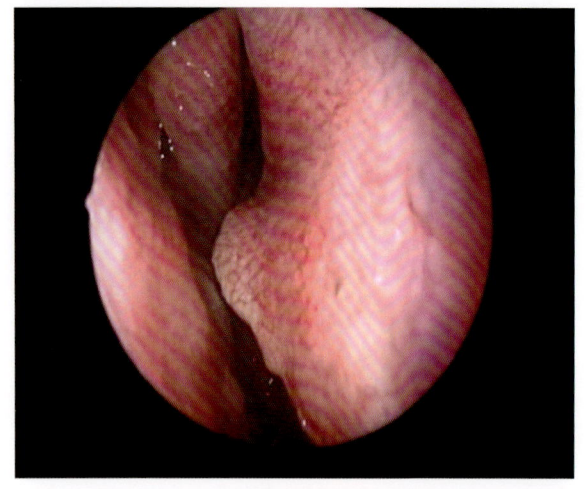

C. 鼻中隔呈嵴

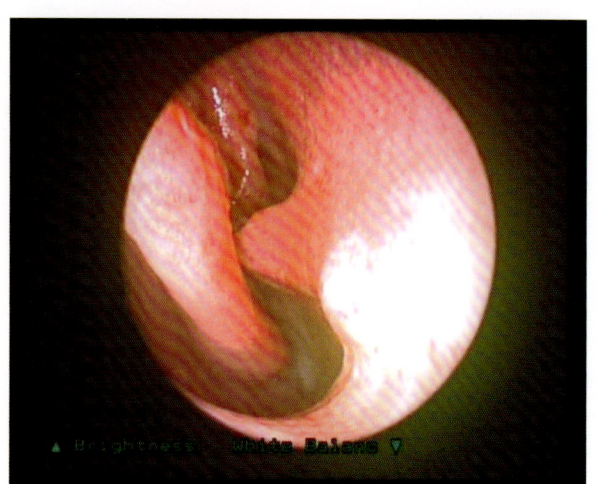

D. 鼻中隔棘突

图 2-3-1　各种类型鼻中隔偏曲的内镜表现

北京大学第三医院开展内镜下鼻中隔成形术三十余年，对于各类疑难的鼻中隔偏曲患者具有丰富的诊疗和手术经验，尤其是外伤导致的近期鼻外形与功能Ⅰ期重建术。本节就鼻中隔成形术的相关经验，包括设备及器械的准备、操作技术规范及技巧、围手术期处理要点、转诊指征等进行介绍。

二、手术设备及器械

（一）鼻内镜摄像系统

鼻内镜摄像系统主要包括内镜主机、光源、光导纤维、内镜摄像头、硬性鼻内镜镜头以及图像工作站。若条件允许，可配备内镜冲洗系统，能更好清洁污染的镜头，缩短手术时间。

（二）手术器械

手术器械主要包括前鼻镜、带侧孔的吸引器头、枪状镊、15号小圆刀片、豆状刀、鼻中隔咬骨钳、下鼻甲剪刀、眼科剪刀、鼻中隔软骨整复器以及双极电凝等。

三、围手术期处理要点及手术技巧

（一）术前准备

充分了解患者的病史及患者对手术效果的预期是手术成功的重要条件。术前应充分询问患者既往有无外伤史、过敏史、鼻出血史，是否使用鼻腔减充血剂及其他药物的相关信息。

　　术前完善前鼻镜及鼻内镜的检查是必要的，检查内容包括明确鼻中隔偏曲的位置、形态及程度，观察鼻甲是否肥厚、鼻腔各鼻道是否有分泌物、是否有鼻腔新生物，使用麻黄碱等黏膜减充血剂评估鼻黏膜的收缩反应等。

　　术前完善鼻窦 CT 有助于排除鼻腔鼻窦的病变，但对单纯行鼻中隔偏曲术的患者不是必要的。鼻窦MRI 一般是不必要的。鼻声反射及鼻阻力测定可客观反映鼻腔气流阻力及狭窄的区域，对术前评估、手术方案规划及疗效评估有一定的指导作用。此外，患者的睡眠精神心理等全身状况评估也十分重要。

　　根据鼻中隔偏曲的位置及程度选择鼻内镜下鼻中隔成形术式，达到在微创的前提下实现改善症状的目的。

　　（二）鼻中隔成形术的操作要点及步骤

　　1. 操作要点　全身麻醉为首选，局部麻醉也可完成手术。连接鼻内镜主机、摄像头、光源及镜头，调整内镜焦距及白平衡以备使用。黏软骨膜下注射加 1∶1000 盐酸肾上腺素的 0.9％生理盐水有助于减少切口出血及黏膜囊分离，在软骨膜膜下剥离黏膜囊，减少出血、降低黏膜撕裂及术后穿孔的风险。在剥离鼻中隔偏曲一侧或处理棘突等结构时，需十分小心，可在同侧及对侧相对应部位以 1％的利多卡因进行浸润麻醉，使黏膜增厚并使分离变得较为容易和安全，对尖锐的骨嵴可采取局部凿除或一点点咬除的方法。分离方形软骨与筛骨垂直板的连接处时不宜过高；在去除偏曲的骨和软骨时，注意在顶部及前部保留 1.5 cm 以上的框架结构，避免出现鼻背及鼻尖塌陷。

　　2. 操作步骤及常用术式（二维码手术视频演示）

　　（1）鼻内镜下传统的鼻中隔偏曲矫正术：

　　1）使用丁卡因和鼻腔减充血剂进行鼻腔收缩及表面麻醉后，局部麻醉药（1％利多卡因＋1 滴 1‰肾上腺素）5 ml 于皮肤黏膜交界处局部注射，理想的层次位于软骨膜与软骨之间；如棘或嵴较尖锐，在同侧及对侧相应位置注射以增厚黏膜，防止撕裂。

　　2）用 15 号刀片于左侧皮肤黏膜交界处自鼻顶至鼻底做"L"形切口，下缘应超过上颌骨鼻嵴至鼻底，深达软骨膜下。

　　3）于软骨膜下分离黏软骨膜及黏骨膜囊，注意上下平行向后推进，至充分暴露方形软骨、筛骨垂直板、犁骨及上颌骨鼻嵴。

　　4）平行黏膜切口向后 5～10 mm 处，用豆状刀弧形切开方形软骨（或用 15 号圆刀切开方形软骨2/3，然后用豆状刀划开），至右侧软骨膜下，分离对侧黏软骨膜及黏骨膜囊。

　　5）分离方形软骨后缘与筛骨垂直板，顶部保留至少 1.5 cm，避免鼻顶拱石区出现塌陷。分离方形软骨下缘与上颌骨鼻嵴的连接。用下甲剪刀剪下方形软骨偏曲部分，顶部至少保留 1.5 cm，前部至少保留 1 cm，用咬骨钳咬除偏曲部分的筛骨垂直板、上颌骨鼻嵴以及犁骨，注意上颌骨鼻嵴中有上唇动脉的分支，需用双极电凝妥善止血，以免术后出现迟发性出血及形成鼻中隔血肿。

　　6）将去除的方形软骨修剪后回纳入黏膜囊内。如黏膜囊单侧或双侧破裂，尤其是对穿，软骨应放置在黏膜破裂部位。

　　7）检查术腔有无活动性出血，复位黏膜囊，检查双侧鼻腔，评估鼻中隔矫正后双侧鼻腔的通畅程度，对位缝合切口，鼻腔填塞膨胀海绵，结束手术。

　　（2）"鼻中隔三线减张"术式：

　　1）～3）步骤同传统的鼻中隔偏曲矫正术。

　　4）于黏膜切口后方 5～10 mm，自顶到底纵向去除宽约 2 mm 的方形软骨条，即第一条张力线。

　　5）于方形软骨与筛骨垂直板交界处前方约 1 cm 纵向切开方形软骨，顶部保留 1.5 cm，去除后部方形软骨及部分筛骨垂直板，以松解第二条张力线。

　　6）分离方形软骨下部与上颌骨鼻嵴、腭骨鼻嵴及犁骨连接部分，自软骨切口向后酌情去除软骨下部一横条，松解第三条张力线。

　　7）对于减张后仍然偏曲的方形软骨，于凸面进行纵向划痕，划痕需划透方形软骨以充分松解其张力，对于偏曲的筛骨垂直板，可以使用咬骨钳将其骨折，对于骨棘应局部咬除。

8）检查矫正效果，充分止血，复位黏膜，填塞鼻腔，结束手术。

（3）"摇门"式鼻中隔成形术：对于鼻中隔方形软骨前端偏曲或方形软骨脱位并伴有鼻梁软骨部偏斜的情况，需采用该种术式以达到外鼻梁及鼻中隔同时矫正的目的。

1）探查方形软骨前端，在方形软骨偏曲侧自软骨前端做"L"形切口。

2）充分剥离切口同侧黏软骨膜及黏骨膜囊，上缘至鼻顶，在方形软骨前缘进入到对侧，剥离对侧黏膜囊。

3）充分游离方形软骨前缘、下缘及后缘，后缘顶部保留方形软骨与筛骨垂直板 1.0 cm 左右连接，青枝骨折，将方形软骨前缘置于鼻小柱正中，同时移动方形软骨的上缘及下缘至中线位，以方形软骨与筛骨垂直板的青枝骨折连接处作为门轴，完成方形软骨向中线的移位，如方形软骨仍呈"C"形偏曲，可以横向或纵向去除一条软骨。

4）复位黏膜囊，对鼻中隔前部进行"8"字贯穿缝合，填塞鼻腔后结束手术。

（三）术后处理

术后可给予第一、第二代头孢类抗生素静脉输注 2～3 日预防感染，术后 48 小时拔除鼻腔填塞物，术后 5～7 日切口拆线。前鼻镜及鼻内镜观察鼻中隔情况，若鼻黏膜肿胀明显，可予吸入用布地奈德雾化治疗，若发现鼻中隔血肿形成，需要及时开放切口清理血肿，并再次填塞压迫至少 48 小时，避免血肿机化、脓肿形成影响通气及软骨液化导致塌鼻。术后 2～3 日出院，嘱患者定期复诊，若出现出血、鼻塞加重、鼻痛、发热等情况应及时来院就诊，并常规予以鼻喷激素治疗 1～2 周。

四、随访

对于鼻中隔成形手术术后患者，建议至门诊定期复查，复查时间分别为术后 1 周、1 个月、3 个月、1 年。复查时用鼻内镜系统进行检查和鼻腔清理，在进行客观检查评估的同时，应仔细询问和评估患者主观通气症状的改善情况，以便调整术后用药方案。

五、转诊指征

鼻中隔成形手术为耳鼻喉科常规的手术之一，但也有疑难病例的存在。陈旧鼻外伤导致的鼻中隔偏曲，通常会伴有严重的粘连和机化，解剖层次不清晰，操作不当容易引起鼻中隔穿孔；对于鼻中隔前部偏曲及方形软骨脱位的患者，笔者建议只有拥有一定手术经验的主刀医师才能开展此类术式；对于鼻中隔二次手术的患者，建议进行充分评估，确定是否进行二次手术及手术术式。对于上述情况，建议条件有限的基层医院向上级医院进行转诊。

六、总结

本节详细阐述鼻中隔成形手术技术在鼻中隔偏曲患者中的实践应用方法，包括术前准备、适应证、围手术期处理要点及手术技巧、术后处理、随访及转诊指征等，并对不同情形下不同术式的选择进行了详细介绍。希望基层医疗机构的同道们能从易到难、从简到繁地开展此类手术，严格把握患者手术指征，逐步积累病例和手术经验。

〔朱　丽　胡伟倪〕

第四节　鼻出血

鼻出血是耳鼻咽喉头颈外科常见的急症之一，重症患者甚至可出现失血性休克表现。据国外研究鼻出血约占耳鼻咽喉头颈外科急诊就诊中的 1/200，其发病率为 7%～60%，而其中只有 6% 就医。随着年龄的增长，鼻出血的发病率也在提高，50 岁以下男性患病人数较女性多，但 50 岁以上性别无明显差异，可能与较多男性吸烟和/或饮酒有关，而女性 50 岁以上雌激素水平下降，与血管保护作用降低有关，故患病率提高，同时约 10% 的鼻出血患者没有明确的症状。鼻出血是一种多因素致病的疾病，包括环境因素（季节、温度等）、全身因素和局部因素等，按照出血部位及其供应血管分为鼻腔前部出血和鼻腔深部出血，鼻腔前部出血占 90%～95%，在前鼻镜下使用局部电凝或鼻腔填塞即可治愈；5%～10% 为鼻腔深部出血，其治疗方法较鼻腔前部出血复杂。鼻腔深部出血由于其可视性较差，部位深在，应用前鼻孔填塞法一般难以止血，大多数的鼻腔深部出血可归为难治性鼻出血，难治性鼻出血的治疗除了填塞等，使用最广泛的有鼻内镜下激光治疗、射频消融、电外科手术、硬化治疗等，个别患者需要行数字减影栓塞术、颈外动脉及蝶腭动脉结扎等，目前随着鼻内镜手术技术的发展，大多数鼻出血已经得到及时良好的治疗，因为鼻内镜可清晰观察鼻腔深部结构，有利于明确出血部位，从而进行电凝止血，不需要过多的填塞材料，减少了前后鼻孔填塞导致的鼻腔通气困难、头痛等症状，而且患者住院时间短、费用低，术后鼻腔黏膜愈合快，应作为鼻腔深部难治性鼻出血的主要治疗方法。

一、临床分类

1. 按病因分类　分为原发性鼻出血（特发性或自发性）和继发性鼻出血（病因明确）。
2. 按出血部位分类　分为鼻腔前部出血和鼻腔后部出血。

二、病因

（一）环境因素

在我国北方地区，冬季及春季更容易发生鼻腔干燥出血，或者在干燥缺水地区鼻腔出血一年四季均发生较多，在南方的冬季较其他季节鼻出血发病率有所增高。

（二）局部因素

1. 外伤或手术　鼻外伤、鼻骨骨折、鼻窦外伤均可能损伤鼻腔血管造成出血。用力擤涕、抠鼻、放置鼻饲管及经鼻腔插管等也可造成鼻腔出血。各种鼻腔鼻窦手术，术中可能造成鼻腔分支动脉受损导致术后反复活动性鼻腔出血等。颅底骨折一旦损伤颈内动脉或颈内动脉假性动脉瘤形成，可能造成严重的鼻腔出血甚至导致患者死亡，Maurer 将头部外伤、一侧视神经受累甚至双侧失明、后期大量鼻腔出血，称为海绵窦颈内动脉瘘的典型三联征。

2. 鼻中隔偏曲　位于鼻中隔偏曲的凸面或者嵴突部位，此处鼻腔黏膜更容易受到外界刺激，且此处黏膜菲薄、干燥，更容易发生破裂出血。

3. 鼻腔、鼻窦肿瘤或鼻咽部肿瘤　鼻腔鼻窦的恶性肿瘤或淋巴瘤可能早期症状是反复鼻腔干燥、涕中带血等。最易出现反复出血的为鼻腔毛细血管瘤、海绵状血管瘤、出血性息肉等。有些富含血供的鼻腔鼻窦恶性肿瘤也容易出现鼻腔大量出血症状，如嗅母细胞瘤等。鼻咽纤维血管瘤就医的早期症状就以反复鼻腔大量出血及贫血为主。鼻咽癌早期可能出现涕中带血，晚期患者或者放疗后颈内动脉血管壁损伤会出现致死性鼻出血，也是部分鼻咽癌患者死亡原因。

4. 鼻中隔穿孔或鼻腔异物　常见于儿童，一侧鼻腔反复出血、有异味需排除鼻腔是否有异物，鼻中隔穿孔患者或者吸食毒品造成鼻中隔穿孔患者等，穿孔周围黏膜糜烂、不易愈合容易导致出血。

5. 鼻炎、鼻窦炎或鼻腔特殊传染病　急性鼻炎或急性鼻窦炎患者前驱期黏膜充血、干燥或者脓性分泌物刺激容易导致鼻腔出血，慢性干燥性鼻炎或萎缩性鼻炎，通常发生出血，但出血量不多，真菌性鼻窦炎患者也容易导致鼻腔出血，鼻腔有些特殊传染病如结核、麻风、梅毒容易造成鼻中隔穿孔或局部溃疡及肉芽等，可导致鼻腔涕中带血等。

6. 变应性鼻炎　根据《儿童变应性鼻炎诊断及治疗指南（2022 年修订版）》鼻腔反复出血是儿童变应性鼻炎容易出现的症状，其次有些成人变应性鼻炎患者，发病间歇期内鼻腔也容易出现干燥、出血等。

（三）全身因素

未控制的高血压、糖尿病、血液系统疾病、遗传性毛细血管增多症、吸烟、饮酒、充血性心力衰竭、使用抗凝血药。

1. 未控制的高血压　高血压病患者血管硬化，血管弹性降低、脆性增加，在血压波动时容易导致血管破裂出血，并且血管收缩力差，一旦破裂出血不容易自行止住，导致反复间歇性出血。根据大量临床经验发现患者鼻出血时门诊血压均较高，考虑可能与血压未控制稳定有关。

2. 糖尿病　长期糖尿病患者，血管硬化明显，同时血糖增高导致周围黏膜愈合能力较差，且机体抗感染能力弱，鼻腔黏膜在炎症的刺激下更容易发生鼻腔出血。

3. 血液系统疾病、尿毒症或使用抗凝血药　不同原因导致的血液系统疾病，或者尿毒症患者导致患者凝血功能异常，血小板降低，如遇外界刺激，鼻腔黏膜极容易发生出血，且一旦出血，除填塞外，需补充血小板或凝血因子等。常需长期口服抗血小板药和抗凝血药（如阿司匹林、华法林等），也是合并心脑血管疾病患者鼻出血的主要原因。有研究显示，华法林或氯吡格雷会增加患鼻出血的风险，而阿司匹林却不会。因此，对于长期服用华法林或氯吡格雷的患者更要注意监测其凝血状态，做到早预防、早发现、早治疗。

4. 充血性心力衰竭　严重的充血性心力衰竭患者，容易导致小动脉扩张和鼻腔反复出血可能。

5. 吸烟及饮酒　鼻出血的发病人群中，男性患者较女性多，考虑与吸烟及饮酒有关，香烟中的尼古丁及吸烟过程中产生的一氧化碳可使鼻腔黏膜血管收缩，导致黏膜缺血而出现鼻腔干燥，饮酒可致鼻腔黏膜充血，增加了患鼻出血的风险。

三、临床表现

鼻炎或鼻腔肿瘤患者以涕中带血较多。活动性鼻腔出血多数患者以单侧鼻腔出血为主，如出血位置在鼻腔后端或者鼻咽部可出现双侧鼻腔出血，而且鼻腔小动脉出血，可能出现反复的活动性出血，鼻腔后端因凝血块堵塞，可出现鼻塞症状，甚至因为大量血块堵住咽腔引起患者窒息等，有些 ICU 患者因平卧，鼻腔出血后咽下引起患者恶心及呕吐症状，需要与咯血及呕血鉴别。成人出血量达 500 ml，患者可出现头晕、口渴、出汗等休克前期症状，如出血量达 1 000 ml 可出现血压下降、心率增快等休克表现。

四、检查

检查前首先要了解鼻腔鼻窦黏膜的供血血管，才能为我们寻找鼻出血的出血部位提供一定的解剖基础。

鼻腔的血供非常丰富，血液供应主要来自颈外动脉分支和颈内动脉分支的多个吻合支。蝶腭动脉是上颌动脉发出的分支，为鼻腔主要供血血管，经蝶腭孔分为鼻后外侧动脉（the posterior lateral nasal artery，PLNA）和鼻后中隔动脉（the posterior septal artery，PSA），分别供应鼻腔外侧壁和鼻中隔区域，鼻后中隔动脉从蝶腭孔出来，沿蝶窦前壁由外向内走行，可分为上鼻甲支及蝶窦口黏膜支，蝶窦黏膜支在蝶窦口内侧或侧壁由鼻中隔从后向前走行，分为上支、中支和下支。上支与筛后动脉吻合供应鼻中隔后上；中支与筛前动脉、上唇动脉吻合供应鼻中隔前上部血供；下支称鼻腭动脉，在切牙管与腭大动脉吻合，供应鼻中隔后下区域。鼻腭动脉、筛前动脉、筛后动脉、上唇动脉和腭大动脉在鼻中隔前下黏膜下相互吻合，形成动脉丛，称为利特尔动脉丛（Little plexus），为鼻出血的最常见的发生部位。

颈内动脉分支眼动脉经鸡冠骨缝内进入鼻腔，筛前动脉供应前组筛窦、额窦、鼻腔外侧壁及鼻中隔前上，筛后动脉供应后筛、鼻腔外侧壁和鼻中隔后上部。

鼻后外侧动脉为鼻腔外侧壁主要供血血管，鼻后外侧动脉在中鼻甲后端分出下鼻甲动脉、中鼻甲动脉，少数有上鼻甲分支。中鼻甲在中鼻甲的后端进入中鼻甲，并在中鼻甲内侧的黏膜下沿中鼻甲的下缘向前走行。下鼻甲支在中鼻甲动脉分支的下方发出，在中鼻道后端向下向前走行，分为两支，一支沿下鼻甲根部向前走行，另一支沿下鼻甲游离向前走行。鼻出血好发部位及供应血管分布见表 2-4-1。

表 2-4-1　　　　　　　　　　　　　鼻出血好发部位及供应血管分布

出血部位	供应血管
1. 下鼻道穹隆的中后段	1. 蝶腭动脉分支鼻后外侧动脉的下鼻甲分支
2. 中鼻甲内侧覆盖嗅裂区域	2. 筛后、筛前动脉及蝶腭动脉分支鼻后中隔动脉
3. 中鼻甲外侧所遮蔽的中鼻道后端区域	3. 蝶腭动脉分支鼻后外侧动脉的中鼻甲支
4. 鼻中隔隔前下的 Little 区	4. 筛前动脉、筛后动脉、鼻腭动脉、上唇动脉、腭大动脉等
5. 囟门区：下鼻甲与囟门交接凹陷沟内	5. 鼻后外侧动脉囟门支
6. 下鼻甲后端附着处	6. 蝶腭动脉分支鼻后外侧动脉的下鼻支
7. 鼻腔顶端	7. 筛前动脉分布区域

五、处理

鼻出血患者门诊接诊时首先评估患者呼吸道情况、出血的控制情况及生命体征的稳定性。首先需明确原发性出血或继发性出血，仔细询问病史及患者用药情况，继发性出血患者常合并凝血功能障碍、心血管疾病、急性传染病、内分泌疾病、遗传性毛细血管扩张症、鼻腔鼻窦恶性肿瘤放疗史、手术史及颌面外伤史等。但无论是原发性出血，还是继发性出血，止血为主要治疗，遵循"急治其标，缓治其本"原则。

对于少量的出血、涕中带血等患者，除了常规的血常规及凝血功能检测等，还需要行纤维鼻咽镜检查，明确患者有无鼻腔、鼻窦及鼻咽部肿瘤、鼻炎及鼻窦炎等情况，如为肿瘤需进一步行影像学检查，如为炎症疾病导致的出血，给予相应药物保守治疗的同时，注意鼻腔湿润，可给予生理盐水鼻喷剂或薄荷脑滴鼻剂等保湿剂以缓解鼻腔干燥，同时对于继发性鼻出血患者，需进一步行相关检查。

但鼻出血急诊就诊患者大多是以近几日来反复出现活动性鼻腔出血，无论在任何条件下，活动性出血中止血为首要治疗方式。包括鼻腔直接压迫、鼻腔局部用药（包括血管收缩剂、化学药品）、物理烧灼或鼻腔填塞（包括可吸收和不可吸收的材料），同时需注意患者全身情况，防止患者因情绪紧张或疼痛出现其他并发症。鼻出血流程见图 2-4-1。

六、所用材料及器械

（一）填塞材料

1. 可吸收材料　明胶海绵，生物止血海绵等，对于黏膜渗血效果理想，但压力欠佳，对于动脉出血效果较差，可应用于术中止血或者合并凝血障碍引起的广泛黏膜渗血。

2. 不可吸收材料　油纱条，高分子膨胀海绵，止血水囊及气囊，导尿管。

（二）止血设备

1. 单极电刀　单极电刀采用电路对组织进行切割及凝血，由高频电刀内的高频振荡器和放大器、连接导线和电极组成，采用有功导线和电极将电流输出到手术部位，但单极凝血损伤深度较深，组织反应较重，不适合精细操作。

2. 双极电刀　双极电刀是将高频电刀的直流限定在前端镊子，直接作用区域中少量组织中，与人体没有其他链接，故作用精度高，主要用于精细部位止血，但缺点为器械在鼻腔操作略困难，对于一些深部出血，电极无法到达出血位置。

3. 吸凝管　吸凝管也属于单极，但在其基础上加以改造，呈吸引器样，可操作性强，且带有吸引器，对于活动性的出血，可使视野较清晰，且不需要助手辅助吸血，但仍为单极，故损伤深度较深，对于鼻中隔面止血需注意，功率不宜过大。

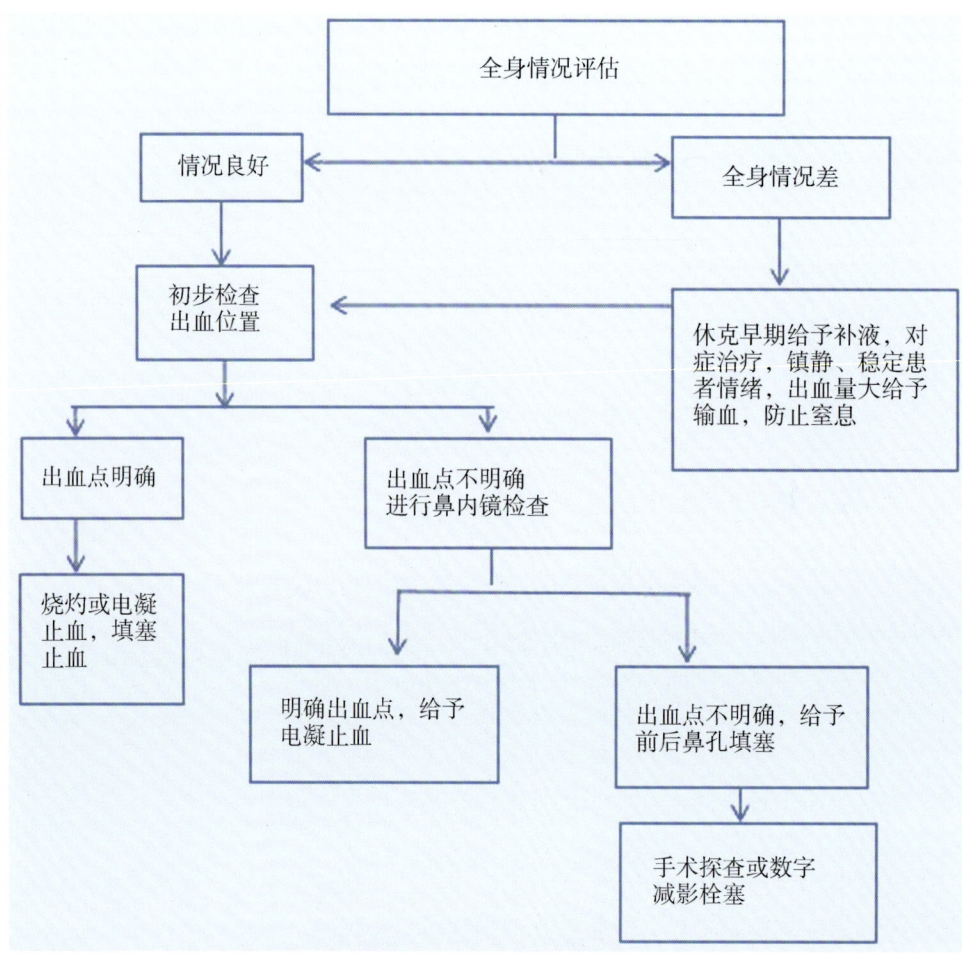

图 2 - 4 - 1　鼻出血流程图

4. 低温射频等离子刀　为近几年比较理想的设备，可切割、可凝血，对于鼻腔的小动脉出血完全适用，该技术具有温度低、正常黏膜损伤小、刀头不易损耗等优点，但对于单纯鼻出血使用等离子刀考虑成本略高。

七、处理要点及手术技巧

（一）处理前全身情况评估

1. 保持呼吸道通畅　根据具体情况首先给予相应的支持治疗，清理呼吸道凝血块，保持呼吸道通畅，防止误吸。

2. 病因治疗　有高血压病、糖尿病者分别予降压、控制血糖治疗，有血液系统疾病患者需进行血液科会诊治疗，可给予止血药物治疗，必要时输入血小板等；情绪高度紧张患者予镇静治疗；有发热、鼻腔填塞物有明显异味等感染征象者予抗感染治疗。

3. 纠正血容量不足　有出血性休克者根据临床表现行补液抗休克治疗，如血红蛋白低于 70g/L，可考虑输血治疗。

4. 明确是否为鼻腔出血　止血之前需明确是否为鼻腔出血，对于长期卧床患者，有时需与咯血及消化道出血相鉴别，可用吸引器清理口腔及口咽部凝血块后，压舌板压下舌体，暴露咽后壁，观察出血由上方流下还是下方涌上来的，如为鼻出血，判断出血为单侧还是双侧，一般先出血的鼻腔可能为责任血管所在。

（二）止血操作规范及要点

1. 鼻腔直接压迫　嘱患者用手指捏紧双侧鼻翼，同时低头，防止血液由咽后壁流入下咽导致凝血块阻塞引起窒息，或者将出血侧鼻翼向鼻中隔方向压迫 10～15 分钟，同时可配合局部冷敷，此止血方法适合出血量少且出血位置位于前端 Little 区。

2. 鼻腔填塞　目前仍为最有效和最常用的鼻腔止血方法，此法是利用鼻腔填塞物直接压迫出血部位，使破裂的血管闭塞达到止血的目的。

（1）前鼻孔填塞技巧和要点：

1）要点：将纱条双叠约 10 cm，用枪状镊置入鼻腔后上嵌紧后，将双叠纱条分开，上方平贴于鼻腔上部、下方平贴鼻腔底部，形成向前开放的"口袋"后，然后将长纱条填入口袋内，由上向下，由后向前进行折叠填塞，使纱条以适当的张力填塞鼻腔。

2）技巧：可直接使用膨胀海绵填塞或者使用长条状油纱条折叠填塞，为防止纱条坠落鼻咽部，填塞时，纱条头端最好不要填塞在后端，同时由鼻腔顶端开始折叠填塞，或者使用口袋状填塞。

（2）后鼻孔填塞：

1）要点：将水囊端塞入鼻腔后端鼻咽部，开始打水，至水囊膨胀到一定程度，位置固定后，将管或丝线平贴于鼻底，然后进行前鼻孔填塞。

2）技巧：填塞后的导尿管固定前鼻孔，防止下滑至口咽部，导致填塞失败。去除填塞时可先取出前鼻孔填塞纱条或填塞物后，抽出水囊内水或气体，再缓慢取出。

注意事项：凡士林纱条填塞时间一般为 48～72 小时，如必须延长填塞时间，需辅以抗生素预防感染，一般不宜超过 3～5 日。

3. 药物烧灼法　对于前端鼻中隔面出血患者，在没有物理烧灼的设备时可使用药物烧灼，如三氯醋酸，将棉球取下捏成团，大小与出血面积相等，蘸取少量药物，在干纱布上稍稍吸取部分药物后，用枪状镊夹取棉花团，置入血管断端表面后，稍用力压住，约 2 分钟取下，见局部发白，用干棉球表面稍摩擦，无活动性出血即可。

4. 鼻内镜下探查烧灼止血术（操作规范及要点可扫描二维码观察手术视频）　对于反复鼻腔出血，且填塞后仍有反复出血患者，临床上称为难治性鼻出血，对于此类鼻出血，出血部位比较隐匿，目前最好的止血方式仍为鼻内镜下探查止血，止血可局部麻醉进行，也可全身麻醉进行，对于合并出血侧有鼻中隔偏曲明显，鼻腔解剖异常患者最好选择全身麻醉。

（1）术野暴露：通过最大限度的鼻腔收缩（1∶1 000 肾上腺素棉片），使用吸引器清除鼻腔和鼻咽部积血或活动性出血以保证宽敞和清晰的视野，如血块堆积鼻腔时间较长，可让患者擤出血块，防止止血时出现血块堆积鼻咽部及口咽部导致患者窒息等；必要时可行中鼻甲/下鼻甲的骨折移位，良好暴露隐匿部位；如患者仍有活动性出血，将棉片分区放入鼻腔内，如中鼻道、嗅裂区域、下鼻甲后端、下鼻道及总鼻道，针对隐匿部位重点搜寻出血部位，逐步取出肾上腺素棉片，分区域暴露术野。

（2）操作要点及规范：①从最浅最容易显示的鼻腔最前下区域开始搜寻；②鼻内镜经总鼻道显示鼻中隔区域，注意鼻中隔偏曲周围的区域，由浅到深进行搜寻；③搜寻中鼻道，必要时行中鼻甲骨折内移，重点搜寻中鼻甲水平部及垂直部返折处后端区域靠近中鼻甲支走行区域；④搜寻鼻中隔嗅裂区域，可适当行中鼻甲骨折外移，重点显示该区域的鼻中隔面，如为鼻窦开放术后患者还需注意蝶窦开口周围；⑤向鼻腔后端，下鼻甲后端或者鼻咽部进行检查，重点搜寻蝶腭动脉分支鼻后外侧动脉下鼻甲支走行区域；⑥上述区域没有发现出血点，搜寻下鼻道穹窿中后部区域，将下鼻甲骨折内移。通过上述搜寻顺序绝大部分患者可以精准找到出血点。

一般出血点表现为隆起于黏膜表面的红色、浅红色的突起的血管断端，用吸引器轻触可诱发活动性出血，可为喷射或搏动性；有时出血部位不明确，可请麻醉师适当升高血压后探查鼻腔，此时出血部位多可重新出现活动性出血，循血流方向寻找到出血点后电凝止血，鼻内镜下探查止血，可治愈 90% 以上鼻出血患者，但对于术后蝶腭动脉分支出血患者，如无法明确出血点，可沿蝶腭孔周围进行电凝止血。特别对于隐匿性鼻出血，鼻内镜下探查止血手术效果好，且减少了患者填塞时间及因填塞造成的痛苦，更容易被患者所接受。注意事项：在鼻中隔面寻找到出血点时，如用双极电凝，功率最好不要超过

10 W，单极电凝不宜超过 20 W，否则容易造成鼻中隔穿孔可能。

患者如外伤后出现鼻腔大量出血，不能排除筛前动脉或者筛后动脉出血，止血时需开放筛窦后，暴露额隐窝，在额隐窝后方可见血管横跨，将血管表面骨片剥离后再行烧灼，且烧灼部位尽量靠鼻腔侧，否则筛前动脉断裂后回缩眶内，可造成严重的球后血肿等并发症，筛后动脉出血较筛前动脉明显，同法进行电凝即可。

（3）术后处理：患者止血后局部可填塞少量生物止血海绵或者明胶海绵，术后注意监测患者血压，高血压患者请相关科室会诊，注意患者鼻腔有无渗血，回吸是否有血性分泌物，可用生理海盐水或薄荷脑滴鼻剂保持鼻腔局部湿润等。

5. 其他几种止血术

（1）颈外动脉结扎法：鼻腔鼻窦肿瘤、鼻咽部肿瘤术后患者或者放疗后的严重出血，在不具备血管栓塞介入手术的条件下可行颈外动脉结扎法。

（2）血管栓塞术：针对上述方法仍不能有效止血的严重鼻出血或者头颅外伤后造成的严重鼻腔出血，可通过 DSA 进行责任血管栓塞以达到止血目的。

（3）颈内动脉介入手术：对于高度怀疑患者颈内动脉破裂、颈内动脉假性动脉瘤和颈内动脉海绵窦瘘需联合神经外科或者血管外科进行介入手术治疗。

八、几种特殊的鼻出血

1. 头颅外伤导致的严重鼻腔出血患者　需注意蝶腭动脉破裂、颈内动脉海绵窦瘘、颈内动脉破裂、颈内动脉假性动脉瘤等，故填塞止血如能暂时止血，需紧急完善造影检查及介入手术治疗。

2. 鼻咽癌放疗后鼻腔出血　不能排除放疗后颈内动脉周围坏死物质形成或者肿瘤复发导致颈内动脉假性动脉瘤及颈内动脉破裂等，故出现第一次出血时，首诊耳鼻咽喉科医师，需考虑到这个方面，争取时间完善鼻腔填塞或血管造影检查，明确诊断后首选血管介入治疗。

3. 遗传性出血性毛细血管扩张症（hereditary hemorrhagic telangiectasia，HHT）　为常染色体显性遗传病，估计患病率为 1/5 000，其特点是鼻腔、胃肠道、脑、肺及肝脏的皮肤和黏膜血管畸形（vascular malformation，VM），长时间（几年、几十年）不能确诊或误诊情况常见。HHT 最常见的症状是鼻出血，而且随年龄增长而逐渐外显，典型体征的毛细血管扩张也有相同的年龄特点。治疗上多为鼻腔填塞、电凝止血、鼻中隔植皮、抗纤溶治疗、全身或局部使用雄激素等。

九、随访

一般鼻出血患者术后，一周之内再无出血，无须长期随访，可给予生理海盐水冲洗，待生物止血海绵降解吸收，术后 2 周可于门诊清理，平时注意保持鼻腔湿润，积极治疗变应性鼻炎，如有解剖异常，后期可行鼻中隔偏曲矫正手术。

十、转诊指征

技术及设备限制，无法有效止血；反复止血，手术效果不理想；仍有反复活动性出血患者；考虑颅底骨折引起的筛前动脉或者筛后动脉出血引起球后血肿；鼻咽癌或者颅底恶性肿瘤放疗后考虑颈内动脉出血患者，以上情况建议转诊。

〔唐　亮〕

第五节　变应性鼻炎

变应性鼻炎又称过敏性鼻炎（allergic rhinitis，AR），是特应性个体暴露于变应原后主要由免疫球蛋白 E（immunoglobulin E，IgE）介导的鼻黏膜非感染性慢性炎症性疾病。其主要临床症状为喷嚏、流涕、鼻痒和鼻塞，严重影响患者生活质量。AR 由遗传和环境因素共同作用而发病，是最常见的慢性呼吸道疾病之一。据 2011 年报道，我国 18 个城市人群 AR 患病率平均为 17.6%，近年来仍呈上升趋势，疾病负担严重，主要合并症有过敏性哮喘、过敏性结膜炎、特应性皮炎等。

AR 最常见的致病因素是吸入性变应原，如尘螨、花粉、真菌、蟑螂、动物皮屑等。通过病史、体格检查以及变应原检测进行诊断。治疗原则为"防治结合，四位一体"，包括环境控制、药物治疗、免疫治疗和健康教育。通过规范化的综合治疗，大多数 AR 患者的各种临床症状可得到良好控制，并显著提高生活质量。

一、临床分类

AR 传统上被分为季节性和常年性。《变应性鼻炎及其对哮喘的影响》（*allergic rhinitis and its impact on asthma*，ARIA）指南和我国的临床指南还推荐根据患者鼻部症状的发作时间将 AR 分为间歇性和持续性，同时基于症状严重程度和对生活质量的影响分为轻度和中-重度。因此，临床上可将 AR 分为 4 型：轻度间歇性、中-重度间歇性、轻度持续性和中-重度持续性。

二、发病机制

AR 是主要由 IgE 介导的 I 型变态反应性疾病。气传变应原进入鼻腔，被鼻黏膜中的抗原提呈细胞捕获加工，将抗原肽呈递给初级 T 细胞，T 细胞分化向 Th2 细胞偏移，Th2 细胞分泌 IL-4，作用于 B 细胞使其转换为浆细胞，产生 IgE。变应原特异性 IgE 与肥大细胞和嗜碱性粒细胞表面高亲和力 IgE 受体（FcεRI）结合，使机体处于致敏状态。当变应原再次进入鼻腔，引起肥大细胞和嗜碱性粒细胞脱颗粒，导致组胺、白三烯、前列腺素以及其他炎性介质释放，从而产生 I 型变态反应，包括速发相和迟发相反应。

三、诊断

（一）症状

首先要了解一般病史、环境和职业方面的情况，以及个人和家族的变应性疾病史，积极寻找变应原的线索。我国常见的吸入性变应原有尘螨、花粉、真菌、蟑螂、动物皮屑等，应注意各个地区的分布特点。

AR 通常首次发病于儿童和少年，其典型的临床症状有阵发性喷嚏、清水样涕、鼻痒和鼻塞等。可伴有眼部症状，包括眼痒、眼红、灼热感和流泪等，称为过敏性鼻结膜炎，多见于花粉过敏。如果致病因素以室内变应原（尘螨、蟑螂、动物皮屑等）为主，症状多为常年发作。花粉过敏者，随着气传致敏花粉飘散季节的到来，鼻、眼症状发作或加重。同时应注意，AR 并不是一个孤立的疾病，约 40% 的 AR 患者合并支气管哮喘，也可伴随其他合并症。因此，在采集病史时应详细询问有哪些相关症状，发作的频度和持续时间，对患者生活质量的影响，以及过去的治疗情况等。这对 AR 的正确诊断、严重程度的判断以及对治疗反应的评估，显得非常重要。

（二）体征

1. 鼻腔体征　发作时最主要的体征为双侧鼻黏膜苍白、肿胀，下鼻甲水肿，鼻腔有多量水样分泌物。中鼻道黏膜也可呈水肿样改变。发作间歇期鼻黏膜可以表现为基本正常，但在有多年病史的患者，可见鼻黏膜慢性水肿和/或鼻腔黏性分泌物。

2. 其他体征　眼部体征主要为结膜充血、水肿，有时可见乳头样反应。AR 患者的咽部黏膜通常也有改变，表现为咽后壁呈"鹅卵石"样外观，这是由于口咽部黏膜下存在许多淋巴小囊，受到炎症刺激后引起的肿胀反应。另外，伴有哮喘、湿疹或特应性皮炎的患者有相应的肺部、皮肤体征。儿童 AR 患者在外鼻周围和眼睑下方有时可出现某些特殊体征，如"鼻皱褶""黑眼圈"等，需要引起注意。

（三）变应原检测

1. 皮肤点刺试验（skin prick test，SPT）　变应原皮肤试验是确定 IgE 介导的 I 型变态反应的主要检查手段。目前在临床上常用 SPT，具有高敏感性和较高特异性，对 AR 的诊断可提供有价值的证据。推荐采用标准化的变应原提取液作为诊断试剂，避免不同批次之间的差异。SPT 结果易受某些药物的影响，患者在 SPT 之前应停用各类抗组胺药物（包括含有抗组胺药成分的感冒治疗药物）1 周、抗抑郁药丙咪嗪 3 周、皮肤外用糖皮质激素 1 周，而对于口服、鼻用和吸入糖皮质激素以及口服白三烯受体拮抗剂等药物，在进行 SPT 前无须停药。操作不正确和使用的点刺针不合适等因素，可能出现假阳性或假阴性反应。需要结合病史和临床表现对 SPT 结果作出正确解释。

2. 血清 IgE 检测　包括血清总 IgE 和变应原特异性 IgE 检测。总 IgE 除受变应性疾病影响外，也容易受寄生虫感染、自身免疫性疾病、免疫系统缺陷病以及其他一些因素（如种族、吸烟）等的影响，因此仅测定血清总 IgE 对 AR 的诊断价值不大。

特异性 IgE 检测在 I 型变态反应型疾病的体外诊断中占有关键地位，适用于任何年龄的患者，阳性结果可明确致敏的主要变应原，同时，定量检测可以指导和监测变应原免疫治疗。但是，特异性 IgE 分级与 AR 的严重度并不一定相关。因此，血清特异性 IgE 检测与 SPT 一样，主要用于评估变应原致敏状态，需结合病史和临床表现进行全面的诊断评估。

四、诊断标准

按照中华医学会制定的 AR 诊断和治疗指南，本病的诊断依据如下。①临床症状：阵发性喷嚏、清水样涕、鼻痒和鼻塞等症状出现 2 个或以上，每日症状持续或累计在 1 小时以上，可伴有流泪、眼痒和眼红等眼部症状；②体征：常见鼻黏膜苍白、水肿，鼻腔水样分泌物；③变应原检测：至少 1 种变应原 SPT 和/或血清特异性 IgE 阳性，或鼻激发试验阳性。AR 的诊断应根据患者典型的过敏病史、临床表现以及与其一致的变应原检测结果而作出。

基层医院若无法开展变应原检测，对临床疑似 AR 的患者可建议至上级医院进一步检查，明确诊断。

五、鉴别诊断

（一）急性鼻炎

急性鼻炎又称普通感冒，由病毒或细菌性上呼吸道感染引起，与间歇性 AR 的临床表现相似，病程短，一般为 7～10 日，常伴有发热、头痛、乏力、四肢酸痛等全身不适症状。一部分患者将 AR 的症状误认为感冒发作，变应原及病原学检测有助于鉴别。

（二）血管运动性鼻炎

病因不明，变应原检测结果阴性，鼻分泌物和外周血嗜酸性粒细胞计数正常。临床症状主要是发作性喷嚏、流涕，与 AR 相似。常见的诱发因素有温度湿度和/或气压变化、强烈气味、吸入刺激物、摄入乙醇饮料、运动以及强烈的情感因素等。

（三）非变应性鼻炎伴嗜酸性粒细胞增多综合征

临床表现为持续性喷嚏、鼻痒、流涕症状，与 AR 相似。以鼻分泌物中有大量嗜酸性粒细胞（>20%）、外周血嗜酸性粒细胞>5% 为特征，且变应原检测阴性。鼻分泌物涂片可作为简单易行的鉴别方法，如果检查结果为阴性，可排除本病。

（四）激素性鼻炎

在月经周期、青春期、妊娠期、更年期以及某些内分泌疾病（如甲状腺功能低下）的状况下人体内分泌激素水平发生改变，鼻黏膜也发生相应的生理或病理变化，常见症状为鼻塞和流涕。变应原检测阴性，嗜酸性粒细胞正常。

（五）药物诱发的鼻炎

许多药物可诱发鼻炎症状，常见的有阿司匹林、非甾体消炎药、血管紧张素转化酶抑制药、α受体阻滞药、口服避孕药等。而药物性鼻炎（rhinitis medicamentosa）是长期鼻用减充血剂所致，主要表现为持续性鼻塞，可有流涕症状。变应原检测阴性，嗜酸性粒细胞正常。

（六）脑脊液鼻漏

可有外伤史，多表现为单侧清水样涕，量可随头位变化而改变，但无鼻痒和喷嚏。鼻腔漏出液含糖量高，与脑脊液相同。变应原检测阴性，嗜酸性粒细胞数正常。鼻漏出液的糖定量、β_2 转铁蛋白、β_2 示踪蛋白检测有助于鉴别诊断。

六、治疗

AR 的治疗原则为"防治结合，四位一体"，包括环境控制、药物治疗、免疫治疗和外科治疗。

（一）环境控制

变应原回避是 AR 防治的重要措施。控制 AR 症状的第一步即是识别特定变应原，避免或尽可能减少接触已知变应原。对室内变应原如尘螨和宠物，在环境评估之后，采用多方面措施进行回避。对室外变应原如花粉过敏者，在空气中致敏花粉浓度较高的季节，减少户外活动。在自然暴露于花粉的环境中，使用特制的口罩、眼镜、鼻腔过滤器或阻隔剂等可在一定程度上防止花粉吸入，减轻鼻、眼症状。

（二）药物治疗（表 2 - 5 - 1）

表 2 - 5 - 1　　　　　　　　　　　　变应性鼻炎常用治疗药物

药物种类	给药方式	临床治疗	推荐程度
糖皮质激素	鼻用	一线用药	推荐使用
	口服	二线用药	酌情使用
第二代抗组胺药	口服	一线用药	推荐使用
	鼻用	一线用药	推荐使用
白三烯受体拮抗剂	口服	一线用药	推荐使用
肥大细胞膜稳定剂	口服	二线用药	酌情使用
	鼻用	二线用药	酌情使用
减充血剂	鼻用	二线用药	酌情使用
抗胆碱药	鼻用	二线用药	酌情使用

1. 糖皮质激素　鼻用糖皮质激素可以使高浓度的药物直接作用于鼻黏膜的糖皮质激素受体部位，具有强烈的抗炎作用，对患者的所有鼻部症状均有显著的改善作用，而很少发生全身不良反应，是目前治疗 AR 的一线药物。在使用时按推荐剂量每日 1～2 次喷鼻，对于轻度 AR 和中-重度间歇性 AR，疗程至少 2 周；对于中-重度持续性 AR 是首选药物，疗程 4 周以上。儿童长期鼻用糖皮质激素治疗时，建议使用全身生物利用度低的制剂。

口服糖皮质激素可能发生全身不良反应，需慎重和酌情使用。对于症状严重、难以控制的 AR 可考虑短期口服糖皮质激素，剂量按患者体重计算（以泼尼松为例，剂量为 0.5～1.0 mg/kg），早晨顿服，疗程 4～7 日。

2. 抗组胺药　即 H_1 受体拮抗剂。第二代口服和鼻用抗组胺药是临床治疗 AR 的一线药物，可口服或鼻用，起效快速，作用持续时间较长，具有良好的疗效和安全性，对合并眼部症状也有效。每日用药 1～2 次，疗程不少于 2 周。对花粉过敏的患者，可在致敏花粉飘散前 2 周左右开始进行预防性治疗。

3. 白三烯受体拮抗剂　可竞争性结合 1 型半胱氨酰白三烯受体，阻断白三烯的生物学作用而发挥抗过敏和抗炎作用，亦为治疗 AR 的一线药物。可用于伴或不伴哮喘的所有类型的 AR 患者，安全性和耐受性良好。成人 10 mg，儿童 4 mg（＜6 岁）或 5 mg（≥6 岁），每晚睡前口服，一般连续使用 8～12 周。

4. 肥大细胞膜稳定剂　属于色酮类药物，减少肥大细胞脱颗粒释放炎性介质。这类药物安全性好，但起效较慢，作用维持时间短，通常需要每日用药 3～4 次，口服或鼻内给药，疗程至少 2 周以上。也可作为季节性 AR 的预防性治疗药物，在花粉飘散前 2 周左右开始使用。

5. 减充血剂　直接作用于 α 肾上腺素受体而引起血管收缩，缓解鼻黏膜充血和肿胀，迅速缓解鼻塞，但对喷嚏、流涕和鼻痒等症状无明显缓解作用，临床酌情使用。为防止引起药物性鼻炎，一般每日喷鼻 2 次，连续使用时间不超过 2 周。不推荐使用口服减充血剂。

6. 抗胆碱药　通过竞争性阻断胆碱能神经释放递质乙酰胆碱与毒蕈碱受体（M 受体）相互作用，降低副交感神经张力，减少腺体的分泌并松弛气道平滑肌。鼻用抗胆碱能药主要用于改善流涕症状，对鼻痒、喷嚏和鼻塞等症状疗效不显著。

7. 奥马珠单抗　是一种人源化抗 IgE 单克隆抗体，目前我国该药获批的适应证为成人和 6 岁以上儿童中-重度持续性过敏性哮喘。由 IgE 介导的过敏性哮喘合并严重 AR 患者，在变应原回避和常规药物治疗效果不佳时，可考虑使用奥马珠单抗进行抗 IgE 治疗。

8. 其他　鼻腔盐水冲洗可清除鼻内炎性分泌物、减少变应原对鼻黏膜的刺激，一般作为辅助性治疗。中药对改善 AR 的症状也有一定效果，需要进行辨证施治。

（三）免疫治疗

变应原特异性免疫治疗（俗称脱敏治疗）是指给予患者逐渐增加剂量的变应原提取物（即变应原疫苗），达到一定的维持剂量，诱导患者对暴露于该变应原产生耐受，从而有效改善临床症状，并具有远期效果。目前临床常用的免疫治疗方法有皮下免疫治疗（subcutaneous immunotherapy，SCIT）和舌下免疫治疗（sublingual immunotherapy，SLIT），疗程一般为 3 年。SCIT 通常在 5 岁以上的患者中开展，SLIT 可以放宽到 3 岁，具体需遵循药品说明书中的年龄规定。

免疫治疗是目前唯一有可能改变疾病自然进程的治疗方法，可预防 AR 发展为哮喘，减少产生新的致敏。对于确诊 AR 者，宜在疾病初期即进行免疫治疗，而无须以药物治疗无效为前提条件。对于符合免疫治疗适应证的 AR 患者，基层医院若无条件开展，可建议患者至已开展免疫治疗的医院进行治疗（图 2‐5‐1）。

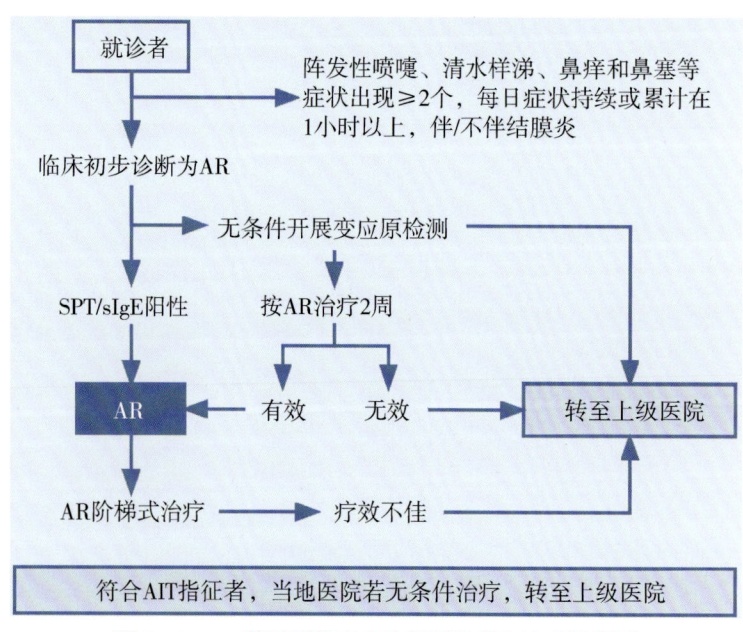

图 2‐5‐1　基层医院变应性鼻炎诊断和治疗流程图

国内目前免疫治疗适用于由屋尘螨、粉尘螨、黄花蒿花粉过敏导致的 AR，合并其他变应原数量少（1～2 种），最好是单一尘螨或蒿属花粉过敏的患者。免疫治疗尤其适用于以下患者：①用常规药物治疗和变应原回避等措施不能有效控制症状者；②需要大剂量药物和/或多种药物联合使用方能控制症状者；③药物治疗引起不良反应者；④希望避免长期使用药物者；⑤希望预防 AR 或哮喘发病者。对出现严重不良反应、无法频繁至医院等不能进行 SCIT 的患者，可考虑 SLIT。而对于未控制的或重症哮喘［第一秒用力呼气容积（FEV_1）<70%预计值］和不可逆的呼吸道阻塞性病变，以及免疫性疾病活动期和恶性肿瘤为免疫治疗的绝对禁忌证。

临床推荐使用标准化变应原疫苗行免疫治疗。应建立个体化免疫治疗方案，在治疗过程中注意可能发生局部不良反应和全身不良反应。变应原特异性免疫治疗的主要风险是发生过敏反应，故必须在经过相关专业知识培训、有资质的专科医师严密监控下进行 SCIT，并能准确识别过敏反应的早期症状和体征，采取适当的紧急处理措施。作为诊疗常规，每次注射后应至少观察患者 30 分钟，若出现全身反应或全身反应经治疗后，均应延长观察时间。SLIT 通常在家中进行，缺乏系统化、专业化的医疗监督，因此平时应采取各种措施加强医患之间的联系和沟通，及时发现问题并进行应对处理。

（四）外科治疗

由于手术本身并不能从根本上治疗过敏性疾病，故需严格掌握适应证和禁忌证。AR 的手术方式主要有两种类型，即以改善鼻腔通气功能为目的的下鼻甲成形术、鼻中隔矫正术，以降低鼻黏膜高反应性为目的的翼管神经切断术、鼻后神经切断术等。临床可根据患者具体病情选择术式，避免过度手术。

七、患者教育及管理

考虑到 AR 是一种慢性炎症性疾病，治疗周期较长，对患者（包括患儿监护人）进行慢病管理方面的教育至关重要。良好的患者教育可以提高其对疾病的认识，增强预防和治疗疾病的意识，最大限度地提高患者依从性和自信心，从而优化治疗，建立良好的医患合作关系。同时医护人员也应不断更新 AR 相关知识，做好对患者的健康教育与管理。

〔程　雷　许秋艳〕

第六节　鼻后神经切断治疗变应性鼻炎

一、现状介绍

变应性鼻炎又称过敏性鼻炎（allergic rhinitis，AR），主要由变应原特异性 IgE（sIgE）介导的鼻黏膜慢性非感染性炎症，非 IgE 介导的机制及神经免疫失调也参与其中。治疗原则为"防治结合，四位一体"，包括环境控制、药物治疗、免疫治疗和外科治疗。

一线治疗药物：①鼻用糖皮质激素；②第二代口服抗组胺药及鼻用抗组胺药；③口服白三烯受体拮抗剂。

二线治疗药物：①口服糖皮质激素；②口服和鼻用肥大细胞膜稳定剂；③鼻用减充血剂；④鼻用抗胆碱药。

另外，生物制剂奥马珠单抗可有效改善 AR 鼻部症状。免疫治疗也是 AR 的一线治疗方法，包括皮下免疫治疗和舌下免疫治疗，总疗程为 3 年。皮下免疫治疗可能诱发哮喘发作或加重，严重不良反应者可出现变应性休克，皮下免疫治疗需要在确保安全的前提下进行。

药物治疗和/或免疫治疗症状控制不满意者可行手术治疗，包括翼管神经切断术（vidian neurectomy）和鼻后神经切断术（posterior nasal neurectomy）。翼管神经切断术同时切断了泪腺副交感支，患者术后有干眼后遗症，特别是情感性流泪障碍，临床应用受限，近些年在临床的热度下降。鼻后神经切断术不但阻断了鼻腔黏膜交感神经、副交感神经，也去除了鼻黏膜大部分区域的感觉神经支配，对 AR 症状能获得更好的控制效果，而且不损伤泪腺副交感纤维的支配，术后无干眼后遗症，近年来在临床得到较快推广。

手术治疗原理：鼻腔黏膜由自主神经和感觉神经支配。自主神经主要是来自翼管神经的交感神经和副交感神经纤维；感觉神经主要是三叉神经第二支上颌神经的鼻腔黏膜分支，支配鼻腔黏膜 75％以上区域；鼻腔前部黏膜是由三叉神经第一支眼神经的分支筛前神经支配。变应性鼻炎时，副交感神经处于兴奋状态，鼻黏膜处于高反应性，感觉神经刺激阈值下降。副交感神经兴奋释放乙酰胆碱，导致鼻黏膜血管扩张，出现鼻阻塞；喷嚏等刺激反应是由三叉神经传入，再经自主神经系统来完成。并且，AR 释放的免疫因子能调控神经元活性，感觉神经递质乙酰胆碱及释放的神经肽可作用于免疫细胞。鼻腔黏膜去神经支配可阻断神经—免疫相互调控；去自主神经手术可去除副交感神经的兴奋，恢复自主神经系统平衡；去感觉神经手术可降低鼻黏膜反应性，阻止鼻刺激反射的传入。

二、鼻后神经解剖

鼻后神经是由翼管神经蝶腭神经节后纤维及三叉神经第二支的鼻腔黏膜分支组成，在蝶腭孔或附件分成多个分支进入鼻腔。有学者将其分为鼻后上外侧支、鼻后上内侧支、前下支。但实际上，蝶腭神经节后鼻后神经主干支可能为 1 支或 1 支以上，在蝶腭孔周围有多个分支。部分患者在蝶腭孔后方的腭骨垂直板还有明显的副鼻后神经纤维进入鼻腔（图 2-6-1）。基于解剖，为进一步提高手术效果，我们改良鼻后神经切断术，同时切断鼻后神经和副鼻后神经，即鼻后神经切断术联合副鼻后神经切断术。

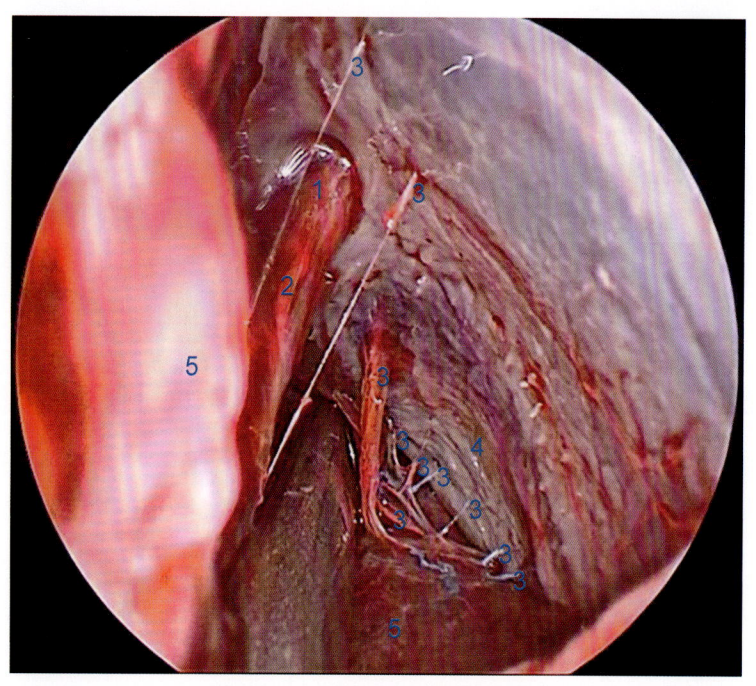

图 2-6-1 蝶腭孔血管神经束
1. 蝶腭孔血管神经束；2. 血管神经束鼻后神经分支；3. 蝶腭孔前下、后方和后上穿过腭骨垂直板的副鼻后神经；4. 腭骨垂直板；5. 掀起的中鼻道黏膜瓣

三、手术适应证

1. 中-重度变应性鼻炎，即鼻痒、喷嚏、鼻塞或清涕 2 个或 2 个以上症状，每日症状持续或累计时间超过 1 小时，鼻黏膜苍白水肿，水样分泌物；症状发作大于等于 4 日/周，且大于等于连续 4 周；症状较重或严重，对生活质量产生明显影响；使用标准化变应原试剂进行皮肤点刺试验或者血清特异性

IgE，至少 1 种变应原为（＋）或以上。

2. 诊断为血管运动性鼻炎，即标准化变应原试剂进行皮肤点刺试验或者血清特异性 IgE 均为阴性。

3. 经过标准的药物治疗和/或 1 年以上的特异性免疫治疗，疗效不满意；或者患者拒绝药物和特异性免疫治疗，强烈要求手术者。

4. 年龄＞18 岁。

5. 心智健康，能理解手术风险和可能存在的手术达不到预期效果。

6. 无其他手术禁忌证。

四、手术禁忌证

1. 不建议儿童患者接受鼻后神经切断术。

2. 对手术期望值过高，如要求手术能彻底消除所有症状者。

五、手术设备及器械

1. 鼻内镜手术系统。

2. 等离子手术系统，鼻用等离子刀头（图 2-6-2）；或鼻用双极电凝。

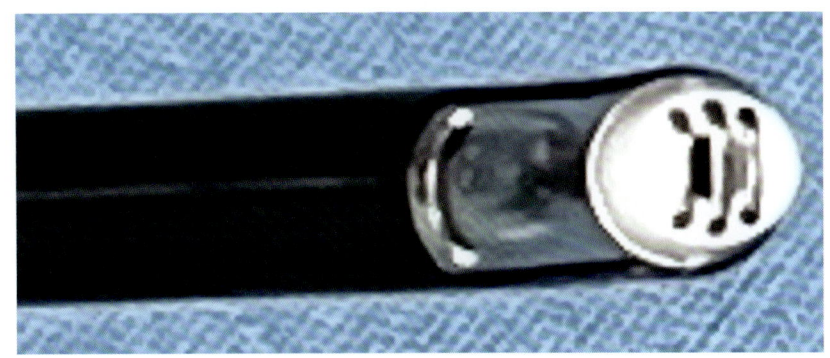

图 2-6-2　鼻用等离子刀头

3. 中鼻道黏膜切刀，可用耳科外耳道皮瓣刀或者针形电极等。

4. 鼻内镜手术常规器械。

六、围手术期处理要点及手术技巧

（一）术前准备

1. 血清特异性 IgE 检测和/或皮肤点刺试验。

2. 鼻内镜检查。

3. 鼻窦 CT。

4. 常规术前检查，合并哮喘者注意肺功能检查。

（二）手术要点

1. 麻醉和鼻腔准备　经口气管插管全身麻醉。鼻腔用 1∶10 000 肾上腺素或羟甲唑林等血管收缩剂收缩。

2. 辅助手术　如果同时存在鼻中隔偏曲，或中鼻甲肥大、钩突肥大，影响中鼻道暴露，先行鼻中隔矫正术、中鼻甲中鼻道侧切除、钩突切除。合并下鼻甲肥大、明显阻塞鼻腔通气者，可同时行下鼻甲部分切除术，或黏膜下的下鼻甲骨部分切除术，或者下鼻甲消融术。

3. 中鼻道黏膜下操作　在上颌窦开口后方，中鼻道后段黏膜纵形或纵弧形切口到达骨膜，骨膜下向后上剥离暴露筛嵴和蝶腭孔，咬除筛嵴骨质，更好地暴露蝶腭孔血管神经束。黏膜下操作可防止术后中鼻道黏膜缺损，加快伤口愈合，减少术后迟发性出血风险。

4. 黏膜下鼻后神经切断术

（1）方法一：蝶腭孔血管神经束完全切断术。用等离子刀的电凝功能，对蝶腭孔血管神经束中的蝶腭动脉等血管进行充分电凝，然后用等离子刀在电凝远侧端完全横断血管神经束，蝶腭孔周围骨质360°环形裸露于术腔视野中（图2-6-3），确保鼻后神经分支全部切除。该方法的要点是将蝶腭孔血管神经束断端电凝处理好，防止术后出血。

（2）方法二：保留蝶腭动脉的鼻后神经切断术。蝶腭动脉常位于血管神经束的鼻咽侧，用等离子刀头刀面背向蝶腭动脉切除血管神经束的其他组织，紧贴蝶腭动脉壁的神经分支用耳科显微镰刀分离，再用等离子刀切断（图2-6-4）。这种方法术后无迟发性出血风险，且不影响鼻黏膜血液供应。

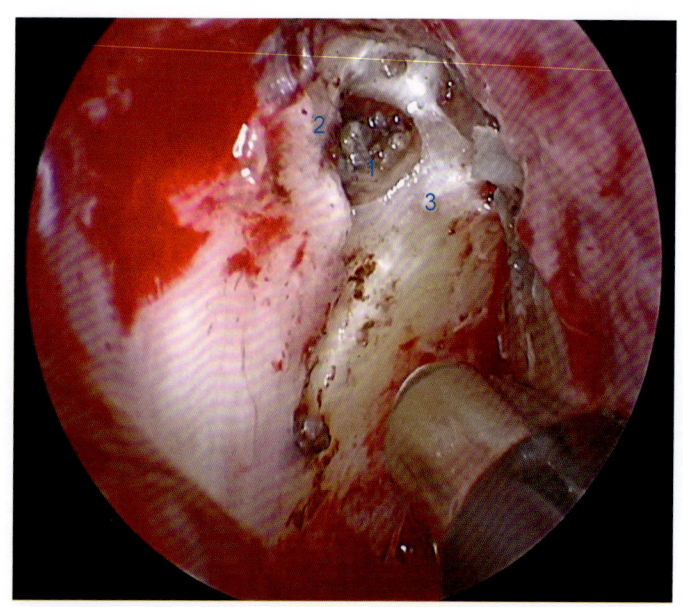

图2-6-3 不保留蝶腭动脉的鼻后神经切断术

1. 被切断的蝶腭孔血管神经束断端；2. 筛嵴（已被切除）部位；3. 蝶腭孔周围裸露的骨质

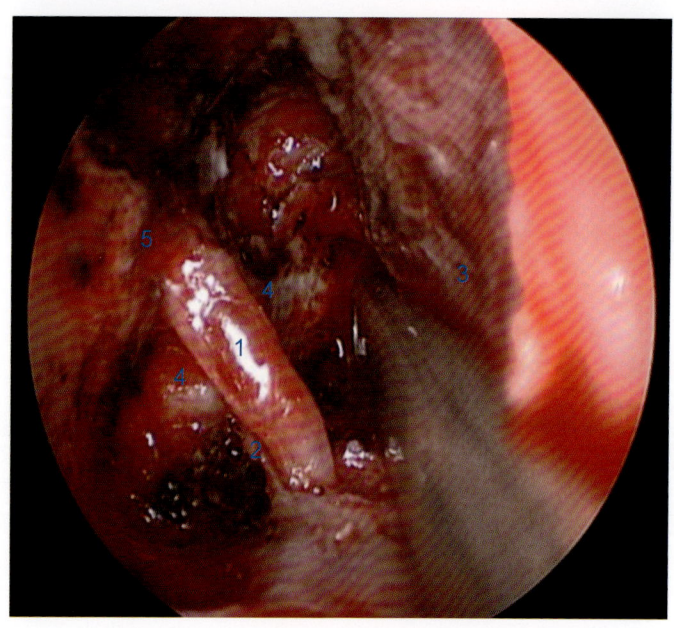

图2-6-4 保留蝶腭动脉的鼻后神经切断术

1. 蝶腭动脉；2. 切断的一根鼻后神经分支断端；3. 中鼻道黏膜瓣；4. 蝶腭孔周围裸露的骨质；5. 筛嵴所在部位（筛嵴已被咬除）

5. 副鼻后神经分支切断术　用等离子刀头将中鼻道黏骨膜瓣继续向下鼻甲和后鼻孔方向分离，切除副鼻后神经分支（图2-6-5）。

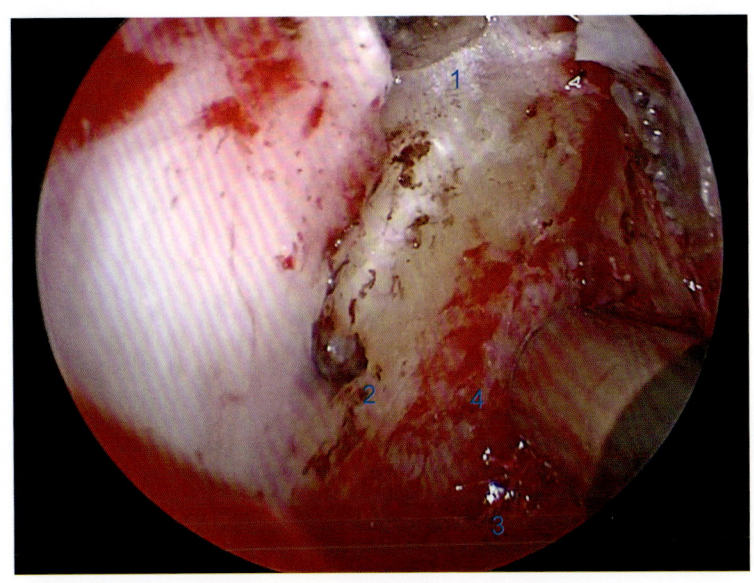

图2-6-5　副鼻后神经分支切断术

1. 血管神经束被切断的蝶腭孔血管神经束（部分显露）；2. 已被切断的副鼻后神经及伴行的血管；3. 小的副鼻后神经及伴行的小血管；4. 腭骨垂直板

6. 中鼻道黏膜瓣复位，明胶海绵压迫固定。

（三）术后处理

1. 口服抗生素5～7日。

2. 鼻喷激素，每日1次。

3. 术后2周鼻腔清理。特别是对于行蝶腭孔血管神经束全切断者，不要过早清理中鼻道手术区域，以免血管断端出血。

4. 观察术后并发症

（1）硬腭麻木：少数患者在术后可能出现硬腭麻木，可给予甲钴胺口服等治疗，一般在2～4周内能自愈。

（2）迟发性鼻出血：术后1～2周发生的较严重鼻出血，来自蝶腭动脉断端出血，一旦发生需要对蝶腭动脉断端进行双极电凝止血。防止要点，一是术中对蝶腭动脉断端充分电凝；二是术后不要过早清理中鼻道明胶海绵等可溶解止血填塞物；三是术后适当的抗生素治疗，预防感染。

七、随访

术后定期随访，建议随访期为术后2周、1个月、3个月、6个月、1年和2年，观察变应性鼻炎症状控制效果。绝大多数患者的流清涕、鼻痒、打喷嚏等症状在术后能立即得到良好控制。

八、转诊指征

1. 术后迟发性鼻出血不能得到有效止血处理，建议转上级医院。

2. 合并哮喘并且哮喘控制不佳，需转呼吸科先行控制哮喘，或转上级医院处理。

九、总结

1. 变应性鼻炎的一线治疗包括药物治疗和特异性免疫治疗。

2. 规范的药物治疗和/或免疫治疗症状控制不满意者，建议鼻内镜中鼻道黏膜下鼻后神经切断术。

3. 中鼻道黏膜下鼻后神经切断术是治疗变应性鼻炎的一种有效外科方法，安全性好。

〔肖自安〕

第七节　慢性鼻窦炎与功能性鼻内镜鼻窦手术

慢性鼻窦炎是鼻腔鼻窦黏膜的慢性炎症性疾病，病程超过 12 周，主要症状包括鼻塞、流脓鼻涕、头痛、嗅觉减退等。慢性鼻窦炎发病率高，在中国发病率达到 8%，相当于我国有一亿的慢性鼻窦炎患者。慢性鼻窦炎全年龄段均可发病，男性发病率多于女性，其发病因素主要包括病毒、细菌感染，局部黏膜及全身的免疫调节系统失衡，变应原，吸烟，空气污染，遗传因素等。根据是否伴有鼻息肉，慢性鼻窦炎可以分为伴有鼻息肉的慢性鼻窦炎和不伴有鼻息肉的慢性鼻窦炎。此外还有真菌性鼻窦炎，儿童慢性鼻窦炎鼻息肉，治疗方式是以手术治疗为主的综合治疗，包括功能性鼻内镜鼻窦手术（functional endoscopic sinus surgery，FESS），局部及全身应用糖皮质激素、大环内酯类药物，鼻腔鼻窦冲洗，鼻窦支架植入等。功能性鼻内镜鼻窦手术被发明以来，经过不断的发展应用，已经能够治疗大部分的鼻腔鼻窦疾病，对于功能性鼻内镜鼻窦手术技巧的钻研，手术适应证及禁忌证的细分，手术并发症的防范等，能够为慢性鼻窦炎术者及患者带来帮助。

一、手术技巧

（一）手术设备及器械（主要的鼻窦手术器械）（图 2-7-1）

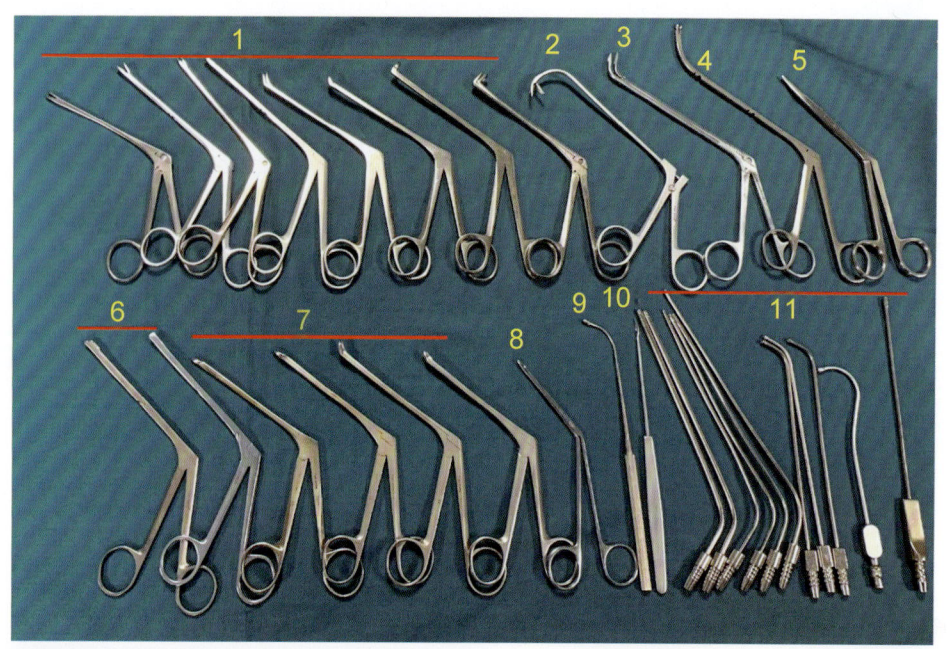

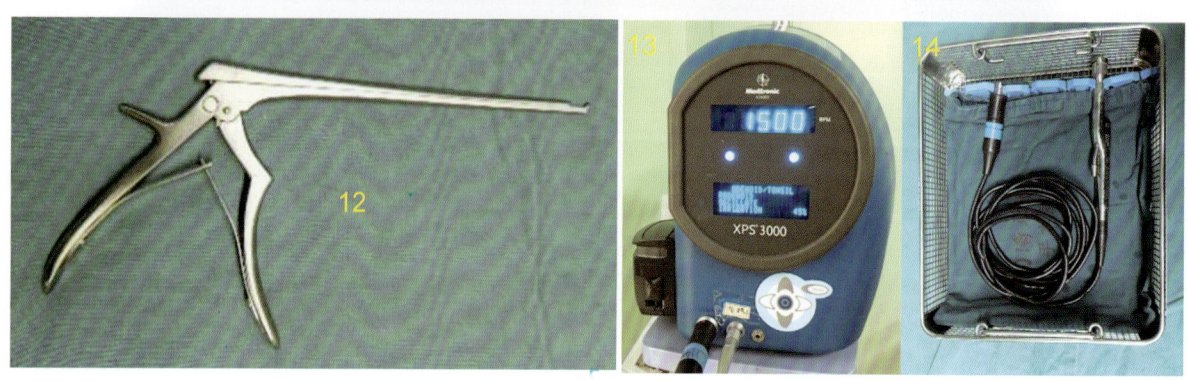

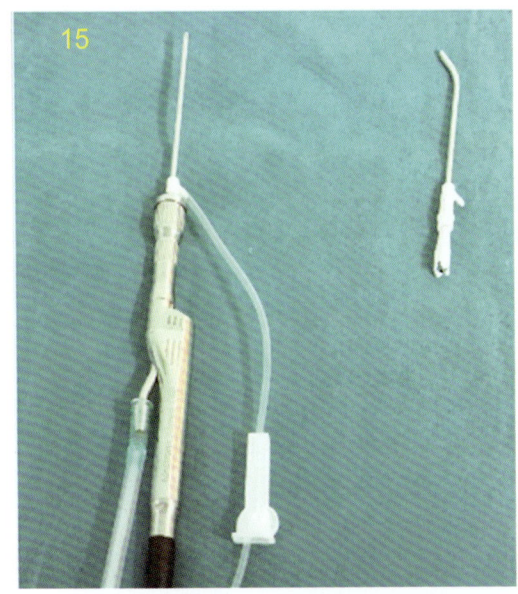
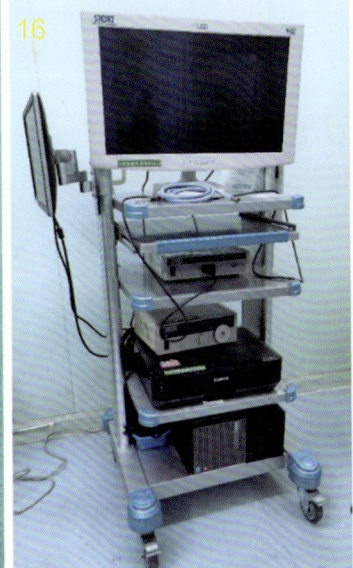
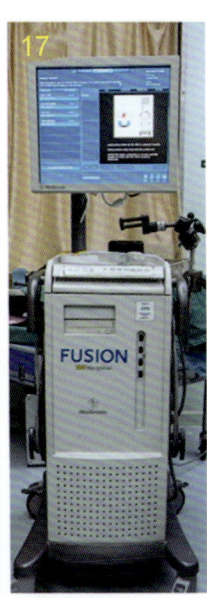
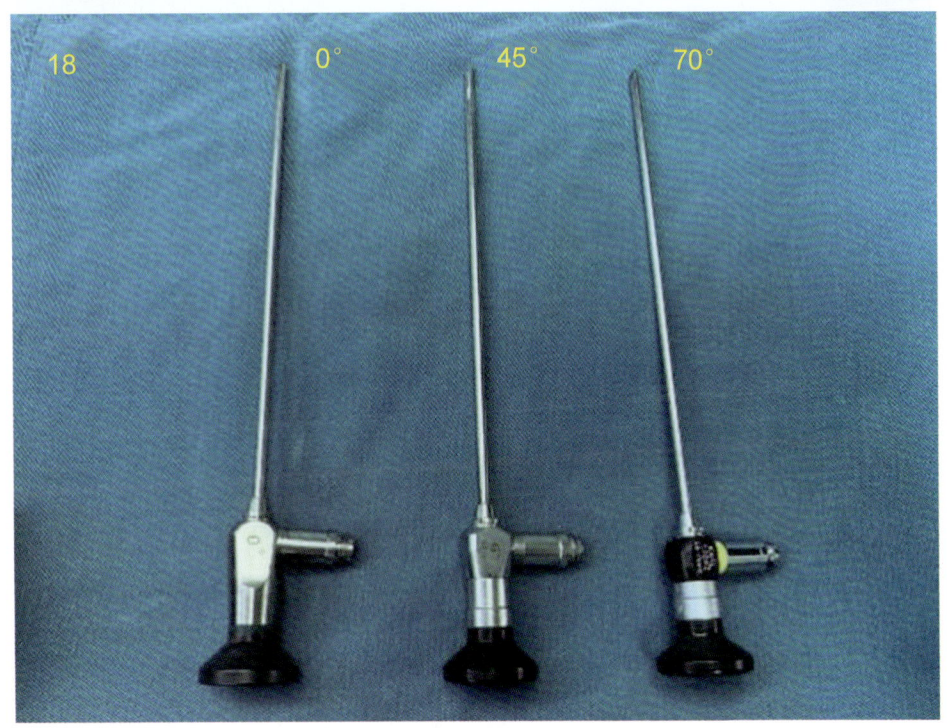

图 2-7-1 鼻内镜手术设备及器械

1. 筛窦直钳和 45°、90°钳；2. 上颌窦内抓钳；3. 鼻咽活检钳；4. 额窦咬骨钳；5. 鼻甲剪；6. 旋转反向咬钳；7. 筛窦直咬切钳和 45°咬切钳；8. 敷料钳；9. 0°、45°、90°刮匙；10. 钩突刀；11. 大、中、小直头吸引管，弯头吸引管"问号"弯头吸引管；12. 蝶窦咬骨钳；13. 电动微型吸引切割器；14. 电动微型吸引切割器手柄；15. 切割器手柄 0°、40°刀头；16. 影像监视系统；17. 导航监视系统；18. 0°、45°、70°鼻内镜

（二）手术方法及技巧

根据患者的实际情况，在临床应用中，可使用从前向后法或从后向前法开放鼻窦。从前向后法：切除钩突，开放前组筛窦，开放后组筛窦，开放蝶窦，开放上颌窦和额窦，从前向后法是我们常用的经典的鼻窦手术方法，手术步骤易于掌握。从后向前法：首先开放蝶窦，然后开放后组筛窦，前组筛窦，上颌窦和额窦。此方法适用于后组鼻窦病变的患者。

1. 筛窦手术　首先切除钩突，可使用钩突刀、剥离子、黏膜刀切除钩突，切除钩突时手术器械在钩突头端不要插入太深，以免损伤眶壁骨质，尽量完整切除钩突的尾端，可以顺利暴露上颌窦口。开放筛窦：建立通气引流的同时，尽量保留筛窦黏膜，以眶纸板、中鼻甲、上颌窦自然口、中鼻甲基板、颅底骨质为解剖标志，不要损伤周围结构。如果不需要开放额窦，尽量不要开放额隐窝，以免引起医源性额窦炎。开放筛窦时，推荐使用各种咬切钳，可以保护筛窦黏膜。

2. 上颌窦开放手术　　以开放筛窦或上颌窦自然口，改善或重建上颌窦通气引流为主。正常情况下，上颌窦自然口位于筛漏斗的后下，通常被钩突尾端遮盖，要彻底切除钩突尾端才能完整暴露。可使用上颌窦探针，弯头吸引管，弯头刮匙探查上颌窦，探查时尽量靠近下鼻甲，不要误伤眼球。上颌窦内下侧鼻内镜很难观察到，如果需要彻底清除上颌窦内的病变，可以选择泪前隐窝径路开放上颌窦。

3. 蝶窦开放手术　　可选择经过蝶窦自然孔开放蝶窦和经蝶窦前壁开放蝶窦。前者适用于蝶窦口比较清晰易找的，后者适合于蝶窦自然口不易寻找的。推荐使用前者。蝶窦自然口以上鼻甲或者最上鼻甲附着蝶窦前壁内侧，成年人距离后鼻孔 10～12 mm。术中可以先开放前筛及后筛，找到上鼻甲或者最上鼻甲，切除其后下部分，暴露蝶窦自然开口。蝶窦开放过程中，注意筛窦变异的蝶筛气房，不要损伤视神经及颈内动脉。

4. 额窦开放手术　　术前可以通过鼻窦 CT 观察钩突的附着，通过钩突头端附着位置选择开放手术的方式，如钩突附着于眶纸板，额窦直接引流到中鼻道，钩突内侧与中鼻甲之间的气房口为额窦开口；如钩突上端附着在中鼻甲根部，颅底，鼻内镜下见钩突外侧与眶纸板之间的气房为额窦开口。当然我们也可以通过鼻丘气房开放额窦，由于鼻丘气房构成额窦的底前份，所以去除鼻丘顶壁可进入额窦。

二、手术适应证

1. 鼻内镜鼻窦手术的适应证

1）慢性鼻窦炎伴有鼻息肉：根据鼻塞、流脓鼻涕、嗅觉减退及头痛等病史，鼻窦 CT 冠状位及轴位平扫可见窦口鼻道复合体阴影，双侧鼻窦内阴影，鼻内镜检查可见中鼻道息肉。

2）慢性鼻窦炎不伴鼻息肉：根据鼻塞、流脓鼻涕、嗅觉减退及头痛等病史，鼻窦 CT 冠状位及轴位平扫发现鼻窦内见阴影，鼻内镜可见中鼻道肿胀、有脓性分泌物。指南推荐的治疗没有效果可以手术治疗。

3）后鼻孔息肉：一般为单侧鼻腔后鼻孔息肉，来自上颌窦，症状为一侧鼻腔鼻塞、流脓鼻涕、嗅觉减退等症状，鼻窦 CT 冠状位及轴位平扫可见单侧上颌窦内阴影，鼻内镜检查可见单侧中鼻道息肉。

4）非侵袭性真菌性鼻窦炎：①鼻窦真菌球。患者有鼻塞、流鼻涕、鼻臭等症状，鼻窦 CT 提示鼻窦内（主要为上颌窦）阴影，常可见高密度影，鼻内镜下常可见一侧鼻腔黏脓涕。②变应性真菌性鼻窦炎。患者有鼻塞、嗅觉减退、分泌物不易擤出等，鼻窦 CT 提示双侧鼻窦腔的通透性下降，可见云雾状高密度影。

5）侵袭性真菌性鼻窦炎：①急性暴发型真菌性鼻窦炎。局部麻木感、发热、鼻塞、鼻出血，后续会出现颌面部软组织肿胀坏死。鼻窦 CT 可见鼻窦及相邻骨壁坏死，MRI 可提示软组织的肿胀坏死。②慢性侵袭性真菌性鼻窦炎。长时间反复发作的鼻窦区疼痛，流鼻涕，鼻出血，发热等症状。鼻窦 CT 提示鼻窦内软组织密度影不均匀增高，鼻窦骨质不规则破坏或骨硬化症。

6）儿童鼻窦炎伴鼻息肉：患者有鼻塞、流鼻涕、鼻臭等症状，鼻窦 CT 提示鼻窦内阴影，患者经过至少 12 周的规范化的药物治疗后无明显好转可行鼻内镜手术。

2. 鼻内镜下筛窦手术适应证　　①药物治疗无效的前后组筛窦炎，额窦炎，蝶窦炎；②局限于筛窦的病变，如筛窦息肉，真菌以及内翻性乳头状瘤等。

3. 鼻内镜下额窦手术适应证　　①慢性额窦炎药物治疗无效；②额窦肿瘤、息肉、黏液囊肿；③累及额窦引流的额窦骨折。

4. 鼻内镜下上颌窦手术适应证　　①药物治疗无效的上颌窦炎、上颌窦囊肿；②真菌性上颌窦炎；③上颌窦肿瘤、息肉；④上颌窦内异物，上颌窦内异位牙齿；⑤经上颌窦径路的前置手术，如翼腭窝，蝶窦外侧隐窝等手术。

5. 鼻内镜下蝶窦手术适应证　①药物治疗无效的蝶窦炎或蝶窦囊肿；②蝶窦真菌性鼻窦炎；③蝶窦肿瘤；④蝶窦异物；⑤经蝶窦径路的前置手术，如垂体瘤，视神经减压等手术。

三、手术禁忌证

鼻窦炎鼻内镜手术的禁忌证：①因全身因素不能耐受全身麻醉手术的患者，如严重呼吸功能不全，心功能不全，全身出、凝血功能障碍性疾病等；②伴有鼻窦炎的全身其他部位恶性肿瘤患者，需要优先治疗恶性肿瘤；③急性鼻窦炎，未经药物充分治疗；④当地条件不能满足鼻内镜手术的开展。

四、手术并发症及其防范技巧

鼻窦炎手术的并发症可按部位分为鼻内并发症、眶及眶周并发症、颅内并发症、术中及术后出血、全身并发症。

1. 鼻内并发症　①开放的窦口闭锁，具体原因可能为撕脱破坏了大量的鼻窦正常黏膜，窦口或者引流口瘢痕狭窄，还有术后换药不及时，未能将窦口的瘢痕或者肉芽组织及时清除掉。②以中鼻甲、筛顶和眶纸板为界的术腔，完全或部分封闭，具体原因与术腔过于狭窄，术后换药不及时，以及患者自身的黏膜素质有关。防范技巧：严格的系统解剖训练和操作训练，运用相对恒定的解剖进行定位，如钩突辅助定位额窦，上鼻甲辅助定位蝶窦；尽量使用中线原则行鼻内镜手术，避免损伤外侧组织；选择合适的手术器械，术前做好风险评估，认真阅片，预知解剖变异，做好患者随诊，及时换药。

2. 眶及眶周并发症　①视神经损伤引起的视力障碍，包括动力系统刀头，筛窦钳直接损伤，或者等离子、电凝器凝血时出现的直接和间接的热损伤。②眼球运动障碍：动力系统或者筛窦钳直接损伤眶内内直肌或上斜肌，或者眶内血肿压迫导致内直肌和上斜肌的损伤。③泪道损伤：钩突切除，中鼻道及下鼻道上颌窦开窗均可能损伤鼻泪管。④眶内血肿或气肿：前述损伤过程均可以造成眶内血肿及气肿，出现俗称的"熊猫眼"。防范技巧：严格的系统解剖训练和操作训练，选择合适的手术器械，解剖结构未明确时谨慎使用动力系统和电凝器，尽量使用中线原则行鼻内镜手术，避免损伤外侧组织，术前做好风险评估，认真阅片，预知解剖变异，可选择鼻窦影像导航辅助手术，以减少此类并发症出现。

3. 颅内并发症　①颅内积血及积气，蝶窦手术时损伤颈内动脉引起大出血。要尽量避免，因为死亡率特别高，可以在蝶窦压迫止血的同时，行放射介入治疗止血。颅底的损伤可能会造成颅内积气，少量的积气在控制感染的同时可以等待逐步吸收，大量的颅内积气应该在抗感染的同时修补颅底缺损。②脑脊液鼻漏，颅底骨质缺损或者破坏，硬脑膜破坏可以引起脑脊液鼻漏，可以通过颅底修补治疗。防范技巧：严格的系统解剖训练和操作训练，选择合适的手术器械，术前做好风险评估，认真阅片，预知解剖变异，可选择鼻窦影像导航辅助手术，以减少此类并发症出现。

4. 术中及术后出血　①由于鼻窦炎本身的炎症，病变范围广泛或者凝血功能障碍导致术前广泛的弥漫性出血；②由于筛前动脉或者蝶腭动脉及其分支的损伤造成术中以及术后的剧烈出血。防范技巧：严格的系统解剖训练和操作训练，选择合适的手术器械，术前做好风险评估，了解患者凝血情况，认真阅片，预知解剖变异，动脉周围操作时要注意，术中如出现损伤动脉，要及时使用电凝器妥善凝血，避免术后出血。

5. 全身并发症　如哮喘急性发作；麻醉药物变应引起的心脑血管意外等。防范技巧：术前谨慎评估患者全身情况，如患者有心肺功能不全等全身情况，要请麻醉科、心内科、呼吸科等相关科室会诊，评估手术风险。如手术风险过大，要暂缓手术，待全身情况好转后再行手术。

五、围手术期规范处理

1. 术前：术前规范化用药，如鼻窦炎鼻息肉患者可以给予术前短疗程的抗生素治疗，鼻喷激素治疗，有助于术中减少出血。术前认真阅片，提前知晓患者的解剖结构及变异，做好应对措施，告知患者手术的风险和注意事项，告知术后换药的重要性。

2. 术中：控制性降血压，注意解剖结构，减少术中出血，尽量避免手术并发症。

3. 术后：术后规范随诊，通常术后 2 周、1 个月、3 个月、6 个月、12 个月来门诊换药，换药过程中针对肉芽分泌物进行处理。术后常规使用鼻喷激素和鼻腔冲洗器进行冲洗，如出现术腔水肿明显，有复发的倾向，可以给予短疗程的口服糖皮质激素治疗，如口服泼尼松 30 mg 5 日、20 mg 5 日、10 mg 5 日、5 mg 5 日。如出现大量分泌物，有急性发作的情况，可以给予短疗程的广谱抗生素治疗。

六、转诊指征

复发性鼻窦炎鼻息肉患者，伴有解剖变异的鼻窦炎鼻息肉患者，如蝶窦的解剖变异，需要使用鼻窦影像导航辅助手术保证安全手术的患者，全身状况不佳，就诊医院不能提供全身支持的鼻窦炎鼻息肉患者，围手术期出现上述并发症无法自行处理的患者，如出现医源性脑脊液鼻漏、眶内内直肌及上斜肌损伤、颅内积血积气等。

〔刘　争〕

第八节　鼻腔鼻窦内翻性乳头状瘤及手术

鼻腔鼻窦内翻性乳头状瘤（sinonasal inverted papilloma，SIP）是一种发生于鼻腔鼻窦区域的常见良性肿瘤，发病率占鼻和鼻窦肿瘤的 0.5%～4%。它得名于其组织学特点，即上皮内翻性生长侵入间质，基底膜完整。该肿瘤的病因尚不明确，可能与人乳头状瘤病毒（human papilloma virus，HPV）感染、炎症等因素相关。该肿瘤多见于 40～70 岁男性，多发于鼻腔外侧壁和上颌窦，尤其是上颌窦内侧壁。目前，SIP 的主要治疗手段是手术切除。在鼻内镜技术普及之前，手术方式以鼻外入路为主，如柯陆氏手术、鼻侧切开等。近 20 余年，随着影像诊断技术和鼻内镜外科技术的迅猛发展，越来越多的 SIP 在早期即可被诊断，进而通过以鼻内镜技术为基础的微创手术切除。值得注意的是，SIP 虽属于良性肿瘤，但具有局部侵袭性生长、易复发、易恶变这三大特点，因此，彻底切除肿瘤、预防肿瘤复发是 SIP 手术的关键。

一、治疗现状

Stammberger 在 1981 年最先报道了经鼻内镜切除 SIP，随后越来越多的学者也报道了应用鼻内镜切除 SIP 的经验，手术复发率在 0%～33.3%。1996 年许庚在国内首先报道了经鼻内镜治疗 SIP 14 例，随访 24～60 个月，仅 1 例复发（7%）。2006 年，Bousquets JM 等采用 Meta 分析的方法，分析了 32 个研究队列的资料，其中内镜手术 714 例，非内镜手术 346 例，结果表明：经内镜手术治疗患者的复发率显著降低（12% vs 20%，$P < 0.01$）。

郑春泉等（2005 年）对 222 例手术治疗的鼻腔鼻窦 SIP 病例进行分析，评价鼻内镜手术与传统术式治疗鼻腔鼻窦内翻性乳头状瘤的疗效。采用鼻内镜手术者 122 例，采用传统经鼻内入路、鼻侧切开和柯陆氏手术患者 100 例。术后平均随访 3.8 年，结果显示，经鼻内镜手术组肿瘤复发率 18 例（14.8%），鼻侧切开手术组 19 例（33.9%）；11 例Ⅲ级病变患者采用鼻内镜结合柯陆氏手术，无一例复发；作者认为，对肿瘤涉及上颌窦的 Krouse T3 病变，鼻内镜联合柯陆氏手术疗效较好。上述临床实践表明，经鼻内镜手术已经成为切除 SIP 首选治疗方式。根据病变范围、解剖结构、经验和技术等影响因素，经鼻内镜联合辅助入路也应是合理选择的治疗方式。

二、手术设备及器械

经鼻内镜鼻腔鼻窦 SIP 手术相关设备及器械：包括高清或超高清内镜显示系统、鼻内镜手术常规器械、高速颅底磨钻等相关器械，图 2-8-1 为本单位开展此类手术常用的仪器设备。

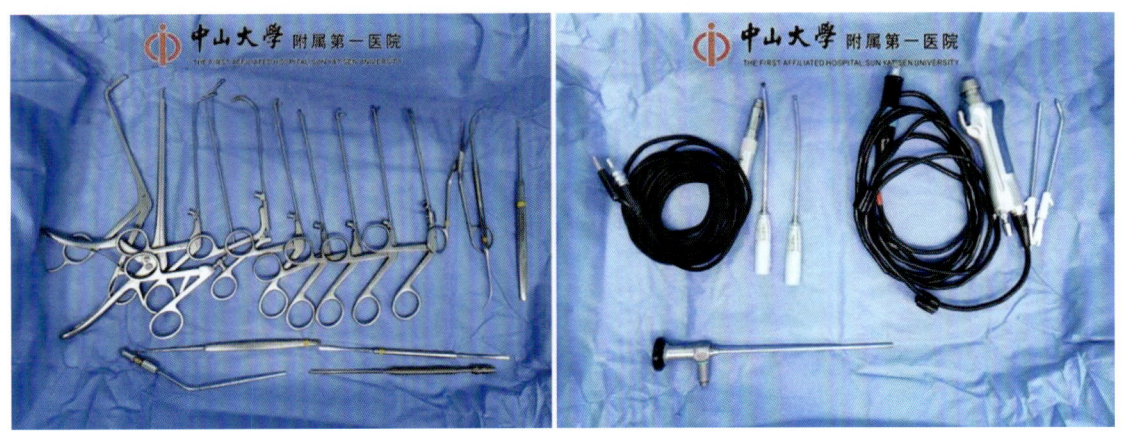

图 2 - 8 - 1　经鼻内镜鼻腔鼻窦 SIP 手术常用器械及动力系统

三、围手术期处理要点及手术技巧

（一）术前准备

SIP 应完善鼻内镜检查及病理活检确诊，当瘤体较大时，内镜难以分辨起源。瘤体表面光滑，呈分叶状，可以和半透明息肉共存。如果肿瘤组织脆，易出血，或呈菜花状，并伴有脓血样分泌物，应考虑中重度不典型增生或恶变。另外还需完善高分辨鼻窦 CT 扫描，观察鼻腔或鼻窦有软组织密度增高的一侧鼻腔鼻窦骨质是否有局限骨炎样增生，骨质吸收或破坏。如果有局部新骨形成或局灶增生，常提示为 SIP 起源的位置（图 2 - 8 - 2）。鼻窦增强 MRI：在 T_2WI 增强扫描或 T_2WI 图像，可以观察到"脑回征"（convoluted cerebriform pattern，CCP），为典型 SIP 所具有的 MRI 影像特点（图 2 - 8 - 3），对判断肿瘤附着位置和诊断有很好的帮助作用。研究表明，术前联合鼻窦 CT 和 MRI 在预测肿瘤附着的位置上，敏感性和特异性均高达 90% 以上。恶变的 SIP 往往失去典型的"脑回征"，DWI 成像中的价值更高。

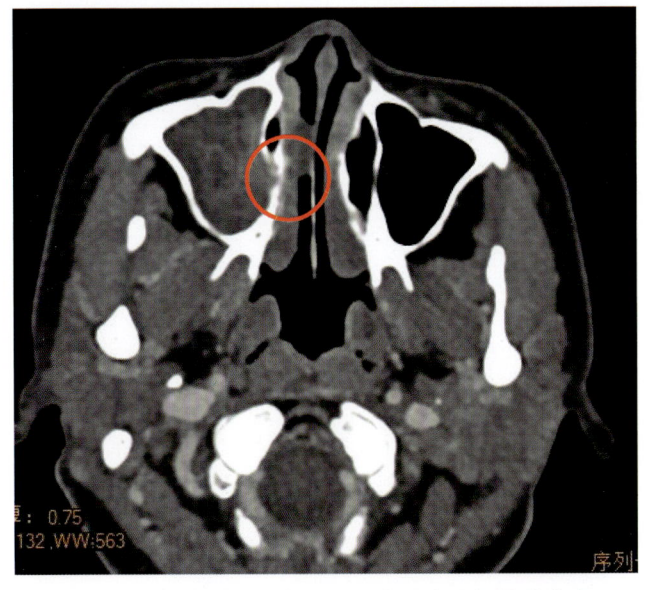

图 2 - 8 - 2　鼻窦 CT 右上颌窦内侧壁局部骨质增生，提示为 SIP 起源部位

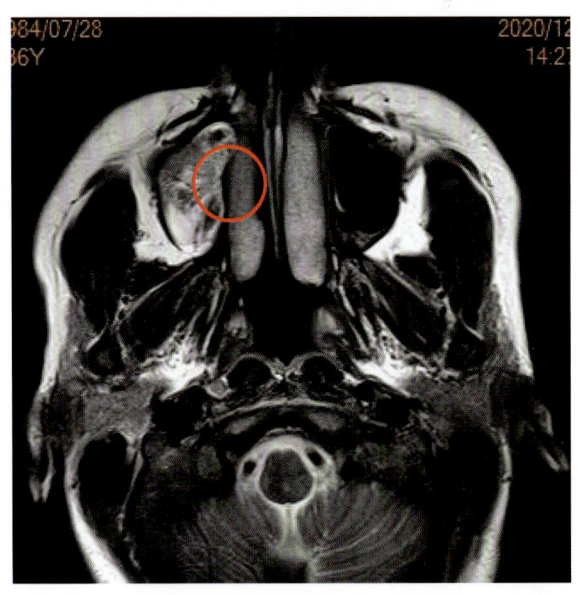

图 2 - 8 - 3　鼻窦 MRI 右上颌窦内可见"脑回征"，反向汇聚于上颌窦内侧，提示为 SIP 起源部位

影像检查完成后，需要根据影像提示的病变范围和可能的肿瘤附着点，进行病变分期，制订手术方案和进行预后分析。临床上应用较广的是 Krouse 分期系统（表 2 - 8 - 1）。随着鼻内镜外科技术不断成熟，以及对 SIP 的生物学特点的认识不断深入，近年来又有多个分期系统被提出，其中，张罗教授提出的基于肿瘤附着点的分期系统对于肿瘤复发风险有较好的预测性能。

表 2 - 8 - 1		SIP 的 Krouse 分期系统和 Zhang 分期系统
Krouse （2000 年）	T1	肿瘤完全局限于鼻腔内，不侵入鼻窦（可位于鼻腔的某一侧壁或区域，或体积较大但局限于鼻腔内、未侵至鼻窦或鼻外）且无恶变
	T2	肿瘤累及窦口鼻道复合体和筛窦和/或上颌窦内侧部分且伴或不伴鼻腔受累且无恶变
	T3	肿瘤累及上颌窦的外侧壁/上壁/下壁/前壁/后壁或蝶窦和/或额窦且伴或不伴上颌窦/筛窦/鼻腔的内侧部分受累且无恶变
	T4	肿瘤侵至鼻外或鼻窦外，侵入邻近结构（如眼眶、颅内、翼上颌间隙）或有恶变
Zhang 等 （2019 年）	1 期	肿瘤起源于鼻腔
	2 期	肿瘤起源于筛窦（眶上气房除外）或起源于上颌窦的后/外/上壁或起源于蝶窦（Sternberg 管内侧部分）或起源于额窦（面中线与眶纸板之间的部分）
	3 期	肿瘤起源于眶上气房或起源于上颌窦的前/内/下壁或起源于蝶窦（Sternberg 管外侧部分）或起源于额窦（眶纸板与瞳孔中线之间的部分）或累及双侧蝶窦或累及双侧额窦
	4 期	肿瘤起源于额窦（瞳孔中线外侧部分）

（二）SIP 手术原则

1. 关键理念　以肿瘤起源部位为导向的切除。传统 SIP 手术理念认为，需将受累区域的黏膜完全剥除并广泛去除黏膜下骨质，以预防复发。但随着对 SIP 的研究深入，人们认识到 SIP 往往存在一个或多个起源部位（又称附着点、根蒂部），30% 的原发肿瘤和 50% 的复发肿瘤在此处存在骨侵袭，提示起源部位的骨侵袭处理不足所致残留与肿瘤复发相关。因此，要想"斩草除根"、预防复发，显然需要重点处理肿瘤起源部位，反倒无须广泛地、盲目地进行去黏膜化与骨质磨除，这也就是所谓"以肿瘤起源部位为导向"，即根据起源部位设计手术范围、选择手术入路，术中以附着点为中心，并沿肿瘤边界，由黏膜下剥离并切除肿瘤。起源部位的寻找方法包括影像学检查（如前所述）和术中探查（若瘤体较大，充满鼻腔或窦腔，应先行瘤体减容）。

2. 根蒂部骨质切除　一般处理原则是将肿瘤根蒂部黏膜切除至骨膜下平面并充分去除骨质。对于较薄的骨质，可用剥离子剥除，对于较厚的骨质，可用高速磨钻磨削至硬质骨（图 2 - 8 - 4）。完整切除 SIP 附着根蒂部骨组织是避免复发的关键（二维码手术视频演示）。

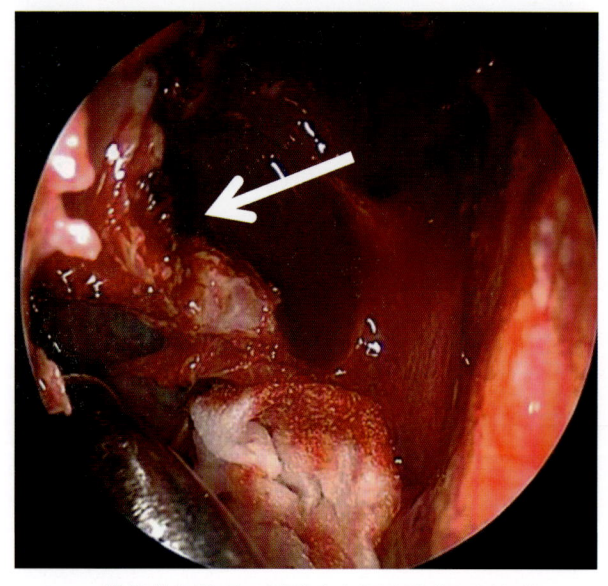 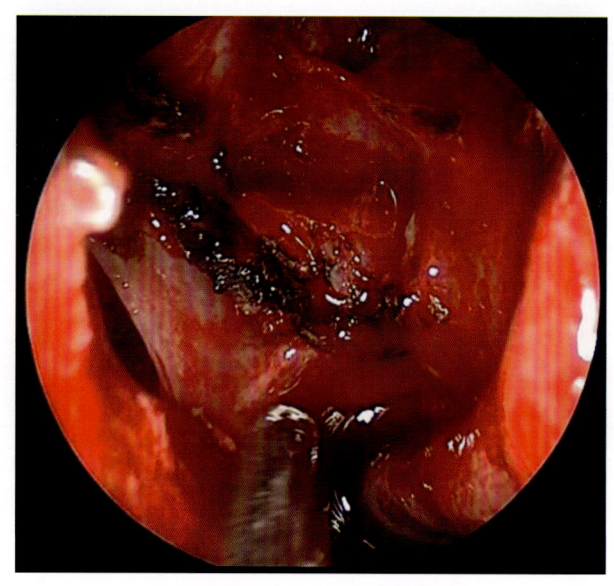

A. 沿根蒂切除后显露肿瘤起源处附着眶纸板的　　　　　　　B. 骨质去除后，局部电凝处理
　　增生骨质（白色箭头）

图 2 - 8 - 4　源自筛窦 SIP 附着骨质切除术中内镜图

（三）手术入路选择

1. 上颌窦　上颌窦内存在多个常规开放手术暴露困难的解剖部位，如泪前隐窝、前齿槽隐窝、后齿槽隐窝、颧隐窝等，这些部位易发肿瘤残留。因此，对于起源于或累及上颌窦的 SIP，入路选择对于切除效果有重要影响，常用入路如下：①经中鼻道上颌窦开窗：适用于上颌窦后部的肿瘤。②经中鼻道＋下鼻道或经中鼻道＋犬齿窝联合上颌窦开窗：适用于绝大部分上颌窦内肿瘤。③上颌窦内侧壁部分切除（包括额窦开放、下鼻甲切除、鼻泪管切除）：适用于广泛侵犯上颌窦的肿瘤或恶变的肿瘤。④经泪前隐窝上颌窦入路：最早由周兵等（2007 年）介绍了该手术方式，该术式经下鼻甲头端切开鼻腔外侧壁，解剖鼻泪管，开放泪前隐窝，从而进入上颌窦，尤其适用于侵犯泪前隐窝和前齿槽隐窝的肿瘤。术后将下鼻甲和鼻泪管黏膜瓣复位，可以完整恢复和维护鼻腔外侧壁，包括下鼻甲和鼻泪管的结构和功能，被国内外广泛应用。

2. 筛窦　SIP 多发于鼻腔外侧壁，故筛窦是最常见受累的窦腔。切除筛窦内肿瘤的方法与由前向后开放筛窦的方法类似，但需注意，若肿瘤附着于眶纸板或气房间隔，应充分去除附着部位的增生骨质。

3. 蝶窦　原发于蝶窦的 SIP 较少见，但由于蝶窦毗邻颅中窝、颈内动脉、视神经，追求肿瘤全切的同时需注意保护重要结构。对于累及蝶窦中线或底壁的肿瘤，可用常规方法充分开放蝶窦，切除病灶后，磨除起源部位骨质。对于起源于气化较好的蝶窦外侧隐窝，可采用翼突入路，以充分暴露蝶窦外侧隐窝；对于累及双侧蝶窦的肿瘤，则需部分切除鼻中隔后端和蝶窦间隔，在蝶窦中线开放引流，这样可以获得非常好的观察和切除肿瘤的视野，同时也便于术后随访观察。

4. 额窦　通常根据影像提示肿瘤范围和附着点及术中所见肿瘤累及范围，可以个性化设计手术方式。①若肿瘤起源于额隐窝中线至眶纸板之间：Draf Ⅱa 或 Ⅱb 手术。②若肿瘤起源于瞳孔中线内侧或累及眶上气房：Draf Ⅱb 或扩大 Draf Ⅱb 手术。③若肿瘤累及双侧额窦：经鼻内镜改良 Lothrop 手术。④鼻外额窦钻孔（mini-trephination）手术：单纯内镜入路无法满足需求时的辅助入路，经眉弓内侧小切口切除部分额窦前壁或底壁，由此进入额窦，充分暴露和切除额窦病变。

（四）术后处理

术后短期应常规给予患者抗生素预防感染 1～3 日。术后第一日可拔除填塞材料，如无出血和感染可出院。根据随访时间建议定期在门诊复查，行鼻内镜检查。术后 3 个月内常规进行鼻腔冲洗。近期随访至少 3 个月，目的是帮助术腔上皮化及伤口愈合。远期随访至少 3 年，目的是及时发现肿瘤复发或恶变。

四、随访

根据欧洲鼻腔、鼻窦、颅底肿瘤内镜诊疗意见书推荐，SIP 术后需要定期于耳鼻咽喉科门诊复查至少 3 年，密切随访。每次随访处理应在内镜下进行，重点观察肿瘤原附着的区域黏膜变化。针对上颌窦、额窦及蝶窦，可以借助角度镜进行观察。复查时间建议为术后 2 周、1 个月、2 个月、3 个月、6 个月、9 个月、1 年，一年后每半年复查一次。随访中如发现早期复发病灶，可在门诊或入院进行处理。

术后不需要常规进行 CT 影像学检查，除非有可疑区域或者有使用内镜无法看清的区域。如果有不典型增生或恶变，应术后一周内复查 MRI，作为随访观察基线。中重度非典型增生或恶变的病例，应按照恶性肿瘤的术后随访处理原则进行终身随访观察。

五、转诊指征

鼻息肉行常规鼻内镜手术，术后病理为 SIP 者；SIP 初诊患者肿瘤范围较大或原发于额窦、蝶窦、上颌窦前壁、内侧壁和底壁，需要增加辅助入路彻底切除肿瘤者；患者术中未能准确判断肿瘤根蒂部，根蒂部处理不彻底者；SIP 术后复查发现复发者；SIP 怀疑恶变或已证实为恶变者。以上情况建议转诊。

六、总结

本节详细阐述经鼻内镜鼻腔鼻窦内翻性乳头状瘤切除术，包括术前准备、手术理念及原则、手术入路的选择、术后处理、随访及转诊指征等。SIP整体手术原则是肿瘤附着点引导彻底切除肿瘤，并完整切除SIP附着处骨组织，是避免复发的关键。肿瘤附着点的判断可以根据术前影像检查完成，明确肿瘤的病变范围和可能的肿瘤附着位点，以制定详细的手术策略。对于原发部位比较隐蔽或病变范围广泛肿瘤，需要正确选择手术进路，在开放充分的视野下，彻底清除病灶是基本原则，是避免和减少复发的重要保证。

〔文卫平 文译辉〕

第九节 鼻内镜下泪囊开窗术

一、概述

泪囊开窗术又称泪囊鼻腔吻合术（dacryocystorhinostomy，DCR）是近几十年来治疗鼻泪管阻塞的常用术式。1904年，意大利的Toti首次阐述了外路泪囊鼻腔吻合术（external dacryocystorhinostomy，Ex-DCR），经过对该术式的不断完善，眼科医师常采用这种术式治疗慢性泪囊炎。其实早在1839年，Caldwell首先提出了经鼻腔行泪道手术，因当时对鼻腔解剖的认识不足，在那个没有内镜的时代，该方法不被人们所接受。1988年，Rice首次进行鼻内镜下经鼻泪囊鼻腔造孔术的尸体解剖研究。1989年，McDonogh和Meiring首次报道了鼻内镜下的DCR，这为慢性泪囊炎手术治疗提供了一条新途径。1994年，周兵等报道了鼻内镜下泪囊鼻腔造孔术，鼻内镜泪囊鼻腔吻合术（endoscopic dacryocystorhinostomy，En-DCR）既可用于泪道阻塞的首次治疗，也可用于鼻外径路手术治疗失败患者的再次手术及放疗后的泪道阻塞，成为解决泪道阻塞的有效方法之一。随着鼻内镜技术的发展和成熟，手术方法的不断改进，文献报道En-DCR手术成功率为80.0%～93.8%，能够达到外路DCR相当的临床疗效，且避免了皮肤切口和皮肤瘢痕，成为较好的治疗选择。

泪道阻塞是溢泪的最主要原因，分为原发性和继发性，容易发展为急、慢性泪囊炎，手术治疗的主要目的是重建或恢复泪液的引流通道。其中，慢性泪囊炎是鼻内镜下泪囊开窗术最常见的手术适应证之一。慢性泪囊炎是由于泪液引流系统的狭窄或者阻塞，或者细菌侵入，导致泪囊分泌物不能及时排出而引起的疾病。临床主要表现为溢泪或者挤压泪囊区有脓性分泌性溢出，部分患者出现泪囊炎反复发作致结膜炎、眼内炎甚至局部皮肤破溃形成瘘管，严重影响患者的工作和生活。

二、应用解剖

泪液主要是由位于眼眶外上方隐窝内的泪腺分泌，泪腺位于眼眶颞上方额骨的浅泪腺窝里，泪腺由许多腺泡细胞构成，汇集后排入逐渐增大的小腺管和导管。泪膜是由深层的黏液层和浅层的油脂层组成，在眼球暴露面形成的一层薄的保护膜。泪液汇聚于内睑缘，在此经上下泪小点的开口利用泪道泵吸作用吸入泪小管。人在瞬目时通过眼轮匝肌的收缩，导致泪小管被压缩，而后泪小管靠弹性复原时在管内形成负压，吸引泪液进入泪小管；同样，泪囊通过泪囊的泵吸功能将泪液吸入泪囊。泪小管泵和泪囊泵在泪液的引流过程中共同起作用，在泪液排泄的过程中，泪小管泵起主要作用，泪囊泵的作用相对较弱，仅仅在泪液产生过多时，泪囊延长泪液排泄时间中发挥作用。泪小管除了泵吸作用以外，还有泪小管虹吸作用。

泪小管起始段的2 mm与睑缘垂直，而其远端8 mm则与眼睑平行，下行于内眦韧带深面，最后进入泪囊。大多数情况下，上下泪小管在进入泪囊前汇聚成泪总管。泪囊位于卵圆形的泪囊窝内，该窝高约15 mm，宽约10 mm。上颌骨额突中较厚的骨质构成的泪前嵴，为泪囊窝前缘。而菲薄的泪骨构成泪后嵴，为泪囊窝的后界。上颌骨额突与泪骨融合于垂直跨越泪囊的纵行骨缝处。泪囊的下端在其进入由上颌骨、泪骨及下鼻甲骨组成的骨性鼻泪管时逐渐变细。鼻泪管在骨管内走行约 12 mm，然后与位于下鼻甲下方、开口于下鼻道的膜性鼻泪管相连，膜性鼻泪管长约 5 mm。鼻泪管的开口位于下鼻道前中 1/3 交界处，距下鼻甲前端约 8 mm、距前鼻嵴约 29 mm。该处常有黏膜瓣覆盖，称为 Hasner 瓣膜，该瓣膜有助于防止鼻腔分泌物反流。面动脉的内眦动脉分支沿鼻颧皮褶浅层内走行至内眦韧带，内眦静脉紧邻内眦动脉走行，这两根血管位于泪前嵴前内侧大约 5 mm，或距眼睑内眦中间处 8 mm。慢性泪囊炎多因鼻泪管不通畅所致。

从鼻腔内观察，泪囊位于中鼻甲前方鼻腔外侧壁骨质下，其后界常延伸至中鼻甲的下方、上颌线之后。关于泪囊的上界，早期研究认为在中鼻甲与鼻腔外侧壁附着处上方少许延伸。近期研究表明，泪囊上界可达中鼻甲前穹窿部上方约 8 mm 处，约 1/3 泪囊位于内眦韧带上方。这样，鼻内镜下行泪囊鼻腔造口术时，鼻腔黏膜切口和去除骨质的范围需相应的向上延伸，否则不易打开全部泪囊，影响手术的成功率。泪囊内侧壁与鼻丘仅隔一层骨壁，因此经鼻内径路是泪囊手术最短捷的入路。上颌骨额突前方为颌面软组织，手术中将上颌骨额突骨质去除后，如果遇到小泪囊或周围瘢痕时，会增加定位泪囊的困难，若将面部软组织误认为是泪囊切开，可能造成面部软组织的感染或面部皮肤皮下瘀血。

三、手术适应证及禁忌证

（一）适应证

1. 获得性泪道狭窄引起的慢性溢泪。

2. 伴有或不伴有泪道结石存在的急、慢性泪囊炎，泪囊脓肿（图 2-9-1）。

3. 复发性的儿童泪道阻塞。

（二）禁忌证

1. 全身情况差，如心肺功能不全等无法耐受手术者。

2. 出凝血功能异常者。

3. 泪道肿瘤，尤其乳头状瘤、恶性肿瘤等患者。

4. 明显瘢痕体质者。

5. 合并严重鼻部疾病者，如严重变应性鼻炎、慢性鼻窦炎鼻息肉、急性化脓性鼻窦炎、严重萎缩性鼻炎等。

急性泪囊炎大多在慢性泪囊炎的基础上发生，按以往 Ex-DCR 治疗方法，急性泪囊炎需在应用抗生素控制感染并切开排脓引流，待炎症控制后，才能做外路泪囊鼻腔吻合术，此过程所需时间较长。近年来由于鼻内镜技术的发展，这类患者已不是 En-DCR 的手术禁忌证。

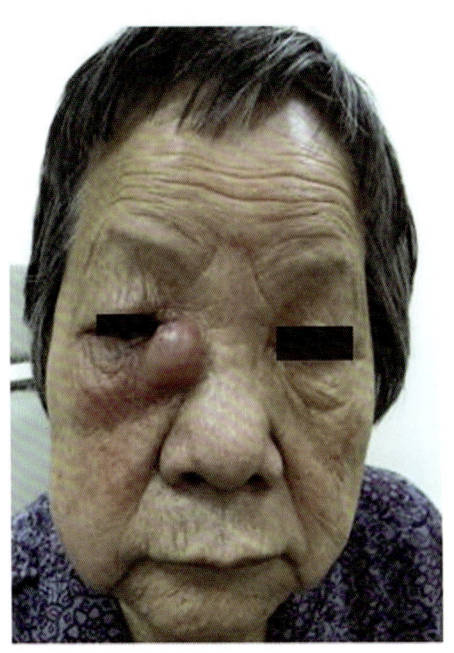

图 2-9-1 泪囊脓肿

研究表明，慢性泪囊炎合并有鼻腔鼻窦疾病的患者，同期手术并未影响鼻腔泪囊吻合手术的疗效，同时减轻了患者二次手术带来的痛苦和经济负担，有利于术后的随访观察。对于合并有鼻中隔偏曲的患者，先进行鼻中隔三线减张术，矫正鼻中隔后再进行鼻腔泪囊吻合术。对于鼻中隔偏曲合并有慢性鼻炎的患者，矫正鼻中隔后行鼻腔泪囊吻合术，最后再进行下鼻甲的骨折外移或下鼻甲黏膜下骨切除。对于上颌窦后鼻孔息肉、慢性鼻窦炎或慢性鼻窦炎伴鼻息肉患者，先行鼻腔鼻窦手术，再行鼻腔泪囊吻合术。对于真菌性上颌窦炎，需彻底清除真菌团块，确定无病变残留后，用生理盐水及氟康唑进行上颌窦腔的灌洗。然后消毒、更换内镜和手术器械，避免真菌菌丝带入泪囊，再行鼻腔泪囊吻合术。因此，针对鼻腔鼻窦内存在病变的患者，鼻内镜下泪囊鼻腔吻合术需要根据患者病情的实际情况及术者的经验考虑一期还是二期手术，甚至可能选择鼻外径路。

四、手术方法

（一）术前准备

完善血尿便常规、肝功能、肾功能、血脂、血糖、传染病筛查、凝血功能、心电图、胸片常规检查，评估全身情况。完善鼻窦 CT 检查，评估患者眶周、鼻腔鼻窦有无其他病变，是否需要预先处理或行泪囊开窗术时同步处理，鼻内镜检查对病情评估也有帮助。术前也可进行泪囊造影检查，特别是三维 CT 重建跟 X 线相比有明显的优势。术前 1 日剪鼻毛，生理盐水冲洗鼻腔，为手术区域做好准备。

（二）麻醉选择

En-DCR 可以在局部麻醉或全身麻醉下进行。

1. 局部麻醉　1％丁卡因 20 ml＋和 0.1％盐酸肾上腺素浸湿的脑棉片或小纱条填塞鼻腔，表面麻醉和收缩鼻腔黏膜，一般 3 次，每次 5 分钟。沿眶内侧壁于内眦韧带后 1～1.5 cm 处行筛前神经阻滞麻醉，筛前神经阻滞麻醉提供泪囊区、前筛及周围骨质的深麻醉。同时，眼睑侧内浅表组织以及角膜也应用滴眼液行局部表面麻醉。

2. 全身麻醉　所有患者均可选择全身麻醉。以下情况推荐全身麻醉：急性泪囊炎、泪囊区有手术史、鼻部病变或鼻部解剖特殊的患者。全身麻醉的同时也需要使用 0.1％盐酸肾上腺素浸湿的脑棉片收缩鼻腔，既可以增加术中可视度，也能减少术中出血。

（三）手术设备及器械（图 2-9-2）

0°或 30°硬性鼻内镜及其系统，动力系统，直径 3 mm 或 4 mm 金刚石磨钻；枪状镊、鼻窦钳、泪道探针、咬骨钳、钩突刀、鼻科吸引管，中鼻甲剪刀，剥离子，镰状刀等；有条件可配备针式高频电刀。

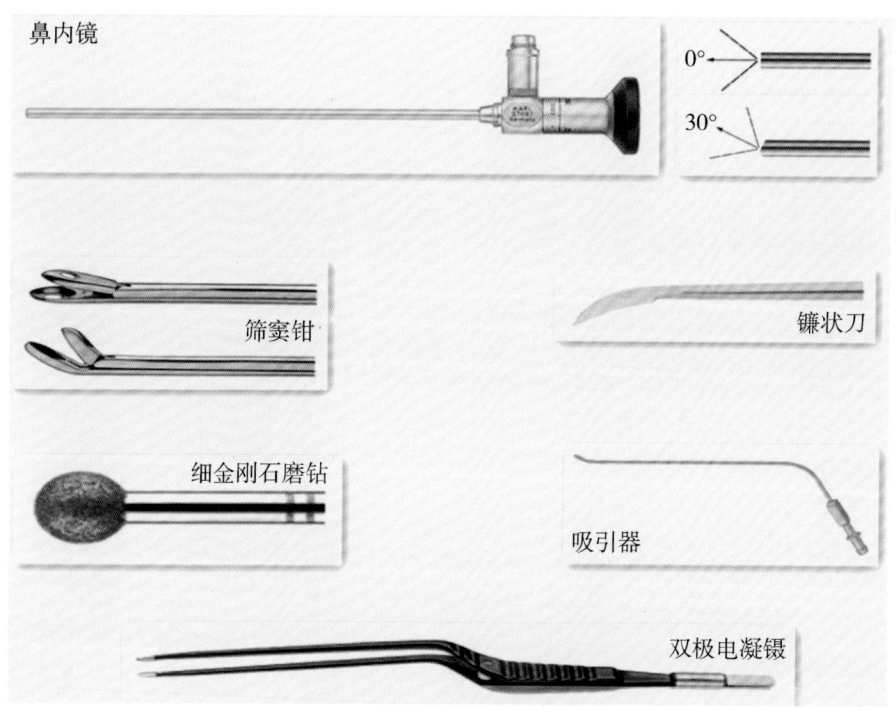

图 2-9-2　相关手术器械

（四）手术步骤

1. 制备黏膜瓣（图 2-9-3、图 2-9-4）　根据 CT 中泪囊在鼻腔外侧壁的投影与钩突附着处、中鼻甲前端在鼻腔外侧壁的附着处的关系，使用枪状镊在鼻外定位泪囊位置的同时，鼻内定位泪囊在鼻腔外侧壁的大致位置，用来确定鼻腔黏骨膜瓣切口位置。使用镰状刀于中鼻甲腋上方约 1 cm 略偏后约

3 mm 处做一水平切口，向前延伸到上颌骨额突表面，长约 1 cm，然后向下垂直切开黏骨膜，长度约为中鼻甲垂直高度的 2/3，下方做一水平切口，起自钩突鼻腔外侧壁附着处，水平向前，与垂直切口汇合。

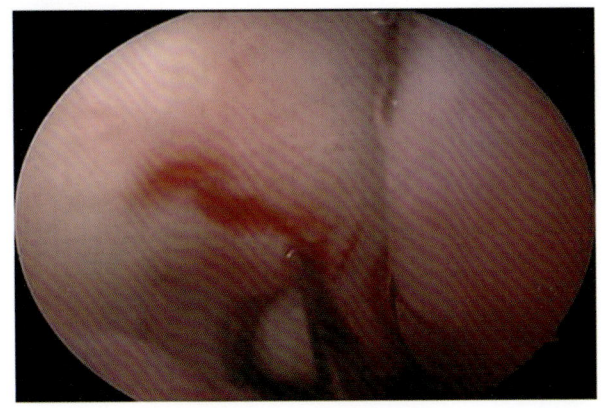

图 2-9-3　制备黏膜瓣

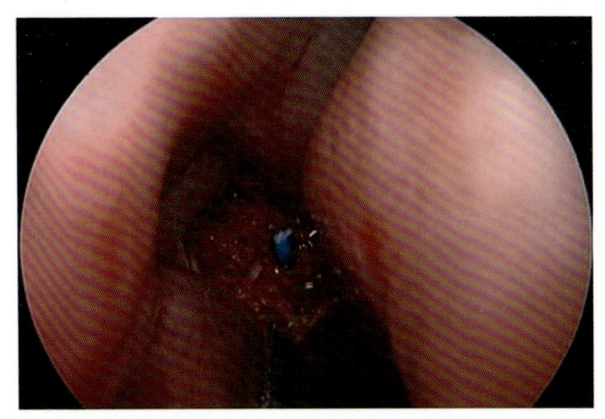

图 2-9-4　离黏膜瓣暴露骨质

2. 切除骨质　泪骨在钩突附着处前方 2～5 mm 处，手术区域以钩突为后界。泪囊的内壁由上颌骨额突和泪骨前部组成，两者有一个结合骨缝，通常在鼻腔黏膜瓣剥离后，于钩突黏膜切缘可以观察到该骨缝，有时将钩突黏膜向后剥离可显露泪骨和上颌窦额突间的骨缝。用咬骨钳自上颌骨额突下部与泪骨接合处开始咬除上颌骨额突，分离泪骨前部并将其钳除，直到骨质厚到咬骨钳不能操作。在这个位置，使用金刚钻去除位于上方黏膜切缘处以下的骨质（图 2-9-5）。金刚钻轻轻接触泪囊壁并不会损伤泪囊，但若钻头明显压迫泪囊会造成损伤。最好能够去除骨质至整个泪囊完全暴露（图 2-9-6），泪囊位于鼻腔外侧壁上的凸出部位，当泪囊被切开，黏膜瓣翻转出时，可平铺在鼻腔外侧壁上，骨质去除的范围越大，泪囊黏膜瓣越容易平铺在鼻腔外侧壁上。因此，泪囊在鼻腔外侧壁上的暴露不止是在囊壁上开个窗。同时，也有学者认为开放泪囊下半部就能达到充分引流泪液的目的，全程开放泪囊后泪囊正常的舒缩功能不复存在，失去推动泪液引流的动力。

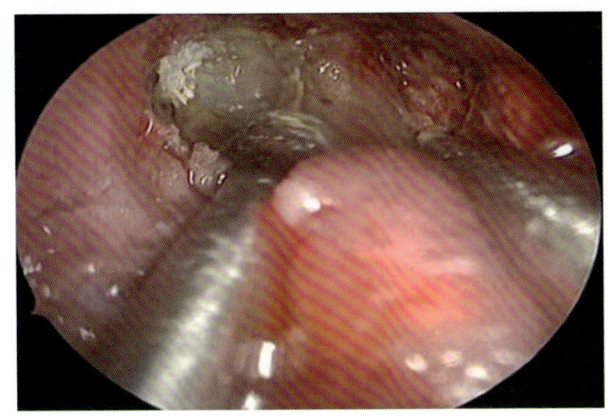

图 2-9-5　金刚钻磨除骨质

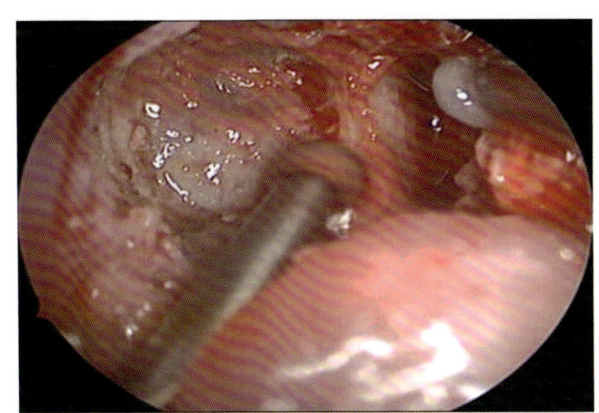

图 2-9-6　暴露泪囊囊壁

3. 切开泪囊　用泪点扩张器扩张下泪小点，助手将泪囊探针伸入泪囊，当探针在泪囊中移动时，可看到其尖在泪囊壁后面运动，确认探针确实在泪囊内。如果探头端没有在泪囊薄壁后运动，则表明探针可能仍在泪总管和泪囊的接合部，泪囊外侧壁可被推挤到内侧壁上，因而内侧壁可以活动，但无法窥到探针头。透过囊壁看见探针头后，使用镰状刀尖端在探针下缘压进被顶起的囊壁，将泪囊从顶到底切开，形成前后两个纵行黏膜瓣，再在瓣的上下行横行切口，便于黏膜瓣更好地贴附于鼻腔外侧壁上（图 2-9-7、图 2-9-8）。泪囊应开放到底，防止底部黏液聚积，上行堵塞造孔口。泪囊顶端应尽量向上开放至能够很容易看到泪总管进入泪囊的开口处。也有作者主张，纵行切开泪囊时，可将泪囊做成一个尽可能大的前黏膜瓣或后黏膜瓣，再将其贴附于鼻腔外侧壁的创面上，一般做后黏膜瓣操作较容易些。

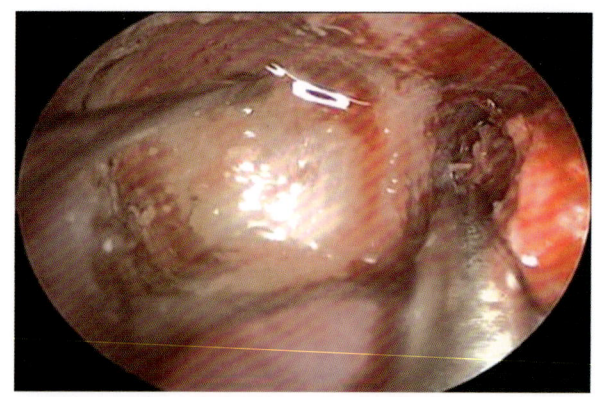

图 2-9-7　切开囊壁

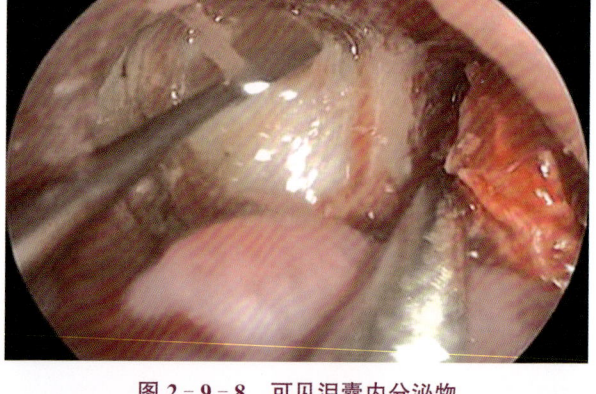

图 2-9-8　可见泪囊内分泌物

4. 留置扩张管　如果泪囊较大，且泪囊黏膜表面无明显炎症、水肿或息肉，泪囊黏膜瓣能很好地贴附在鼻腔外侧壁上，以纳吸棉、明胶海绵或银夹将黏膜瓣固定妥当后（图 2-9-9），也可不必放置扩张管。但是，小泪囊或行修正性手术的患者，需通过泪小管置入扩张管，作为术后恢复期扩张泪囊切口之用。

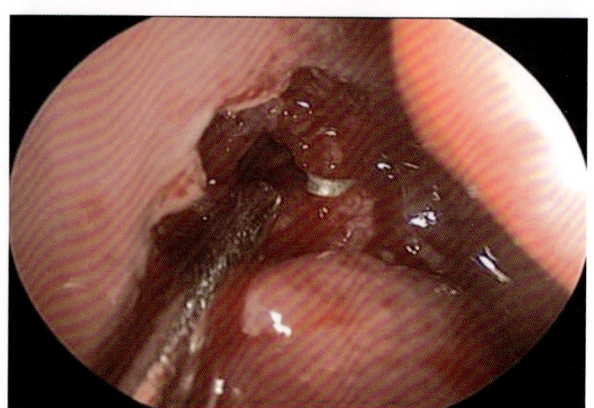

图 2-9-9　银夹固定黏膜瓣

5. 鼻腔填塞　评估泪囊四周裸露的骨质，将鼻腔外侧壁黏膜瓣复位于开放的泪囊上面，修剪黏膜瓣，使其覆盖骨面，并使黏膜瓣与泪囊黏膜瓣和鼻腔黏膜相接，这利于愈合，减少肉芽以及瘢痕的形成。可用可吸收材料轻轻填塞鼻腔起到固定作用。

6. 术后处理　一般随访至术后 3~6 个月。

（1）鼻腔冲洗：术后避免用力擤鼻，可用生理盐水冲洗鼻腔。

（2）内镜清理：出院后 1 周开始随访，术后 1 周、2 周、1 个月、2 个月、3 个月及 6 个月时均复诊冲洗泪道并在鼻内镜下检查，随访时鼻内镜下清除伪膜、痂皮，观察泪囊鼻腔吻合口的开放情况，若吻合口有肉芽组织阻挡，给予去除。同期完成鼻窦炎、鼻息肉的患者需加强随访，观察鼻窦术腔黏膜上皮化情况。

（3）泪道冲洗：术后 1 周开始行泪道冲洗，可间断冲洗至术后 6 个月。

（4）药物治疗：术后口服抗生素 3~5 日，如出现明显感染，需根据情况更换抗生素或延长使用时间。同时，使用糖皮质激素滴眼液滴术眼。使用鼻喷激素可以减少瘢痕和肉芽形成。合并鼻腔鼻窦炎症疾病的患者，结合患者病情，参照慢性鼻窦炎/变应性鼻炎的治疗方案治疗。

如有泪道扩张管，一般在术后 1 个月左右取出，对于修正性手术的患者，可延长留置时间，一般可留置至术后 6 个月。

五、手术并发症及其防范技巧

1. 鼻出血　与其他鼻内镜手术一样，术后少数患者会出现鼻出血的情况，术中彻底止血、术腔适当的压力填塞比较重要。一旦术后发生鼻出血，在进行鼻腔填塞时容易造成鼻黏膜瓣或泪囊瓣的移位，影响手术效果。

2. 眶损伤　多与泪囊定位不准有关，包括眶纸板的损伤暴露眶脂肪、内直肌和下斜肌。眶内侧深部如果形成筋膜下血肿，一般需清除。不要过度处理暴露的眶脂肪，以防引起眶内并发症，只要在钩突前方操作，一般不易进入眶内。术中严格按照解剖标志进行，可以避免此风险的出现。行 CT 泪囊造影，尤其是三维重建泪囊造影，因其分辨率高，可清晰地判断泪囊大小、阻塞部位、上颌骨额突的骨质厚度和鼻腔鼻窦情况、下鼻道是否有占位等，是目前推崇的检查方法。

3. 颅底损伤　可引发脑脊液漏，引发颅内并发症。也与泪囊定位不准有关，可在术前行 CT 泪囊造影检查，尤其是再次手术患者和外伤后患者。

4. 术腔粘连、瘢痕及肉芽形成　术后粘连的发生主要是鼻腔外侧壁与中鼻甲或鼻中隔的粘连，因此，应积极矫正鼻中隔偏曲，部分病例可切除中鼻甲的前端，此方法可减少组织粘连。术后瘢痕挛缩、肉芽组织增生等引起的造口封闭，是泪囊鼻腔开窗术失败的重要原因。瘢痕组织和肉芽主要来源于术后骨质裸露部分的二期愈合，若骨质暴露过多，术后造口区纤维组织增生明显，瘢痕挛缩后造口缩小乃至封闭，术中充分利用泪囊和鼻腔黏膜瓣尽量减少骨质暴露，复查期间可内镜下清除术腔增生的肉芽组织，泪道置管也可降低造口封闭的概率。部分学者主张术中将低浓度丝裂霉素 C 涂于吻合口周围以减少瘢痕形成，可提高手术成功率。但也有学者认为应用丝裂霉素可减少瘢痕增生，但亦可延迟吻合口创面愈合及上皮化进程，甚至促进肉芽组织生成，并未发现手术成功率明显提高。

5. 疗效不佳　影响手术疗效的影响因素包括患者年龄、泪道泵的功能、泪囊大小等。术前判断阻塞部位，评估泪囊大小、造影剂蓄积的位置，都可以帮助预判手术效果。对于小泪囊或泪囊壁黏膜肥厚，泪囊黏膜瓣的切开尤为重要。泪囊开放后有可能损伤泪囊泵，但由于泪小管泵和泪小管的虹吸作用仍存在，这种机会并不常见。外伤性泪道阻塞的手术时机、术中处理与原发性泪道阻塞是否相同等还有待研究，有学者提出使用导航技术治疗外伤性泪道阻塞。

六、转诊指征

该术式对正常或大泪囊腔患者效果显著，但是对于部分小泪囊腔及肉芽粘连型泪囊腔患者效果稍差，以下情况需引起注意，必要时建议患者就诊上级医院：

1. 儿童解剖结构较成人小，术后更易造成造瘘口狭窄。

2. 因炎症或者既往该区域相关手术导致囊壁增厚囊腔狭小，若从泪囊前缘常规切口容易进入眶内，损伤眶内结构，引起并发症。

3. 外伤导致的鼻泪管阻塞患者伴局部解剖结构改变，瘢痕形成，组织层次不清，泪囊往往移位。外伤性泪道阻塞的一些问题，如手术时机、术中处理与原发性泪道阻塞是否相同还有待研究。

4. 术后疗效不佳、复发或存在相关并发症，处理上困难的。

5. 其他。

七、结语

鼻内镜下泪囊开窗术成功率高，组织损伤小，无体表切口，可作为慢性泪囊炎的首选手术方式。经鼻 DCR 术式有很多改良方式，但手术的关键是如何合理，准确地在鼻腔外侧壁定位泪囊与泪囊造口，制备泪囊及鼻腔黏膜瓣、定期随访换药。随着鼻内镜技术的日趋成熟，相对于外径路 DCR，经鼻 DCR 一定会被越来越多的耳鼻咽喉科和眼科医师所推崇。

〔邱前辉　崔　毅〕

第十节　鼻眼相关疾病及手术

鼻腔鼻窦与眼眶相邻，解剖关系密切。很多疾病，如外伤、炎症以及肿物等，在发生、发展和转归方面有着紧密联系。近 20 余年来随着影像学，尤其是鼻内镜外科技术的发展与进步，鼻眼相关外科得到迅速发展。1995 年卜国铉教授首次提出鼻眼相关外科的概念，并出版《鼻眼相关外科学》专著，为创建鼻眼相关外科学奠定理论基础。在相关概念提出以后，以鼻科为首的专家借助内镜外科技术的发展使鼻眼相关外科工作迅速推广普及。其中最具有代表性的是慢性泪囊炎、外伤性视神经病及 Graves 病的经鼻内镜外科治疗。

一、外伤性视神经病变的定义

外伤性视神经病变（traumatic optic neuropathy，TON）是指直接或者间接暴力作用于头部导致急剧的严重视功能障碍，临床上表现为视力下降甚至失明、色觉障碍，在重型脑外伤中占 0.5%～5%。

二、视神经及视神经管的解剖

视神经长约 40 mm，分为四段，球内段长最短，约 1 mm；眶内段最长，约 25 mm，呈"S"形弯曲，周围有海绵状眶内脂肪包绕，具有缓冲作用，一般间接性暴力难以累及；管内段 5～6 mm，是视神经进入大脑的通道，由蝶骨小翼的两根合抱而成视神经管，视神经管的眶口呈椭圆形，垂直轴长，水平轴短；颅内段约 10 mm。外伤暴力作用于眶上缘时，外力将向内传递并集中作用于眶顶和视神经管，视神经各段损伤概率为：管内段 71.4%，眶内段 16.7%，球内段和颅内段共 11.9%。视神经表面由延续的硬脑膜包绕形成鞘膜，鞘膜下有少量脑脊液。眼动脉大多走行于视神经外下方（80%），也有少部分走行于下方（15%）或者内下方（5%）（图 2 - 10 - 1）。在蝶窦外侧壁视

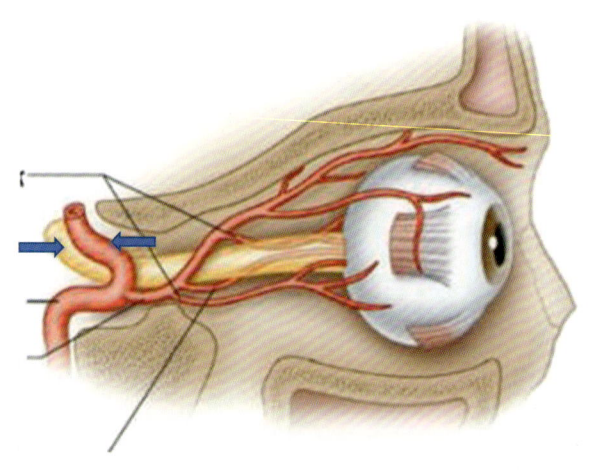

图 2 - 10 - 1 眼动脉走行
➡️ 为视神经；⬅️ 为眼动脉

神经与颈内动脉形成外"八"字形结构，视神经位于前上方，神经与血管之间可见隐窝，称为神经血管隐窝，为常用解剖定位标志（图 2 - 10 - 2）。如前床突气化良好，在视神经上方可出现视上隐窝。如有 Onodi 气房，视神经可能位于 Onodi 气房外侧壁（图 2 - 10 - 3）。

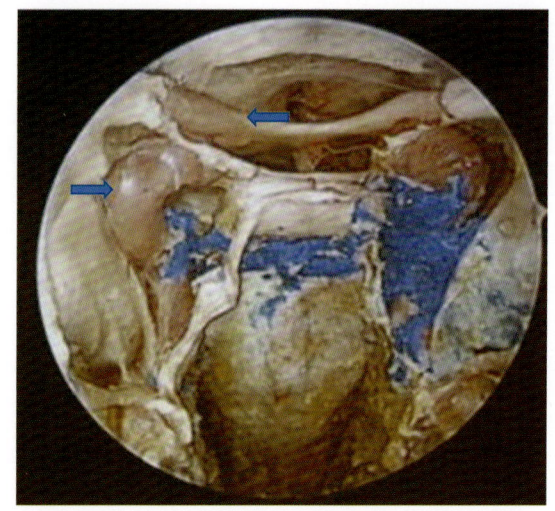

图 2 - 10 - 2 眼动脉走行
➡️ 为视神经；⬅️ 为颈内动脉

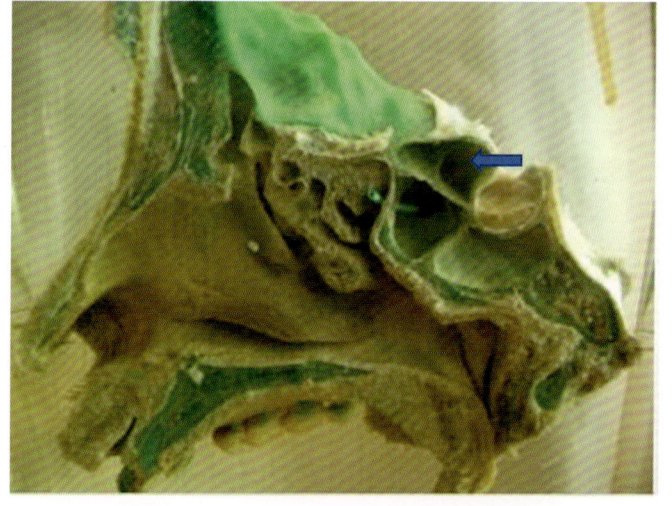

图 2 - 10 - 3 视神经与 Onodi 气房的关系
⬅️ 为 Onodi 气房

三、发病机制

该病基本损伤机制可分为直接损伤和间接损伤，直接损伤多为开放性颅颌面部外伤直接致视神经解剖断裂、撕脱等，其视力减退往往比较急剧严重，甚至完全丧失，治疗和预后十分不佳；间接损伤则由

开放性或闭合性颅颌面部外伤产生的力量传达至视神经，引起视神经管骨折或其周围结构如视神经鞘的反应性水肿、血肿等形成压迫，损害视网膜神经节细胞（retinal ganglion cells，RGCs）的血管供应和神经轴浆运输、营养供应等，以引发其凋亡程序；而 RGCs 凋亡引起的原发性和继发性损伤所导致轴突运输障碍、炎症反应和电化学障碍等最终也导致视神经损伤。但由于 TON 病理生理机制复杂，各种相关分子发病机制仍须进一步探索。

四、诊断

1. 病史　明确的头面部外伤史。尤其是颞部或眉弓外侧外伤史；急剧的视力减退、视野改变、色觉改变，可伴有头部外伤症状。对于外伤昏迷、神志不清或者眼睑肿胀不能睁眼患者，尤其需注意有无视力改变。

2. 体格检查　外伤后往往合并有多部位的联合损伤，所以一定要注重全身情况的检查。如患者的神志、血压、心率、呼吸，是否伴有颈、胸、腹部脏器损伤（喉部外伤、肝脾破裂出血、肋骨骨折、血气胸等）、四肢外伤骨折等。

3. 专科检查　是临床最简单、便捷的诊断方式。包括瞳孔反射、视力、视野、眼底检查。颅脑损伤患者应密切关注患者瞳孔变化，如受伤眼有相对性瞳孔传入障碍（RAPD），即出现的患侧瞳孔散大，直接对光反射减弱或消失，间接对光发射灵敏，对侧直接光反射正常的患者，应高度警惕本病。对于意识清醒患者，应立即检查患者视力、视野是否变化及色觉是否改变。视神经损伤者常出现视力明显下降或丧失症状，常用有无光感、眼前手动、眼前指数及视力表检查 0.02、0.05、0.1 记录。眼底检查了解是否有眼底出血、视网膜脱离及有无视网膜中央动脉栓塞、视神经萎缩（视神经萎缩通常发生在损伤后数周，甚至数月）。

4. 视觉诱发电位（VEP）　检测枕叶皮层所发出的电活动在整个视觉通路传递，进而了解从神经节细胞、突触、轴索到枕叶皮层神经电功能的完整性和功能状态。有研究发现，闪光视觉诱发电位（F-VEPs）的振幅降低量可能与患者预后较差有关。也有学者认为潜伏期的改变可能与患者预后的相关性更大。当 VEP 无法检测到时，视力恢复的可能性低。视觉诱发电位的振幅变化是诊断 TON 的一项重要指标，是临床初步判断患者预后的重要方法。

5. 影像检查　包括 CT 和 MRI。CT 要求采用薄层骨窗计算法扫描，层厚 0.6～1 mm，以眶尖为中心，轴位扫描，进行冠状位、矢状位重建（图 2-10-4）。CT 可了解鼻窦解剖关系，尤其蝶窦与后筛关系，显示有无骨折及骨折部位，对于 CT 未发现明显骨折者，后筛、蝶窦积血或积液可能提示骨折的间接征象。MRI 主要用于判断眶内有无出血、视神经水肿情况。最近也有学者提出 MRI 中弥散张量成像（diffusion tensor imaging，DTI）用于 TON 诊断。因视神经是发自视网膜节细胞的白质纤维，当 RGCs 损伤时可导致视神经后段轴向弥散率和平均弥散率降低，因此其在 DTI 影像学上的表现有助于评估患者视神经白质束损伤的微结构变化，可为临床诊断视神经损伤提供神经影像学证据。

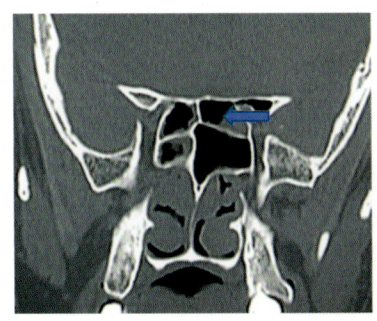
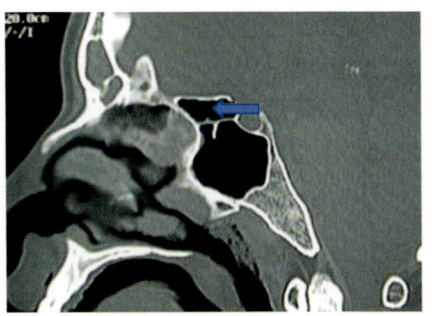
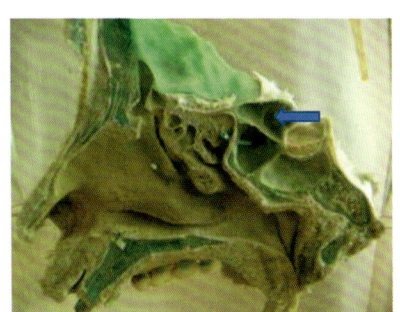

A. 鼻窦冠状位 CT　　　　　　　　B. 鼻窦矢状位 CT　　　　　　　　C. 鼻窦解剖彩图

图 2-10-4　Onodi 气房

⬅ 为 Onodi 气房

TON 一般可被明确诊断。必要条件：①存在颅、眶、颌面部，尤其额、颞部外伤史；②伤后急性视功能受损，如视力减退或失明、视野缺损、色觉障碍等，排除既往疾病所致。支持条件：①RAPD 阳性，而眼内无导致 RAPD 阳性的异常改变；②F-VEP 检查视觉波形消失或 P_{100} 波潜伏期延长、波幅降低，眼底未见视网膜严重病变。单眼受累或双眼受累程度不一致时，具备支持条件：①双眼受累程度相似时，具备支持条件；②再具备两条必要条件，即可确诊 TON。眼眶高分辨率 CT（水平位和冠状位）、MRI 亦可提供参考依据。值得注意的是，高分辨率 CT 发现视神经管骨折则多存在 TON。没有明确的视神经管骨折影像，只要具备上述诊断标准，亦可确诊 TON。

五、治疗

治疗原则在于保护未受损的视神经，防止神经元及轴突进一步损伤，减少视神经本身及其周围血管因水肿而遭受压迫。常用的治疗方法有保守治疗、手术治疗。但目前尚无大样本病例，充分循证医学证据表明任何治疗方法更有效，也无统一的诊疗指南。越来越多的专家认为，确诊 TON 后应尽早积极干预治疗，对患者视力的改善具有极大的帮助。

（一）保守治疗

目前临床上主要采取的是大剂量激素冲击治疗、神经营养药及改善微循环药物。激素冲击治疗常规方法为甲泼尼龙初始剂量 1 000 mg/d，持续 3 日，随后改为 500 mg/d，持续 3~5 日。应用激素的时候需要注意激素的副作用，如引起恶性消化性溃疡、胃肠道出血，以及因免疫系统的抑制使潜在的感染失去控制。

（二）手术治疗

手术的目的是去除损伤部位的异物或骨折片，去除视神经管骨性结构，解除视神经的压迫，保存现有视神经及促进重建神经功能，以达到保护视力或改善预后的效果。对于手术的径路目前已一致认为鼻内镜下经鼻入路是最佳选择，该径路可以经鼻腔鼻窦自然通道，既达到从视神经眶口至颅口的全程减压，又避免了对颅脑的损伤。目前更多关注的是手术的有效性、手术时机的选择和手术的关键步骤。

1. 手术的有效性（手术的必要性） 目前缺乏权威文献及循证医学认为哪种治疗更有效。但主流观点认为：①有明确骨折，伴有严重的视力下降；②外伤后视力逐渐下降或外伤后无实用视力（即视力低于 0.1），经过短期激素冲击治疗（一般 3 日时间）视力无明显提高或者提高后有下降。具备以上两点则认为有手术必要，应该积极进行手术，可为患者带来良好的长期预后。

2. 手术时机的选择 有研究发现，伤后 72 小时行手术治疗收益最大，48~72 小时是手术的黄金时间。在此时间段内手术能有效防止因视神经缺血和水肿而造成的永久性损伤。就算时间延迟一些，手术治疗后仍具有积极的术后效果，因此笔者认为手术治疗是一种更为明智的选择。另有研究表明，即使在视力丧失几个月后，视神经减压术仍能为患者带来一定的疗效，因此，对于外伤后时间较长，仍然无视力者，亦不宜放弃手术机会。

3. 手术的关键步骤 ①常规开放全组筛窦、蝶窦。术前需详细阅片，全面了解筛窦与蝶窦的解剖关系，彻底开放每一个气房，对于眶纸板有损伤，眶筋膜有破损甚至有眶脂肪脱出者，切忌将脂肪吸切，可采用双极或等离子电凝，便于脂肪回缩，不影响视野操作。②视神经管的定位与视神经管骨质磨除。视神经管定位的难易与蝶窦气化及外伤程度相关，常用定位方法有依靠解剖标志（视神经管隆突、神经血管隐窝、鞍底）定位，也可以眶尖、上颌窦口进行定位。视神经管的磨除必须使用颅底高速电钻（图 2-10-5、图 2-10-6），磨除时需冲水降温，平行神经方向磨除，磨除时切忌对神经挤压，以免造成二次损伤。磨除需达到视神经管一半以上，眶口必须解压彻底。③鞘膜的处理。对于神经明显水肿或鞘膜下有淤血予以鞘膜切开，需注意眼动脉与神经的关系。④伴有脑脊液漏的处理。须同时处理，否则有引起颅内感染可能。

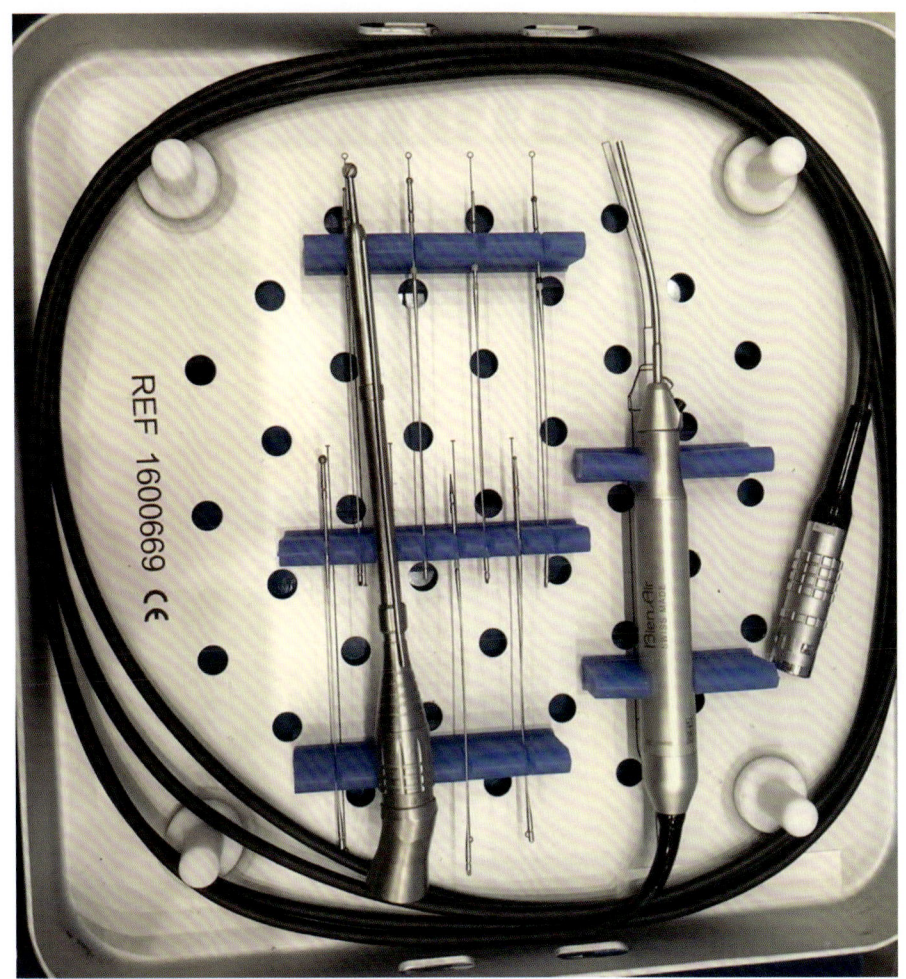

图 2-10-5 鼻颅底钻

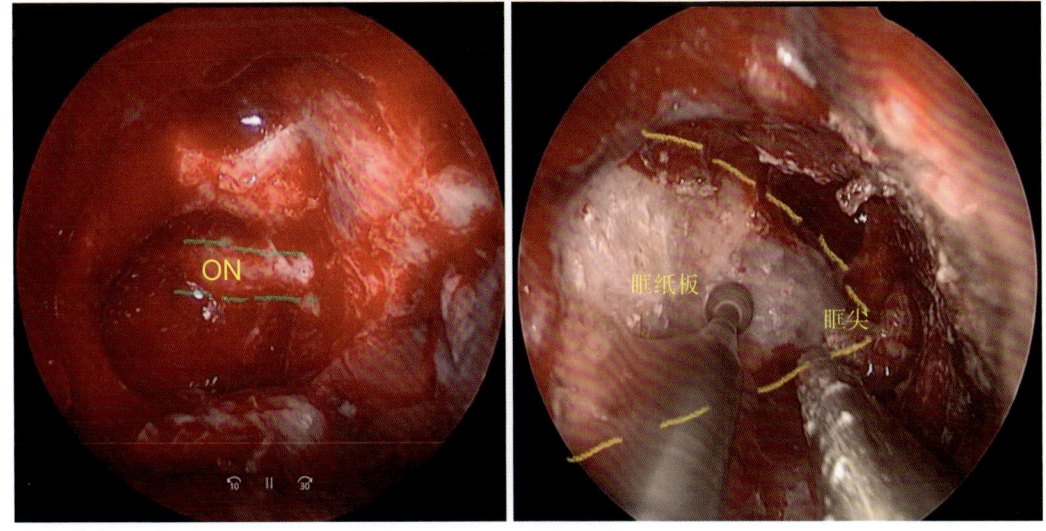

图 2-10-6 视神经管骨质的磨除

六、疗效评估

视力评判标准分为 5 个级别，即无光感、光感、眼前手动、眼前指数和 logMAR 视力表 0.02 及以上。术后视力较术前提高 1 个级别及以上，或较术前 logMAR 视力表提高 2 行及以上定义为有效。对视力高于 0.05 者，采用大光标测量中心视野，术后视野缺损范围减少≥15％或平均阈值增加≥10％，亦定义为有效。有条件的机构亦可在此基础上，采用色觉、对比敏感度、OCT 测量视乳头神经纤维厚度、VEP 改善等指标，进行综合分析和判断。

七、预后

由于 TON 的受伤机制、受伤部位、损伤程度和干预措施等因素的复杂性，使得目前对 TON 的预后缺乏明确、有效的指标。外伤后残存视力是公认的影响预后的重要因素。伤后有残存视力，说明有部分 RGCs 存活，而且具有较强的视功能恢复能力。伤后昏迷、入院前未常规糖皮质激素治疗、受伤至手术的间隔时间是影响预后的间接因素。

八、转诊指征

内镜经鼻视神经减压术属于高难度、高风险、高精度手术，对术者的解剖知识要求高，内镜操作动作娴熟轻巧，手术设备器械要求精细，尤其术后疗效不是很乐观（需要患者具有较高的接受度），对于同时合并颅脑外伤、脑脊液鼻漏患者，更需要多学科协助处理。因此，该手术的开展需根据本医院的实际条件进行，必要时需转诊上级医院。

九、总结

外伤性视神经病伤后视力下降严重，治疗的效果很有限，预后很差，因此，对于头面部外伤的患者，我们在治疗处理原发部位外伤的同时，须同时关注患者视力、视野的改变，争取早诊断，早治疗，必要时早转诊，尽可能挽救患者的视力。在鼻内镜鼻窦手术过程中，我们需严格杜绝术中视神经的损伤，以免对患者造成灾难性的后果。

〔李云秋〕

第十一节　脑脊液鼻漏及手术

脑脊液鼻漏是指由各种原因导致的颅骨-脑膜缺损，继而引起脑脊液从蛛网膜下腔通过漏口流入鼻腔或鼻窦。临床表现主要为一侧或双侧鼻腔持续性或间歇性流出清亮液体，且低头时液体流出增多，根据引起脑脊液鼻漏的病因不同，还可能出现回吸涕中带血、嗅觉减退、头晕头痛、恶心呕吐及眼部不适等症状，若已并发颅内感染则会有发热、颈项疼痛及脑膜刺激征等。目前认为筛顶及蝶窦是脑脊液鼻漏最常见的好发部位。根据病因可将脑脊液鼻漏分为创伤性、自发性、先天性和肿瘤性四大类。其中以创伤性最为多见，包括外伤性及医源性两种，外伤性常继发于合并颌面部骨折的颅骨损伤，特别是颅前窝骨折，约占全部脑脊液鼻漏的 80％；医源性约占 13％，多由各类颅底手术损伤造成，此外头部放疗及某些药物也可引起医源性脑脊液鼻漏。自发性脑脊液鼻漏并不常见，常与特发性颅内压增高相关，BMI 过高也是自发性脑脊液鼻漏的危险因素。由于脑脊液鼻漏存在颅腔与外界之间的异常沟通，脑膜炎及脑脓肿等颅内感染等严重并发症的发生率较高，因此积极有效的治疗至关重要。

一、治疗现状

目前普遍认为，对于渗漏较轻的脑脊液鼻漏及非医源性外伤引起的脑脊液鼻漏应先采用保守治疗，治疗手段包括降低颅内压、应用减少脑脊液分泌的药物（如乙酰唑胺）、预防和控制感染、避免用力擤鼻涕、咳嗽以及使用润肠通便药物防止颅内压增高等。需要注意的是，是否应该预防性使用抗生素尚存争议，不过大量研究认为对于创伤性脑脊液鼻漏一般不建议预防性使用抗生素。如果脑脊液鼻漏长期不能治愈，可能反复发生细菌性脑膜炎，死亡率高达 20％，因此在保守治疗无效时应尽快采取手术治疗。根据既往经验，保守治疗一周时应进行一次评估，若症状有好转则可继续保守治疗，若无好转则应行手术治疗。目前脑脊液鼻漏手术治疗方法有颅内修补法、颅外鼻外修补法及颅外鼻内修补法。随着鼻内镜技术的不断发展与进步，经鼻内镜脑脊液鼻漏修补术逐渐被患者接受。2010 年北京某医院的一项临床研究显示，经鼻内镜脑脊液鼻漏修补术的一次修复成功率约为 94%，在术后再次发生渗漏的患者中，有 50% 的患者经过鼻内镜二次修补成功修复漏口，另有 25% 的患者拒绝二次手术经保守治疗恢复。经鼻内镜脑脊液鼻漏修补术不仅成功率高且可减少并发症的发生，因此目前该术式已经成为脑脊液鼻漏的首选修补方法。

二、经鼻内镜脑脊液鼻漏修补术的适应证及禁忌证

（一）适应证

经鼻内镜脑脊液鼻漏修补术以筛窦和蝶窦中的漏口为指征，具体为：①单纯脑脊液鼻漏，经保守治疗无效者。②脑脊液鼻漏伴反复发作的化脓性脑炎者。③自发性脑脊液鼻漏者。

（二）禁忌证

在下列情况下应慎行经鼻内镜脑脊液鼻漏修补术：①漏口位于额窦后壁者。一方面，由于修复技术的困难，经鼻内镜治疗额窦脑脊液漏的成功率在不同文献中差异很大。另一方面，因为额窦的分泌物通过狭窄的鼻额管流入鼻腔，当通过鼻内手术修复额窦漏孔时，可能会阻塞鼻额管，这可能导致额窦囊肿形成。②漏口处于气化良好的蝶骨大、小翼者。③由于岩骨骨折造成脑脊液耳-鼻漏。④颅颌面外伤或神经损伤合并颅神经损伤、脑挫伤、脑水肿者。⑤存在复杂的前颅底骨折时，漏口的位置难以确定，常需进行开颅和组织瓣翻转。⑥漏气时间长、多次手术失败或放疗引起漏口周围供血不足的患者一般选用开颅手术治疗。

三、手术设备、器械及材料

（一）鼻内镜手术设备及手术器械分类

1. 手术监视记录系统　由监视系统、视频转化传输系统和摄像存储系统构成，能够同时完成监视、图像采集和数字化图像传输等功能。

2. 硬性鼻内镜　常用的硬性鼻内镜主要有 0°、30°和 70° 3 种。鼻内镜需与冷光源系统配合使用，冷光源系统能够在提供充足照明的同时避免范围内灯的直接热量对组织的灼伤。此外，鼻内镜同时也可以与高清晰度摄像头耦合，以便于将图像数字化传输至监视器。

3. 鼻内镜手术器械　咬骨钳、黏膜咬切钳及黏膜钳（0°、45°、90°）、吸引器、剥离子、探针等。手术动力系统主要指黏膜切割吸引装置，还可以配备不同角度的磨削钻头，实现对骨质的磨除切削功能。

4. 影像导航系统　能够帮助术者辨别局部解剖关系，确定病变范围，保护重要结构，为提高手术精确性和安全性提供保障。

（二）常见修补材料

目前常见的补料包括：阔筋膜、股外侧肌浆、鼻中隔带蒂黏膜瓣、鼻中隔骨片、颞肌、皮下脂肪、游离黏膜瓣、人工硬脑膜等。一般认为，不同的修补材料并不影响总体的手术修补成功率，因此选择何种补料由医师根据漏口情况及自身经验决定。但相较于人工硬脑膜而言，自体组织具有更高的组织相容性，能够促进伤口愈合。其中带蒂黏膜瓣可为伤口提供更好的血运，能够降低术后颅内感染及脑脊液鼻漏复发概率；脂肪具有良好的水密性且在人体分布广泛，但易液化，因此常作为第一层补料，再以其他材料覆盖，实现有效修补；筋膜具有良好的韧性及纤维增生能力，可与硬脑膜紧密贴合，适合面积较小的缺损。

四、围手术期处理要点及手术技巧

（一）术前准备

除常规术前准备外，还应完善以下检查：

1. 体格检查　鼻腔流出清亮液体为脑脊液鼻漏的重要诊断依据，如为外伤所致脑脊液鼻漏，液体痕迹中心呈红色，周边颜色较浅。除此之外还应重点检查是否有体温升高、头痛、颈项强直等感染相关体征。

2. 实验室定性诊断　葡萄糖定量检测以及 β-2 转铁蛋白检查可将鼻腔漏出液与鼻腔黏膜分泌的液体鉴别开来。如漏出液较多、易留取标本应做生化检查测定脑脊液葡萄糖含量，其含量在 1.7 mmol/L 以上提示为脑脊液鼻漏；若漏出液较少可行糖试纸检查。β-2 转铁蛋白检查具有更高的敏感性及特异性，但由于检测手段的限制，目前 β-2 转铁蛋白检查在临床上开展较少。

3. 影像学定位

（1）鼻内镜检查无创，痛苦小，经济方便，检查时可采取压迫颈内静脉和低头方式促使脑脊液滴出，可初步判断漏口的大致位置。

（2）颅底薄层高分辨率 CT 检查：可发现颅底破损、骨质连续性中断和相应鼻窦积液，具有较高的准确性及特异性。但应注意的是，有时骨折及颅底破损位置与漏口所在位置并不一致。

（3）MRI 检查：MRI 平扫可以显示软组织异常和脑脊液的积聚，但具有较高（约 40%）的假阳性。MRI 增强平扫有助于脑脊液鼻漏与鼻窦炎的鉴别。2021 年的一项临床研究显示磁共振 HT2-FSE 序列水成像灵敏度为 86%、特异度为 80%，与 CT 脑池造影结合后对漏口的定位更加准确，灵敏度及特异度分别可达到 97% 和 89%。

（4）CT 脑池造影法：经腰椎穿刺向蛛网膜下腔注入水溶性造影剂，采用头低脚高位俯卧（45°～60°），使显影剂进入颅底脑池，然后行头部 CT 扫描，并与注药前 CT 进行比对，可较好地显示漏口的位置，是确定漏口的金标准。

（5）脑脊液核素显像检查：可判断脑脊液漏口的位置和周围结构关系。

（二）鼻内镜技术操作规范及技巧

1. 全麻插管下取仰卧位，头向后仰 10°～15°，暴露鼻腔，使用 0.1% 肾上腺素充分收缩中鼻道、嗅裂的黏膜。

2. 手术入路选择　由漏口位置决定，术前定位漏口于单侧筛顶或筛板位置时，采用单侧经筛窦入路；若漏口波及双侧筛板或位于中线，选择双侧经筛窦入路；蝶骨平台、鞍底和斜坡漏口选择经蝶窦入路；定位于蝶窦侧壁的可采取经翼突入路，若该入路难以显露漏口部位可尝试泪前隐窝经上颌窦入路；多发漏口患者应根据漏口部位选择适宜的手术入路。

3. 确定并暴露漏口　切除钩突和筛泡，根据需求开放额窦、前组、中组或后组筛窦，仔细观察窦内黏膜，大多可见局部黏膜水肿及局部隆起，若见有清亮液体流出并有搏动性则提示为漏口位置；若在颅底部位发现肉芽组织，高度提示漏口部位。若漏口不明显，既往常通过压迫颈静脉以及麻醉师协助行 Valsava 法等增加颅内压以便观察脑脊液的流出、确定漏口位置。但需要注意的是，以上两种方法对复杂漏口的确认效果并不显著。也有报道用鞘内注射荧光素的方式确认漏口，但鞘内注射荧光素为超说明书使用，因此安全性得不到保证。目前有病例报告指出，对于复杂漏口而言，术中经腰大池注射生理盐水可起到更好的暴露作用，还可检验漏口修补效果。

4. 扩大漏口，创造新鲜创面　确定漏口大体位置后，去除碎骨片轮廓化术腔，磨钻去除骨性突起，切除和碳化漏口周围黏膜，形成新鲜移植床。充分去除周围黏膜，漏口周围至少形成 5 mm 以上的新鲜骨质创面，以便后续漏口修补及补体移植（图 2-11-1）。

5. 漏口修补　根据漏口形状、大小、位置等选择合适补料及方法修补漏口。高流量脑脊液鼻漏患者选用多层修补的方法，低流量脑脊液鼻漏患者单纯采取黏膜瓣修补。除鞍区漏口外，均可用"浴缸塞"式进行修补，即补片一部分置于漏口硬膜下，一部分置于硬膜外，填塞后使补片恰好嵌于漏口位置（图 2-11-2）。

6. 在补片表面放置加抗生素的可吸收性明胶海绵，若颅底缺损较大（依漏口位置而定，一般指漏口直径>30 mm），应加用骨质片及钛合金，压紧，碘仿纱条或银离子纱条填塞压迫 10～15 日（图 2-

11－3、图 2－11－4）。

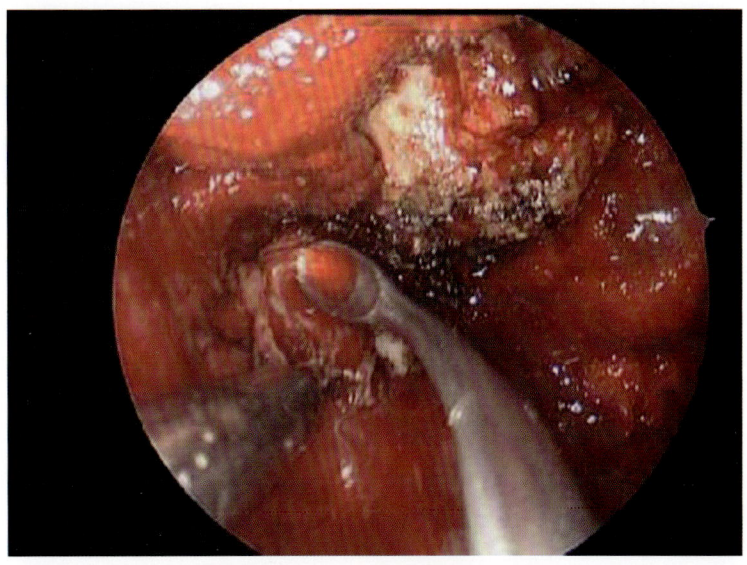

图 2－11－1　刮匙创造新鲜创面

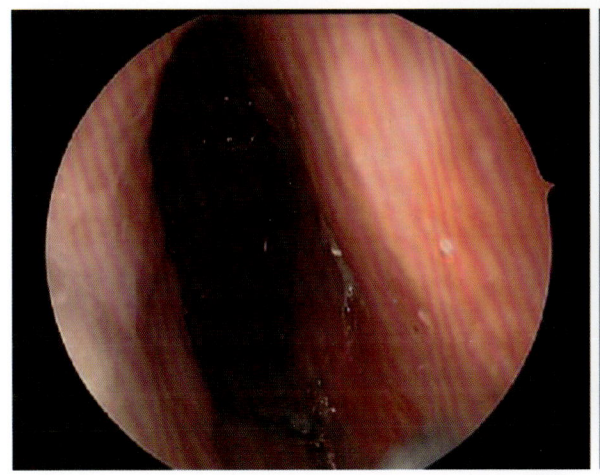
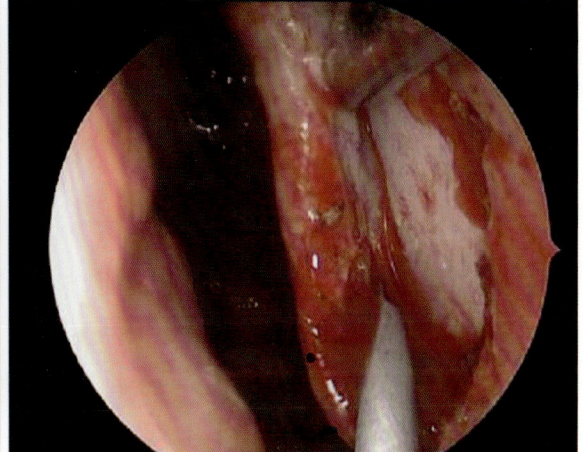

图 2－11－2　制备鼻中隔黏膜瓣作为补片

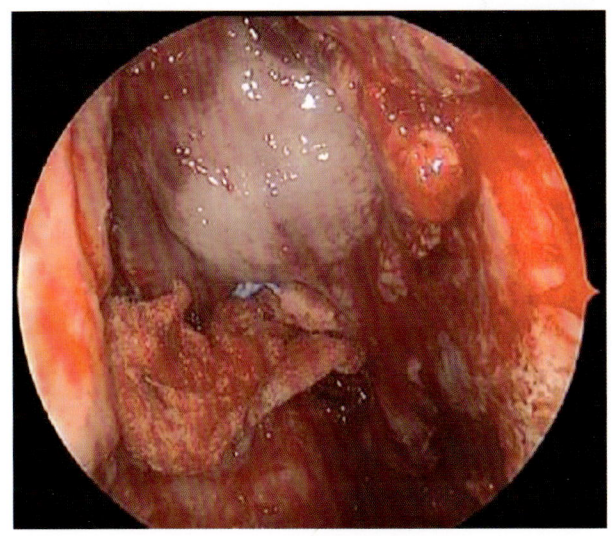
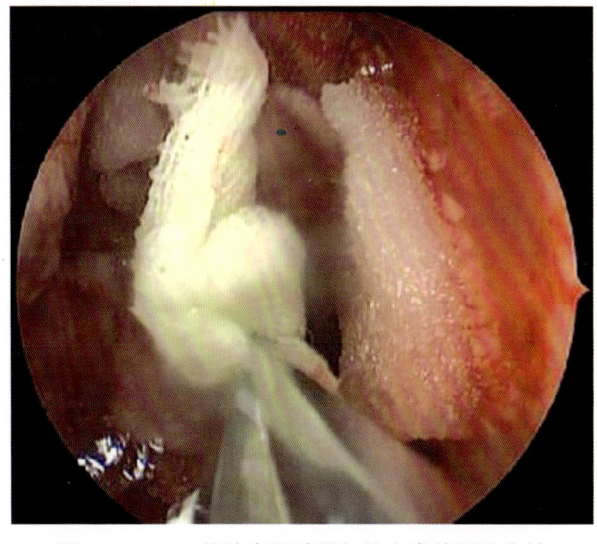

图 2－11－3　脑脊液漏修补后　　　　　图 2－11－4　补片表面放置加抗生素的可吸收性
　　　　　　　　　　　　　　　　　　　　　　　　明胶海绵，碘仿纱条填塞压迫

（三）术后处理

术后患者严格半卧位休息，床头抬高 $40°\sim60°$；术后 1 日转为半坐卧位，维持 1 周。根据情况采取降颅压等治疗：在患者需要时给予止咳药、泻药等以避免打喷嚏、屏气等增加颅内压的动作；给予甘露醇降颅压，使患者保持适度脱水状态。术后 3 日服用足量、广谱抗生素，控制潜在的颅内感染的可能。监测血清电解质、颅内压和脑积水情况以调整甘露醇用量、卧床时间和纱条取出时间。若术前硬脑膜缺损直径 $\geqslant10$ mm 或术后出现颅内感染迹象时行腰大池置管持续引流，否则不作为常规术后操作。2 周后拔除纱条，观察愈合情况，如果愈合不完全则更换纱条，并在术后第 30 日再次取出。在术后的前 3 个月，应避免任何剧烈活动。

四、手术并发症及其防范技巧

（一）术后并发症

1. 颅内感染　颅内感染为术后主要并发症，发生率约 7%，主要表现为发热、头痛、意识障碍、脑膜刺激征阳性。疑有术后颅内感染时，可经腰大池穿刺引流或蛛网膜下腔留置导管，取脑脊液标本送检并行药敏试验进行确诊，脑脊液检测白细胞计数 $>10\times10^6/L$、蛋白定量 $>2\ 200$ mg/L、葡萄糖定量 <1.90 mmol/L 时可确诊；之后可行腰大池引流术同时静脉滴注或经鞘内注射敏感抗生素进行治疗直至脑脊液指标恢复至正常范围。目前普遍认为，术中用碘伏消毒漏口周围，术后使用足量、广谱抗生素，均可控制潜在的颅内感染的可能。然而，预防性使用抗生素目前尚存争议，一些学者认为该方法并无作用，还有人认为预防性应用抗生素反而导致机会性致病菌的严重感染，但是更多的研究显示预防性应用抗生素的患者并未发生上述严重感染。

2. 脑疝形成　对于脑脊液鼻漏时间较长或漏液量较大的患者，漏口封堵后，脑脊液循环难以适应改变，可因脑积水、颅内压增高诱发头痛、恶心、呕吐，严重者可因脑疝而死亡。因此在围手术期应严密监测颅内压，适时进行降压治疗，必要时可行腰大池穿刺引流术。

3. 下肢静脉血栓形成　由于患者术后需长期卧床，发生下肢静脉血栓的可能性较高，因此在术后应重视常规护理，必要时行抗凝治疗。

4. 补片与漏口分离　常因术中补片放置不紧密导致。因此，理想情况下，补片应插入漏口，有大块骨缺损的患者更是如此。即便对于无法做到这一点的患者，也应保证补片紧紧地贴在漏口上，使其完全密封以避免移植物松动。

5. 气颅　气颅发生率很低，由术中漏口覆盖不全、遗漏小漏口所致，主要表现为逐渐加重的头痛，颅脑 CT 扫描清晰显示颅内积气，是气颅的主要诊断依据，可以早期诊断。颅内积气量较少时，可经鼻内镜下以明胶海绵封堵可疑漏口等保守治疗。

（二）术后并发症预防

术后并发症的防范重点包括：①明确经鼻内镜脑脊液鼻漏修补术的适应证及禁忌证，并严格遵守；②熟悉鼻腔鼻窦及鼻颅底相关解剖结构；③术中精细操作，减少医源性损伤；④术后合理用药并密切观察患者病情变化，争取早发现早治疗；⑤颅内压是手术成功的重要影响因素，因此在整个围手术期都应注意颅内压的变化，积极进行降颅内压治疗。

五、随访

术后随访目标为关注脑脊液鼻漏是否复发以及是否出现并发症，目前，对于出院后随访时间并无定论，大多经电话或门诊随访 $12\sim72$ 个月，观察指标为：鼻腔有无流出液以及是否存在颅内感染症状。

六、转诊指征

当地医院手术器械不完备；显像系统不清晰；高流量脑脊液鼻漏患者；瘘口位于额窦后壁及筛窦顶

壁；患者术前出现颅内感染；瘘口缺损较大；脑脊液鼻漏修补后再次出现脑脊液鼻漏者；患者年纪较大；一般情况较差者。

〔华清泉〕

参考文献

［1］　肖旭平，王继华，朱丽. 鼻内镜下鼻中隔偏曲再矫正术 25 例分析［J］. 中国医师杂志，2002，4（05）：504 - 505.

［2］　阎莉，药晋红，朱丽. 鼻内窥镜手术的规范化护理［J］. 中国实用护理杂志，2005，21（07）：44 - 45.

［3］　FETTMAN N，THOMAS S，RAJ S. Surgical Management of the deviated septum：techniques in septoplasty［J］. Otolaryngol Clin N Am，2009，42：241 - 252.

［4］　TORIUMI D M，BECKER D G，CUNNING D M. Rhinoplasty dissection manual［J］. Rhinoplasty Dissection Manual，1999：37 - 57.

［5］　王彤，臧洪瑞，李云川，等. 三线减张法鼻中隔成形术的主观和客观疗效分析［J］. 中国耳鼻咽喉头颈外科，2018，25（5）：246 - 250.

［6］　朱丽，李东，康伟，等. 鼻内镜下复合鼻外伤的整形美容修复［J］. 中华医学美学美容杂志，2013，19（06）：403 - 406.

［7］　赵宇，朱丽，马芙蓉. 外鼻骨折分型及骨折部位对鼻中隔影响的 CT 分析［J］. 临床耳鼻咽喉头颈外科杂志，2014，28（08）：527 - 530.

［8］　Becker D G. Septoplasty and turbinate surgery［J］. Aesthetic Surg J，2003，23（5）：393 - 403.

［9］　谢立锋，朱丽，鲁兆毅，等. 鼻内镜下鼻外形与鼻腔功能 I 期重建疗效分析［J］. 临床耳鼻咽喉头颈外科杂志，2016，30（16）：1275 - 1279.

［10］　朱丽. 近期鼻骨与鼻中隔复合外伤鼻内镜下成形术［J］. 山东大学耳鼻喉眼学报，2018，32（01）：7 - 9.

［11］　SWIFT A C，BLEIER B S，BHALA R K，et al. Epistaxis：etiology，investigations and management//DW Kennedy，PH Hwang. Rhinology：Diseases of the Nose，Sinuses，and Skull Base［M］. New York：Thieme，2012：507 - 526.

［12］　JONES NS，SIMMEN DB. Epistaxis（2010）// PW Flint，BH Haughey，VJ Lund，et al. Cummings Otolaryngology head and neck surgery［M］. 5th ed. New York：Mosby，2010：682 - 693.

［13］　MELIA L，MCGARRY GW. Epistaxis：update on management［J］. Curr Opin Otolaryngol Head Neck Surg，2011，19（1）：30 - 35.

［14］　CASTELNUOVO P，PISTOCHINI P A，PALMAP，et al. European Manual of Medicine Otorhinolaryngology Head and Neck Surgery［M］. Berlin：Springer，2010：205 - 208.

［15］　中华耳鼻咽喉头颈外科杂志编辑委员会鼻科组，中华医学会耳鼻咽喉头颈外科学分会鼻科学组. 鼻出血诊断及治疗指南（草案）［J］. 中华耳鼻咽喉头颈外科杂志，2015，50（4）：265 - 267.

［16］　黄选兆，汪吉宝. 实用耳鼻咽喉科学［M］. 北京：人民卫生出版社，1998.

［17］　许彤，李娜，姜彦，等. 鼻腔深部难治性鼻出血临床分析［J］. 中华耳鼻咽喉头颈外科杂志，2015，50（7）：556 - 559.

［18］　杨大章，程靖宁，韩军，等. 难治性鼻出血的出血部位及治疗［J］. 中华耳鼻咽喉头颈外科杂志，2005，40（5）：360 - 362.

［19］　郭丽敏，王德辉. 顽固性鼻出血的诊疗策略探讨［J］. 中国眼耳鼻喉科杂志，2015，15（2）：115 - 118.

［20］　郑金秀，郭进建，谭杰. 动态血压监测在中老年人高血压鼻出血患者中的应用［J］. 临床和实验医学杂志，2009（3）：92 - 93.

［21］　于亮，万玉柱. 原发性鼻出血的研究［J］. 中国耳鼻咽喉颅底外科杂志，2021，27（4）：480 - 483.

［22］　杨钦泰，邓慧仪，王玮豪，等. 难治性鼻出血隐匿出血部位的分布和治疗［J］. 中华耳鼻咽喉头颈外科杂志，2016，23（10）：602 - 605.

［23］　中华耳鼻咽喉头颈外科杂志编辑委员会鼻科组，中华医学会耳鼻咽喉头颈外科学分会鼻科学组. 中国变应性鼻炎诊断和治疗指南（2022年，修订版）［J］. 中华耳鼻咽喉头颈外科杂志，2022，57（2）：106 - 129.

［24］　中华耳鼻咽喉头颈外科杂志编辑委员会鼻科组，中华医学会耳鼻咽喉头颈外科学分会鼻科学组、小儿学组. 儿童

变应性鼻炎诊断和治疗指南（2022年，修订版）［J］．中华耳鼻咽喉头颈外科杂志，2022，57（4）：392-404.

［25］ 程雷．变应性鼻炎指南修订促进临床规范化诊疗［J］．中华耳鼻咽喉头颈外科杂志，2022，57（4）：413-417.

［26］ MARSHAK T，YUN W K，HAZOUT C，et al．A systematic review of the evidence base for vidian neurectomy in managing rhinitis［J］．J Laryngol Otol，2016，130（Suppl 4）：S7-S28.

［27］ OGAWA T，TAKENO S，ISHINO T，et al．Submucous turbinectomy combined with posterior nasal neurectomy in the management of severe allergic rhinitis：Clinical outcomes and local cytokine changes［J］．Auris Nasus Larynx，2007，34（3）：319-326.

［28］ KANAYA T，KOHNO N．Endoscopic Posterior Nasal Neurectomy with Continuous-Suction Irrigation Method［J］．J Otolaryngol Res，2017，1：113.

［29］ BLEIER BS，SCHLOSSER RJ．Endoscopic anatomy of the postganglionic pterygopalatine innervation of the posterolateral nasal mucosa［J］．International Forum of Allergy & Rhinology，2011，1（2）：113-117.

［30］ YAO A，WILSON J A，BALL S L．Autonomic nervous system dysfunction and sinonasal symptoms［J］．Allergy Rhinol（Providence），2018，9：2152-6567.

［31］ SOUMYA S，ADEGBOYEGA G，ELHASSAN H．Surgical approaches for allergic rhinitis：a systematic review Protocol［J］．International Journal of Surgery：Protocols，2021，25（1）：178-183.

［32］ KIKAWADA T．Endoscopic posterior nasal neurectomy：An alternative to vidian neurectomy［J］．Operative Techniques Otolaryngol Head Neck Surg．2007，18（4）：297-301.

［33］ KOBAYASHI T，HYODO M，NAKAMURA K，et al．Resection of peripheral branches of the posterior nasal nerve compared to conventional posterior neurectomy in severe allergic rhinitis［J］．Auris Nasus Larynx，2012，39：593-596.

［34］ MAKIHARA S，OKANO M，MIYAMOTO S，et al．Underwater posterior nasal neurectomy compared to resection of peripheral branches of posterior nerve in severe allergic rhinitis［J］．Acta Otolaryngol，2021，141（8）：780-785.

［35］ ROBINSON S R，WORMALD P J．Endoscopic vidian neurectomy［J］．Am J Rhinol，2006，20（2）：197-202.

［36］ MARSHAK T，YUN W K，HAZOUT C，et al．A systematic review of the evidence base for vidian neurectomy in managing rhinitis［J］．J Laryngol Otol，2016，130（Suppl 4）：S7-S28.

［37］ KAWAMURA S，ASAKO M，MOMOTANI A，et al．Submucosal turbinectomy with posterior-superior nasal neurectomy for patients with allergic rhinitis［J］．Practica Otologica，2000，93（5）：367-372.

［38］ VOISIN T，BOUVIER A，CHIU I M．Neuro-immune interactions in allergic diseases：novel targets for therapeutics［J］．Int Immunol，2017，29（6）：247-261.

［39］ JEAN E E，GOOD O，RICO JMI，et al．Neuroimmune regulatory networks of the airway mucosa in allergic inflammatory disease［J］．J Leukoc Biol，2022，111（1）：209-221.

［40］ LE D D，ROCHLITZER S，FISCHER A，et al．Allergic airway inflammation induces the migration of dendritic cells into airway sensory ganglia［J］．Respir Res，2014，15（1）：73.

［41］ WANG L，CHEN M，XU M．Effect of posterior nasal neurectomy on the suppression of allergic rhinitis［J］．American Journal of Otolaryngology—Head and Neck Medicine and Surgery，2020，41（3）：102410.

［42］ 中华耳鼻咽喉头颈外科杂志编辑委员会鼻科组，中华医学会耳鼻咽喉头颈外科学分会鼻科学组．中国慢性鼻窦炎诊断和治疗指南（2018）［J］．中华耳鼻咽喉头颈外科杂志，2019，54（2）：81-100.

［43］ FOKKENS W J，LUND V J，MULLOL J，et al．European Position Paper on Rhinosinusitis and Nasal Polyps 2012［J］．Rhinol Suppl，2012，3：1-298.

［44］ SHI J B，FU Q L，ZHANG H，et al．Epidemiology of chronic rhinosinusitis：results from a cross-sectional survey in seven Chinese cities［J］．Allergy，2015，70：533-539.

［45］ 周兵，黄谦，崔顺九，等．内镜下经鼻泪前隐窝入路切除翼腭窝及颞下窝神经鞘瘤［J］．中华耳鼻咽喉头颈外科杂志，2013，48（10）：802-806.

［46］ 史剑波，陈枫虹，徐睿，等．经鼻内镜扩大鼻丘进路额窦手术的探索［J］．中华耳鼻咽喉头颈外科杂志，2011，46（06）：459-462.

［47］ 葛文彤，周兵，韩德民，等．影像导航下的鼻内镜手术［J］．中华耳鼻咽喉科杂志，2004，39（03）：135-138.

［48］ TOTIA. Nuovo metodo conservatore di cura radicale delle suppurazioni cronciche del sacco lacrimale（dacriocistori-nostomia）［J］. Clin Mod Firenze，1904，10：385－387.

［49］ CALDWELL G W. Two new operations for the radical cure of obstruction of the nasal duct with preservation of the canaliculi and an incidental descripition of a new lacrimal probe［J］. NY Med J，1893，57：581.

［50］ RICE D H. Endoscopic intranasal dacryocystorhinostomy：a cadaver study［J］. Am J Rhinol，1988，2：127－128.

［51］ MCDONOGH M，MEIRING J H. Endoscopic transnasal dacryocystorhinostomy［J］. J Laryngol Otol，1989，103（6）：585－587.

［52］ 周兵，唐炘. 鼻内窥镜下鼻内泪囊鼻腔造孔术（附35例疗效分析）［J］. 耳鼻咽喉头颈外科，1994，1（02）：80－83.

［53］ 刘大英，王宗杰，裴喜玲，等. 鼻内镜下经鼻高位泪囊鼻腔吻合术治疗慢性泪囊炎的临床观察［J］. 中国耳鼻咽喉头颈外科，2021，28（09）：577－578.

［54］ DOANE M G. Blinking and the mechanics of the lacrimal drainage system［J］. Ophthalmology. 1981，88（8）：844－851.

［55］ 姜子刚，王金平，付志强，等. 鼻内镜下双瓣缝合法鼻腔泪囊造孔术疗效分析［J］. 临床耳鼻咽喉头颈外科杂志，2012，26（02）：83－85.

［56］ WHITNALL S. The anatomy of the human orbit and accessory organs of vision［M］. New York：Oxford University，1932.

［57］ HEINZELMANN S，NEUBURGER J，MITTLELVIEFHAUS H，et al. dacryocystitis 24 Years after dacryocys-torhinostomy［J］. Ophthalmologe，2009，106（4）：360－363.

［58］ 中华医学会眼科学分会眼整形眼眶病学组. 中国内镜泪囊鼻腔吻合术治疗慢性泪囊炎专家共识（2020年）［J］. 中华眼科杂志，2020，56（11）：820－823.

［59］ 范金鲁，蔡劲锋，罗伟，等. 鼻腔内窥镜泪囊造孔术治疗急性泪囊炎［J］. 眼外伤职业眼病杂志，2005（09）：710－711.

［60］ 赵玮. 慢性泪囊炎合并鼻腔鼻窦疾病的临床诊疗分析［J］. 中国耳鼻咽喉头颈外科，2022，29（02）：128－129.

［61］ 唐林甫，覃纲，杨永春，等. 2种术式治疗慢性泪囊炎的疗效观察［J］. 临床耳鼻咽喉头颈外科杂志，2017，31（13）：1029－1031.

［62］ DOLMAN PJ. Comparison of external dacryocystorhinostomy with nonlaser endonasal dacryocystorhinostomy［J］. Ophthalmology. 2003，110（1）：78－84.

［63］ 李建军. 鼻内镜下治疗慢性泪囊炎的手术方法及相关问题［J］. 中华眼科医学杂志（电子版），2013，3（05）：306－308.

［64］ MAJHI S，SHARMA A. Evaluation of Role of Mitomycin C in the Cases of Nasolacrimal Duct Blockage Undergo-ing Endoscopic Dacryocystorhinostomy［J］. Indian J Otolaryngol Head Neck Surg，2019，71（Suppl 3）：1981－1985.

［65］ 王旻. 鼻腔泪囊吻合术治疗鼻泪管阻塞的技巧［J］. 中国耳鼻咽喉颅底外科杂志，2016，22（01）：8－13.

［66］ ROITHMANN R，BURMAN T，WORMALD P J. Endoscopic dacryocystorhinostomy［J］. Braz J Otorhinolar-yngol，2012，78（6）：113－121.

［67］ KARPISHCHENKO S A，BELDOVSKAYA N Y，ALEKSANDROV A N，et al. Experience in navigation system use in surgical treatment of the traumatic dacryocystitis recurrence（clinical case）［J］. Ophthalmology Journal，2019，12（1）：83－88.

［68］ ZIMMERER R，RANA M，SCHUMANN P，et al. Diagnosis and treatment of optic nerve trauma［J］. Facial Plast Surg，2014，30（5）：518－527.

［69］ HUEMPFNER-HIERL H，BOHNE A，WOLLNY G，et al. Blunt forehead trauma and optic canal involvement：finite element analysis of anterior skull base and orbit on causes of vision impairment［J］. Br J Ophthalmol，2015，99（10）：1430－1434.

［70］ 中华医学会眼科学分会神经眼科学组. 我国外伤性视神经病变内镜下经鼻视神经管减压术专家共识（2016年）［J］. 中华眼科杂志，2016，52（12）：889－893.

［71］ SAXENA R，SINGH D，MENON V. Controversies in neuro-ophthalmology：steroid therapy for traumatic optic neuropathy ［J］. Indian J Ophthalmol，2014，62（10）：1028－1030.

［72］ CHEN F，ZUO K，FENG S，et al. A modified surgical procedure for endoscopic optic nerve decompression for the treatment of traumatic optic neuropathy ［J］. N Am J Med Sci，2014，6（6）：270－273.

［73］ ABHINAV K，ACOSTA Y，WANG W H，et al. Endoscopic Endonasal Approach to the Optic Canal：Anatomic Considerations and Surgical Relevance ［J］. Neurosurgery，2015，11 Suppl 3：431－445，discussion 445－446.

［74］ CHAON BC，LEE MS. Is there treatment for traumatic optic neuropathy? ［J］. Curr Opin Ophthalmol，2015，26（6）：445－449.

［75］ WANG E W，ZANATION A M，GARDNER P A，et al. ICAR：endoscopic skull‐base surgery ［J］. Int Forum Allergy Rh，2019，9（S3）：S145－S365.

［76］ CESAK T，POCZOS P，ADAMKOV J，et al. Medically induced CSF rhinorrhea following treatment of macroprolactinoma：case series and literature review ［J］. Pituitary，2018，21（6）：561－570.

［77］ LOW C M，KIM D K，SMITH A J，et al. Association of bone mineral density of the anterior cranial base，obesity，and spontaneous cerebrospinal fluid rhinorrhea ［J］. Int Forum Allergy RhinolInt Forum Allergy Rh，2021，11（4）：804－806.

［78］ ALLENSWORTH J J，ROWAN N R，STORCK K A，et al. Endoscopic repair of spontaneous skull base defects decreases the incidence rate of intracranial complications ［J］. Int Forum Allergy Rh，2019，9（10）：1089－1096.

［79］ 毕智勇，陈震，刘健，等. 经鼻内镜手术治疗脑脊液鼻漏 ［J］. 中国现代神经疾病杂志，2019，19（4）：244－249.

［80］ LIU P，WU S，LI Z，et al. Surgical strategy for cerebrospinal fluid rhinorrhea repair ［J］. NeurosurgeryNeurosurgery，2010，66（6 Suppl Operative）：281－286.

［81］ 栾宁，朱丽，徐驰宇. 脑脊液鼻漏的定位及修补：附 12 例报告 ［J］. 中国微创外科杂志，2019，19（12）：1132－1135.

［82］ 付奕豪，周跃飞，杨双武，等. 经鼻内镜脑脊液鼻漏修补探讨 ［J］. 医学争鸣，2022（4）：436－439.

［83］ 乔晓明，安惠民，刘亚峰，等. 经鼻内镜脑脊液鼻漏修补术的方式和方法分析 ［J］. 临床耳鼻咽喉科杂志，2006，20（11）：496－498.

［84］ 汪惊涛，程宏伟，王斌，等. 磁共振 HT2-FSE 序列水成像结合 CT 脑池造影在外伤性脑脊液鼻漏手术中的应用 ［J］. 立体定向和功能性神经外科杂志，2021，34（6）：335－339.

［85］ 魏晓明，张帆，薛祎腾，等. 术中经腰大池注射生理盐水修补复杂脑脊液鼻漏 3 例 ［J］. 中国微侵袭神经外科杂志，2021，26（4）：179－180.

［86］ 房振忠，宋明，张亚卓. 经鼻内镜手术治疗脑脊液鼻漏初步研究 ［J］. 中国现代神经疾病杂志，2019，19（4）：250－256.

第三章 咽喉头颈疾病及微创技术

第一节 内镜下咽喉应用解剖

一、咽的临床解剖

咽（pharynx）是一漏斗形肌性管道，上宽下窄，前后略扁平，位于颈椎前方，为呼吸道与消化道的共同通道。咽上起颅底，向下于环状软骨下缘水平与食管口连接，咽的最大横径约 3.5 cm，最小横径约 1.5 cm，成人咽的全长约 12 cm。咽的后壁及侧壁完整，而前壁与鼻腔、口腔和喉腔相通。其主要生理功能主要为呼吸及吞咽，同时还具有协助构音、保护和免疫等重要功能。

（一）咽的分部

咽自上而下分为 3 部分：颅底以下、软腭游离缘以上称为鼻咽；介于软腭游离缘与会厌上缘平面之间称为口咽；口咽以下、食管入口以上，称为喉咽。

鼻咽（nasopharynx），又称上咽，其向前以后鼻孔为界，与鼻腔相通；顶为蝶骨体及枕骨底部；后壁相当于第 1～2 颈椎；前下为软腭；下方与口咽相通。在侧壁左右各有一个咽鼓管咽口，距下鼻甲后端距离约为 1 cm。新生儿时期的咽鼓管咽口与鼻腔底在同一平面，而成人的咽鼓管咽口则略高于下鼻甲后端。咽口周围环绕的隆起结构称为咽鼓管圆枕。圆枕向前下分为前后两唇，咽鼓管前唇有一黏膜皱襞向下延续至软腭，称为咽鼓管腭襞；咽鼓管咽襞则从咽鼓管后唇延续至咽侧，内有咽鼓管咽肌。在咽鼓管咽口下方有一隆起，称为提肌隆起。咽鼓管圆枕后方与咽后壁之间有一凹陷，称为咽隐窝（pharyngeal recess），为鼻咽癌好发部位。因与颅底破裂孔相邻，故鼻咽癌易经此孔侵入颅内。鼻咽顶部和后壁互相移行相连，呈倾斜的圆拱形，常合称为顶后壁。此壁的黏膜下有丰富的淋巴组织，呈橘瓣状，称为咽扁桃体（pharyngeal tonsil），即腺样体，在婴幼儿较为发达，2～8 岁时增生，一般 10 岁以后逐渐萎缩。

口咽（oropharynx），又称中咽，其上界为软腭游离缘，下界为会厌上缘，前方经咽峡与口腔相通。咽峡，是指由悬雍垂与软腭的游离缘、两侧的腭咽弓及舌根，共同构成的一个环状狭窄部分。软腭延续为咽侧壁时，分为前方的腭舌弓及后方的腭咽弓，两腭弓之间有一个三角形深凹，称为扁桃体窝，内为腭扁桃体，此处为口咽异物常见的嵌顿位置之一。腭咽弓后方有纵行条索状淋巴组织构成的咽侧索。舌根和其上的舌扁桃体以及两会厌谷构成不完整的口咽前壁。会厌谷位于会厌前方，以舌会厌正中襞为界，左右各一。临床上，口咽异物易停留在会厌谷。

喉咽（laryngopharynx），又称下咽，位于会厌上缘与环状软骨下缘之间，向上连接口咽，向下连接食管，前方为喉，后方为椎前组织，临床上将其分为三区，分别为梨状窝、下咽后壁及环后区。梨状窝由内侧壁及外侧壁组成，内外侧壁下方狭窄，称为梨状窝尖，继续向下移行为环后食管区。

（二）内镜下咽解剖

笔者在肖水芳教授的指导下，大致探索了内镜下经口径路的咽临床解剖，遂在此一并介绍。

梨状窝的外侧壁由内向外分别为黏膜层、甲状软骨板及咽缩肌。黏膜下有 2 个重要解剖结构：喉上动脉和喉上神经内支（图 3-1-1）。喉上动脉位于喉上神经内支的前上方，二者相伴而行，于甲状软骨上角的前方穿过甲状舌骨膜进入下咽，之后沿甲状软骨上缘向前内走行至咽会厌皱襞处。

在穿过甲状舌骨膜处，喉上动脉距甲状软骨上角的水平距离（图3-1-2 a线），左侧为（9.11 ± 0.58）mm，右侧为（9.01 ± 0.37）mm，距舌骨下缘的垂直距离（图3-1-2 b线），左侧为（2.00±0.11）mm，右侧为（1.95±0.08）mm；距甲状软骨上缘的垂直距离（图3-1-2 c线），左侧为（5.52± 0.24）mm，右侧为（5.80±0.10）mm；喉上神经内支距甲状软骨上角的水平距离（图3-1-2 e线），左侧为（4.22 ± 0.20）mm，右侧为（4.12 ± 0.25）mm；距舌骨下缘的垂直距离（图3-1-2 f线），左侧为（4.16 ± 0.17）mm，右侧为（4.18 ± 0.14）mm；距甲状软骨上缘的垂直距离（图3-1-2 g线），左侧为（3.00±0.17）mm，右侧为（3.07± 0.10）mm；喉上动脉与喉上神经内支之间的距离，左侧为（5.98 ± 0.48）mm，右侧

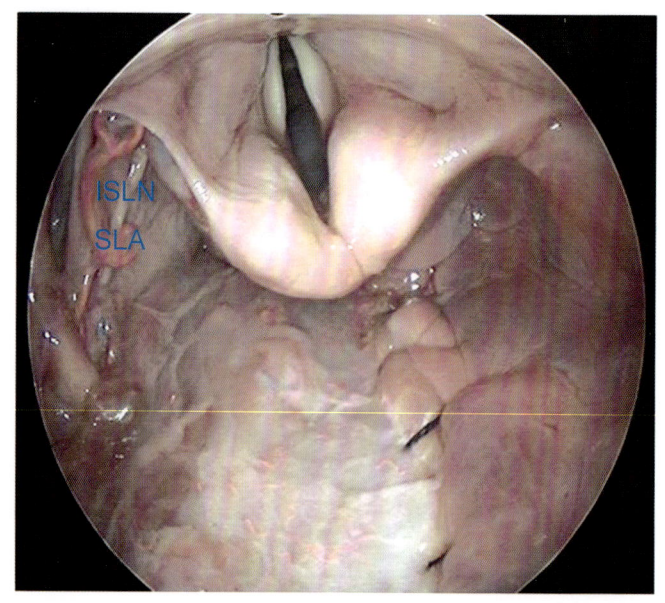

图3-1-1 喉上动脉、喉上神经内支穿甲状舌骨膜入下咽

SLA：喉上动脉；ISLN：喉上神经内支

（5.78±0.36）mm。在经口径路的内镜下咽手术中，以甲状软骨上角、舌骨下缘、甲状软骨上缘为标志，可在经口径路手术中定位喉上动脉及喉上神经内支。喉上动脉一般起源于甲状腺上动脉，偶尔可见起源于舌动脉，亦可直接起源于颈外动脉主干。

在咽缩肌的外侧为咽静脉丛（图3-1-3），与颈外动脉的分支相互缠绕，其血管相对较粗大，并向后方延伸至椎前间隙，向外侧汇入颈内静脉。咽静脉丛与咽缩肌紧密相贴，部分静脉分支进入咽缩肌。咽静脉丛的外侧为颈鞘（图3-1-4），内有颈总动脉、颈内动脉、颈外动脉和迷走神经。

在梨状窝尖的黏膜下有一非常重要的解剖结构，即喉返神经（图3-1-5）。喉返神经自迷走神经分出后，左侧绕主动脉弓，右侧绕锁骨下动脉，在气管食管沟内上行至甲状腺背叶后方的环甲关节处，并自环甲关节后方入喉，走行在甲状软骨与环状软骨之间的黏膜下，向上可达梨状窝尖，沿途发出分支支配喉内肌。

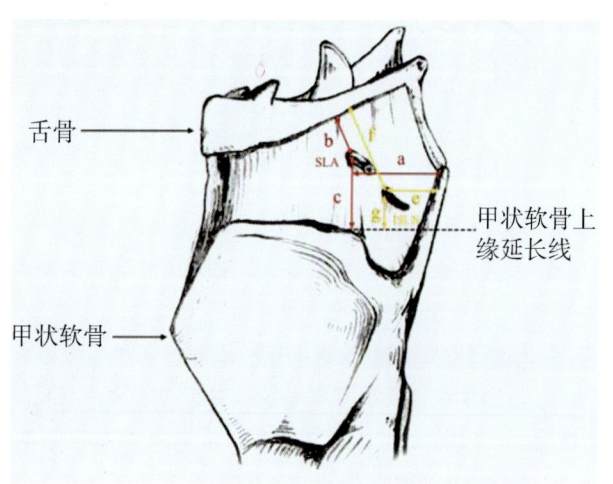

图3-1-2 喉上动脉、喉上神经内支与标解剖标志距离测量示意图

SLA：喉上动脉；ISLN：喉上神经内支

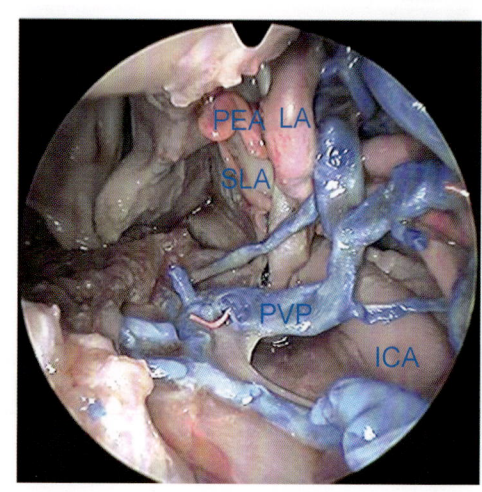

图3-1-3 咽缩肌外侧的咽静脉丛

PVP：咽静脉丛；ICA：颈内动脉；LA：舌动脉
SLA：喉上动脉；PEA：咽会厌动脉

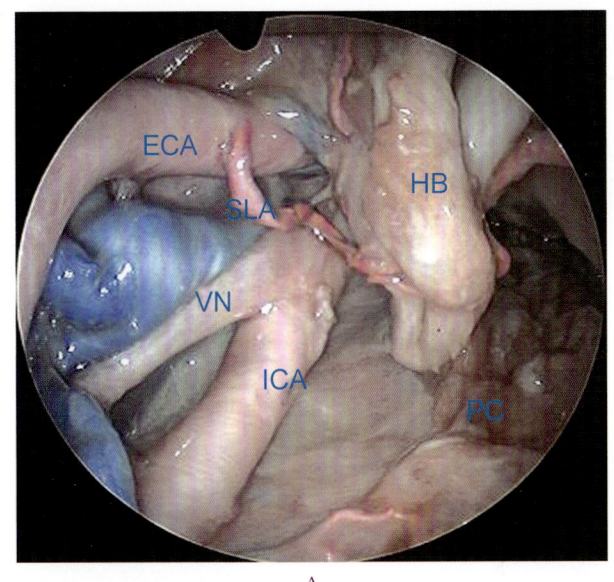 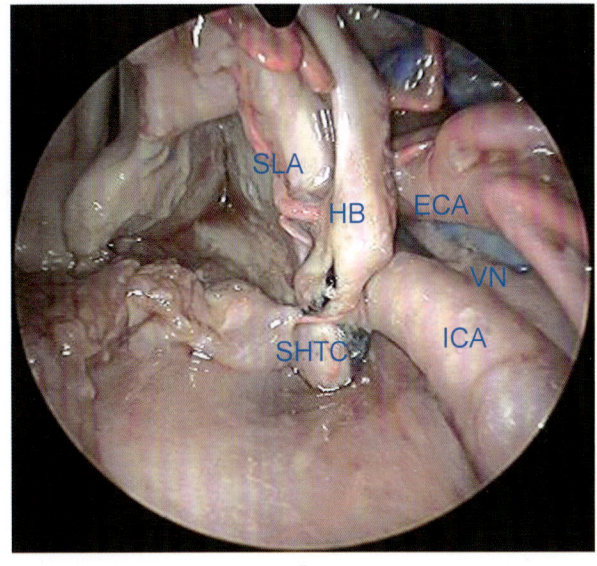

A　　　　　　　　　　　　　B

图 3 - 1 - 4　咽侧静脉丛外侧的颈鞘

ICA：颈内动脉；VN：迷走神经；ECA：颈外动脉；SLA：喉上动脉；PC：咽缩肌；HB：舌骨；

SHTC：甲状软骨上角

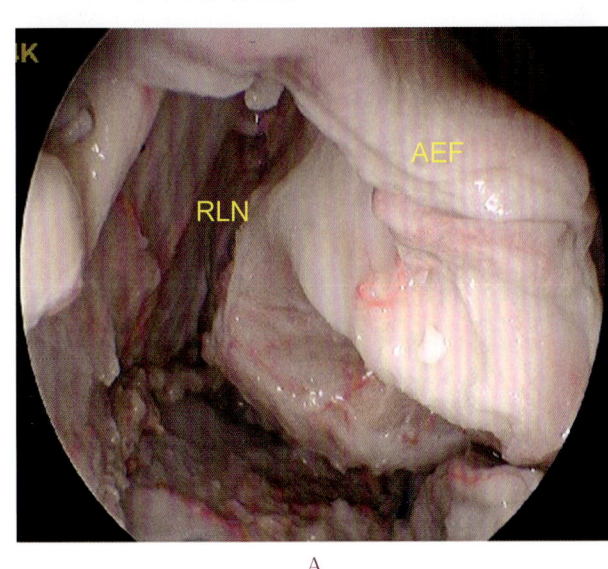 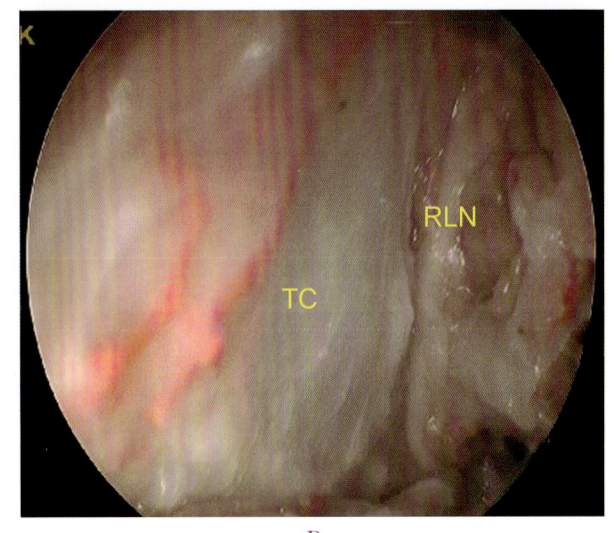

A　　　　　　　　　　　　　B

图 3 - 1 - 5　喉返神经在梨状窝尖的投影

B图为A图的局部放大，RLN：喉返神经；AEF：杓会厌皱襞；TC：甲状软骨

　　梨状窝内侧壁即喉腔外侧壁，喉上神经内支在接近梨状窝内侧壁时发出分支分布于梨状窝内侧黏膜上（图3-1-6）。喉上动脉主干于声带肌平面发出较多分支，进入声带肌，其主干继续向后下走行，与喉下动脉的分支在环后处相吻合。

　　下咽后壁主要由黏膜及肌肉组成，相较于梨状窝来说，此处的黏膜层稍增厚，下咽后壁的肌肉层内可见较为密集的动脉丛，但血管直径均较细（图3-1-7）。下咽后壁的肌肉的平均厚度为（3.20±0.25）mm。

　　下咽后壁借颊咽筋膜与咽后间隙相隔开，颊咽筋膜与咽后壁肌肉层连接疏松，颊咽筋膜厚且韧（图3-1-8）。

　　环后区的黏膜非常厚，且与黏膜下组织连接疏松，在黏膜下方可见喉上动脉与喉下动脉终末支的血管吻合网和环杓后肌（图3-1-9）。

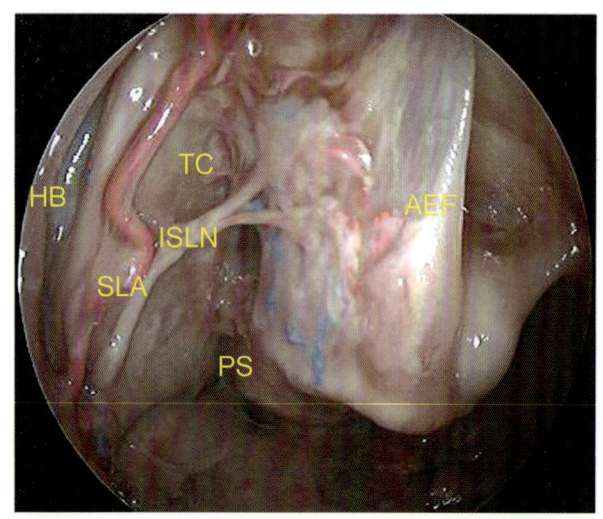

图 3 - 1 - 6　喉上神经内支分布于梨状窝内侧壁黏膜

HB：舌骨；SLA：喉上动脉；ISLN：喉上神经内支；
TC：甲状软骨板；PS：梨状窝；AEF：杓会厌皱襞

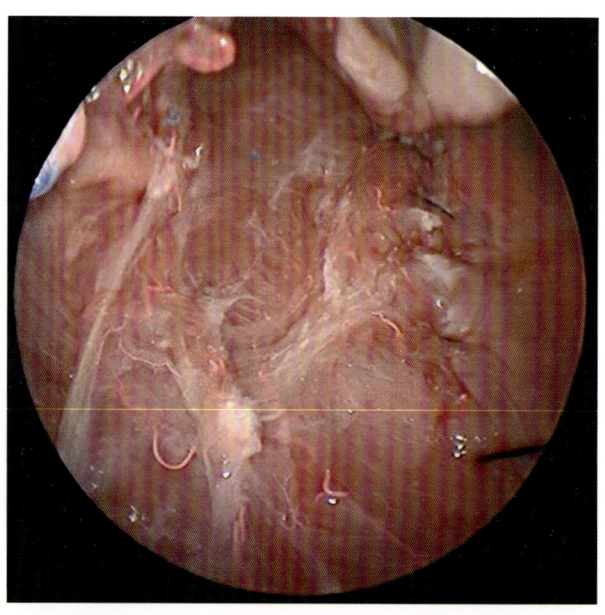

图 3 - 1 - 7　下咽后壁肌肉层及其滋养血管

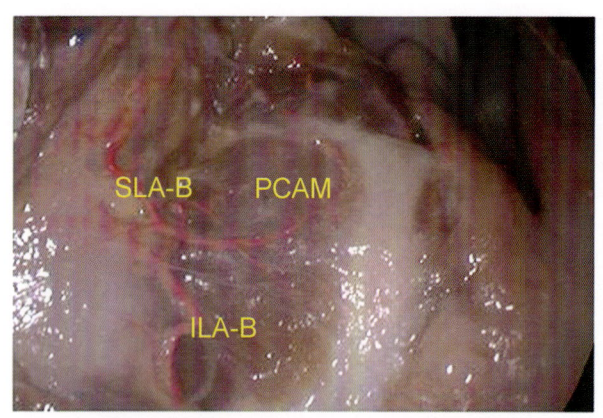

图 3 - 1 - 8　内镜下显示下咽后壁层次解剖

SLA-B：喉上动脉分支；ILA-B：喉下动脉分支；
PCAM：环杓后肌

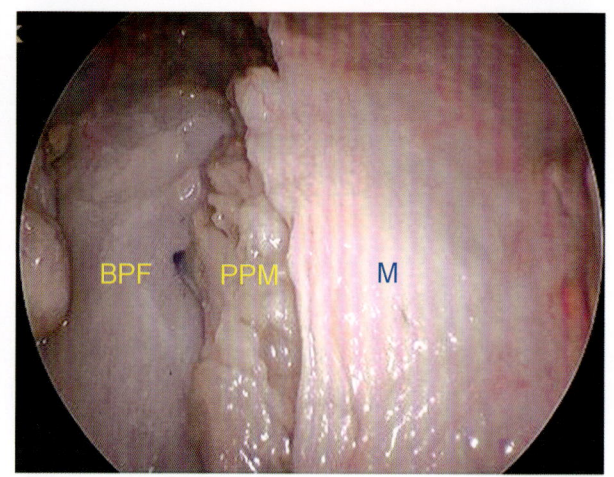

**图 3 - 1 - 9　喉上动脉终末支与喉下动脉终末在环后黏膜层
与肌肉层之间相吻合**

BPF：夹咽筋膜；PPM：后壁咽缩肌；M：黏膜层

二、喉的临床解剖

喉（larynx）居颈前正中，舌骨之下，向上与口咽及下咽相通，向下连接气管。喉的上界为会厌上缘，下端为环状软骨下缘，位于第 3～6 椎体前方。喉是由软骨、肌肉、韧带、纤维组织及黏膜等构成的一个锥形管状器官，主要生理功能包括呼吸、发声、保护和吞咽。

（一）喉的软骨

喉的软骨共有 11 块（图 3 - 1 - 10）。单个而较大的有甲状软骨，环状软骨及会厌软骨；成对而较小的有杓状软骨、小角软骨、楔状软骨及麦粒软骨。

（二）喉的黏膜

喉的黏膜由上皮层和固有层两层组成。喉弹性膜是喉黏膜固有层的一部分，为一宽阔展开的弹性纤维组织，分为上、下两部。上部较为薄弱，为喉入口以下至声带以上部分，弹性膜在室襞边缘增厚的部分，称为室韧带（ventricular ligament）。室韧带前端附着于甲状软板交角内面、声韧带附着处的上方，而后端附着于杓状软骨前外侧面的中部。下部称为喉弹性圆锥（elastic cone），坚韧而具有弹性。此膜前

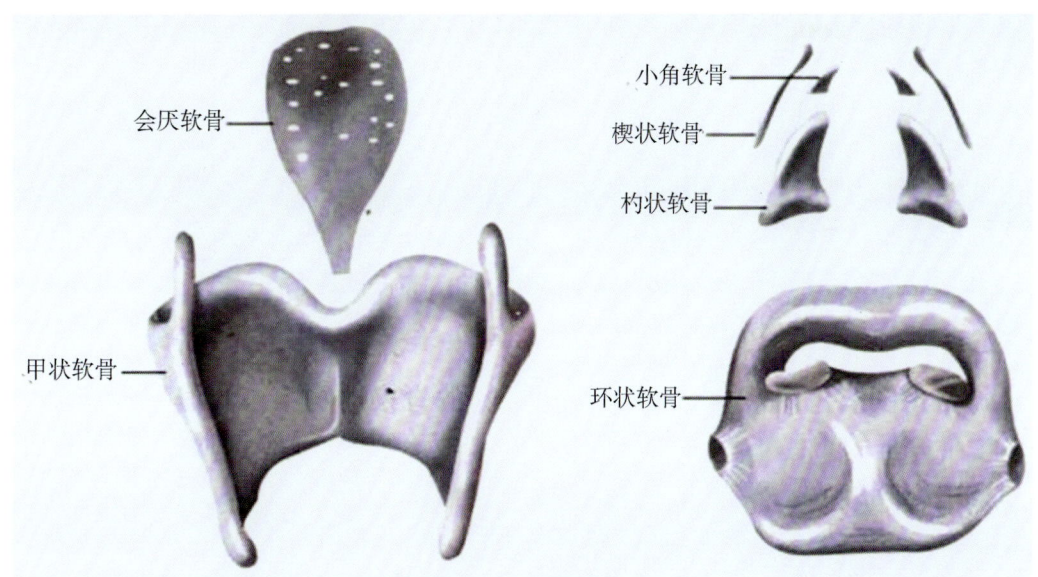

会厌软骨

小角软骨

楔状软骨

杓状软骨

甲状软骨

环状软骨

图 3 - 1 - 10　喉软骨

方附着于甲状软骨交角内面的近中间处，向后附着于杓状软骨的声带突，前后形成的游离缘，称为声韧带（vocal ligament）。弹性圆锥的下缘分为两层，内层附着于环状软骨的下缘，外层附着于环状软骨的上缘。

在甲状软骨下缘与环状软骨弓上缘之间，裸露在两侧环甲肌之间的部分，称为环甲膜（cricothyroid membrane），其中央增厚而坚韧的部分称为环甲中韧带（median cricothyroid ligament），为环甲膜切开术入喉之处。

声带（vocal cord）：位于室带下方，左右各一。从显微结构上看，可将声带分为 5 层，由浅入深依次为：上皮层，为复层鳞状上皮；任克层（Reinker layer），为疏松结缔组织；第 3 层为弹力纤维层；第 4 层是胶原纤维层；第 3、第 4 层构成声韧带；第 5 层为肌肉层，即声带肌。

喉腔以声带为界，分为 3 部分，声带以上为声门上区，声带之间称之声门区，声带以下、环状软骨下缘之上为声门下区，声门区为喉腔最狭窄的平面，喉异物易嵌顿于此。

（三）喉的肌肉

喉的肌肉分为喉外肌及喉内肌两类。

喉外肌将喉与周围结构相连，包括附于颅底、舌骨、下颌骨、喉及胸骨的肌肉。喉外肌的作用是使喉体上升或下降，同时使喉固定，对吞咽和发声都有辅助作用。临床上，一般以舌骨为中心，将喉外肌分为舌骨上肌群及舌骨下肌群，前者包括二腹肌、茎突舌骨肌、下颌舌骨肌和颏舌骨肌，而后者包括胸骨舌骨肌、胸骨甲状肌、甲状舌骨肌和肩胛舌骨肌。

喉内肌（图 3 - 1 - 11）起点及止点均在喉部，收缩时使喉的有关软骨发生运动。依其功能分成以下 4 组：

1. 使声门张开　主要为环杓后肌（posterior cricoarytenoid muscle）。该肌起于环状软骨背面的浅凹，止于杓状软骨肌突的后部。环杓后肌收缩可使杓状软骨的声带突向外转动，两侧声带的后端分开，使声门开大。环杓后肌为喉内肌中唯一的外展肌，如两侧同时麻痹，则可能出现窒息。

2. 使声门关闭　有环杓侧肌（lateral cricoarytenoid muscle）和杓肌（arytenoid muscle）。环杓侧肌位于声韧带的外侧面，该肌起于环状软骨弓两侧的上缘，向上、向后止于杓状软骨肌突的前面。收缩时，声带突内转，向中央会合，使声带内收、声门裂的膜间部关闭，声门裂的后 1/3（软骨），则呈三角形张开。杓肌包括杓横肌和杓斜肌。杓横肌起于一侧杓状软骨后外侧缘，止于对侧杓状软骨后外侧缘；杓斜肌呈 X 形位于杓横肌后方，起于一侧杓状软骨肌突，止于对侧杓状软骨顶端。杓肌收缩时使两块杓状软骨靠拢，以闭合声门裂后部。

3. 使声带紧张和松弛　有环甲肌（cricothyroid muscle）和甲杓肌（thyroarytenoid muscle）。环甲肌起于环状软骨弓的前外侧，向上止于甲状软骨下缘。该肌收缩时甲状软骨和环状软骨弓连接，以环甲关节为支点增加杓状软骨和甲状软骨之间的距离，并将甲杓肌拉紧，使声带紧张度增加，并略有使声带内收的作用。甲杓肌起自甲状软骨板交角的内面及环甲中韧带，止于两处：其一止于声韧带及声带突的部分，称为甲杓肌内侧部或声带部（又称声带肌或甲杓内肌）；其二止于杓状软骨外侧缘和肌突前内侧的部分称为甲杓肌外侧部，又称甲杓侧肌。甲杓肌收缩时使杓状软骨内转，以缩短声带（使声带松弛）及兼使声门裂关闭。

4. 使会厌活动肌群　主要有杓会厌肌（aryepiglottic muscle）和甲状会厌肌（thyroepiglottic muscle）。杓会厌肌为一部分杓斜肌绕杓状软骨顶部延展至杓会厌皱襞而成。该肌收缩使喉入口收窄。甲状会厌肌为甲杓肌一部分延展于声带突及杓状软骨之外侧缘达杓会厌皱襞及会厌软骨外侧缘而成，收缩使喉入口扩大。

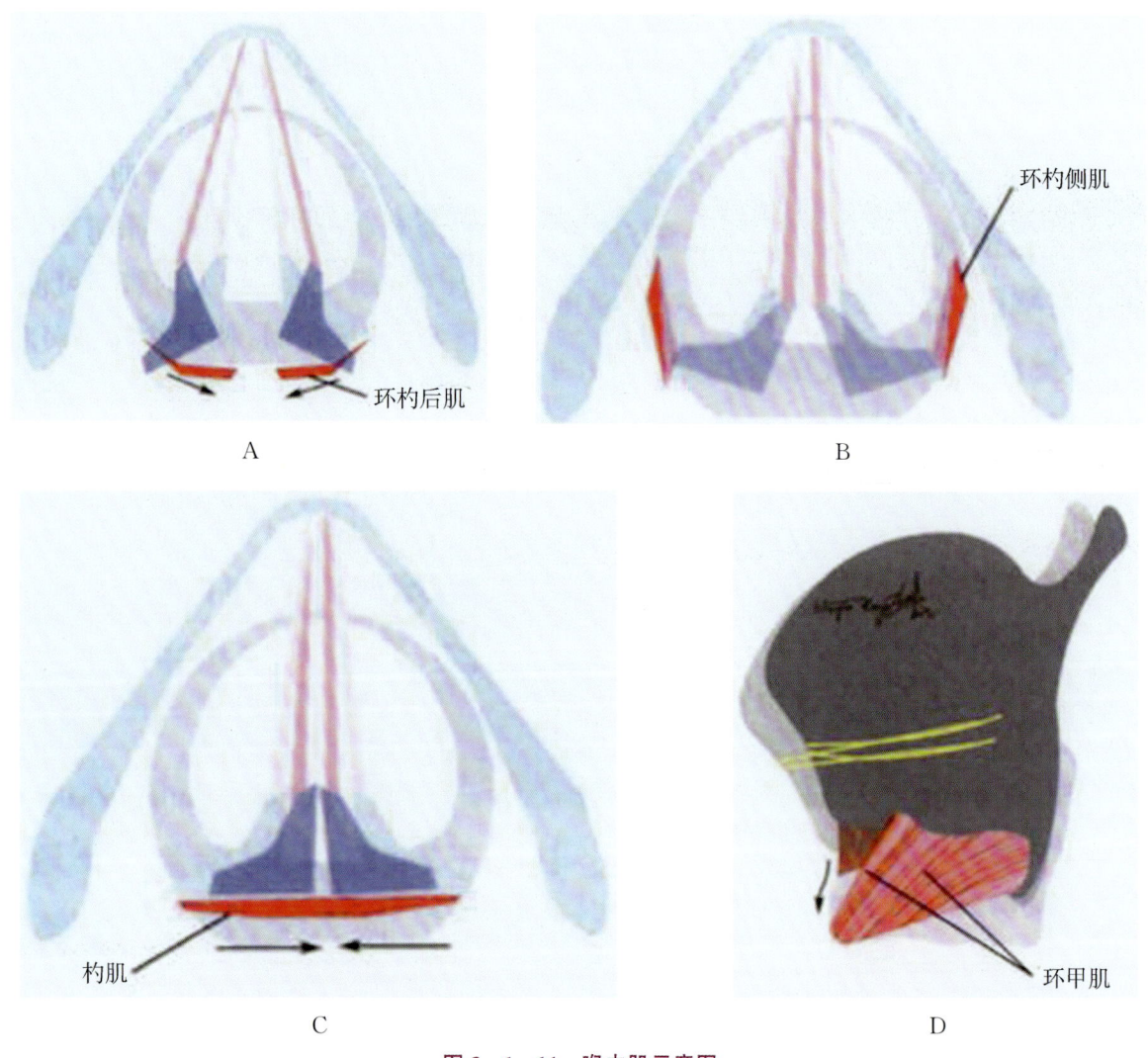

图 3 - 1 - 11　喉内肌示意图

（四）喉的间隙

喉有 3 个非常重要的间隙，这些间隙与喉癌的扩散有密切关系，是能否进行经口喉癌手术的考量依据之一。

1. 会厌前间隙　位于会厌之前，如一倒置的椎体，其内充满脂肪组织，并有许多穿行血管和神经。其上界为舌骨会厌韧带，此韧带表面被覆黏膜，及会厌谷的底部；前界为甲状舌骨膜及甲状软骨板前上部；后界为舌骨平面以下的会厌软骨。

2. 声门旁间隙　位于甲状软骨板内膜和甲杓肌之间，向上和会厌前间隙相通。其前外侧界为甲状软骨板前部的内膜；内下界为弹性圆锥；后界为梨状窝内侧壁黏膜转折处。

3. 任克间隙（Reink space）　位于声带游离上皮下层和声韧带之间，是一潜在的微小间隙。声带息肉即形成于该间隙。

（五）喉的神经及血供

喉的神经主要包括喉返神经及喉上神经，其内镜下的解剖如前所述。

喉的供血动脉包括喉上动脉、喉下动脉及环甲动脉。

前面所述，喉上动脉入下咽后，向前走行至咽会厌皱襞处，一般会发出一个非常重要的分支，为咽会厌动脉，亦有学者称之为会厌动脉。咽会厌动脉走行于咽会厌皱襞黏膜下，并于会厌侧缘进入会厌，滋养会厌黏膜及会厌软骨，喉上动脉的主干继而向后下走行，沿途发出分支与喉下动脉及环甲动脉分支相吻合（图 3-1-12）。

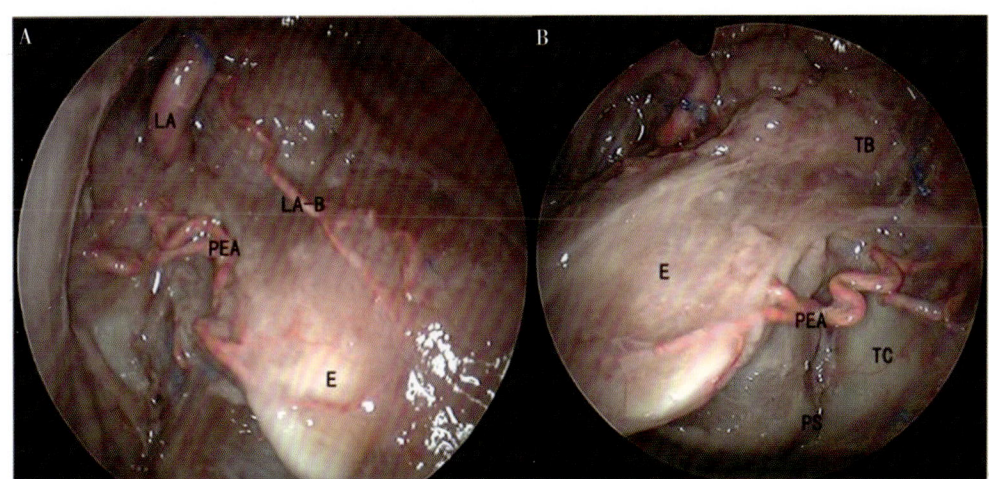

图 3-1-12　喉上动脉的主要分支咽-会厌动脉

LA：舌动脉；LA-B：舌动脉分支；PEA：咽会厌动脉；TC：甲状软骨；PS：梨状窝；E：会厌；TB：舌根

咽会厌动脉并非全部起源于喉上动脉，其起源也存在变异，如起源于舌动脉等。虽然咽会厌动脉起源不同，但咽会厌动脉在咽会厌皱襞中的走行相对恒定。

环甲动脉一般来自于甲状腺上动脉，其穿环甲膜入喉的环甲动脉，走行在声门旁间隙中，该动脉沿甲状软骨板向上穿行，滋养声门下组织及声带肌，并与喉上动脉的分支相吻合（图 3-1-13）。

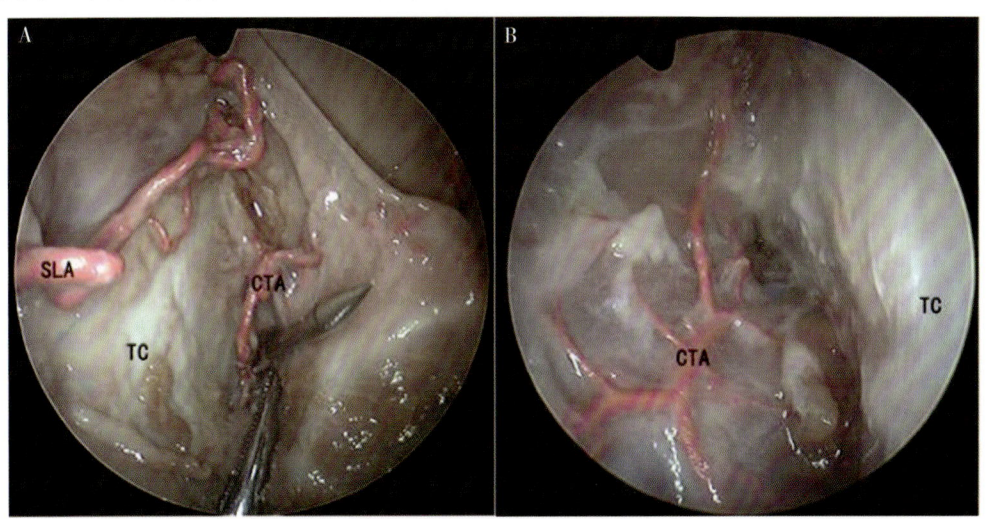

图 3-1-13　环甲动脉自环甲膜入喉，沿声门旁间隙上行，与喉上动脉相吻合

针头为环甲动脉穿环甲膜处，CTA：环甲动脉；SLA：喉上动脉；TC：甲状软骨喉下动脉为甲状腺下动脉的分支，其穿过环甲关节后方咽缩肌的下缘入喉，在咽缩肌表面上行至环杓后肌表面，与喉上动脉的分支相吻合（图 3-1-14）。

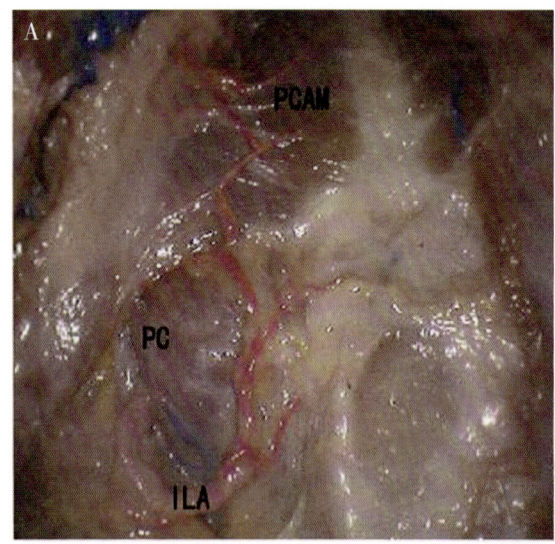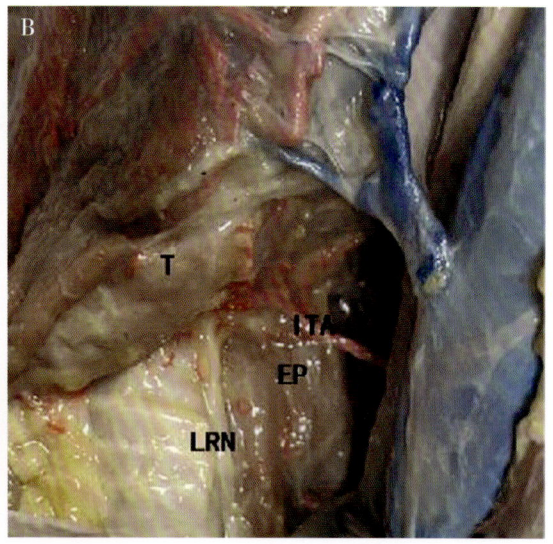

图 3-1-14　喉下动脉及喉返神经的毗邻

PCAM：环杓后肌；PC：肌咽缩；RLN：喉返神经；ILA：喉下动脉；ITA：甲状腺下动脉；EP：食管；T：甲状腺

〔肖水芳　张俊波〕

第二节　等离子点状激发技术在扁桃体全切术中的应用

扁桃体切除术是耳鼻咽喉科最常见的外科手术之一，在过去的几十年里，扁桃体手术经历了几次手术设备和技术的更新。传统的扁桃体切除术又称全扁桃体切除术，其定义为通过解剖剥离扁桃体包膜和咽上缩肌，使得扁桃体完全切除。但术后出血和术后疼痛的发生率很高。多年来各种技术的发展进步旨在减少手术创伤，减少术后并发症的发生。低温等离子射频扁桃体切除手术，运用低温等离子消融系统瞬间对扁桃体被膜间隙结构进行消融，能在切割的同时很好地控制创面出血，并由于温度相对较低，热损伤少，术后疼痛较轻，相比较于传统扁桃体剥离术更加安全，损伤更小。随着等离子的应用在扁桃体切除中应用迅速发展，也出现一些相关的问题，比如术后伪膜较厚、继发出血等情况。因此有不少学者提出，术者在使用低温等离子切除扁桃体的过程中，除了要注意扁桃体切除完整性，也要注意避免血管和肌肉的损伤。

一、扁桃体的切除方式及等离子点状激发技术

扁桃体特指腭扁桃体，是一对呈扁卵圆形的淋巴上皮器官，位于口咽外侧壁腭咽弓和腭舌弓之间的三角形扁桃体窝内，分为上极和下极、外侧面（深面）和内侧面（游离面）。除内侧面外，扁桃体的其余部分均由结缔组织组成的被膜包裹。扁桃体的外侧面与咽腱膜和咽上缩肌相邻，扁桃体外侧面的被膜与咽腱膜之间为一层疏松结缔组织，此处形成一潜在的间隙，称为扁桃体周围间隙。扁桃体的手术方式包括两大类：一类是冷器械手术，包括传统的扁桃体剥离术和挤切术；另一类是热器械手术，包括应用激光、高频电刀、等离子射频消融、超声刀和热凝刀等手术。扁桃体的血供丰富，手术时容易出血，术后也有一定的出血和伤口疼痛的发生率。扁桃体切除术技术不断更新发展，希望开展减少疼痛并控制术中和术后出血的发生率的手术方式。

等离子射频技术（radio frequency coblation，RFC）在耳鼻咽喉头颈外科手术领域应用广泛，RFC相比传统的扁桃体剥离术，可减少刺激、尽可能地保护咽部黏膜和功能，已广泛应用于扁桃体切除手

术。目前使用较多的等离子切除扁桃体的方式为包膜外切除，这种切除方式相较于包膜内扁桃体切除可能会导致咽部肌肉直接受到损伤、血管和神经末梢暴露在伤口、接触细菌和含酶唾液、术后疼痛、出血等情况的发生。包膜内扁桃体切除的手术方式在 1906 年被首次报道，但后来未被广泛采用。2002 年，Koltai 一项回顾性研究分析 243 例行扁桃体包膜内切除患儿与 107 患儿包膜外扁桃体切除患儿相比，提出包膜内切除可减轻术后疼痛反应，加快恢复，减少术后出血等并发症产生。2004 年，Kenny 等的前瞻性研究结果表明低温等离子包膜内切除扁桃体相对于包膜外切除，可明显提高患儿的术后生活质量，改善恶心、食欲下降、体重减轻，以及疼痛症状。包膜内手术切除方式多次被证明可以降低术后疼痛反应及术后出血发生率。2016 年，David 进行的一项回顾性研究，其中有 75 例患者行包膜内扁桃体切除，93 例患者行包膜外扁桃体切除，研究结果表明包膜内切除患者术后出血率更低，安全性更高。2021 年 Li 等选取 726 例患儿，320 例行等离子包膜内切除扁桃体下极，406 例行等离子包膜外扁桃体切除。两组手术时间及术中出血量差异无统计学意义，包膜内扁桃体切除组术后总出血率、继发性出血率、下极出血率均明显低于包膜外切除扁桃体组。随访 1 年，未发现扁桃体再肥大或扁桃体炎复发的病例。

已有的研究表明包膜内较包膜外扁桃体切除术疗效更佳，但需小心术后扁桃体组织残留，扁桃体炎复发。目前低温等离子广泛应用于扁桃体切除手术，绝大多数手术方式为包膜外扁桃体切除，存在术后伪膜相对较厚、伤口疼痛时间长、有一定伤口感染风险、术后恢复进程较慢以及发生可能术后出血。我院近期使用等离子点状激发技术，对扁桃体被膜周围间隙进行精细层次解剖，在扁桃体周围间隙内精准分离扁桃体被膜和咽上缩肌腱膜，切除扁桃体的同时，最大限度地保护了咽上缩肌腱膜及腱膜下的血管神经，减少咽上缩肌损伤，术后患者的疼痛反应非常轻微，术后感染、伤口出血的概率大大降低，康复进程明显加快，疗效肯定。

本节就等离子在扁桃体周围间隙分离手术中的相关经验，包括关键手术设备及器械的准备、操作技术规范及技巧、围手术期处理要点等进行介绍。

二、手术设备及器械

本单位开展等离子点状激发技术切除扁桃体选用的 RFC 刀头（图 3 - 2 - 1 施乐辉 EIC5872 或图 3 - 2 - 2 美创 431A），刀头可进行一定程度弯曲，配合角度内镜可有效到达扁桃体窝及鼻咽部各个部位，从而精准实施扁桃体周围间隙内分离切除操作。

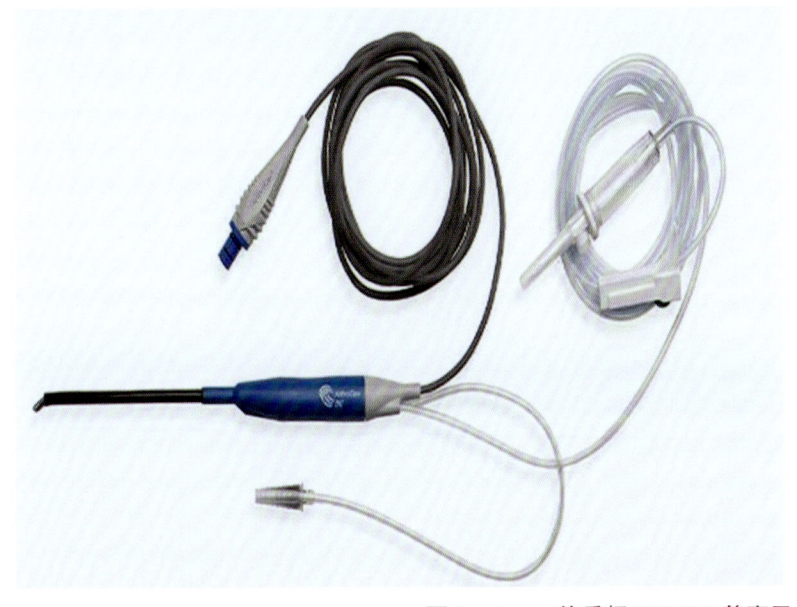
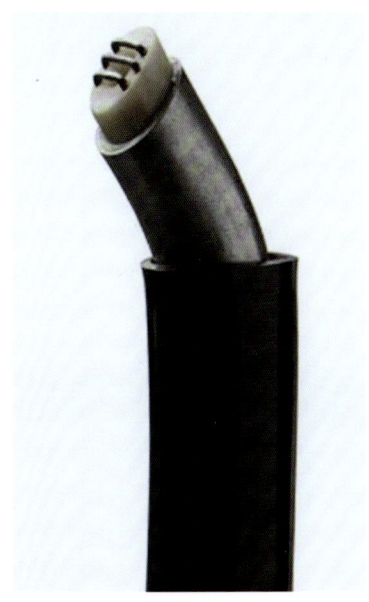

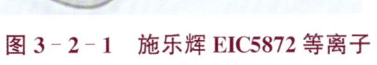

图 3 - 2 - 1　施乐辉 EIC5872 等离子

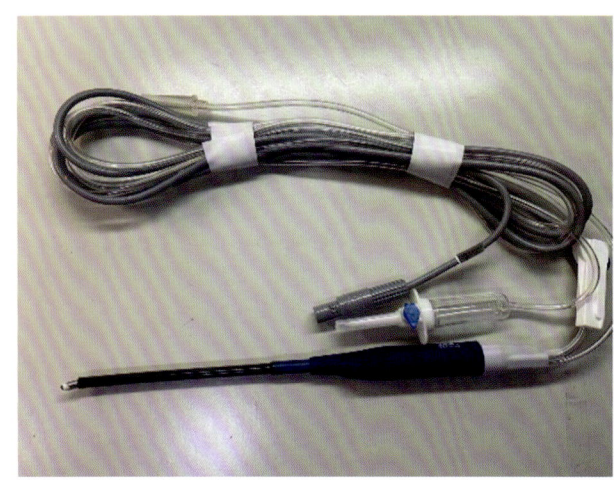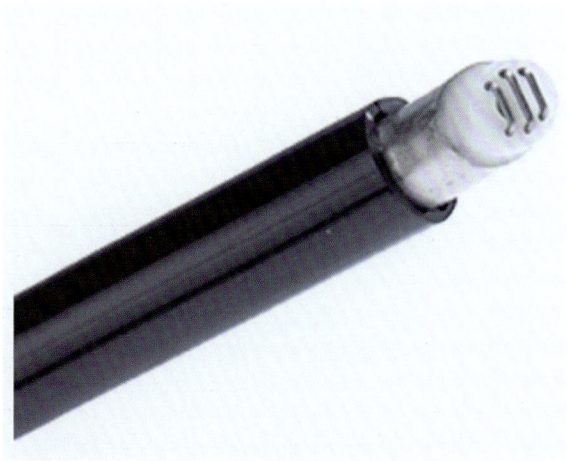

图 3 - 2 - 2 美创 431A 等离子

三、围手术期处理要点及手术技巧

（一）术前准备

所有已确诊睡眠呼吸暂停低通气综合征或慢性扁桃体炎，且拟行等离子扁桃体手术切除的患者，除应完善全身麻醉手术常规检查检验外，还应完善鼻腔、口腔、咽部检查，如有垂直方向松动的牙齿，即3度松动者，建议术前拔除，以免手术时落入气道。

（二）等离子点状激发技术操作规范及技巧

1. 术区的暴露　全身麻醉成功适度肌松状态，采用平卧、垫肩、头后仰体位，注意勿过度后仰，颈部勿悬空，可加用颈垫，并用头圈固定头部，防止头部左右偏移。根据患者的年龄和体型选择合适的开口器和压舌板。上开口器，充分显露双侧扁桃体，注意保护牙齿等结构。

2. 操作规范及要点（手术视频演示）　在切除扁桃体操作时，RFC 设备设置的挡位一般为消融7挡及电凝3档，刀头接通生理盐水。

（1）用扁桃体抓钳提起扁桃体上极，并向中线牵拉，使扁桃体与腭舌弓间形成一凹痕，然后等离子刀头（消融切割挡位）沿凹痕作一弧形切口，以棉球在扁桃体被膜与咽上缩肌间肌筋膜之间的间隙内分离，并以棉球撑开间隙，防止术中的热损伤累及咽上缩肌及肌筋膜，且使用棉球可分开的间隙内维持一定张力，利用张力有助于等离子的切割分离。切除过程全程采用点状激发技术，切割时使其与扁桃体间隙组织短暂接触（0.5～1.0秒），精细地沿着扁桃体上极被膜切割分离，在扁桃体下极处由于被膜间隙不清晰，可参照包膜内切除方法，为了保护被膜，可保留极少部分扁桃体组织，切除后内镜下检查扁桃体窝，可见被膜下血管，保留完好，并清晰可见（图3-2-3）。

（2）术中见咽上缩肌筋膜保留完整，被膜外咽上缩肌组织和被膜外的血管结构基本原位保留，病理标本在显微镜下检查时，可见切下的扁桃体组织中鲜有较大血管显示（图3-2-4）。

（3）术中创面小的渗血通过低温等离子刀头的凝血功能进行止血。

（三）术后处理

患者术后短期应常规给予抗生素预防感染及布地奈德雾化治疗3日，以地塞米松注射液静脉滴注2日减轻伤口肿痛。术后饮食指导是扁桃体低温等离子射频消融术后预防伤口出血的重要环节。术后2小时内禁任何饮食，2小时后可适当喝水，4小时后可以进食流质饮食，手术当天以冷流质饮食为主，术后第1日可以进食常温流质饮食，此后，可根据患者自我接受程度，改为常温半流质软食。进食时注意小口细嚼慢咽，并经常以生理盐水、漱口水等含漱，漱口时一定要保证漱口液到达扁桃体窝处，并适当多做停留。以后根据伤口恢复状况，饮食逐步过渡，直至伤口愈合。每日记录伤口疼痛评分，进食及日常活动情况。扁桃体窝伤口一般在术后10～15日完全恢复，伪膜脱落。

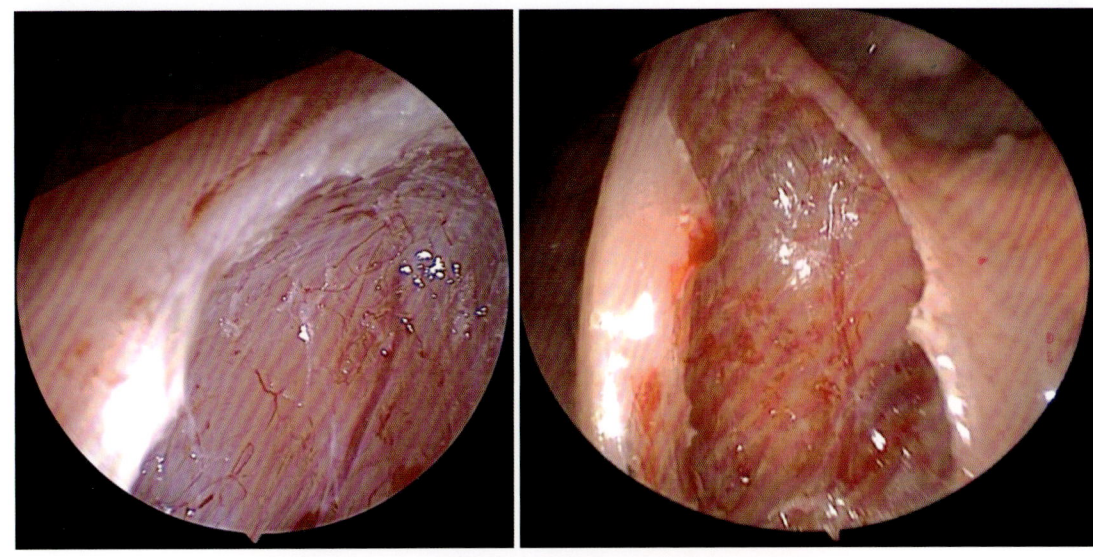

图 3 - 2 - 3　等离子点状激发技术扁桃体术后创面

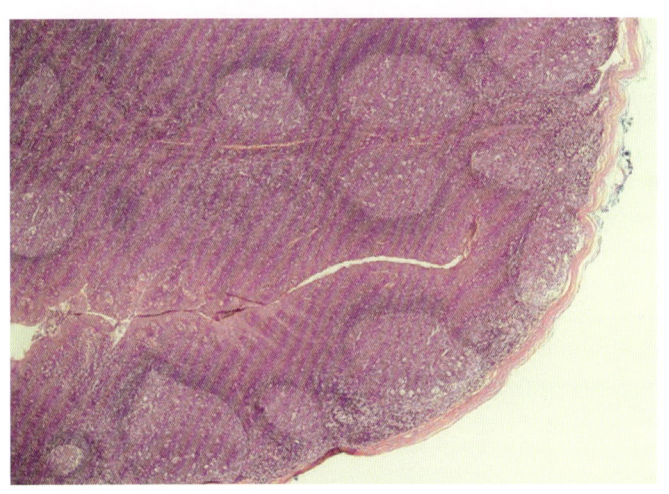

图 3 - 2 - 4　术后扁桃体标本病理检查被膜层面未见有大血管结构

四、随访及转诊

1. 术后咽部无出血、水肿，进食无异常，呼吸平顺，生命体征正常，可出院，出院后继续半流质饮食，并注意保持漱口，术后 1～2 周门诊复诊。

2. 嘱患儿出院后，如出现发热、口吐鲜血、呕血、解黑便或者出现其他严重症状如呼吸困难等，要及时复诊或就近就医。反复出血在评估生命体征平稳的情况下就近转诊到有止血条件的医院。

3. 出院后 2 周和术后 1 个月各随访一次，了解睡眠情况，有无打鼾、呼吸暂停、张口呼吸。

4. 牙颌面畸形建议转口腔科进一步诊治。

〔周建波　黄　僖〕

第三节　腺样体切除术

腺样体又称咽扁桃体、增殖体，位于鼻咽顶壁和后壁交界处，两侧咽隐窝之间，表面凹凸不平，形似橘瓣。腺样体出生后即存在，正常发育情况下，儿童会有腺样体生理性肥大，在 3～8 岁时增生明显，10 岁以后逐渐萎缩，到成人则基本消失。若鼻咽部及其毗邻部位或腺样体自身的炎症反复刺激，使腺样体发生病理性增生，堵塞后鼻孔大于 51％即可称为腺样体肥大。腺样体肥大是耳鼻咽喉头颈外科的常见病和多发病，尤以儿童多见，可引起鼻塞、张口呼吸、打鼾、耳闷、听力减退等症状，甚至导致儿童阻塞性睡眠呼吸暂停低通气综合征（obstructive sleep apnea hypopnea syndrome，OSAHS）。腺样体切除术是治疗腺样体肥大导致的儿童 OSAHS、慢性鼻窦炎、分泌性中耳炎等疾病的有效方法，能够解除呼吸道梗阻，改善患者症状。该手术可单独施行，也可与扁桃体切除术同时施行。近年来，随着低温等离子射频技术的发展以及快速康复外科理念的推广，对于腺样体肥大的手术治疗，除了关注手术效果，更加关注围手术期的处理及术后的快速康复。

一、应用现状

最早的腺样体手术是 19 世纪 60 年代由丹麦医师 Hans Wilhelm Meyer 实施的。20 世纪 90 年代开启了直视下腺样体切除手术的新时期。进入 21 世纪，低温等离子射频消融术用于腺样体切除的方式得到了推广和普及。目前成熟开展的腺样体切除术式包括传统腺样体刮除术、传统腺样体刮除 + 鼻内镜下残余腺样体咬切术、鼻内镜下腺样体吸切术、鼻内镜下低温等离子消融术。

传统腺样体刮除术的优点是简便易行，但缺点也较明显，因其属于盲刮，手术过程中仅能靠手指触摸来判断是否有腺样体残留；并且受视野限制，对于突入鼻腔或圆枕周围的腺样体无法彻底切除。若过分追求手术效果，则有可能导致并发症增加，如咽鼓管损伤、咽后壁损伤等。目前，该术式已逐渐被淘汰，但部分基层医院受条件限制，仍在采用。

腺样体刮除 + 鼻内镜下残余腺样体咬切术，是在传统刮除术的基础上，应用鼻内镜检查有无残余，若发现残余，则用咬切钳去除残余腺样体。这样做到了扬长避短，弥补了传统刮除术的不足。该术式操作简单，只要开展鼻内镜手术的医院均可进行；并且较吸切器及低温等离子手术更为经济实惠。但该术式也有不足之处，手术时要求同时将鼻内镜及咬切钳置入鼻腔，对于 4 岁以下患儿或者鼻腔较狭窄的患者容易造成鼻黏膜的损伤，进而导致鼻腔粘连。

鼻内镜下腺样体吸切术，主要分为经鼻径路内镜下腺样体吸切术（TNEA）、经口径路内镜下腺样体吸切术（TOEA）、经鼻导入内镜经口导入吸切器联合径路腺样体吸切术（TCEA）。术者可以根据患者的不同情况及术者本人的操作习惯选择合适的手术方式。该术式的优点是内镜可以使术野清晰，减少并发症的发生；而吸切器具有高速切割、边吸引边切割的特性，可尽量减少创伤，避免因血液污染术野造成视野不清。该术式的缺点是需在整个切割操作完全结束后方可进行压迫止血，出血时间较长；并且吸切器具有负压吸引的功能，势必造成出血量增多。该术式的另一缺点是需要较为昂贵的动力系统设备，且一次性使用的吸切器刀头也会增加患者的经济负担。

鼻内镜下低温等离子射频射频消融术是目前较为推崇的腺样体切除术式。其优点是手术创伤小，利用其低温、无热辐射等优点，减少了对周围组织的损伤，可获得无血术野，手术时间较短；术中出血量为四种术式中最少。低温等离子射频消融术的不足之处是需要购买较为昂贵的等离子设备，且低温等离子刀头多需自费，增加了患者的经济负担。

随着社会经济水平的提高，各级医院医疗设备均得到了一定程度的更新换代，结合患者对微创、快速康复的追求，笔者认为鼻内镜下腺样体吸切术和鼻内镜下低温等离子射频消融术适合在县级医院推广。本节就这两种术式治疗腺样体肥大的相关经验，包括关键技术设备及器械的准备、操作技术规范及技巧、围手术期处理要点、术后康复等进行介绍。

二、手术设备及器械

（一）电动吸切器系统

耳鼻喉动力系统（图 3 - 3 - 1）：输入电压 100～240 V，可分别连接鼻咽喉吸切器、高扭矩耳钻和显微耳钻；有手控装置，可手控刀头和钻的开始和停止；可控制注水泵及鼻内镜冲洗器；脚踏开关，可无级变速，随意控制手柄转速；有可调水量注水泵，由主机脚踏开关同步冲水，防止手术区过热。

鼻咽喉吸切手柄：往复最大转速不低于 5 000 r/min，可用脚踏开关随意控制转速；质量不超过

240 g，符合人体工程学设计，便于操作又不妨碍视线；手柄颈部有刀头旋转锁定装置。

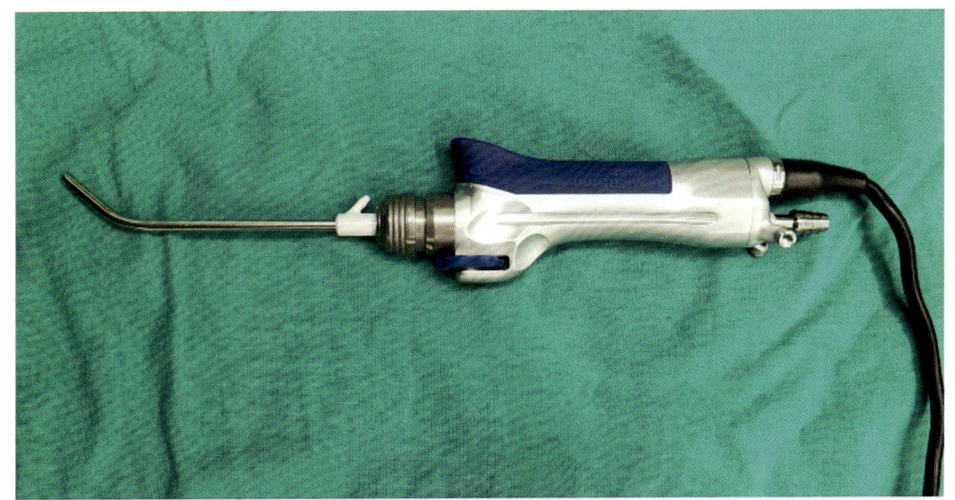

A. 鼻咽喉吸切手柄及 40°吸切器刀头

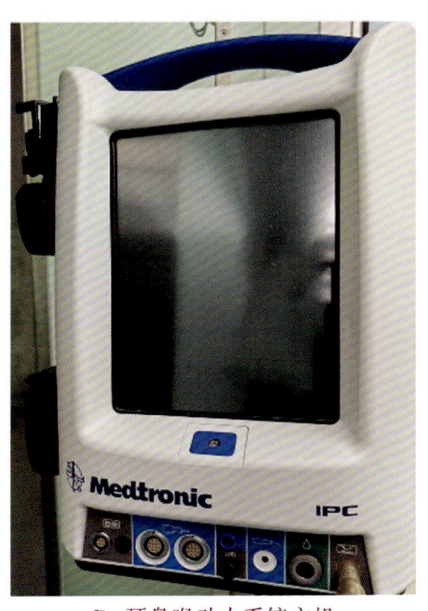

B. 耳鼻喉动力系统主机

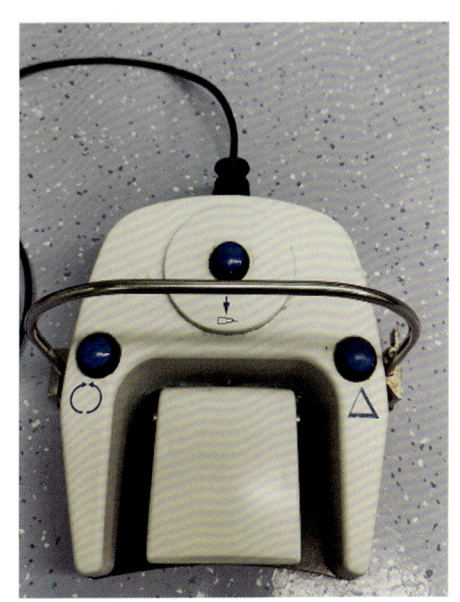

C. 脚踏开关

图 3 - 3 - 1　电动吸切系统

40°切吸器刀头：长度 11 cm，直径 4 mm；头端弯曲外向开口，12°锋齿设计，刃面对刃面，对组织实现切割，对周围组织无损伤；内壁光滑，不易堵塞；可以注水和吸引。

（二）低温等离子系统

低温等离子射频消融术的作用原理是使电极和组织间形成等离子薄层，层中离子被电场加速，并将能量传递给组织，在低温下（40 ℃～70 ℃）打开细胞间分子结合键，使靶组织中的细胞分解为碳水化合物和氧化物，造成病变组织液化消融，从而达到靶组织体积减容的效果。

该设备由主机、低温等离子手术刀头、脚踏开关组件、生理盐水滴注泵和电源线组成（图 3 - 3 - 2）。具有等离子气化切割、消融、凝血、冲洗和抽吸功能；功率≤400 W，工作挡位 1～9 挡可调。切割消融功能一般设置为 7～9 挡，凝血功能一般设置为 3～5 挡。在手术过程中，同一支刀头、同一个输出接口输出，能同时实现切割、消融、吸引和凝血功能。

低温等离子手术刀头：选择 Evac 70 Xtra HP 型一体化等离子刀头，工作电极为三线电极。扁桃体切除和腺样体切除可用同一把刀头，必要时刀头本身可进行一定程度弯曲。

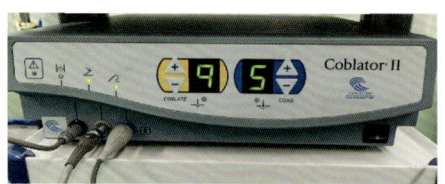

A. 低温等离子系统主机

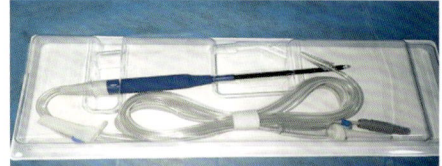

B. 低温等离子手术刀头

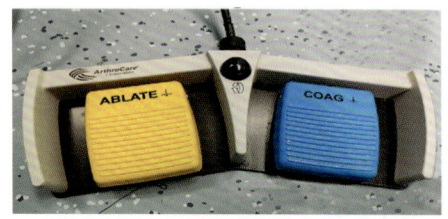

C. 脚踏开关

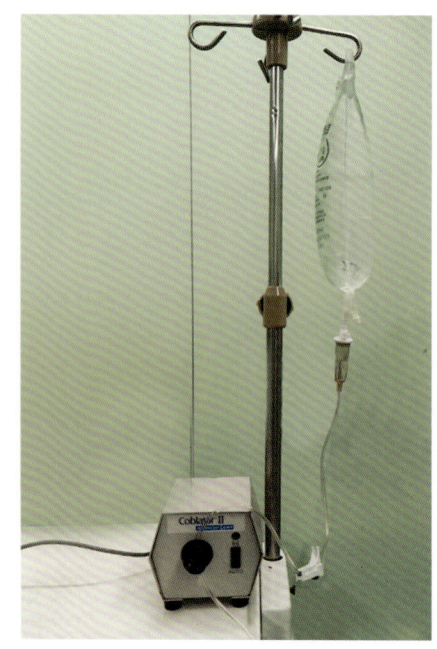

D. 生理盐水滴注泵

图 3-3-2　低温等离子系统

（三）开口器

戴维氏半开口器最为常用（图 3-3-3），采用医用不锈钢制成。开口器架上有两个卡牙钩和一个压舌板固定按钮；包含 5 个压舌板，压舌板带插管槽，可安全地将插管从压舌板底部插入。

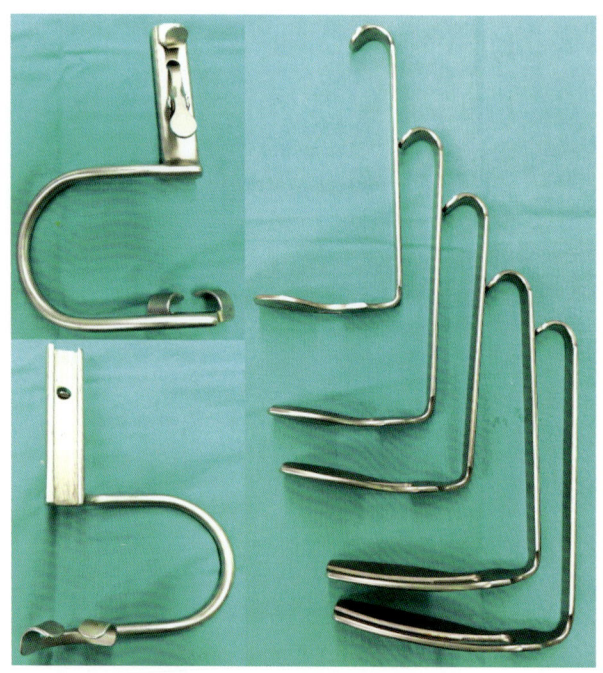

图 3-3-3　戴维氏半开口器

三、手术适应证及禁忌证

（一）适应证

1. 腺样体肥大（伴或不伴扁桃体肥大）引起阻塞性睡眠呼吸暂停（OSA）。

2. 腺样体肥大影响颌面部发育，引起"腺样体面容"或造成牙列不齐。对于年龄 3 岁以上并有牙颌面骨性发育畸形或出现趋势的患儿，需要尽早干预。

3. 腺样体肥大伴鼻腔、鼻窦炎症反复发作或上呼吸道感染频发者。

4. 腺样体肥大堵塞咽鼓管咽口，引起分泌性中耳炎、急性复发性中耳炎、咽鼓管功能障碍，拔管后复发需要重复置管者。

（二）禁忌证

1. 急性上呼吸道感染等感染性疾病发病期。

2. 重度 OSAHS 或伴有高危因素的患者不宜立即手术，建议评估心肺功能并行相应治疗后再手术。

3. 造血系统疾病及有凝血机制障碍者。

4. 伴有严重的全身性疾病，如风湿热、肾炎、肝炎、肺结核等疾病的活动期。

5. 高血压、糖尿病、心脏病等慢性疾病未良好控制。

6. 免疫功能障碍及自身免疫性疾病者。

7. 女性月经期和月经前期。

四、围手术期处理要点及手术技巧

（一）术前准备

所有患者在术前均需要详细询问病史、体格检查、实验室检查等，尤其要注意患者有无出血倾向、近期上呼吸道感染病史、女性患者的月经史、药物过敏史。专科检查要关注体重指数，是否有松动牙齿；完善鼻内镜检查或鼻咽部 X 线侧位片、多导睡眠监测、听力学评估和耳内镜检查等。对于高危患者（婴幼儿、智力低下、重度 OSAHS、颌面畸形等），还需要评估开口度、舌体大小、头颈活动程度等，排除颅面部畸形、后鼻孔闭锁、下颌骨发育不良及喉软化症等影响手术安全的疾病。重度 OSAHS 患者常规需要在围手术期进行 CPAP 治疗。术前禁食 6 小时，禁水 2 小时，儿童患者术前 2 小时允许喝 10％葡萄糖溶液 100 ml。单纯腺样体切除术患者术前 3 日每日用生理盐水清洗鼻腔，一般无须预防性使用抗生素。对于儿童患者，允许家长在术前等候的过程中陪同。

（二）技术操作规范及技巧

1. 腺样体的暴露　患者采用平卧、垫肩、头后仰体位，注意头勿过度后仰，颈部勿悬空，可加用颈垫，并用头垫固定头部，防止头部左右偏移。建议术者位于患者头端（鼻腔入路）或者立于患者右侧（口腔入路）。

因为儿童患者鼻腔狭小，鼻腔入路容易造成黏膜损伤甚至鼻腔粘连，故建议选择经口腔入路进行手术。根据患者的年龄和体型选择合适的开口器，置入开口器后，将口腔撑开合适大小，注意保护牙齿及避免口角撕裂。分别经双侧鼻腔导入一次性导尿管（或硅胶管），拉起软腭，固定导尿管，暴露鼻咽腔。

充分暴露腺样体后，在鼻内镜下明确双侧圆枕、咽鼓管及后鼻孔的位置，在手术操作过程中注意避免损伤鼻腔黏膜、软腭背面、咽鼓管咽口、圆枕、后鼻孔等组织结构。

2. 操作规范及要点

（1）鼻内镜下腺样体吸切术：采用美敦力耳鼻喉动力系统，使用电动吸切器切除肥大腺样体组织。在鼻内镜直视下，经口导入 40°电动吸切器，确认腺样体后，使用电动吸切器贴近腺样体组织，自腺样体下缘开始吸引切割，从下至上，由浅入深，逐步切除肥大的腺样体至完全暴露后鼻孔。注意勿切除过深，损伤椎前筋膜。切除腺样体后利用纱条或棉球对切除位置进行压迫性止血，严重的出血可行电凝止血。

（2）鼻内镜下低温等离子消融术：在进行腺样体消融操作时，低温等离子设备设置的挡位一般为消融 7～9 挡及电凝 3～5 挡，接近腺样体底部的椎前筋膜时将消融设置为 7 挡，电凝设置为 3 挡或 4 挡。

手术操作包括以下两种方法：

1）消融法：在鼻内镜直视下，经口导入低温等离子刀头，将刀头保持与腺样体若即若离的距离，自腺样体下缘与咽后壁交界处开始使用"蚕食法"消融，从下至上，从左向右，由浅入深，逐步消融肥大的腺样体，至两侧咽鼓管圆枕周围无肥大的淋巴组织及后鼻孔完全显露。对于后鼻孔边缘的腺样体组织，可弯曲刀头后进行消融，但切忌损伤后鼻孔周边的正常黏膜组织。若消融过程中有活动性出血，利用低温等离子的凝血功能进行止血。整个手术过程需要直视刀头进行操作，禁止盲目操作。留意低温等离子场强作用范围，禁止刀头直接顶住组织进行消融切除操作，接近腺样体底部时，可稍留一层薄薄的腺样体组织，尽量不暴露椎前筋膜。

2）切除法：充分暴露腺样体后，在鼻内镜下用低温等离子刀从腺样体背面剥起腺体组织整块切除，但切忌损伤及过度电凝深面的椎前筋膜。如果腺样体增生严重，可结合以上两种方法，部分组织整块切割，剩余部分蚕食样消融。对于后鼻孔边缘的腺样体组织，可弯曲刀头后进行，至后鼻孔完全显露，咽鼓管圆枕周边无肿大的淋巴组织。

（三）术后处理

手术结束时予以地塞米松磷酸钠注射液 0.5 mg/kg 静脉滴注，最大剂量不超过 5 mg，以预防术后呕吐。术后 4～6 小时平卧头侧位，给予心电监护，密切观察患者生命体征。嘱患者尽量抿出口腔内分泌物，有利于观察出血情况。如同时进行扁桃体切除术，术后悬雍垂及软腭水肿较常见，需留意喉水肿导致声嘶、喉鸣音、呼吸困难、窒息等症状。合并高危因素（肥胖、小下颌、舌根后坠、某些出血性疾病、心脏病等）的患者，上呼吸道常有较多分泌物，可引起呼吸道梗阻和血氧饱和度下降，多发生在术后 4～24 小时，需紧急处理，必要时及时气管内插管或气管切开。发热是术后最常见的症状，多为吸收热，体温在 38 ℃以下，一般只需对症处理。如果体温超过 38 ℃，应考虑感染，需及时评估后对症处理，预防发生热性惊厥等并发症。腺样体术后出血发生率较低，主要与手术创面太深或切除正常组织过多、手术创面感染及年龄偏大有关，少量出血可予呋麻滴鼻液滴鼻，如出血量较大，需膨胀海绵或导尿管水囊行后鼻孔填塞，必要时手术室止血。单纯腺样体切除术后疼痛轻微，大多不用特殊处理，但如果存在明显的头痛、颈痛、头部活动受限等，应考虑寰枢韧带损伤或寰枢椎旋转畸形，予以颈托固定及延长抗生素的使用。术后 2 小时内禁任何饮食，2 小时后可适当喝水，4 小时后可以进食流质饮食，手术当天以冷流质饮食为主，术后第 1 日可改为常温半流质饮食，予以高渗海水冲洗术腔及鼻用糖皮质激素喷鼻，直至伤口愈合，根据复诊情况决定是否继续使用。

五、随访

腺样体切除术后伤口完全愈合需 2～3 周，术后建议患者定期于耳鼻咽喉头颈外科门诊进行随访，随访原则如下：①术后，如口鼻无出血、水肿，进食无异常，呼吸平顺，生命体征正常，可出院，术后 2 周门诊复诊。②嘱患者出院后 2～3 周内，如出现发热、呕血、解黑便或者出现其他严重症状，如呼吸困难等，要及时复诊或就近看诊。③出院后 2 周和 2～3 个月，各随访一次，重点询问是否有出血、疼痛情况，体温是否正常。医师根据创面愈合情况和患者症状，评估是否有语音异常、腭咽闭合不全、鼻咽反流、瘢痕粘连和鼻咽腔狭窄及打鼾、张口呼吸改善等情况，并指导下一步治疗方法，以及再次复诊因素和时间。④牙颌面畸形建议转口腔科进一步诊治。

六、总结

本节详细阐述了鼻内镜下腺样体吸切术和鼻内镜下低温等离子射频消融术在腺样体切除中的应用，包括腺样体切除术的适应证和禁忌证、术前准备、关键手术步骤技巧、术后处理、随访等。腺样体切除术是耳鼻咽喉头颈外科最常开展的手术之一，且主要在儿童群体中开展。随着技术的发展以及快速康复外科理念的推广，医患双方对腺样体切除术的治疗效果、手术创伤、手术时间、术后康复以及经济成本都有了更高的要求。因此，施行腺样体切除手术应根据患者自身状况、经济情况以及医疗设备条件选择合适的手术治疗方式，以获取最佳疗效。

〔易红良〕

第四节　声带白斑

一、概述

喉白斑中声带白斑最为常见，其他部位白斑极少见。声带白斑是临床描述性外观诊断，指声带黏膜上皮过度增生角化，在声带表面形成灰白色斑片状角化物，且在临床和病理学上不能被诊断为其他疾病。声带白斑的病理特征是上皮过度增生、角化伴角化不全，所以在病理上也被称为角化症。声带白斑有一定的癌变倾向，但并不是所有白斑都是癌前病变，有异型增生的白斑才是癌前病变，癌变率为10%～30%。

声带白斑病因复杂，发病机理尚不清楚。声带白斑的外观特征与其病理状态之间存在一定的相关性，通过外观形态及窄带成像（narrow band imaging，NBI）特征，可以粗略评估声带白斑的病理状态，并根据病理状态来确定白斑治疗方法。癌变的声带白斑，多为微浸润癌和浅表浸润癌，内镜下微创手术为首选治疗方案。

二、病因及发病机制

声带白斑的病因复杂，尽管国内外对声带白斑的病因及发病机制的研究已有很多，但发病机制仍不很明确，白斑的病因可分为化学因素、理化因素、生物因素、基因调控及免疫相关因素等，但发病机制仍不很明确。吸烟、饮酒和用嗓过度已经在较多临床研究中被认为是声带白斑发生的重要危险因素，其他因素如微生物感染与咽喉反流等近年来也被证实在声带白斑的发生发展中起作用。

1. 吸烟、饮酒　80%的声带白斑患者有吸烟和酗酒史，是声带白斑形成的最主要因素，因烟草中含有很多有害的化学物质，能损伤喉黏膜，造成上皮异型增生及过度角化，甚至癌变。

2. 用声不当、过度用嗓　双侧声带上皮过分摩擦刺激，可使上皮增生及过度角化，形成黏膜创伤、摩擦性白斑。

3. 长期慢性炎症刺激　慢性喉炎，特别是慢性肥厚性喉炎，与白斑形成有一定相关性。

4. 维生素 A、微量元素缺乏，激素失衡。

5. 咽喉反流，多数研究者认为反流是白斑形成病因之一　胃酸、胃蛋白酶、胆汁损伤喉黏膜，引起增生及角化；胃酸刺激食管黏膜引起迷走神经反射，造成慢性咳嗽和清嗓，从而导致喉部黏膜创伤，造成增生及角化。

6. 微生物感染　微生物感染和白斑发病的关系尚不很明确，曾有报道幽门螺杆菌感染可能与声带白斑的发生发展有关，但其发病机制尚需进一步研究。

7. 遗传、免疫因素　有些患者并无明显各种刺激因素，但仍可发生白斑，这可能与遗传、免疫、代谢及其他功能异常变化有关。

三、病理

声带白斑病理学特征为声带黏膜鳞状上皮过度增生、角化伴角化不全。声带黏膜鳞状上皮过度增生分为鳞状上皮非异型增生（又称上皮单纯增生）和异型增生（又称不典型增生），异型增生又分轻度异型增生（良性异型增生）、中度异型增生（潜在癌变）和重度异型增生（高度潜在癌变）。

目前很多医院病理科按上皮内瘤变分类方法来对喉部癌前病变异型增生进行分类，分为低级别上皮内瘤变和高级别上皮内瘤变。低级别上皮内瘤变相当于轻度和中度异型增生；高级别上皮内瘤变相当于重度异型增生和原位癌。

四、临床表现

1. 症状　声带白斑患者以吸烟、饮酒的中老年男性多见，通常以声音嘶哑为首发症状，病程往往较长，开始为间歇性声嘶，慢慢变为持续性，并渐渐加重。声带白斑其他症状还可表现为咽喉部不适、异物感及发音易疲劳等。

2. 体征　喉白斑多发于声带，其次是杓间区，其他部位少见（图 3 - 4 - 1）。声带白斑可发生于单侧声带，也可发生于双侧声带；可局限为单个病灶，也可表现为多个病灶或者覆盖整个声带，向前累及前联合，向上累及喉室、室带等其他部位，向下往声门下区延续，向后延续至声带突，甚至杓间。白斑可表现为平坦光滑、边界清晰的云雾状白色病变，继续发展白斑可明显增厚，或肥厚隆起光滑，或粗糙增生（表现为颗粒状、疣状、乳头状或斑块状）。

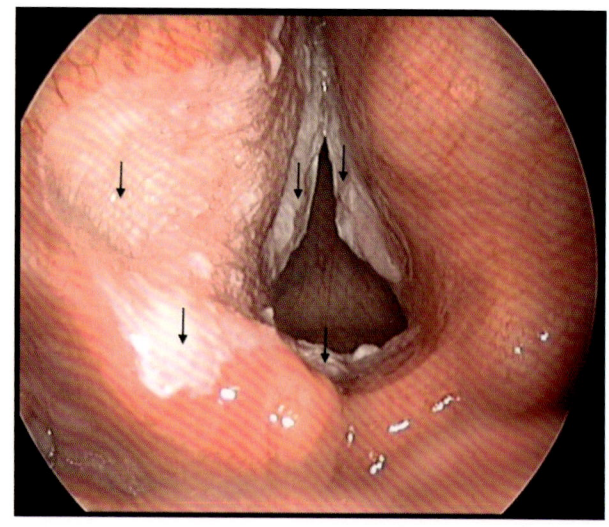

图 3 - 4 - 1　多发性喉白斑
双侧声带、左假声带、杓间区等多部位白斑

五、诊断

声带黏膜表面有灰白色斑片状角化物，且在临床和病理学上不能被诊断为其他疾病时，即可诊断为声带白斑。

六、鉴别诊断

（一）要排除非角化性病变

声带白斑是声带表面有灰白色角化物的外观诊断，声带上有灰白色物病变不一定是白斑，需要排除伪膜、真菌感染、结核等非角化性病变。

1. 喉伪膜性病变　常见于上呼吸道感染、有咳嗽病史的年轻患者，为急性炎性渗出形成白色膜样物，位于一侧声带或双侧声带膜部。白色物光滑、质地均匀、水肿细腻，常常伴有周边声带急性或慢性充血。而白斑不对称，角化物相对较粗糙。喉伪膜性病变经保守治疗、观察 1～2 个月后可自行消退（图 3 - 4 - 2）。

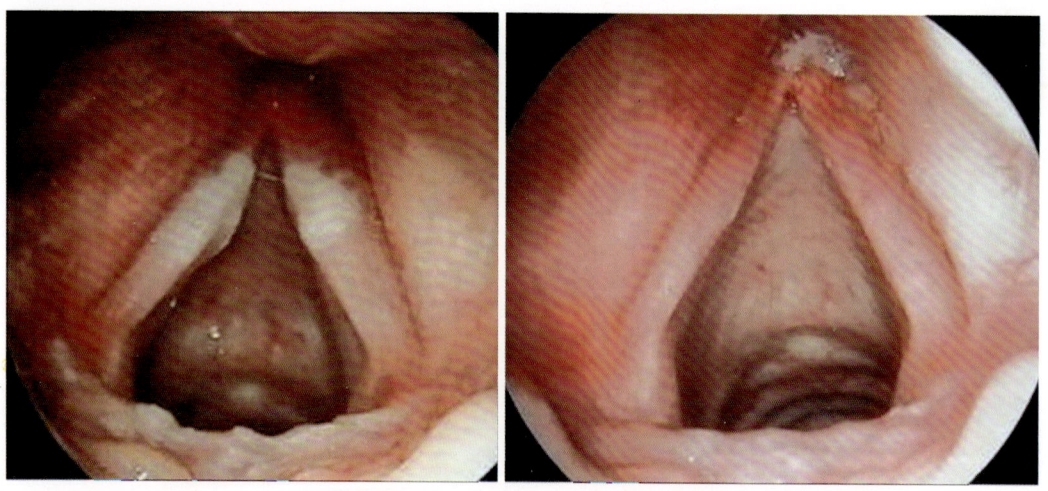

图 3 - 4 - 2　感冒咳嗽后引起的伪膜，1～2 个月保守治疗后可自行消退

2. 喉真菌病　声带表面有白色物或灰色物覆盖，白色物较细腻，周围黏膜可伴充血肿胀（图 3 - 4 - 3）。多继发于长期类固醇激素使用、广谱抗微生物治疗、抗肿瘤治疗后等，否认烟酒过度、滥用嗓声病史。该类患者多免疫力低下，可伴随声带白斑、声带癌等同时出现，组织病理学结果查出真菌菌丝可确诊。

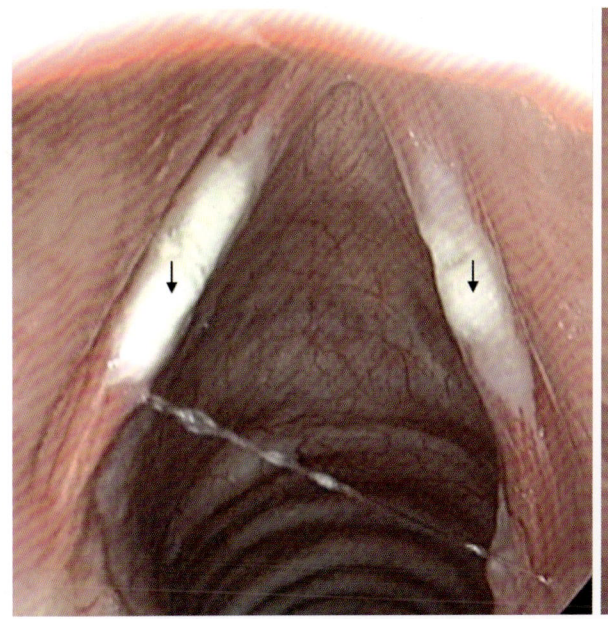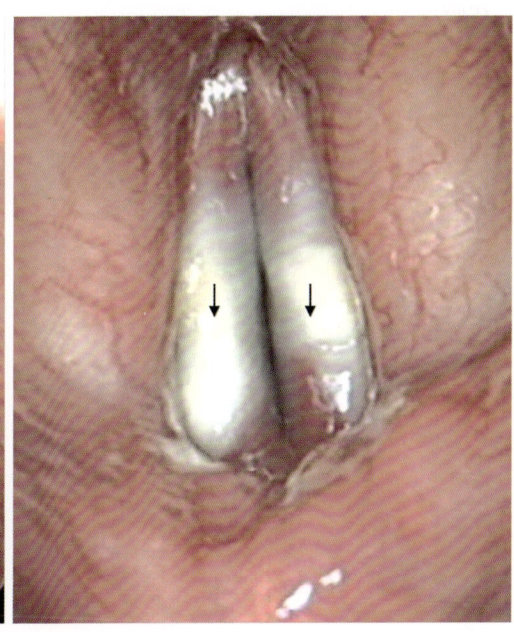

图 3 - 4 - 3　双侧声带真菌性灰白色物

3. 喉结核　病变常位为声带全程黏膜肿胀，多呈贫血状，色苍白，可见多发性浅表溃疡，分泌物多，表面为非典型的白色物或斑片样物（图 3 - 4 - 4）。渐进性加重性声嘶，可发生剧烈喉痛，病变广泛者会引起喉梗阻。

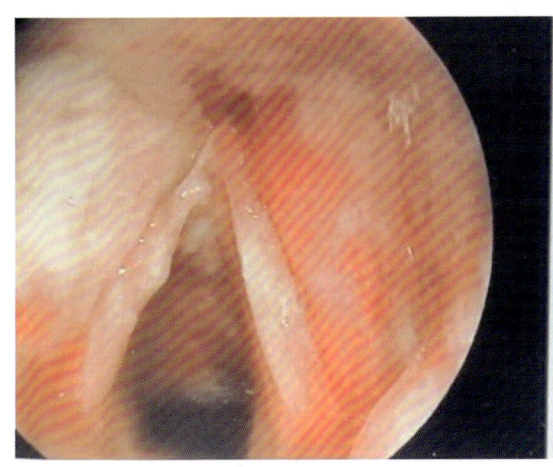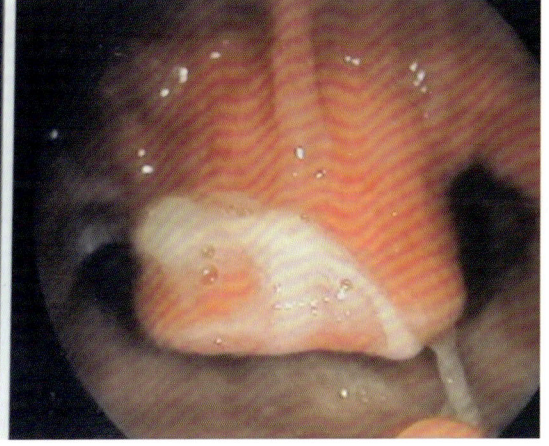

图 3 - 4 - 4　会厌喉面多分泌物，双侧声带充血肿胀，左声带表面的灰白色物

（二）排除角化性病变其他诊断

声带鳞状上皮过度增生及角化的灰白色病变，也不一定是白斑，要排除上皮过度增生、角化性的其他疾病。

1. 角化性喉乳头状瘤　喉乳头状瘤表现为乳头状增生，临床很容易诊断，但庞状、角化性声带乳头状瘤，其表面大量灰白色角化物，表现为灰白色颗粒状、毛刷样、或须须样、疣状增生（图 3 - 4 - 5）。

2. 任克氏水肿　任克氏水肿常常表现为全程声带息肉，常常伴有上皮不典型增生和过度角化及角化不全，但并不是白斑（图 3 - 4 - 6、图 3 - 4 - 7）。

3. 喉癌　病变可位于喉部各区，可呈溃疡浸润型、菜花型、结节型等多种形态，与白斑在形态上有极大差异，但有些喉癌，如喉疣状癌表现为鳞状上皮疣状增生，表面因过度角化而呈现白色，质地较硬，呈白斑样病变。活检病理可确诊（图 3 - 4 - 8）。

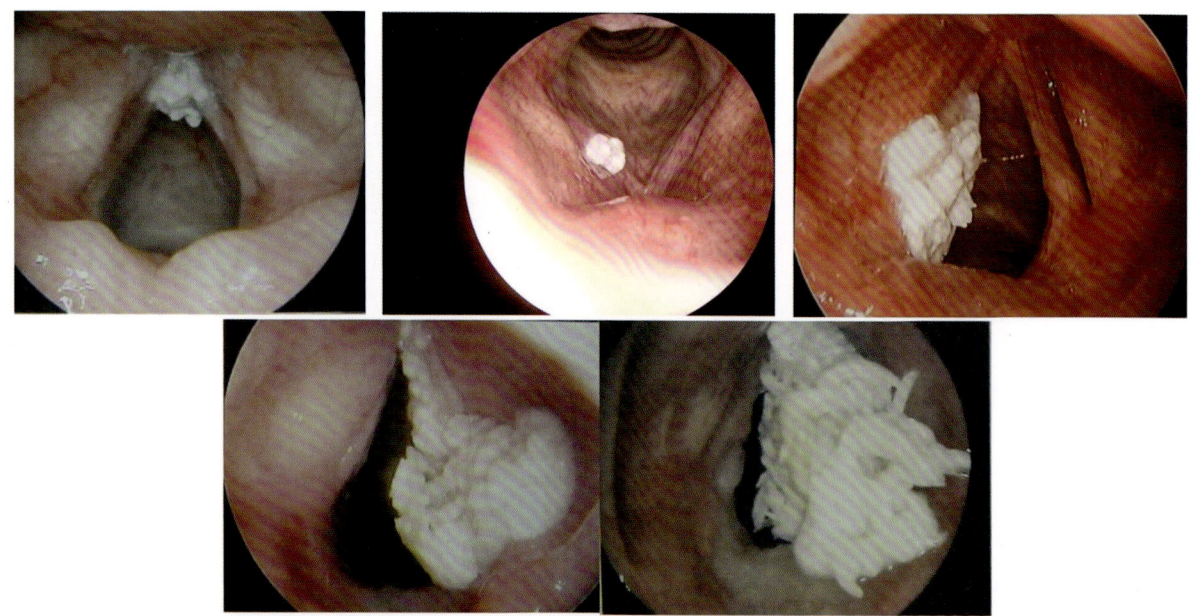

图 3-4-5   角化性喉乳头状瘤，表面灰白色颗粒状、毛刷样或须须样角化物

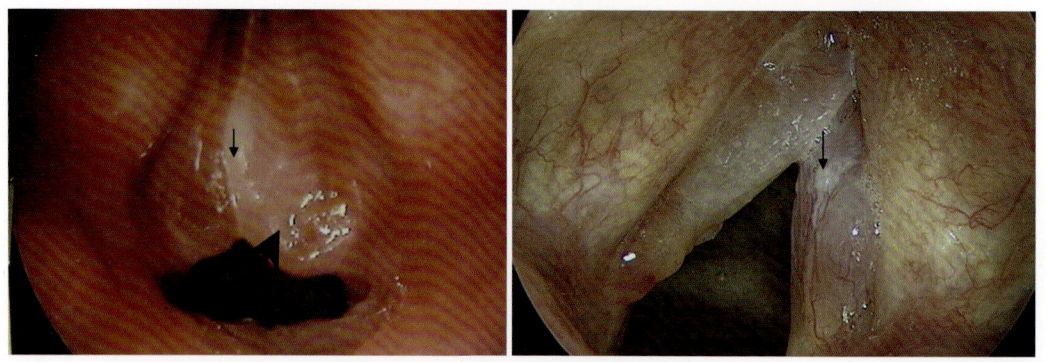

图 3-4-6   任克氏水肿表面角化物

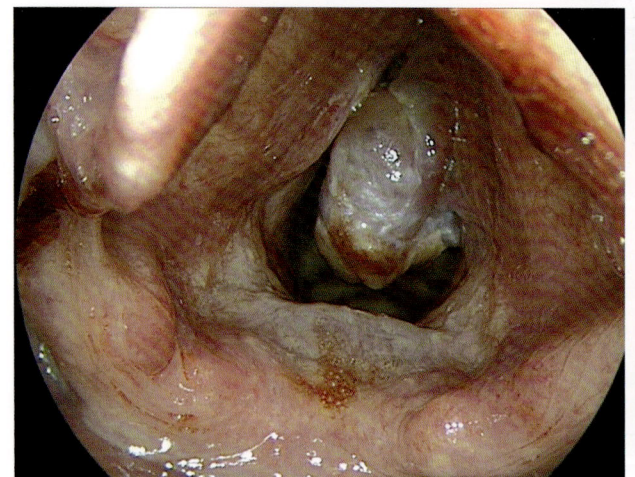

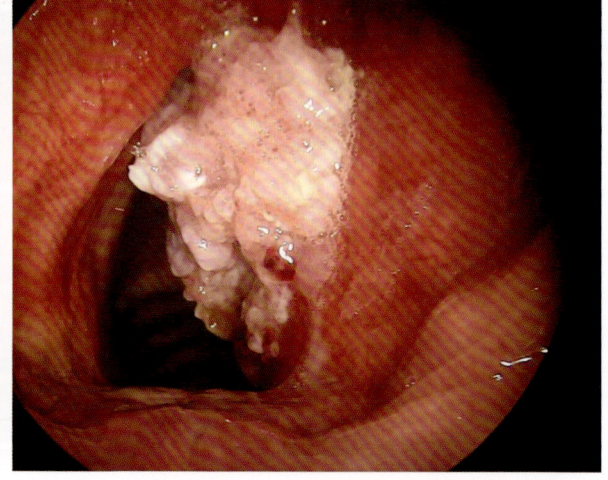

图 3-4-7   右侧声带表面大量角化物   图 3-4-8   右声带角化性新生物，术后病理为鳞癌

七、辅助检查

声带白斑辅助检查目的是评估白斑病理状态，为治疗方案制订提供依据。喉镜是最常用的检查方法，包括白光喉镜、NBI 喉镜和动态喉镜。

（一）白光喉镜

白光喉镜为传统喉镜，是临床最常用的检查工具。喉镜检查要观察白斑的部位、形态、质地等白斑外观特点。白斑外观形态可分为光滑型和粗糙型，光滑型又可细分为平坦光滑型、肥厚光滑型、粗糙增生型。

1. 平坦光滑型　白斑很薄，云雾状或薄片状覆盖于声带表面，平坦光滑，质地均匀，与周边声带表面没有阶梯感（图 3-4-9、图 3-4-10）。

2. 肥厚光滑型　白斑肥厚隆起，与周边声带黏膜有阶梯感，表面光滑，可以有轻微皱纹或波纹状凹凸感，质地比较均匀（图 3-4-11）。

3. 粗糙增生型　白色厚薄不均，质地不均，表面粗糙增生，表现为斑点状、结节状、颗粒状、疣状（图 3-4-12 至图 2-4-15）。

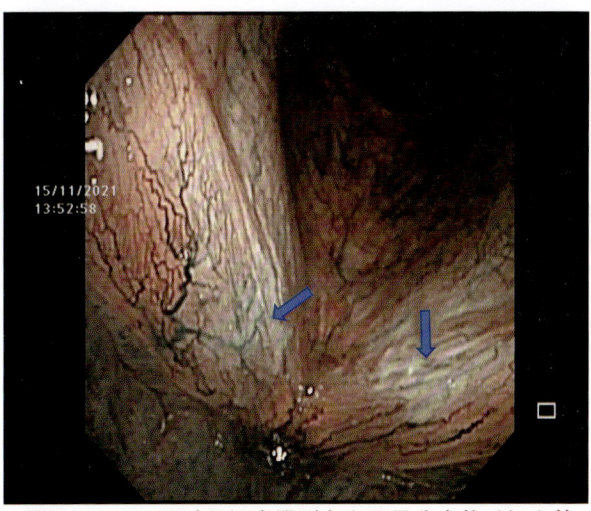

图 3-4-9　透过平坦光滑型白斑可见分支状毛细血管

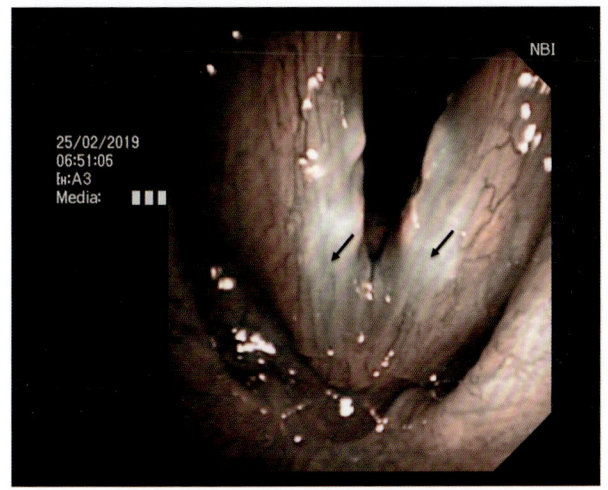

图 3-4-10　透过平坦光滑型白斑隐约可见分支状毛细血管

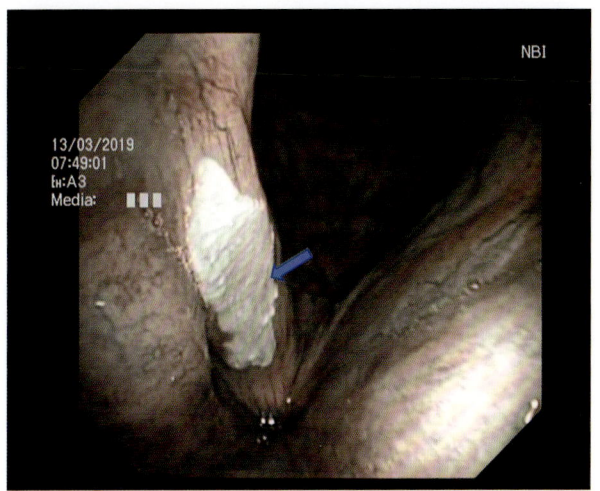

图 3-4-11　肥厚隆起光滑型白斑，无法窥见白斑内 IPCL 及分支状毛细血管

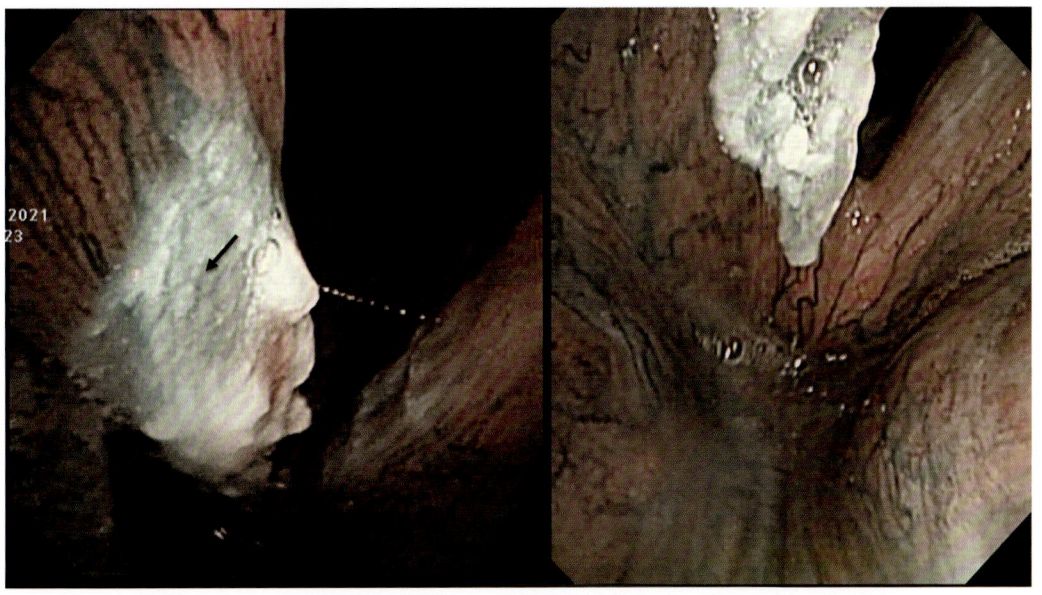

图 3-4-12　粗糙增生型白斑，无法窥见白斑内 IPCL 及分支状毛细血管

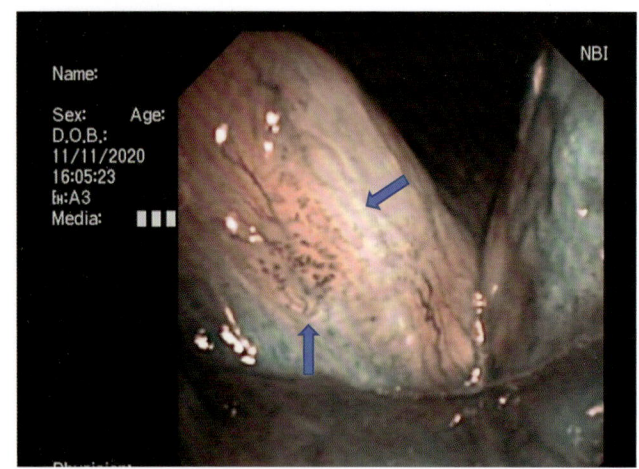

图 3-4-13　没有白斑覆盖处可见散在褐色 IPCL 斑点

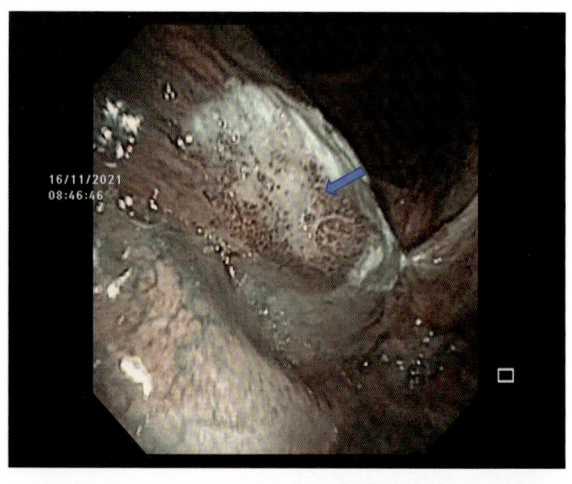

图 3-4-14　没有白斑覆盖处可见密集褐色 IPCL 斑点

平坦光滑型白斑病理以无异型增生为主，肥厚光滑型白斑病理以无异型增生和低级别瘤变为主，粗糙型白斑病理以异型增生和癌变为主。

（二）NBI 喉镜

正常声带复层鳞状上皮内无毛细血管，毛细血管位于上皮基底膜下方，所以正常情况下上皮内乳头状毛细血管襻（intraepithelial papillary capillary loop，IPCL）不可见，白斑较薄（平坦光滑）时 NBI 内镜下只能观察到的黏膜下走行的分支状或树枝状毛细血管（图 3-4-9、图 3-4-10），白斑增厚后，因为白斑的阻挡，无法看见白斑下树枝状毛细血管（图 3-4-11、图 3-4-12）。声带上皮发生异型增生时，毛细血管会随上皮乳头长入复层鳞

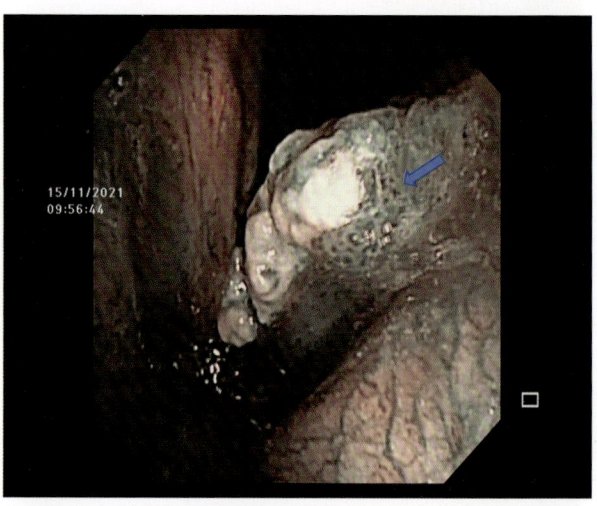

图 3-4-15　粗糙增生的白斑周边可密集 IPCL

状上皮下内，异型增生越严重，毛细血管越接近声带上皮表面，此时才能看到 IPCL，即 NBI 喉镜下出现褐色斑点。异型增生时 IPCL 表现为细小、散在、排列大小分布均匀的小斑点（图 3-4-13）；白斑癌变时，IPCL 出现扩张、排列分布不均，表现为粗大斑点，且斑点越大，恶性的可能性就越大（图 3-4-14）；癌变后，可见扭曲扩张迂曲的 IPCL（图 3-4-15）。

未发现 IPCL 时，可根据外观形态来评估白斑病理状态。

（三）动态喉镜

动态喉镜根据黏膜波表现来评估病理状态，如黏膜波减弱，说明有任克氏层侵犯，白斑癌变可能性极大，但存在黏膜波，也不难排除微浸润癌可能。

八、治疗

（一）治疗原则

声带白斑的治疗目的是去除白斑，恢复嗓音功能；治愈白斑，解决白斑癌变风险；癌变白斑得到早期诊断后，应尽可能采用微创治疗，保护好嗓音功能。

（二）治疗方法

声带白斑治疗方法包括非手术治疗（病因治疗）和手术治疗，病因治疗是最基本治疗，是否需要手术治疗，由白斑的病理状态决定。平坦光滑型声带白斑，或 NBI 喉镜下能透过可见白斑下分支状血管但无毛细血管襻的白斑，病理通常以无异型增生或轻度异型为主，首选非手术治疗，这类白斑保守治疗

治愈率达 80％；肥厚光滑型白斑也可短期非手术治疗，治疗治愈率达 60％。因白斑发展缓慢，短期非手术治疗一般不会延误手术治疗。粗糙增生型白斑癌变率高，保守治疗无效，首选手术治疗。

九、非手术治疗

（一）病因治疗

1. 戒烟、戒酒。

2. 避免慢性不良刺激。

3. 禁止滥用嗓音，进行嗓音健康宣教。

4. 如有明确有咽喉反流或疑似患者，建议给予抗反流治疗 6～8 周。

（二）抗炎、消肿治疗（图 3 - 4 - 16 至图 3 - 4 - 19）

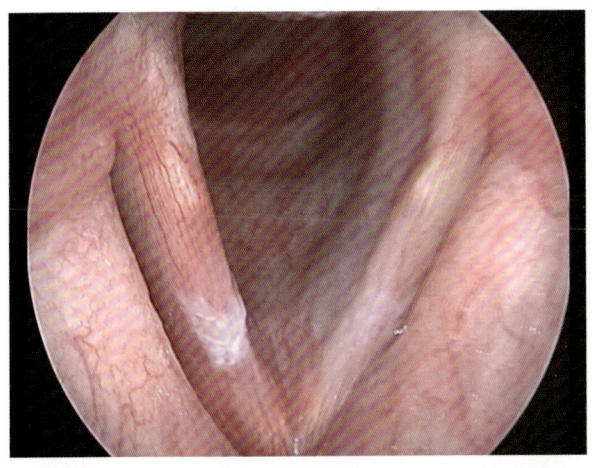

图 3 - 4 - 16　右声带平坦光滑白斑非手术治疗前

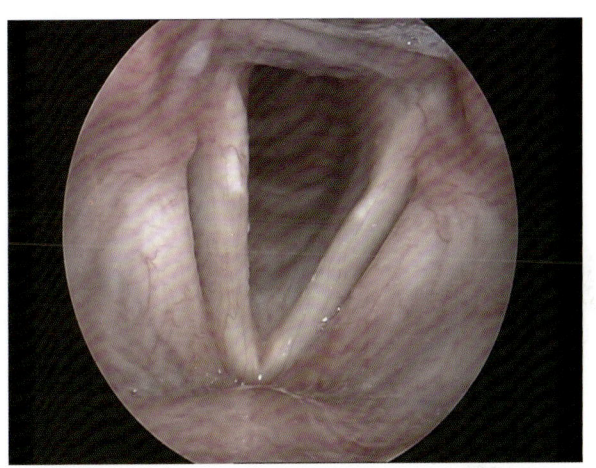

图 3 - 4 - 17　右声带白斑非手术治疗后消失

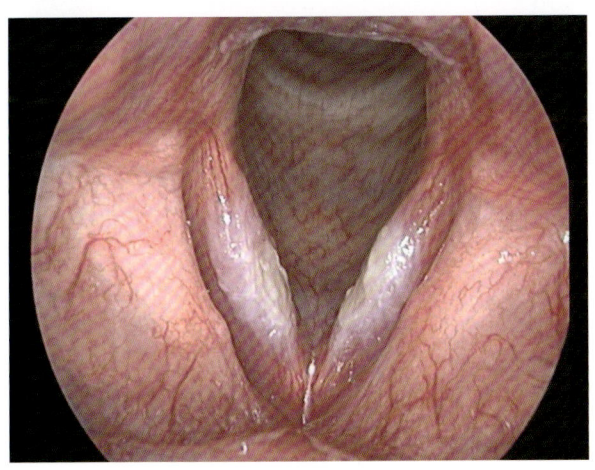

图 3 - 4 - 18　双声带肥厚隆起白斑非手术治疗前

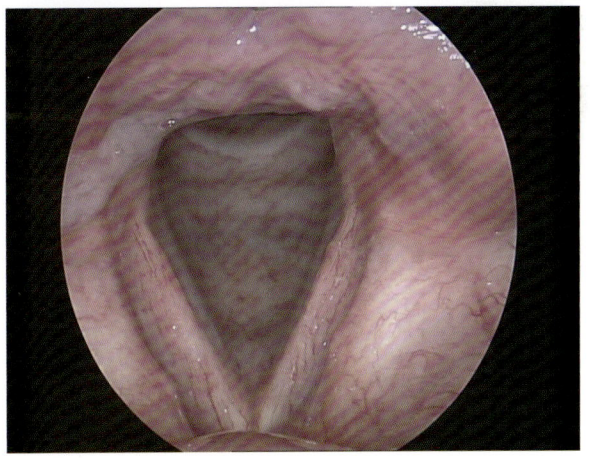

图 3 - 4 - 19　双声带肥厚隆起白斑非手术治疗后消失

1. 中成药或中药治疗，选用化痰散结、活血祛瘀的中药饮片和中成药。

2. 炎症较重，超声雾化吸入 1～2 周。

保守治疗期间，每 2～3 个月要复查，以防白斑加重、癌变，延误治疗。超过 2～3 个月无效，停止用药，临床观察或择期手术。

十、手术治疗

（一）适应证

中度及以上异型增生的声带白斑，一般需要手术治疗。活检是了解声带白病理状态的最正确的方法。除活检外，喉镜评估也是粗略了解声带白斑病理状态的重要方法，手术切除声带白斑适应证如下：

1. 活检明确是中度以上异型增生性癌声带白斑。

2. 非手术治疗无效的声带白斑。

3. 隆起肥厚、粗糙增生的声带白斑。

4. NBI 喉镜检查可见 IPCL 的声带白斑。

（二）手术治疗方法

声带白斑属癌前病变，没有突破基底膜，只要在任克氏层切除声带上皮就能切除声带白斑。声带上皮切除术，相当于欧洲喉科学会工作委员会（2000 年）提出的显微镜下声带切除术分类中 I 型，即黏膜下声带切除术，又称撕皮或剥皮术。具体手术方法如下：

1. CO_2 激光切除声带白斑（图 3-4-20）

CO_2 激光在任克氏层行黏膜剥离术是手术切除声带白斑最佳手术方法，具有不出血，手术精准，损伤小，术后反应轻，恢复快，不容易复发等特点。

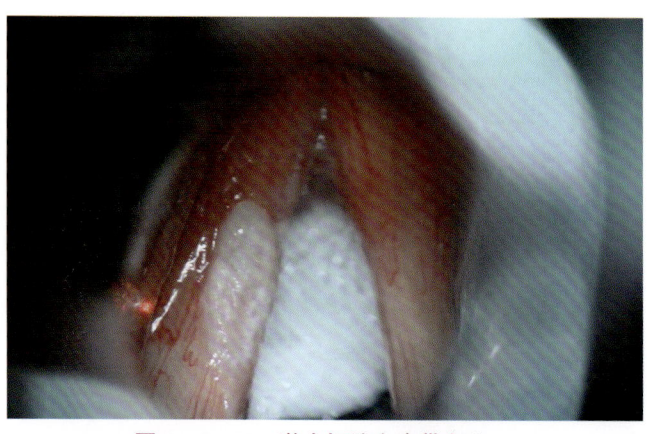

图 3-4-20　激光切除左声带白斑

2. 冷器械切除声带白斑　推荐在手术显微镜辅助下使用冷器械切除声带白斑病变，可黏膜下注射生理盐水方便黏膜剥离。

〔吴海涛〕

第五节　阻塞性睡眠呼吸暂停的外科处理

阻塞性睡眠呼吸暂停（OSA）是一种以睡眠打鼾伴呼吸暂停和日间思睡为主要临床表现的睡眠呼吸疾病，患病率为 2%～4%。随着社会日益老龄化和人们生活方式的改变，我国 OSA 的患病率呈逐年上升趋势。据推算，我国目前成年人 OSA 的患病人数高达 1.76 亿，其中，中重度 OSA 患者超过 5 000 万人。OSA 可引起间歇性低氧、高碳酸血症以及睡眠结构紊乱，并可导致高血压、冠心病、心律失常、脑血管疾病、认知功能障碍、2 型糖尿病等多系统损害。各种上呼吸道解剖异常导致结构负荷增加是 OSA 的重要致病因素。自 1981 年 Fujita 将腭垂腭咽成形术（UPPP）应用于 OSA 的治疗后，此类手术逐渐成为 OSA 的重要治疗手段之一，而手术适应证的选择对疗效存在至关重要的影响，同时外科技术更加注重生理功能的保护，个体化和综合治疗的理念应被重视。

一、病因及危险因素

1. 年龄和性别　成人 OSA 患病率随年龄增长而增加；男女患病率约 2：1，但女性绝经后患病率明显增加。

2. 肥胖。

3. 家族史　OSA 具有家族聚集性，有家族史者患病危险性增加 2～4 倍。遗传倾向性可表现在颌面结构、肥胖、呼吸中枢敏感性等方面。

4. 上气道解剖异常　包括鼻中隔偏曲、鼻甲肥大、鼻息肉、鼻部肿瘤等；II 度以上的扁桃体肥大、腺样体肥大、软腭松弛、悬雍垂过长、咽腔狭窄、咽周围组织肿瘤、咽腔黏膜肥厚、舌体肥大或巨舌、舌根后坠；颅颌面畸形，如狭颅症、小颌畸形；感染、创伤或手术等各种原因造成的颌骨缺损和瘢痕挛缩闭锁等。

5. 饮酒或镇静催眠药　二者均可使呼吸中枢对缺氧及高二氧化碳敏感性下降。

6. 吸烟　可通过引起上气道的慢性炎症等因素及睡眠期一过性戒断效应引发或加重 OSA。

7. 其他相关疾病　脑血管疾病、充血性心力衰竭、甲状腺功能低下、肢端肥大症、声带麻痹、脑肿瘤、神经肌肉疾病、咽喉反流、胃食管反流、压迫上气道的大纵隔肿物等。

二、临床表现

睡眠打鼾，伴有鼾声间歇及呼吸暂停、睡眠质量下降、日间困倦或思睡、夜尿增多等；可出现神经精神症状包括注意力不集中、记忆力下降、易怒、焦虑或抑郁等。

三、上气道评估

1. 头影测量分析　主要是采用头颅定位装置定位患者头部，然后采用定距离、定投射方向的办法获取头颅正、侧位片，通过对颅面恒定的软、硬组织标志点进行位置、线距、角度、比例、面积等测量分析，从而了解患者牙颌、颅面软硬组织结构特征（图 3 - 5 - 1）。

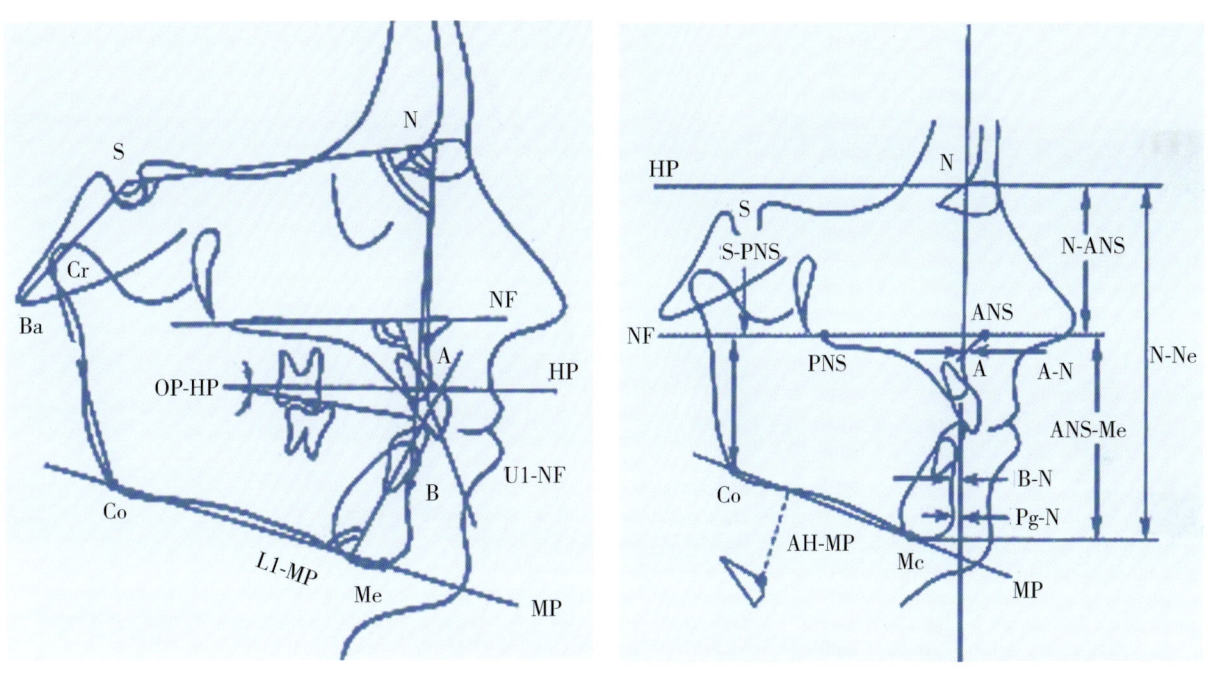

A. 头颅定位侧位 X 线片角度测量　　　　　　　B. 头颅定位侧位 X 线片线距及比例测量

图 3 - 5 - 1　头颅定位测量分析

2. 鼻腔气道的评估　鼻瓣区产生的鼻阻力有助于吸气时胸腔负压的产生和呼气时足够的肺泡内气体交换时间。各种原因引起鼻阻力过大时，导致张口呼吸和吸气时气道内负压增大和上气道的塌陷性加剧。前鼻镜、鼻内镜及影像学评估可帮助了解鼻腔形态学和造成阻力增加的结构因素。

鼻阻力检查可作为衡量鼻腔通畅程度的客观指标。多数文献报道的双侧鼻腔总阻力一般不超过 0.3 Pa/$(cm^3 \cdot s)$。

3. 上气道及周围结构的 CT、MRI 影像学评估　上气道 CT、MRI 检查可观察上气道各平面的三维结构，显像清晰并可计算截面积和容积，检查指标包括上气道大小、上气道阻塞点、上气道形状和咽壁各类组织容积、咽壁组成的分析等（图 3 - 5 - 2）。

4. 清醒和睡眠状态下的咽腔内镜评估

（1）咽腔内镜可直观观察上气道形态、结构及表面特征。检查时注意动态观察重点部位，包括鼻腔、鼻咽硬腭水平、软腭后气道和舌后气道（图 3 - 5 - 3 A～C）。

Müller 检查方法是内镜观察，患者闭口并阻塞双侧鼻腔，用力吸气，观察舌咽和腭咽塌陷状态并与平静呼吸时比较，可于清醒状态下观察气道顺应性（图 3 - 5 - 3 D）。

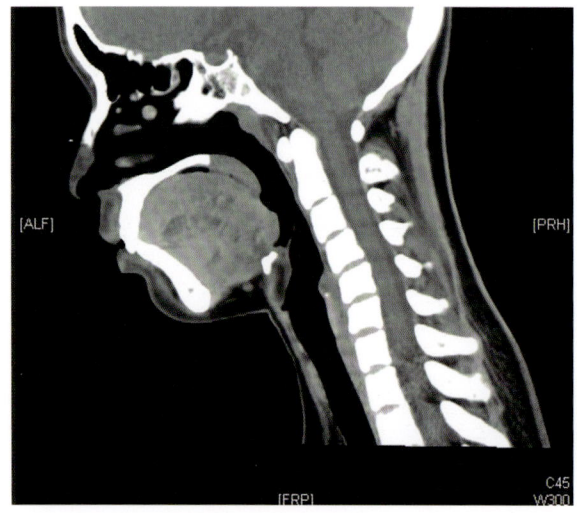
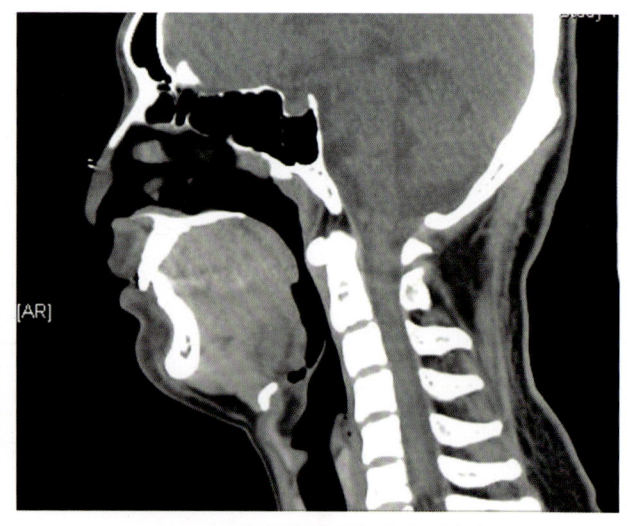

A. 正常人上气道无明显狭窄　　　　　　　　B. OSA 患者软腭后气道扁平狭窄

图 3 - 5 - 2　上气道 CT

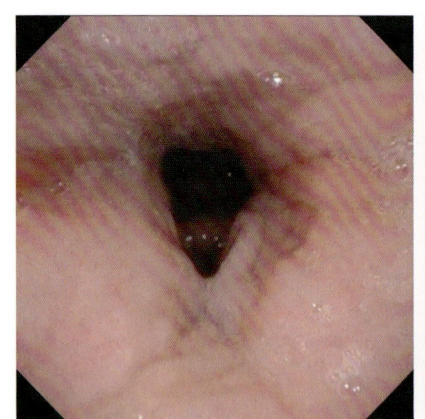
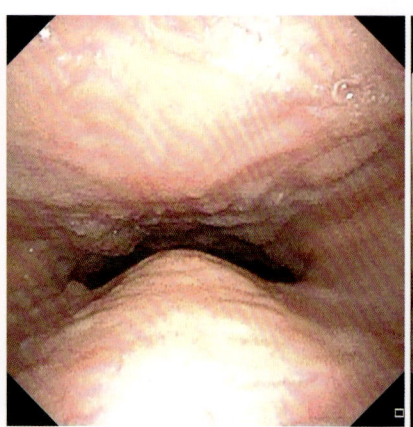
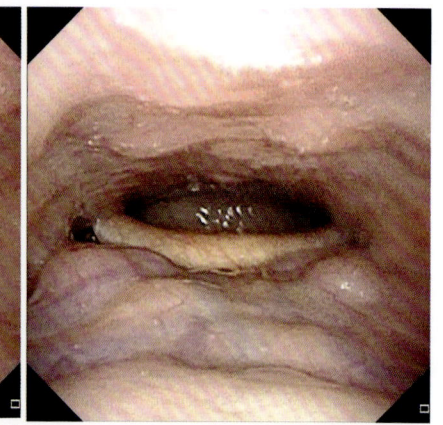

A. 软腭后气道左右狭窄　　　　B. 软腭后气道前后狭窄　　　　C. 舌后气道前后扁平狭窄

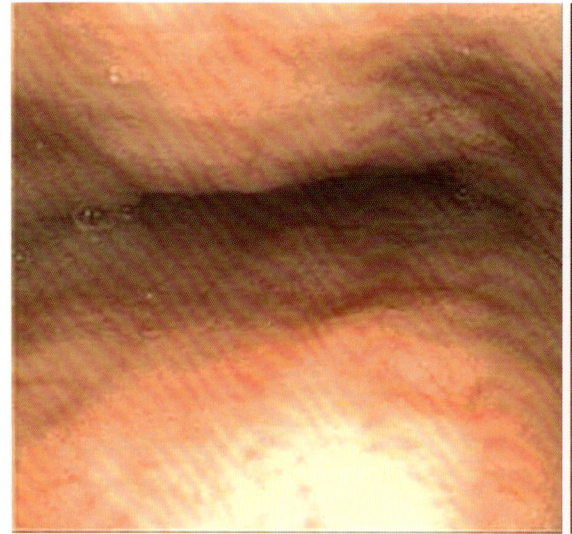

D. Müller 试验

图 3 - 5 - 3　咽腔内镜检查

（2）自然睡眠或药物诱导的睡眠内镜检查（drug-induced sleep endoscopy，DISE）可较准确反映睡眠时上气道阻塞部位和参与结构，观察咽壁顺应性改变（图 3 - 5 - 4 A - G）。

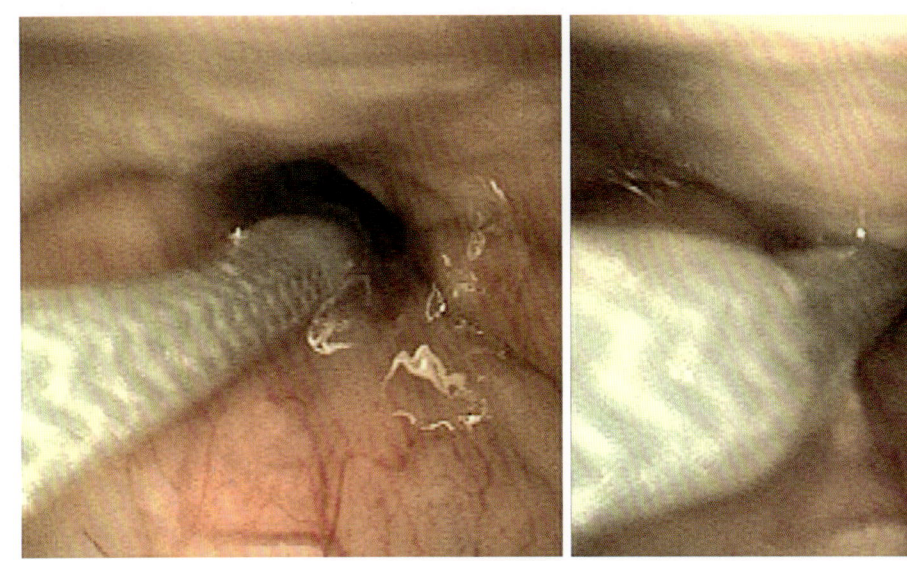

A. 腭后环形塌陷睡眠内镜下表现

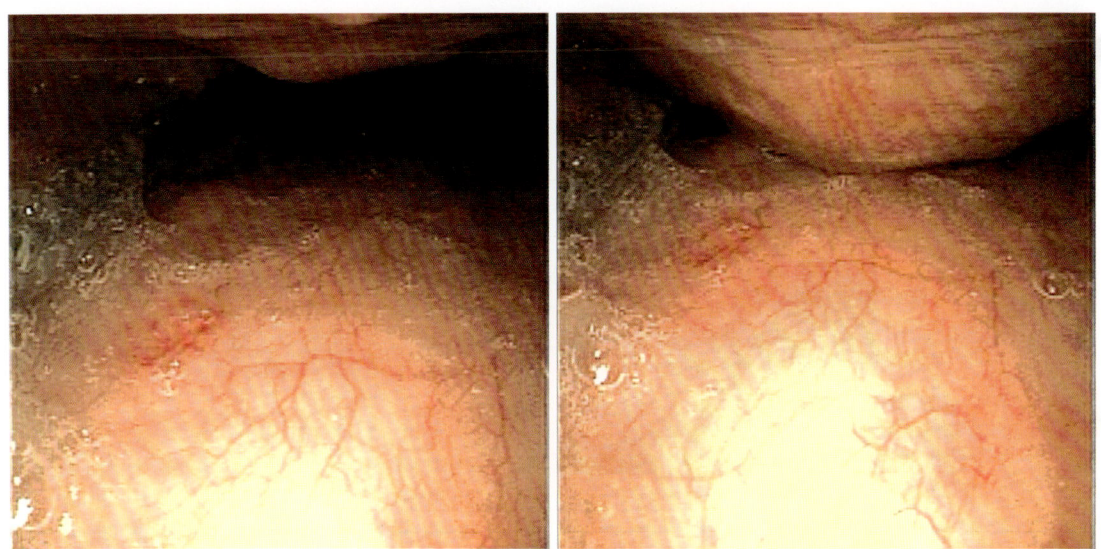

B. 腭后前后位塌陷睡眠内镜下表现

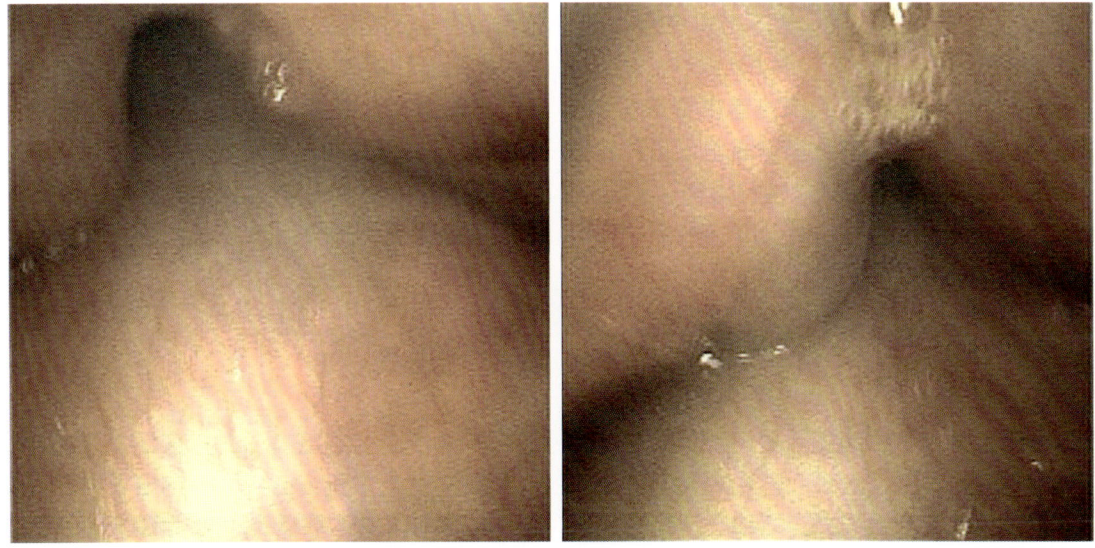

C. 腭后左右位塌陷睡眠内镜下表现

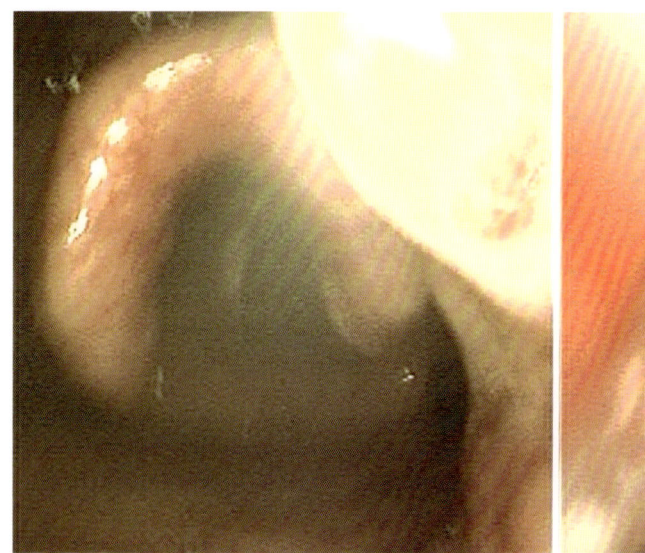
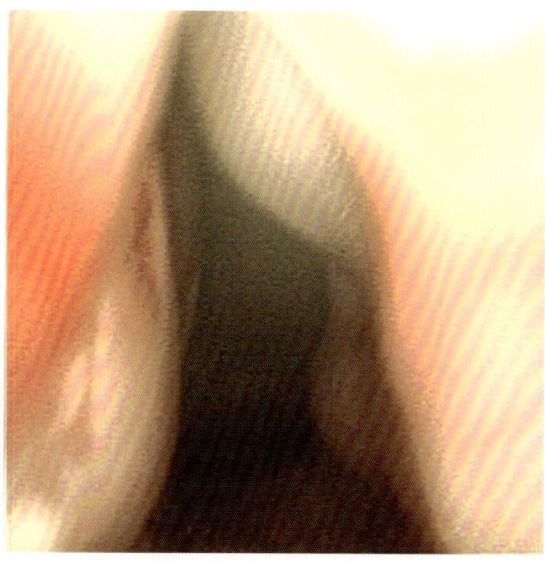

D. 口咽侧壁左右位塌陷睡眠内镜下表现

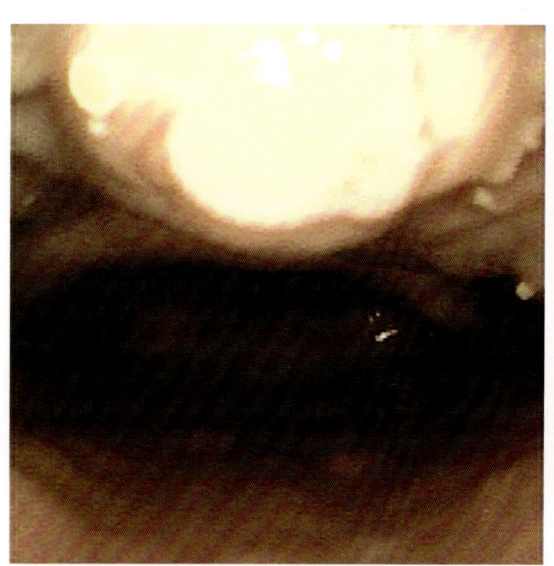
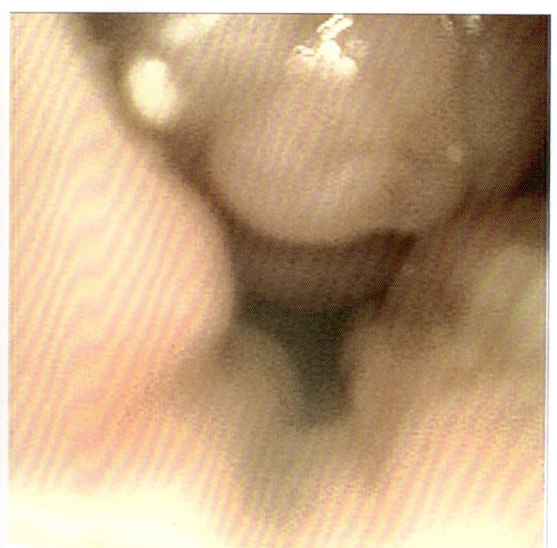

E. 舌根前后位塌陷睡眠内镜下表现

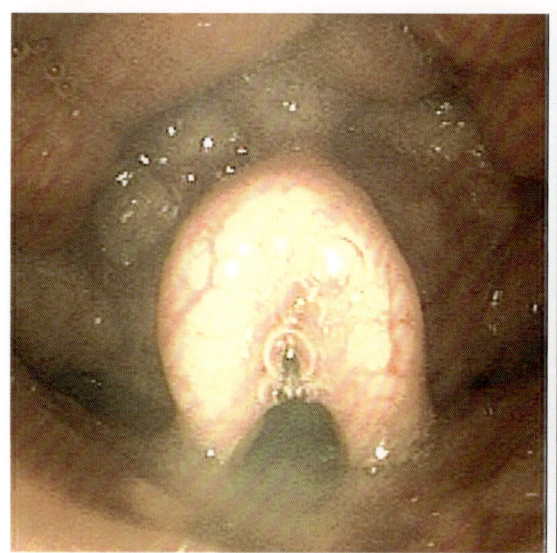
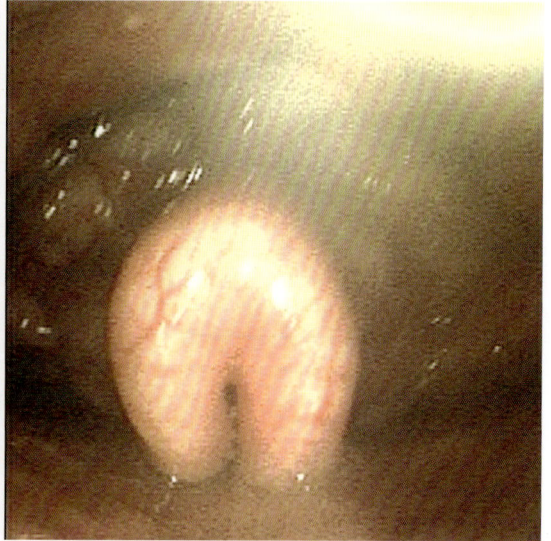

F. 会厌左右位塌陷睡眠内镜下表现

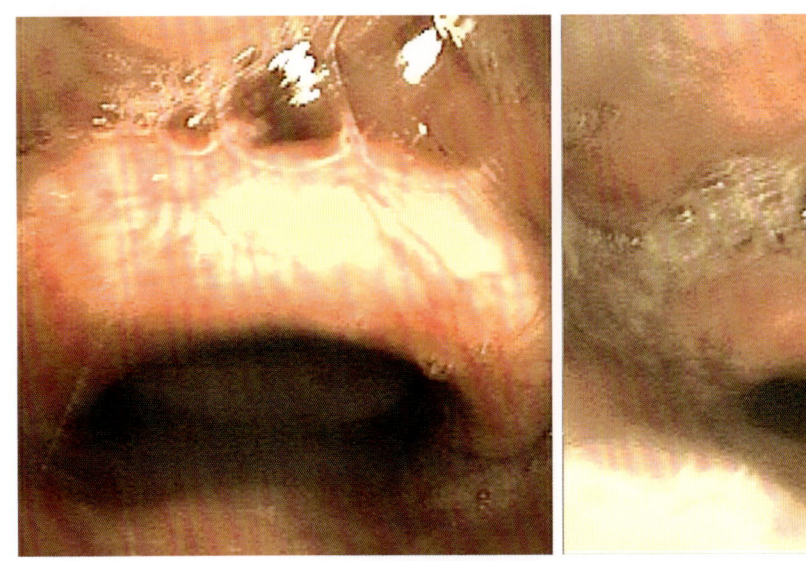
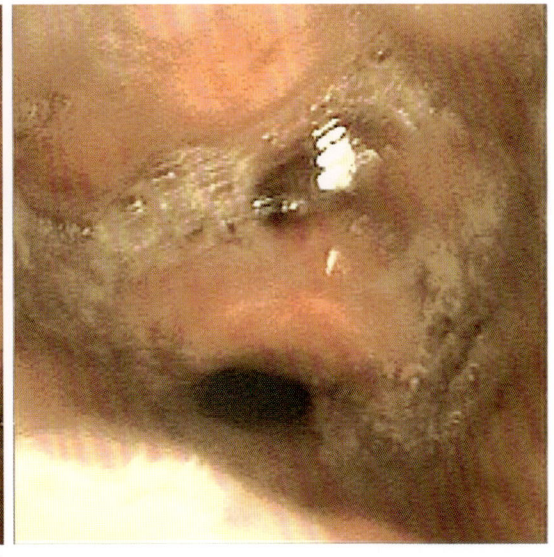

G. 会厌前后位塌陷睡眠内镜下表现

图 3 - 5 - 4　药物诱导睡眠内镜下气道不同塌陷方式的典型图

5. 上气道-食管压力测量评估阻塞部位　上气道-食管压力测量独特的优点是可判定 OSA 患者整夜睡眠状态下的阻塞平面及睡眠不同时期阻塞平面的动态变化。原理是将上气道压力测量管置入气道内固定，测压导管内有超微固态传感器或气囊（图 3 - 5 - 5）。

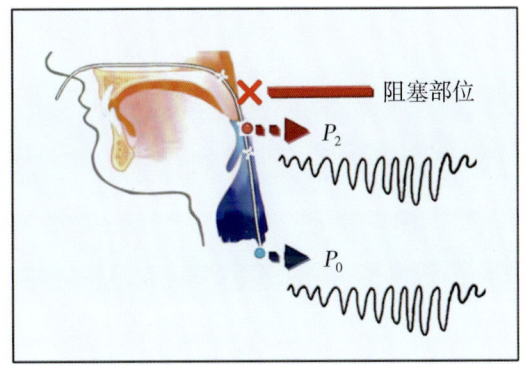
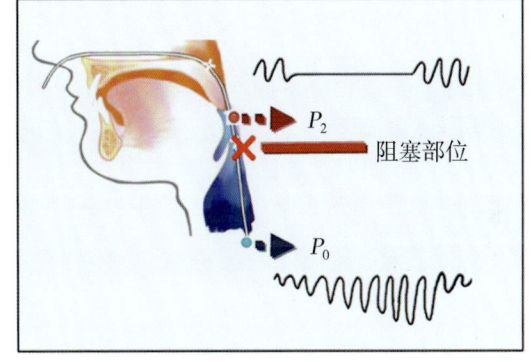

A. 阻塞部位位于腭咽及以上平面时，P_0 及 P_2　　　　　　B. 阻塞部位位于舌咽及以下平面时，P_0 压力波幅
压力波幅信号显著增加　　　　　　　　　　　　　　　　　　信号显著增加，但无法传导至 P_2 压力传感器

图 3 - 5 - 5　双压力传感器分别位于软腭平面以下及舌咽平面以下时的监测原理

四、诊断

（一）诊断标准

必须满足（A + B）或 C。

A. 出现以下至少一项：

（1）患者主诉困倦、非恢复性睡眠、乏力或失眠。

（2）因憋气或喘息从睡眠中醒来。

（3）同寝者或其他目击者报告患者在睡眠期间存在习惯性打鼾、呼吸中断或二者皆有。

（4）已确诊高血压、心境障碍、认知功能障碍、冠心病、脑血管疾病、充血性心力衰竭、心房颤动或 2 型糖尿病。

B. 多导睡眠监测（PSG）或睡眠中心外监测（OCST）证实：监测期间发生呼吸事件 ≥5 次/h，包括阻塞性呼吸暂停、混合性呼吸暂停、低通气和呼吸努力相关觉醒（RERA）。

C. PSG 或 OCST 证实监测期间发生呼吸事件≥15 次/h，包括阻塞性呼吸暂停、混合性呼吸暂停、低通气和呼吸努力相关觉醒（RERA）。

（二）分型与分度

依据 AHI，参考夜间最低动脉血氧饱和度（SaO_2）分为轻、中、重度（表 3-5-1）。

表 3-5-1　　　　　　　　　　　　　　　　成人 OSA 病情程度判断依据

指标	程度	指标	程度
AHI/（次/h）[a]		最低 SaO_2/%[b]	
5~15	轻度	85~90	轻度
15~30	中度	80~<85	中度
>30	重度	<80	重度

注：OSA，阻塞性睡眠呼吸暂停；AHI，呼吸暂停低通气指数；SaO_2，动脉血氧饱和度；[a]主要依据；[b]辅助依据。

五、UPPP 手术适应证

1. OSA 患者阻塞平面在口咽部，黏膜组织肥厚致咽腔狭小、悬雍垂肥大或过长、软腭过低过长，扁桃体肥大或Ⅳ型中以口咽部狭窄为主者。重度 OSA 患者术前行正压呼吸通气治疗或气管切开术，病情改善后可进行手术。

2. 单纯鼾症、上气道阻力综合征患者存在口咽部阻塞。

六、UPPP 手术禁忌证

1. 气道阻塞不在口咽平面。

2. 急性扁桃体炎或急性上呼吸道感染发作后不超过 2 周。

3. 合并常规手术禁忌证。

4. 瘢痕体质。

5. 严重心、脑血管疾病。

6. 重叠综合征。

七、UPPP 手术相对禁忌证

1. 伴有严重低氧血症的 OSA 患者。

2. 对发音有特殊要求者。

3. 过度肥胖者。

4. 年龄>65 岁或<18 岁。

八、围手术期处理要点及手术技巧

（一）术前评估及治疗

1. 拟接受 H-UPPP 手术治疗的 OSA 患者，术前必须行 PSG；术前在常规检查的基础上，重点注意血压、心功能、肝肾功能及凝血功能有无异常。

2. 对适于手术的患者，应准确判断上呼吸道阻塞部位。应用计算机辅助纤维喉镜观察 OSA 患者上气道形态、截面积及顺应性改变，确定阻塞部位；对仍不能明确阻塞部位的病例，可同时进行 PSG 和食管压力监测，准确判定阻塞平面，观察患者整夜睡眠中阻塞平面的动态变化。

3. 对重度 OSA（AHI≥40 次/h，或最低动脉血氧饱和度≤70%）患者，术前应尽早给予持续正压通气治疗。合并高血压的患者多为难治性，单纯药物降压效果差，可同时应用 CPAP 治疗。

（二）UPPP 手术基本步骤、操作规范及技巧

1. 麻醉和扁桃体切除 手术在经鼻腔插管全麻下进行。首先常规切除扁桃体及咽部两侧松弛的黏膜部分，以扩大口咽腔有效截面积。在术中即使扁桃体较小亦应切除，因缝合扁桃体窝时可以拉紧咽侧黏膜以扩大咽腔。

2. 软腭黏膜切口 用 CO_2 激光分别于悬雍垂两侧倒 "U" 型切开软腭黏膜。软腭切线最高点根据 OSA 轻、中、重度取不同位置：中度的最高点位于上颌第二磨牙平行向内与软硬腭中线的连线；轻、重度则分别位于上颌第二磨牙向下或向上 30°，向内与软硬腭中线的连线（图 3-5-6）。

3. 解剖腭帆间隙 切开软腭黏膜后钝性分离，切除黏膜下多余脂肪组织，注意保留腭帆张肌与腭帆提肌。沿悬雍垂两侧切开软腭咽面黏膜，切除咽侧壁与软腭相接处多余部分黏膜（图 3-5-7）。

4. 成形 完整保留悬雍垂黏膜及肌肉，两侧

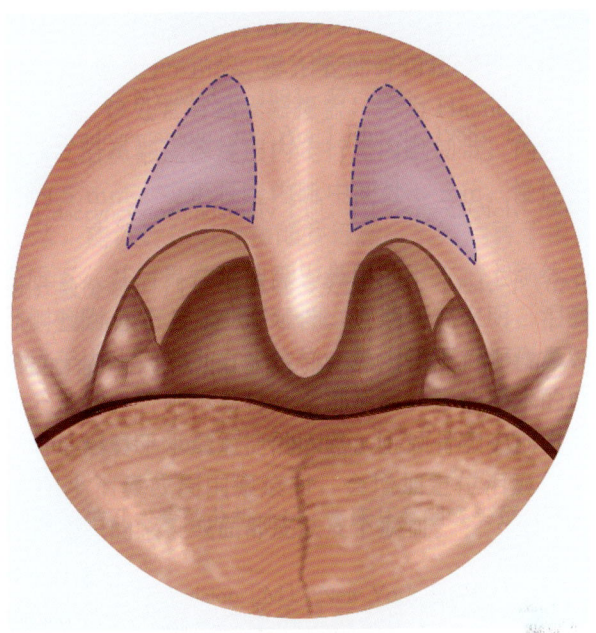

图 3-5-6 软腭黏膜切口

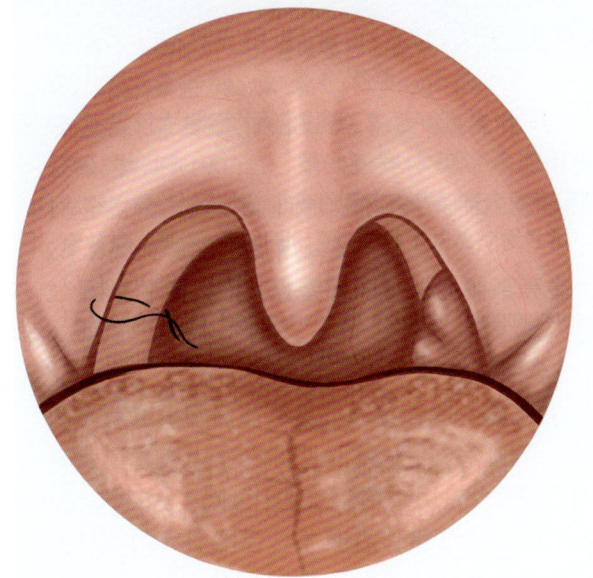

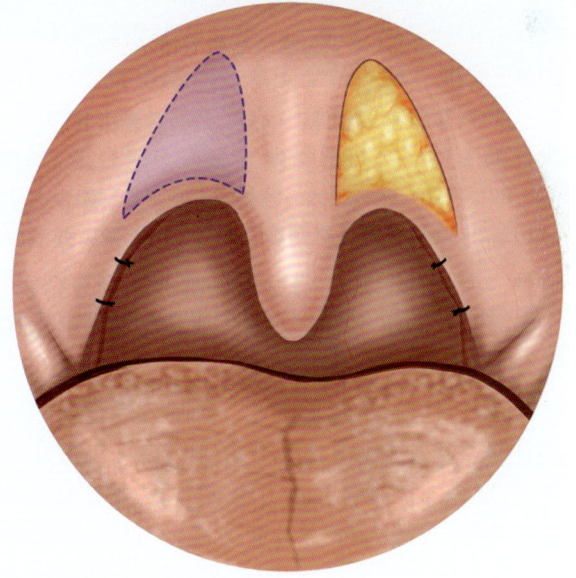

图 3-5-7 解剖腭帆间隙

扁桃体窝和软腭黏膜分别端端对位缝合，注意消除无效腔且尽量将软腭咽面黏膜及后弓黏膜前拉缝合，以提高咽部组织张力，扩大咽腔（图 3-5-8、图 3-5-9）。

（三）术后处理

1. 术后常规静脉给予预防性抗生素治疗，术中或术后短期使用肾上腺皮质激素可减轻术后早期黏膜肿胀和疼痛。

2. UPPP 术后的局部水肿、分泌物增多及麻醉药的原因容易发生窒息等危险，应密切监测患者生命体征及术腔情况，及时吸除术腔内的分泌物，并做好气管切开的准备。

3. 许多患者术前存在高血压，或术后存在继发性高血压，故需给予抗高血压治疗；术后疼痛药物应慎用，警惕呼吸功能抑制而导致呼吸暂停，特别是在麻醉后期或术后气道肿胀更易发生。

4. 符合以下标准的 OSA 患者需术后带气管内插管转入重症监护病房（ICU）①最低动脉血氧饱和度

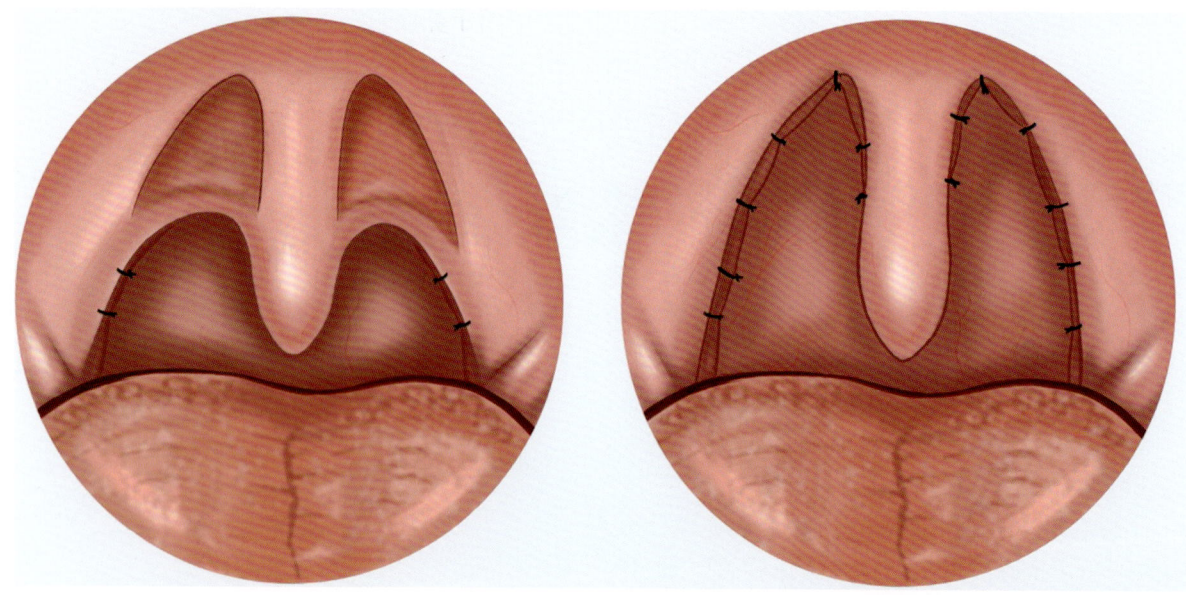

图 3 - 5 - 8 腭咽成形

≤70%；②呼吸暂停低通气指数≥40 次/h；③体重指数≥30.1 kg/m²；④经纤维喉镜或头颅 X 线测量证实合并舌根平面阻塞；⑤既往史有高血压病Ⅲ期、心绞痛、凝血机制异常；⑥术前检查心电图示室性心律失常或 ST 段、T 波改变。带管期间使用咪达唑仑作为镇静剂安全有效。术后 24 小时无特殊情况转回普通病房。对于上气道水肿严重、术中出血明显的病例可根据病情延长观察时间。病情较轻、术后直接转回普通病房的患者，也应进行血压、心电图、脉搏、血氧饱和度等生命体征的动态监测。

5. 术后应用 CPAP 可以提高血氧饱和度，减少呼吸暂停次数，纠正紊乱的睡眠结构，并对扩张咽腔气道发挥积极的作用，对提高手术疗效有一定的意义，因此在病情允许的情况下，应尽早接受CPAP 治疗至术后 1～2 个月。

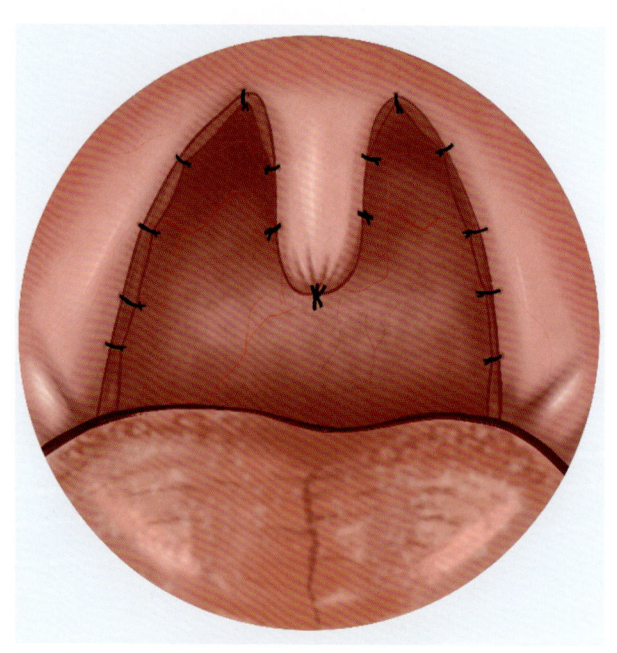

图 3 - 5 - 9 UPPP 手术

6. 对于并发有非软腭平面阻塞的患者，在实施改良 UPPP 后，要积极治疗其他部位的阻塞，如实施鼻内镜手术，舌根淋巴组织 CO_2 激光切除术，舌体部分切除术等。

7. 术后减肥，控制体重，减少饮酒量乃至戒酒，是保证手术远期疗效的重要措施。

九、手术并发症及其预防

1. 术后窒息　OSA 患者长期处于低氧、高碳酸血症状态，中枢呼吸驱动性明显减弱，H-UPPP 手术虽然能够去除口咽部的部分阻塞组织，但手术本身导致局部水肿，颏舌肌受压迫，作用明显减弱。另外术后存在麻醉药物作用、局部分泌物增多等不利因素，所以在手术拔管过程和拔管后出现呼吸道阻塞、窒息的危险性增加。国内临床手术的死亡病例一般都出现在拔管过程和拔管后。

预防方法包括手术前后应用 CPAP 治疗，保证麻醉插管的顺利进行（必要时可用纤维喉镜引导），手术时间应尽可能缩短，尽量减少术中损伤，掌握拔管时机并做好拔管后再次插管的准备。一旦出现术后呼吸道阻塞窒息情况，应立即让患者头部后仰、托下颌、给予鼻面罩正压通气，以消除呼吸道阻塞，必要时再次插管。

2. 术后出血　出血为严重并且非常棘手的并发症，多因手术中止血不彻底所致。术中彻底止血是预防术后大出血的关键。H-UPPP 手术要求切除双侧扁桃体，在 Davis 开口器下能良好暴露扁桃体下极和三角皱襞。在完整切除下极后，需要良好关闭扁桃体窝下极和咽侧壁的创面，不留无效腔。建议在手术的止血过程中尽可能采取缝扎的方式。术后在压迫不能止血的情况下，可考虑再次插管麻醉下彻底止血。

3. 心脑血管并发症　重度阻塞患者由于长期低氧，合并严重的并发症，如高血压、心律失常、充血性心力衰竭等，术后极易并发心脑血管疾病，应高度重视。术后 72 小时心电监护，密切监测血压、呼吸、脉搏及血氧饱和度，及时发现各种危险征象并及时处理。

4. 长期腭咽关闭不全　手术导致腭帆提肌的损伤可发生长期腭咽关闭不全，软腭切除范围应严格掌握在腭帆提肌的下缘以下。一旦出现腭咽关闭不全，患者会发生鼻腔反流、开放性鼻音等症状。必要时可请口腔颌面外科医师按腭裂患者的术式进行修复。

5. 鼻咽腔狭窄闭锁　鼻咽腔狭窄闭锁的主要原因是术中损伤过大或患者为瘢痕体质。预防方法有：①注意术中不要过多地损伤黏膜和其他组织，保持残存软腭鼻咽侧黏膜的完整性；②尽量避免使用对组织穿透力强的激光，如 Nd-YAG 激光，并尽量避免使用其他对组织损伤严重的方式；③注意患者的选择，若患者存在瘢痕体质，或其家族有瘢痕体质病史，建议不做 H-UPPP 手术。

一旦发生鼻咽腔狭窄闭锁，处理比较棘手。如果狭窄闭锁的主要原因是组织过多损伤，可考虑瘢痕松解局部修复。如果患者为瘢痕体质，再次手术很容易导致再次瘢痕形成，可采取小剂量放疗减轻瘢痕形成。

十、随访

1. 随访时间　近期随访至少 6 个月，长期随访至少 1 年，必须有 PSG 监测结果。

2. 疗效评定　治愈指 AHI<5 次/h；显效指 AHI<20 次/h 且降低幅度≥50%；有效指 AHI 降低幅度≥50%。在判定疗效时，除 AHI 指标外，应考虑主观症状程度和低氧血症的变化。

十一、转诊指征

以下情况建议向上级医院转诊以确诊或治疗：

1. 怀疑 OSA 而不能确诊者。
2. 清醒状态下合并肺泡低通气或者可以睡眠低通气。
3. 慢性心功能不全。
4. 脑卒中、癫痫、阿尔茨海默病及认知功能障碍。
5. 可疑神经肌肉疾病。
6. 长期服用阿片类药物。
7. 严重失眠或其他睡眠疾病。
8. 需要进行无创通气治疗、佩戴口腔矫治器、外科手术而本单位不具备专业条件。

十二、总结

扩大软腭后区的手术主要机制在于缩短软腭/硬腭、扁桃体切除和咽腔成形对软腭后区的扩大作用，既可以单独作为 OSA 的治疗措施，也可以作为综合治疗的一部分，联合、辅助其他治疗措施，如结合上气道手术和减肥代谢手术治疗严重肥胖合并气道狭窄的 OSA 患者，辅助神经刺激增加扩张肌代偿功能或氧疗调节环路增益等，以期将同时具有多方面病因的患者治愈。而 UPPP 失败的原因主要是软腭后气道阻塞不能解除、存在其他部位咽气道的阻塞或患者的非结构病因在发病中占有相当重要的参与作用，因此正确评估患者的上呼吸道解剖特点及其他病因有助于提高手术的成功率。早期 OSA 上气道手术的围手术期死亡率报道在 0.2%~1.0%，窒息等呼吸道并发症以及心脑血管并发症是造成死亡、住院时间延长和花费增加的主要因素。UPPP 的围手术期安全涉及多个学科，包括手术科室、麻醉、重症监护、伴发疾病和基础病的内科治疗等方面。实时的病房术后监护是一种有效的围手术期安全保障措施。

〔叶京英〕

第六节　甲状舌管囊肿

甲状舌管囊肿（thyroglossal duct cyst，TGDC）是一临床上常见的颈部先天性肿块，多因胚胎期部分甲状舌管的残留引起，可发生于舌盲孔至胸骨上切迹之间的颈中线上的任一部位，TGDC 多表现为颈前部中线区或稍偏一侧的肿物，大小不一，一般无症状，常因无意间或者体检时扪及颈部肿物而就诊。通常发生在以下 4 个部位：甲舌区（60%）、舌骨上区（25%）、胸骨上区（13%）及舌根（2%）。囊肿多呈圆形或椭圆形，无压痛，边缘清楚，可随伸舌和吞咽运动。发生于舌根部的 TGDC 常见于小婴儿或新生儿，可发生喉喘鸣、上气道梗阻、进食异常、发绀等症状。感染后可形成瘘管，外瘘口常位于颏下与甲状软骨之间的颈正中线上或稍偏向一侧，可有黏液性或黏脓性分泌物溢出，不易愈合，且反复感染。对甲状舌管囊肿进行鉴别诊断所需要完善的检查通常包括超声、纤维喉镜、CT、MRI、甲状腺同位素扫描及术后病理检查。超声应为首选，可检查出绝大多数 TGDC 患者，是判断舌根部肿块是否为异位甲状腺的首选方法。临床上通常将 CT 及 MRI 当作超声对 TGDC 的补充检查，对定位、定性有较高的价值。颈部 CT 检查发现 TGDC 舌根部呈圆形低密度图像，对了解囊肿与周围组织结构关系有重要作用，可指导外科手术治疗。颈部 MRI 可更了解 TGDC 的性质，具有重要的临床价值。甲状腺同位素扫描对排除异位甲状腺很有帮助。囊肿紧邻舌骨是 TGDC 最具有诊断价值的影像学特征之一。

目前该病唯一治疗的方式是手术，经典术式为传统 Sistrunk 切除术，是目前治疗甲状舌管囊肿或瘘管的首选方式。随着对该病的深入研究及其患者对术后美容的要求，近年来，临床上逐步开展了腔镜下甲状舌管囊肿切除术及保留舌骨的甲状舌管囊肿切除术，其疗效有待进一步观察。

一、手术设备及器械（传统术式手术器械见图 3-6-1）

传统术式所用器械有血管钳、巾钳、组织剪、线剪、拉钩、眼科镊（有齿、无齿）、海绵钳、持针器、刀柄、刀片、缝针、缝线、电刀等。

二、围手术期处理要点及手术技巧

（一）术前准备

所有疑诊 TGDC 的患者，均需完善全身麻醉手术常规检查、检验，根据肿块部位不同，可以选择完善颈部超声、CT、MRI、喉镜、甲状腺同位素扫描等检查，帮助明确诊断并了解肿块大小、范围、性质与毗邻重要结构的关系，从而制订相应手术方案，确定术式及入路。

（二）手术操作规范及技巧

目前临床上最经典且应用最广的是 Sistrunk 术式，手术除切除囊肿、瘘管外，还常规切除舌骨中间部分及舌盲孔附近舌根部分组织，以降低术后复发率，但手术范围较大，可导致切口感染、切口裂开、皮下血肿或脓肿等并发症，甚至出现喉气管损伤、神经麻痹、甲状腺功能减退症（简称甲减）、死亡等严重并发症，因此临床上提出了一些其他的手术方式，包括口内入路囊肿切除术、低温等离子射频消融术、腔镜下 Sistrunk 切除术、机器人辅助 Sistrunk 切除术等。除手术以外，囊内注射乙醇或 OK-432 等也有报道。下面介绍临床常见的几种术式。

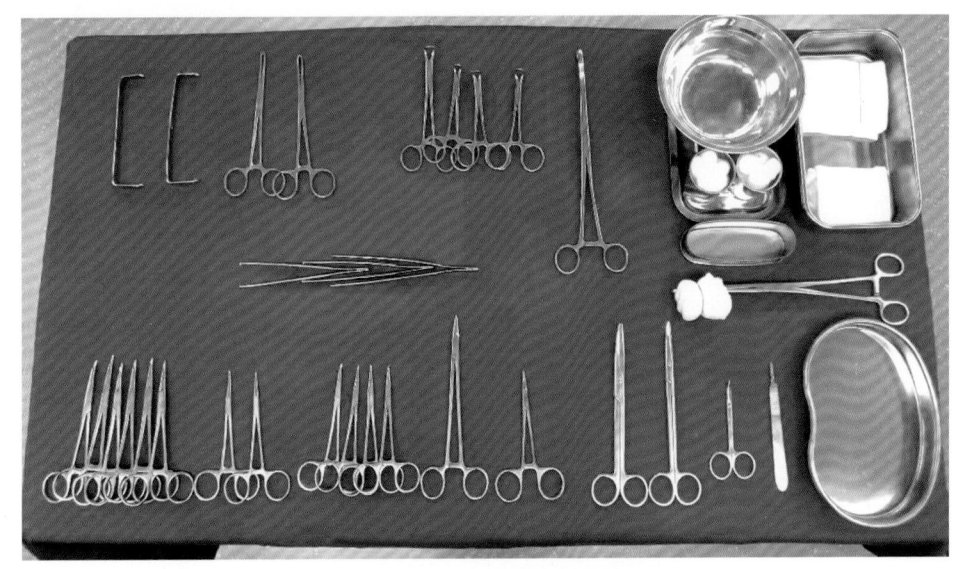

图 3-6-1　传统术式手术器械

1. 传统 Sistrunk 切除术　该术式一并切除囊肿或瘘管、舌盲孔的窦道组织及部分舌骨，要求完整切除囊肿和瘘管，并追至舌盲孔处，使术后复发率得到明显的降低，术后复发率降至 3%～5%，是目前治疗甲状舌管囊肿或瘘管的首选方式。掌握甲状舌管囊肿的病因和解剖特点，将手术的重点放在处理舌骨和舌底以舌盲孔为中心的部位，切除病变组织后环状结扎是关键。但手术范围较大，导致较多的并发症，常见并发症有切口感染、切口裂开、皮下血肿或脓肿，严重并发症包括喉气管损伤、神经麻痹、甲减甚至死亡。

在囊肿最隆起处做横切口，分离颈前带状肌，暴露范围为舌骨上至甲状软骨下，双侧胸锁乳突肌内侧缘。分离囊肿至舌骨表面，切断与囊肿相连的长约 1 cm 的中段舌骨体，钳夹切断的舌骨体并向外牵拉，不得过分用力，继续向舌盲孔方向小心分离瘘管，囊肿最后大多延伸为瘘管与舌盲孔相通，此时瘘管很细，需特别谨慎，以免撕断瘘管，并追至舌盲孔处，在此处结扎、切断瘘管，连同舌骨体完整切除囊肿与相连的瘘管。如与咽腔相通，需内翻缝合，封闭咽腔。术后需局部加压包扎伤口，必要时负压引流。特别要注意的是，一定要保持瘘管的完整性，瘘管上皮残留是导致术后复发的重要因素。如术中观察到瘘管或囊壁有破损，可适当多切除部分周围组织，以避免瘘管上皮残留。

2. 保留舌骨的 TGDC 切除术　近年来，一些学者对手术方式进行了深入研究，根据术中所见瘘管走行及与舌骨关系对 TGDC 进行分型（Ⅰ型，瘘管与舌骨无紧密联系，而是从舌骨的上方或下方通过；Ⅱ型，瘘管与舌骨表面连接；Ⅲ型，瘘管于舌骨中穿行）。基于舌骨是头颈部重要的解剖标志，在患者今后疾病的治疗中可能起重要作用，且在进行 TGDC 切除术时，保留舌骨可缩小手术范围，减少创伤，降低了并发症的发生率，避免舌骨缺失对发声及吞咽功能造成的影响，因此，提出了保留舌骨的 TGDC 切除术，适用于Ⅰ型与Ⅱ型 TGDC。手术按传统 Sistrunk 切除术进行，术中仔细辨别囊肿或瘘管与舌骨关系，确认瘘管未穿入舌骨，仔细分离囊肿或瘘管，避免瘘管或囊壁破损而残留，减少复发。

3. TGDC 切除术　支撑喉镜下（低温等离子技术或 CO_2 激光）切除 TGDC 可以达到微创治疗的目的，手术简便、安全，避免了颈部瘢痕，即使术后复发，也不影响颈部及舌根部解剖结构。MRI 显示囊肿向舌根方向未形成明显延伸至舌骨的瘘管和排除异位甲状腺的情况下可以使用该术式。该术式的优点是完整切除了囊壁，降低复发率，但对术者喉镜下手术操作经验、技巧有一定要求。

对于反复复发的囊肿，特别是舌内因多次手术出现多发囊肿，仍应经颈前行 Sistrunk 术式以完整切除肿物。

手术步骤：患者平卧位，全身麻醉气管插管后，垫肩，头后仰，常规消毒铺巾。保护口唇、牙齿、舌体及咽喉黏膜，注意保护麻醉插管，将 Karl Storz 的配备 15°内镜的支撑喉镜经口沿中线置入口腔，暴露舌根肿物，注意暴露要充分，方便低温等离子刀操作。对于较小的囊肿可直接沿囊壁完整切除。如囊肿较大时，常很难将肿物完全暴露于镜下视野中，可以先从肿物的一个边界开始暴露切除，然后适时调整内镜角度使所切除部位充分暴露。切除部分囊肿顶壁，使囊内减压，囊肿迅速缩小后受压结构回位，然后沿囊壁完整切除囊肿，以免手术时损伤两侧的舌动脉、舌神经、舌下神经。应用 Coblator Ⅱ 型等离子射频仪及 G33E42 型喉等离子刀进行手术。常将低温等离子刀调整为切割 6 挡，凝血 4 挡，显微喉钳抓住切开的黏膜，以等离子刀沿着囊肿边凝边切，直至囊肿彻底切除。仔细以低温等离子刀止血，后退出内镜支撑喉镜。为了提高内镜支撑喉镜下低温等离子手术成功，不复发的关键在于适应证的选择及术中对囊肿舌根基底的处理。在囊腔内探明附着于舌骨的囊壁最深部位，将其彻底切除有助于预防复发。

（三）术后处理

术后需要严密观察患者生命体征及是否有呼吸困难等，注意患者伤口情况，避免伤口感染；观察敷料渗出物情况及负压引流液的量及性质。如果发现伤口出血、伤口感染，需要及时对症处理；对于婴幼儿，尤其是 TGDC 切除术患儿，更应注意观察患者呼吸情况，对于合并喉梗阻的患儿需积极消肿处理，可以予以静脉使用激素或雾化治疗，促进水肿消退。术后喉梗阻严重，不能及时拔管者，可先送入 ICU 进行治疗，病情允许时再拔管。由于术中切断了部分舌骨上下肌群，故嘱患者少做吞咽动作，饮食以软食为主。

三、随访

患者于术后 24~48 小时撤除引流，病情稳定的患者可以出院，7 日后拆线。术后 1 年内，可以每 3 个月电话随访 1 次，1 年后每半年电话随访 1 次。如患儿颈部再次出现包块，建议门诊复查 B 超，了解是否复发。

四、转诊指征

TGDC 术中未完全切除；术后伤口感染、引起咽瘘等并发症；术后复发；患者对手术及术者有特殊需求时。以上情况建议及时转诊到上级医院诊治。

五、总结

TGDC 是耳鼻咽喉头颈外科常见病，尤其青少年多见。本节详细阐述了 TGDC 的病因、临床表现、诊断、手术设备及器械、围手术期处理要点及手术技巧、随访、转诊指征。期望 TGDC 的规范治疗在县级医院耳鼻咽喉头颈外科逐渐达成，从而降低 TGDC 术后复发率及并发症的发生率。

〔赵斯君〕

第七节　标准化甲状腺腺叶切除术

甲状腺癌是内分泌系统最为常见的恶性肿瘤。近年来，在全球范围内（包括中国），甲状腺癌发病率呈现持续快速上升的趋势，2020 年全球新发甲状腺癌病例数约为 58 万例，发病率在所有癌症中列第 11 位。根据 2017 年世界卫生组织（World Health Organization，WHO）甲状腺肿瘤分类，甲状腺癌根据病理类型分为乳头状癌、滤泡状癌、嗜酸细胞癌、髓样癌以及未分化癌。其中，构成比高达 95% 的甲状腺癌为分化型甲状腺癌（differentiated thyroid cancer，DTC），主要包括乳头状甲状腺癌（papillary thyroid cancer，PTC）、滤泡状甲状腺癌（follicular thyroid cancer，FTC）和许尔特勒细胞癌（Hürthle cell cancer，HCC）。髓样癌及未分化癌发病率较低，但恶性程度较高，预后较差。大多数 DTC 患者预后良好、死亡率较低，但是约 30% 的 DTC 患者会出现复发或转移，其中 2/3 发生于术后 10 年内，有术后复发并有远处转移者预后较差。DTC 的治疗方法主要包括：手术治疗、术后 ^{131}I 治疗和 TSH 抑制治疗。其中，手术治疗最为重要，直接影响本病的后续治疗和随访，并与预后密切相关。DTC 治疗的总体发展趋势是个体化的综合治疗。

一、标准化甲状腺腺叶切除术

外科手术是绝大部分甲状腺癌，特别是分化型甲状腺癌的首选治疗方式。在甲状腺癌的原发灶切除的方式中，国际和国内各类指南中均明确提出仅有两种术式，即患侧甲状腺腺叶及峡部切除、甲状腺（近）全切。由此可以看出，在甲状腺外科领域，甲状腺腺叶切除术是所有术式的基础。掌握好这一术式是对一名甲状腺外科医师提出的基本要求。手术路径包括开放手术和腔镜手术。本文介绍开放手术，腔镜手术必须在具备开放手术基础、拥有丰富的临床经验和操作技巧等条件下方可进行。

二、手术设备及器械

1. 外科手术包。
2. 能量平台及器械　单极电刀、消融双极、超声刀。

三、围手术期处理要点及手术技巧

（一）术前准备

1. 患者全身情况的准备　包括心理准备及生理准备。①心理准备：患者术前的焦虑情绪普遍存在，应根据患者的个性化特征进行病情解释、情绪疏导以及精神鼓励。②生理准备：改善患者的营养状态，基础疾病的稳定控制，必要时请相关科室会诊，使得患者能够耐受全身麻醉及手术的风险。

2. 疾病相关的准备　所有预期行甲状腺手术的患者，除需完善全身麻醉手术常规检查检验外，还应完善甲状腺B超、颈部CT/MRI、甲状腺功能8项、降钙素、甲状旁腺激素、细针穿刺病理学检查（FNAB）等。

（二）甲状腺腺叶切除步骤及技巧

1. 切口的设计与完成　切口的设计应在术前完成。在切口高度上，我们通常选择环状软骨水平附近的颈部自然皮纹。切口的长度则根据实际病情、手术范围以及术者的经验而定，一般4～6 cm，初学者可适当向两侧延长切口。相较传统的胸骨上窝处的低位切口，上提的颈纹切口具有如下优势。①处理甲状腺上极更方便、安全：甲状腺手术难点之一就是上极的处理，低位切口行程较长，暴露不佳，易造成上极血管结扎不牢靠、喉上神经外支损伤、上极组织残留等问题。②减少瘢痕：低位切口靠近胸前张力区，更易形成瘢痕，特别是成年女性患者，由于乳房的重力牵拉因素，切口张力较大，易造成瘢痕宽度增加。而上提的颈纹切口张力较小，经精细缝合后，瘢痕与颈纹融为一体，美容效果佳。

切皮选用15号刀片切开表皮及真皮层，注意垂直进刀，避免皮缘不整（图3-7-1）。单极电刀切开皮下组织及颈阔肌层（图3-7-2）。皮缘的出血严禁广泛使用电凝止血，以免加重术后瘢痕形成。

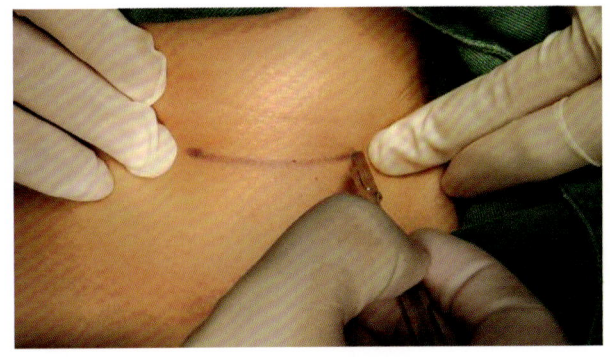
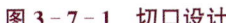
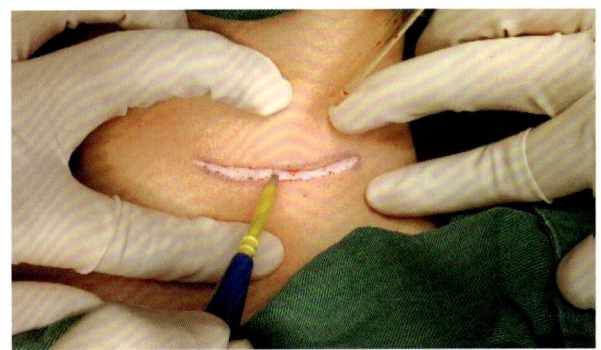

图3-7-1　切口设计　　　　　　　　　　图3-7-2　切开皮下组织及颈阔肌

2. 掀翻颈阔肌皮瓣　两把爱丽丝钳钳夹切口处皮下组织及颈阔肌（图3-7-3），单极电刀沿颈阔肌深面分离。上达甲状软骨上缘，下至胸骨上窝，两侧至带状肌外侧缘。皮瓣分离范围可根据实际情况适当调整。分离过程中应注意保留好带状肌表面肌筋膜，保护颈前静脉。

3. 切开颈白线　颈白线为两侧肌筋膜融合处，无重要血管神经。由助手作对称性牵拉，单极电刀切开白线（图3-7-4）。

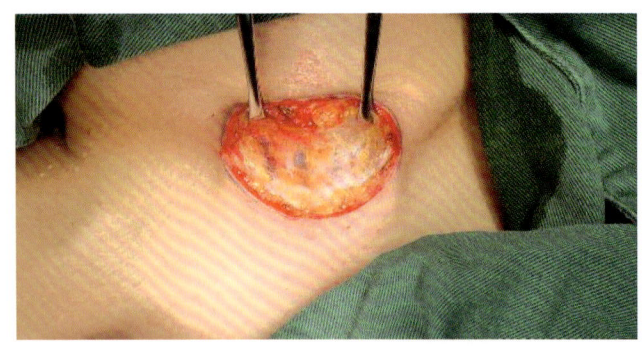

图 3-7-3　掀翻颈阔肌皮瓣

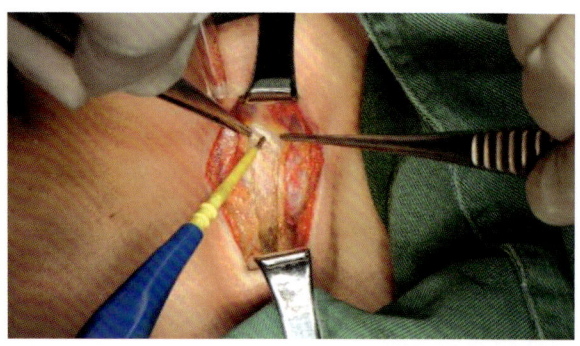

图 3-7-4　切开颈白线

4. 游离带状肌　甲状腺前方由胸骨舌骨肌及胸骨甲状肌覆盖，暴露甲状腺需将这两块肌肉游离并牵拉向两侧。先由助手用两把血管钳夹持牵拉胸骨舌骨肌，单极电刀进行游离（图3-7-5），显露胸骨甲状肌后，调整拉钩位置，将胸骨舌骨肌牵拉向外侧，助手用血管钳夹持牵拉胸骨甲状肌，此时可采用消融双极于甲状腺与胸骨甲状肌之间进行分离，减少出血（图3-7-6）。甲状腺上极暴露困难时，可将胸骨舌骨肌上端附着处稍作切断，拉钩向外侧牵拉，便可充分暴露甲状腺上极。

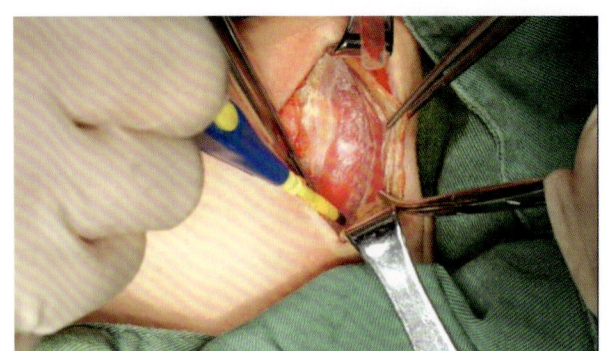

图 3-7-5　游离带状肌

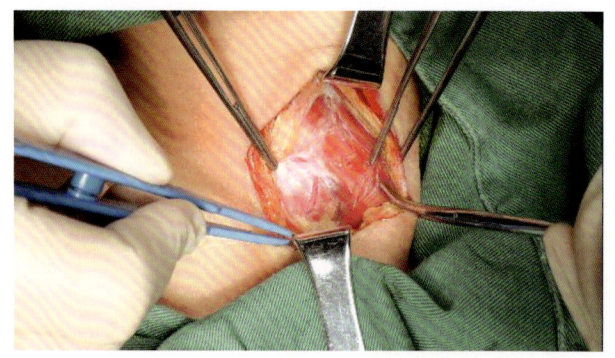

图 3-7-6　游离甲状腺外侧被膜

5. 处理甲状腺外侧缘　可使用两把中弯血管钳（或阑尾钳）夹持甲状腺腺体，向对侧牵拉，充分暴露甲状腺外侧缘（图3-7-7）。夹持腺体时，应钳夹足量腺体组织，避免钳夹瘤体，减少钳夹调整次数，防止因钳夹造成的腺体出血。结扎切断甲状腺中静脉后，可以将腺体进一步向前牵拉，暴露甲状腺后被膜。

6. 处理甲状腺上极　甲状腺上极呈锥体形，可加用1把血管钳钳夹牵拉及调整方向。甲状腺上动脉的结扎，应贴近上极单根结扎（图3-7-8），一般采用4号编织线，65岁以上或患有高血压、动脉

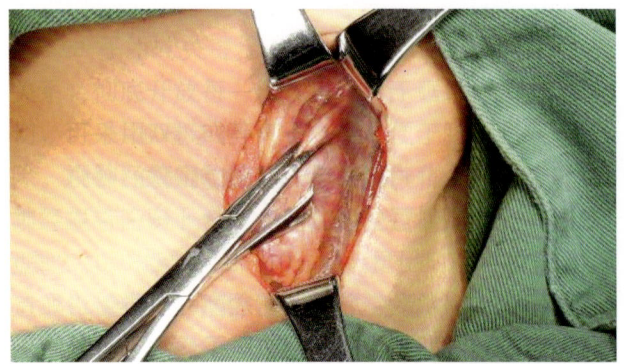

图 3-7-7　暴露甲状腺外侧缘

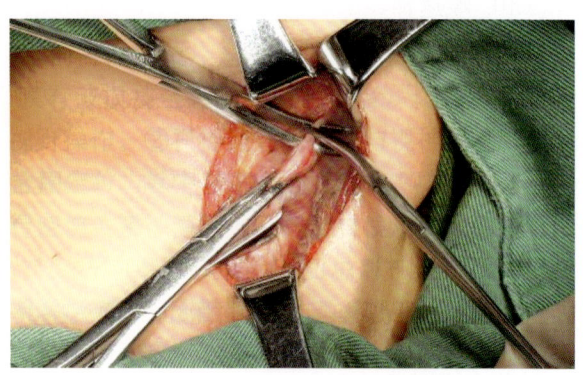

图 3-7-8　结扎甲状腺上极血管

硬化等基础疾病时，应双重结扎近心端。远心端采用单扎或双极电凝凝闭。分离上极时应贴近腺体组织进行，避免喉上神经喉外支的损伤，但不要求常规行喉上神经外支的解剖。

7. 处理甲状腺下极　甲状腺下极的处理相对容易，一般下极血管可通过双极电凝凝闭切断的方式处理较为粗大的血管，如甲状腺下动脉需行结扎。需要注意的是，由于甲状旁腺的血液供应主要来源于甲状腺下动脉，故下动脉需在其三级血管结扎，以免影响甲状旁腺的血液供应。

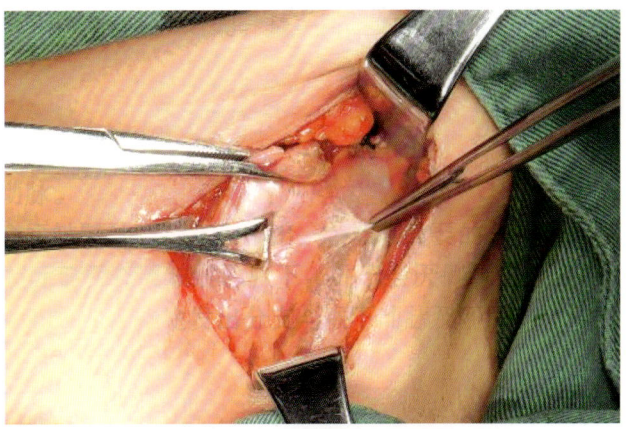

图 3-7-9　精细化被膜解剖

8. 精细化被膜解剖　精细镊子提起假被膜（图 3-7-9），血管钳于真、假被膜之间分离，由外侧逐步向气管表面解剖。术中尽可能做到"无血"操作，这是层次清晰、解剖结构清楚的保证。如遇出血，及时止血，生理盐水冲洗术腔，保持术野清晰。该项技术是现代甲状腺外科领域核心的技术。由于甲状旁腺以及喉返神经均位于甲状腺真、假被膜之间，故紧贴甲状腺真被膜分离的解剖技术能够有效预防甲状旁腺以及喉返神经的损伤。

9. 甲状旁腺的识别与保护　甲状旁腺形似泪滴，呈棕黄色。上旁腺（图 3-7-10）位置相对恒定，位于甲状腺背侧中上三分之一交界处。分离时应将其与底部营养血管一并分离，保护好其血液供应。下旁腺位置欠恒定，需仔细寻找。一旦识别出甲状旁腺，均应立刻予以 1 号不可吸收缝线缝合标记，避免在行Ⅵ区淋巴结清扫时误切（图 3-7-11）。在关闭切口之前，需再次检查旁腺及其血液供应，如血液供应不佳时，应进行自体移植。

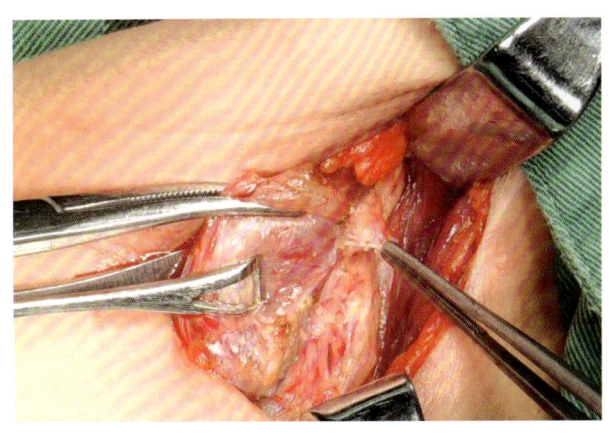

图 3-7-10　解剖上旁腺

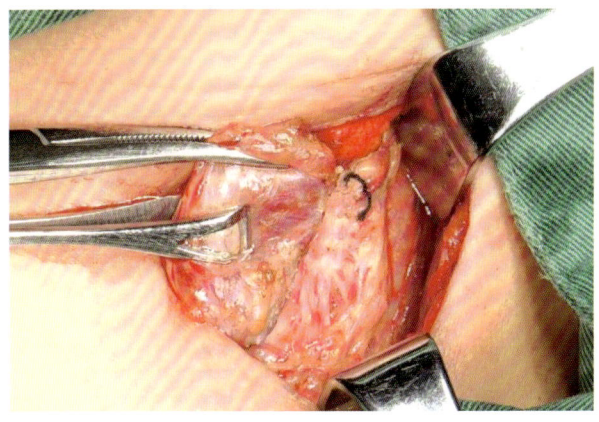

图 3-7-11　标识下甲状旁腺

10. 喉返神经的识别与保护　喉返神经行走于气管食管沟，术中需借助一些解剖结构进行定位，如甲状腺下动脉、Zuckerkandl 结节、上位甲状旁腺等。术中行喉返神经解剖（图 3-7-12）时，应注意保护神经表面的纤维膜，神经周围禁忌使用单极电刀。使用其他能量器械（如双极电凝、超声刀）时，应注意保持一定距离，避免热损伤。

11. 切断 Berry 韧带　此处为甲状腺与气管之间连接最为紧密之处，同时距离喉返神经较近，分离时禁止使用单极电刀，可用冷器械如刀片或双极

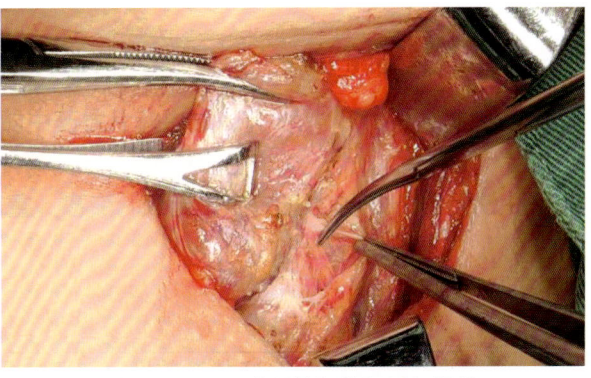

图 3-7-12　喉返神经的识别与保护

电凝进行切断。

12. 切除甲状腺腺叶 在切断 Berry 韧带、远离喉返神经之后，便可使用单极电刀沿气管软骨表面进行甲状腺的游离，于峡部进行切断（图 3-7-13），完成腺叶切除。峡部断端需进行缝扎（图 3-7-14），避免术后出血。

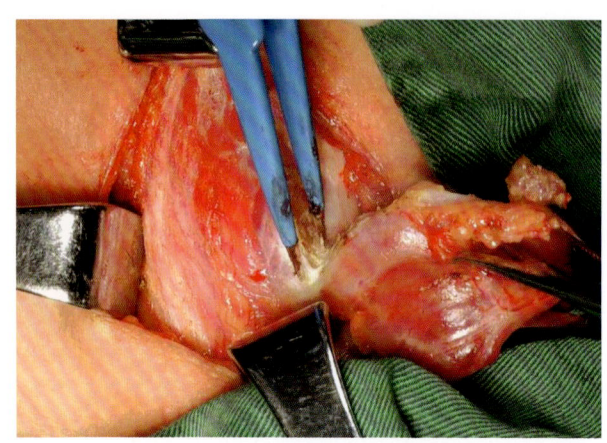

图 3-7-13 切断甲状腺峡部

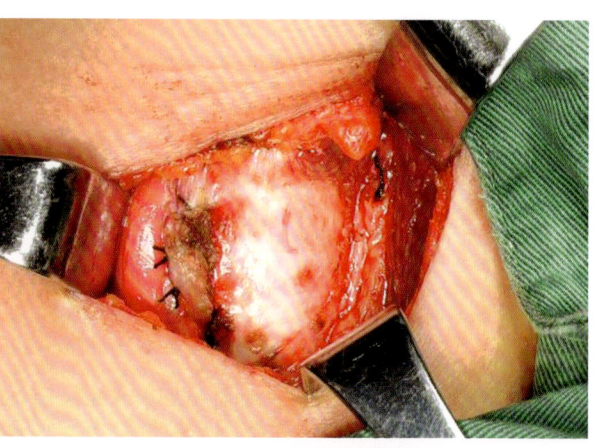

图 3-7-14 缝扎甲状腺峡部

13. 检查手术标本 腺叶切除后，需认真检查标本，一是观察肿瘤大小、位置、形态、质地、有无被膜侵犯（图 3-7-15），同时观察有无被误切的甲状旁腺。

14. 观察术腔 生理盐水反复冲洗，观察有无出血点，可嘱麻醉师进行膨肺观察，彻底止血。另一观察重点为原位保留的甲状旁腺血液供应情况，必要时行自体移植术。

15. 关闭切口 术腔放置负压引流管，逐层缝合带状肌（4-0 可吸收缝线）、颈阔肌（4-0 可吸收缝线）、真皮下减张缝合（5-0 可吸收缝线）及皮肤切口（6-0 普理灵缝合线或镍钛合金线皮内连续缝合）。

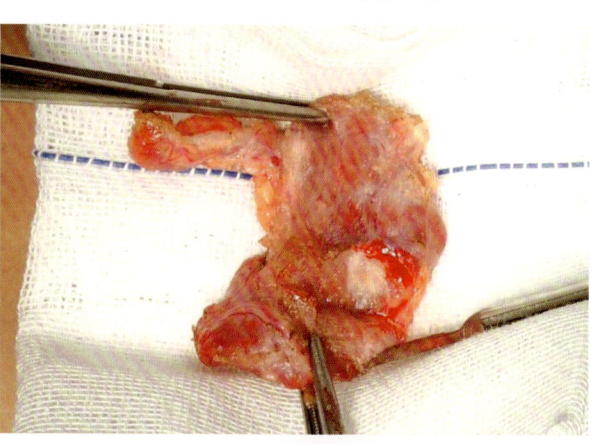

图 3-7-15 检查手术标本

（三）术后处理

甲状腺手术切口为Ⅰ类清洁伤口，不常规使用抗生素预防感染，如手术时间≥3 小时，可预防性使用 1 次。全身麻醉术后，常规给予雾化吸入，适当补液，待全身麻醉清醒，无胃肠道反应后，方可进食。术后监测生命体征，注意观察引流量及性状，有无伤口内出血及呼吸困难。观察患者有无声音嘶哑、饮水呛咳、手足麻木抽搐等症状，术后复查电子喉镜、甲状旁腺激素及血钙、血磷等生化指标。对于术后单侧暂时性喉返神经麻痹者，可给予激素、营养神经药物治疗，如为双侧麻痹，必要时需行气管切开。对于术后甲状旁腺功能低下者，应及时补充钙剂及维生素 D 制剂。

四、随访

对于甲状腺良性肿瘤患者，术后 1 个月左右复查甲状腺功能，如出现甲状腺功能减退，适当补充甲状腺激素，此后每年复查一次甲状腺 B 超及甲状腺功能。对于甲状腺恶性肿瘤患者，术后可能需要进行放射性碘治疗及促甲状腺激素抑制治疗。术后前 3 个月每月复查一次甲状腺功能，根据需要的激素抑制水平，调整药物的剂量。术后第 1 年，每 3 个月复查一次甲状腺 B 超。术后第 2 年开始，可每半年复查一次甲状腺激素及颈部淋巴结 B 超。甲状腺全切的患者，同时复查甲状腺球蛋白水平，可作为术后复发转移的提示指标。

五、转诊指征

巨大的甲状腺肿，血液供应丰富，压迫气管者。局部晚期甲状腺癌，侵犯周围解剖结构，如喉、气管、食管、喉返神经等。术中出血多，止血不彻底者。术中双侧喉返神经损伤，需行气管切开者。甲状腺癌转移淋巴结多，尤其是侧颈转移者。术后复查触诊或影像学检查等发现可疑复发灶或可疑转移灶。复查期间发现颈部淋巴结肿大。以上情况建议转诊。

六、总结

本节详细阐述了标准化甲状腺腺叶切除术在甲状腺良恶性肿瘤治疗中的应用，包括术前准备、适应证、关键手术步骤技巧、术后处理、随访及转诊指征等。甲状腺腺叶切除术是甲状腺外科的基础。手术两大核心点在于喉返神经以及甲状旁腺功能的保护。如何做好这两点？前提是术中能够做好出血的控制，保持术野的清晰，再加上精细的被膜解剖技术，方能达到良好的手术效果。随着喉返神经监测技术以及纳米碳染色技术的普及，甲状腺手术的安全性及彻底性将得到进一步的提高。但患者的最终疗效还有赖于外科医师的理念以及技术。相信随着学习的深入、经验的增加，外科医师会给甲状腺患者带来更好的医疗服务及治疗效果。

〔于振坤　龚单春〕

第八节　气管切开术

气管切开是一种切开颈段气管前壁、插入气管套管，并通过气管套管呼吸的急救性手术；气管切开也可以作为某些手术的前置性或后置性手术，以防止术后血液或分泌物流入下呼吸道或术后上气道局部肿胀引起的呼吸困难。

一、手术适应证

1. 上气道阻塞　包括任何原因引起的Ⅲ～Ⅳ度喉阻塞以及各种原因导致的上气道阻塞，如咽部感染、颈部感染、肿瘤、外伤等，且病因不能很快解除时应紧急行气管切开术。

2. 下呼吸道分泌物潴留　各种病变导致患者长期卧床、昏迷、咳嗽功能下降者，如颅脑损伤、颅脑病变、呼吸道烧伤、胸部外伤、吉兰-巴雷综合征等，因要排出下呼吸道分泌物而行气管切开术。

3. 某些手术的前置或后置手术　某些术后可能会引起上呼吸道肿胀，血液流入下呼吸道等，可预防性行气管切开术，如颌面部、口咽、喉、喉咽、侧颅底手术。

4. 需长期使用呼吸机辅助呼吸者　如某些神经系统病变导致自主呼吸能力减退者，如运动神经元病。

二、手术器械及设备

1. 手术器械　包括手术刀（11 号尖刀片）、小皮肤拉钩、剪刀、止血钳、针线、吸引器、注射器、吸痰管、敷料、照明灯（手术灯、落地灯、头灯均可）。

2. 气管套管　根据需求准备气管套管类型，根据患者年龄、性别选择不同大小的气管套管，并提前检查其完整性。

3. 应急器材　氧气、气管内插管、麻醉喉镜、呼吸机、抢救药品等。

三、围手术期处理要点及手术技巧

（一）术前准备

1. 患者准备，再次确定患者的适应证，同时检查患者有无气管切开术禁忌证，除常规查看患者血常规、凝血功能外，进一步检查患者有无严重的心肺功能异常，若有明显异常术前应跟患者家属交代清楚。此外，应检查患者术区有无可能会阻碍手术正常进行的异常情况，如颈部严重瘢痕难以暴露颈前、术区有无异常搏动、患者有无明显的喉体低位等困难气管切开情况存在。

2. 手术器械设备及场地准备　手术器械及设备参考上述内容，一般性气管切开可在患者床旁进行，除两名手术人员外一般需要一名护士辅助。若困难气管切开建议尽量在设备及抢救措施更为齐全的手术室进行。

（二）手术操作规范及技巧

1. 体位　一般采取仰卧垫肩垂头位，即仰卧位、肩部垫枕、头后仰、保持正中位置（图3-8-1）。若垫肩使患者呼吸困难加重，可以先不垫肩或待暴露气管前壁后再垫肩，若严重呼吸困难，可采取坐位或半仰卧位进行。若患者因颈椎损伤等原因不能垫肩或仰头，则正常平卧位进行手术。

2. 麻醉　一般采用局部麻醉，1%利多卡因做颈部皮下及筋膜下浸润麻醉（图3-8-2）。若患者处于深昏迷状态可无须麻醉。

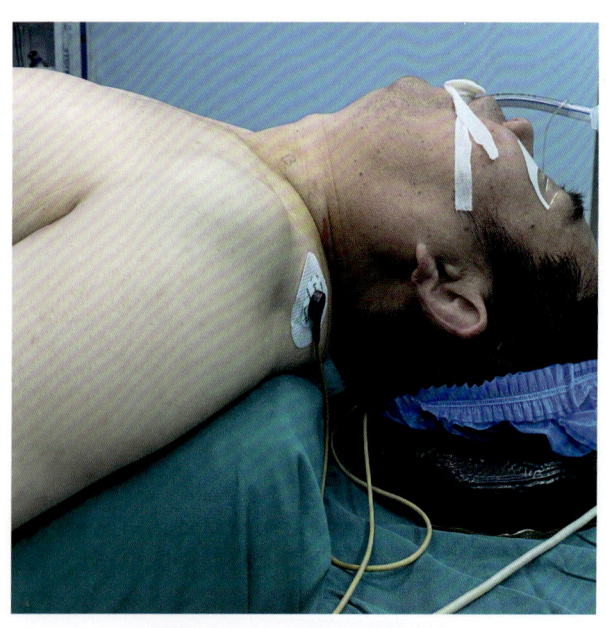

图3-8-1　仰卧垫肩垂头位

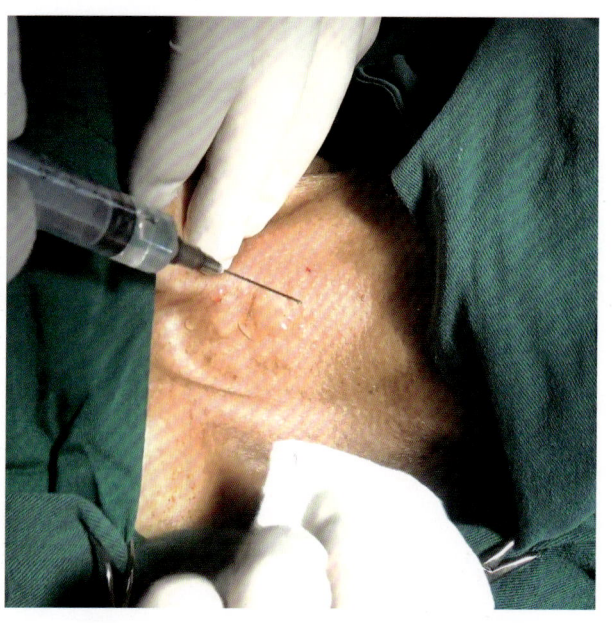

图3-8-2　1%利多卡因颈前区域浸润麻醉

3. 手术操作步骤

（1）切口：有纵横两种切口，其中以纵切口应用最为广泛。纵切口（图3-8-3）：颈前正中，自环状软骨下缘至胸骨上窝一横指处纵行切开皮肤及皮下组织并进行分离，暴露颈前正中白线。横切口：在环状软骨和胸骨上窝中点偏下方处沿颈部横皮纹做一约4 cm切口，切开皮肤皮下组织及颈阔肌后，向上下稍加分离，暴露颈前舌骨下肌群。

（2）分离颈前舌骨下肌群：用血管钳沿着颈正中白线先纵行分离（图3-8-4），然后向气管两侧分离，用拉钩将胸骨舌骨肌、胸骨甲状肌以同等的力量牵拉向两侧（图3-8-5）。注意将下方含气管的组织保持在正中，常常用手指触探气管，以防止气管移位。

（3）暴露气管：牵拉开双侧胸骨甲状肌之后一般可见甲状腺峡部，沿甲状腺峡部下缘稍加分离气管前软组织即可见气管（图3-8-6），此时用拉钩同时向双侧牵拉分开气管前软组织以暴露气管，如甲状腺峡部较大，可以让助手用血管钳向患者头部方向牵拉开甲状腺峡部，如甲状腺峡部很宽大，无法暴露下缘，可以切开缝扎甲状腺峡部以获取气管前壁的暴露。该步骤应注意甲状腺下极血管的类型，避免术中及术后出血，本节作者对此进行了较为详细的临床研究，感兴趣者可以查阅参考文献。

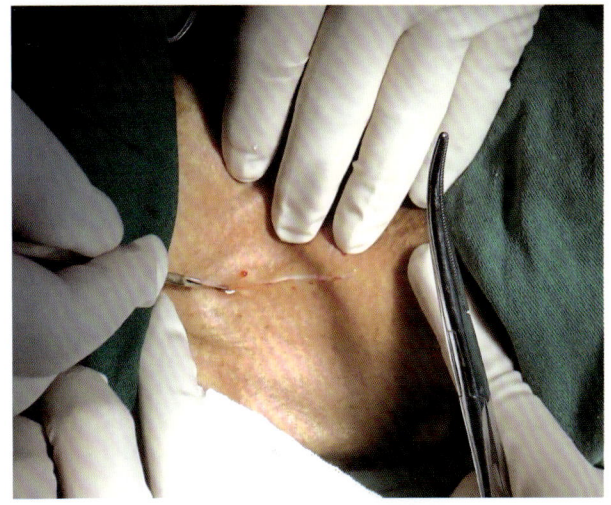

图 3-8-3 颈前纵切口

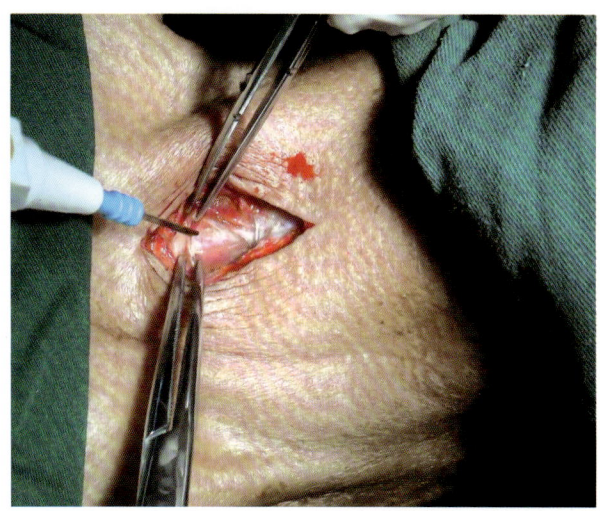

图 3-8-4 沿颈前白线分开双侧舌骨下肌群

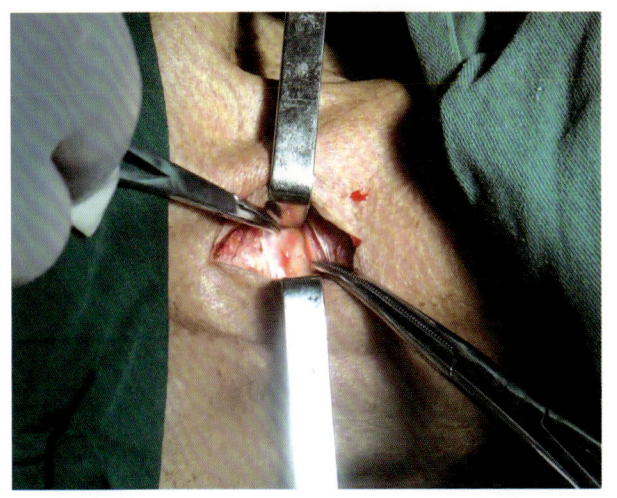

图 3-8-5 双侧拉钩用相等力量拉开双侧舌骨下肌群

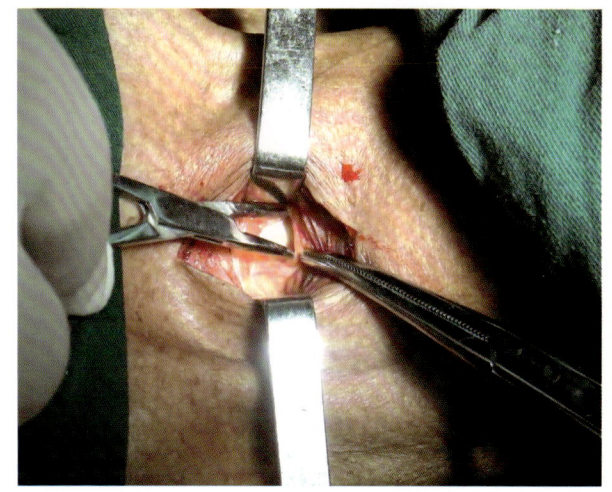

图 3-8-6 分离气管前软组织

（4）切开气管前壁：充分暴露气管前壁，但是不宜过度分离气管前及气管旁组织，避免发生术后气肿。明确气管后，用带有 1‰ 利多卡因的注射器穿刺气管回抽空气证实是气管后（图 3-8-7），可注入 1~2 ml 利多卡因，麻醉气管内黏膜。暴露气管前壁后，为了防止气管造口周围血管出血或过大的甲状腺峡部回位封闭造口，也可在造口上下旁开 45°，用可吸收线将气管前筋膜与皮下缝合 4 针（图 3-8-8）。在第 2~3 气管环处用尖刀片朝上挑开气管（图 3-8-9），避免过深损伤气管后壁，气管环切开部位应避免切开第一气管环，以免损伤环状软骨或长期带管导致环状软骨感染从而导致喉狭窄，切口亦不应低于第五气管环，以免损伤大血管和胸膜顶。切开气管前壁后用爱丽丝钳夹持气管前壁倒 U 形瓣（也可于第 2~3 气管环间横行切开形成气管前壁上下瓣），将倒 U 形瓣或气管前壁下瓣固定于切口下方皮肤形成气管前壁开窗（图 3-8-10），此时若患者有较多痰液，可用吸痰管迅速吸出痰液，以改善患者的症状。

（5）插入气管套管：用右手持带内芯的气管套管插入气管开窗口内，迅速拔除管芯，若有分泌物咳出立即吸出，并置入内套管（图 3-8-11）。用少许纱布丝或棉絮置于气管套管口，视其是否随呼吸飘动（图 3-8-12），若不随呼吸飘动，再用吸痰管伸入套管内试探深度及有无痰液，若均提示不在气管内，立即拔除套管，重新带管芯插入，同法再次检查确认是否在气管内。

（6）固定气管套管：将两侧系带缚于颈部（图 3-8-13），松紧要适宜，以防气管套管脱出，临床上我们常用两个手指能插入系带下方来检查松紧度。

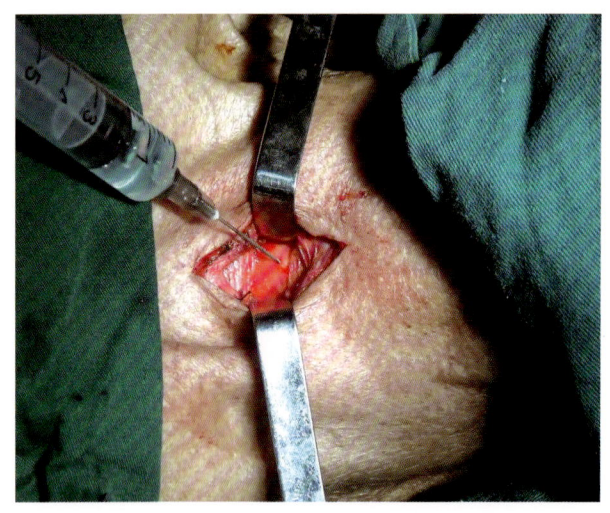

图 3 - 8 - 7   注射器回抽证实是否为气管

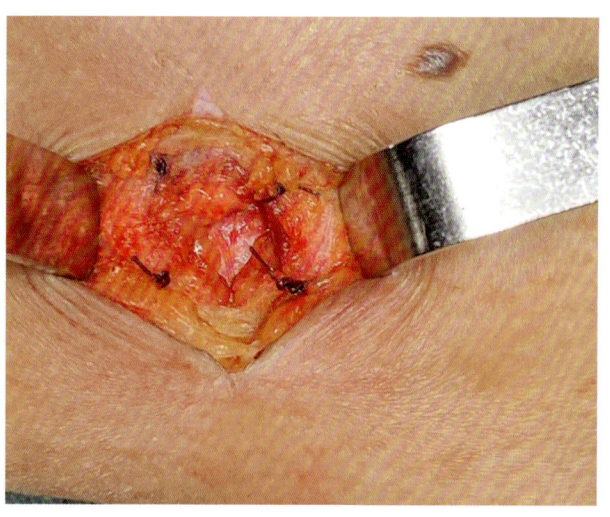

图 3 - 8 - 8   气管造口上下旁开 45°，用可吸收线将
气管前筋膜与皮下组织缝合 4 针

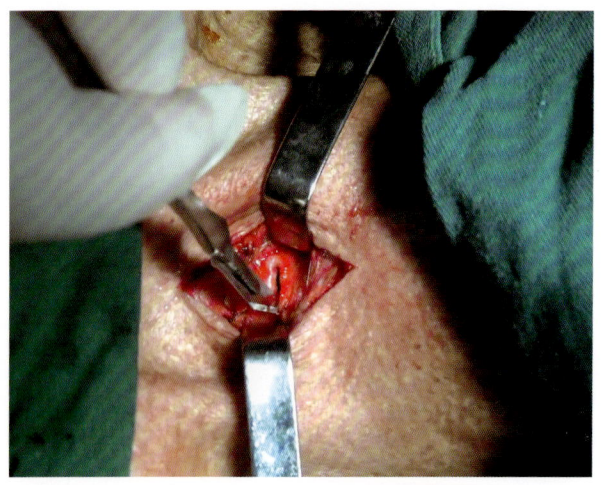

图 3 - 8 - 9   尖刀片挑开气管前壁

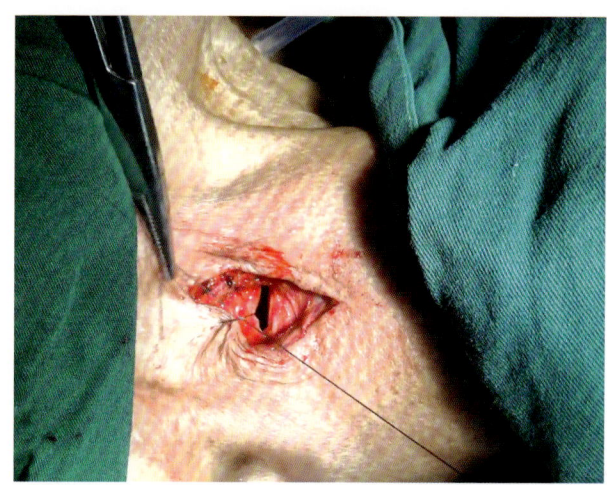

图 3 - 8 - 10   气管壁下部瓣与切口下方皮肤缝合 1～2 针

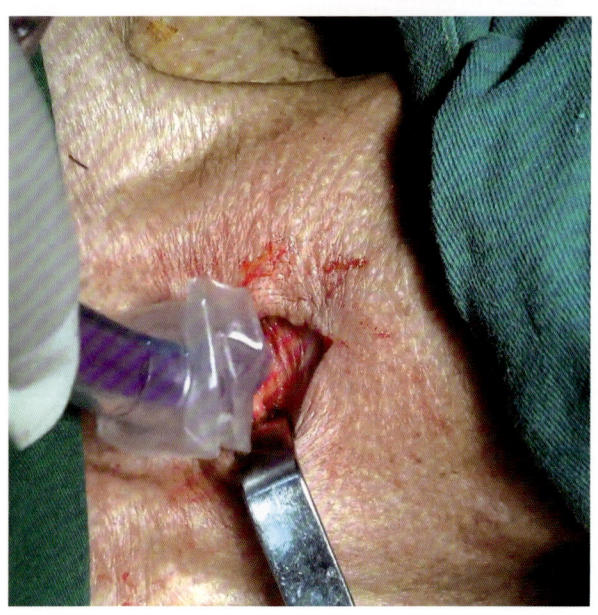

图 3 - 8 - 11   插入气管套管

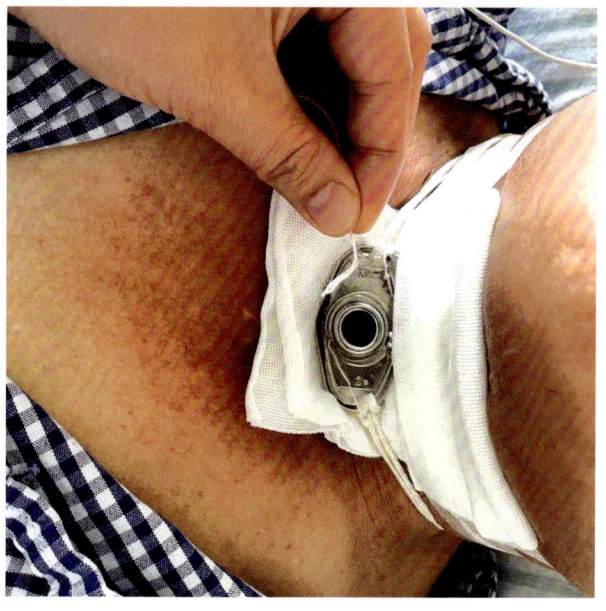

图 3 - 8 - 12   纱布丝测试气流

（7）缝合切口：纵切口缝合切口上方，一般缝合1～2针即可，横切口缝合两侧，注意不可缝合过于紧密，以免发生皮下气肿。

（三）术后处理

1. 保持气管套管内通畅　每6小时清洗内套管并消毒一次，清洗消毒后立即放回内套管，也可准备2套内套管，方便换洗。如分泌物多，要适当增加清洗消毒次数，防止分泌物干痂堵塞内套管。也可以适当予以气管湿化，利于分泌物排出或减少干痂附着内套管。

2. 维持下呼吸道通畅　及时给患者吸出痰液，痰液黏稠者可以增加氨溴索用量或用气道雾化或滴药湿化。

3. 保持颈部切口清洁　每日清洁消毒切口，更换套管的垫布，若分泌物多，适时消毒再更换。

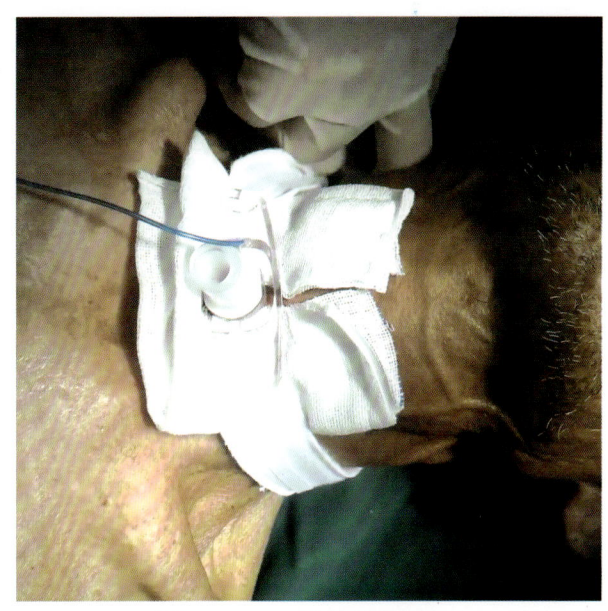

图 3 - 8 - 13　固定气管套管

4. 防止套管脱出　气管套管固定松紧适宜是防止套管脱出的主要方法。如果套管脱出，患者可能出现呼吸困难，迅速查明原因，若是脱出应立即再次置入套管。若为脱管处理如下：①脱管时间很短，窦道仍在，可将带内管芯的气管套管直接插入气管内；②脱管时间稍长且窦道已经收缩尚未完全闭合，可以用扩张器或血管钳扩张窦道后再置管；③脱管时间较长且窦道已经闭合，需准备前述气管切开器械，按气管切开步骤重新切开皮肤，分离颈前舌骨下肌群找到气管前壁切开口，扩张后再置管。另外本文前面介绍的将气管前壁倒U型瓣与切口下方皮肤缝合1～2针可以有效避免气管套管脱管后难以置入的问题。

5. 保持室内适宜的温度和湿度　室内温度一般宜在22 ℃左右，湿度90％以上，若无法达到，注意气道湿化，避免发生气管干燥、干痂形成，阻塞气道及套管。

四、拔除气管套管指征及方法

经过治疗，患者肺部感染已控制，带管无饮水呛咳，行气管切开的病因解除，患者自行试堵管无明显的呼吸障碍，可以准备拔除气管套管。拔管前准备：有条件的患者拔管前可做电子喉镜检查，了解咽喉情况以及气管切开口上下方气管的情况，经过喉镜检查后无影响拔管的因素后可进行拔管前堵管处理。若不具备电子喉镜检查条件，可先试行堵管。试行堵管前，一定先更换适合的金属气管套管；若试行堵管时，患者有呼吸不畅，要更换小一型号的金属气管套管，再试行堵管或进行电子喉镜及气管镜检查以助明确原因。拔管前先堵管24～48小时，即在活动及睡眠时呼吸平稳，方可拔管。拔管后伤口经过消毒清洁后用蝶形胶布拉拢固定（图3 - 8 - 14至图3 - 8 - 17），并在1～2日内严密观察呼吸。

五、转诊指征

气管切开区域严重瘢痕难以暴露，颈段气管被肿瘤侵犯、巨大甲状腺难以暴露气管者、多次气管切开疑气管瘢痕较重、喉体低位用常规方法难暴露第二气管环，遇此类困难气管切开的患者建议采用各种方法维持患者呼吸及血氧转运到上级医院；部分困难气道，在转运至上级医院前，可酌情采用环甲膜切开以维持呼吸道通畅。气管切开后怀疑或确诊为气管食管瘘、难以拔管、切开口周围明显感染无法处理者建议转运至上级医院进一步处理。

六、困难气管切开

困难气管切开是指因解剖异常、特殊体质或严重原发疾病等，一个技术熟练的专科医师不能在常规

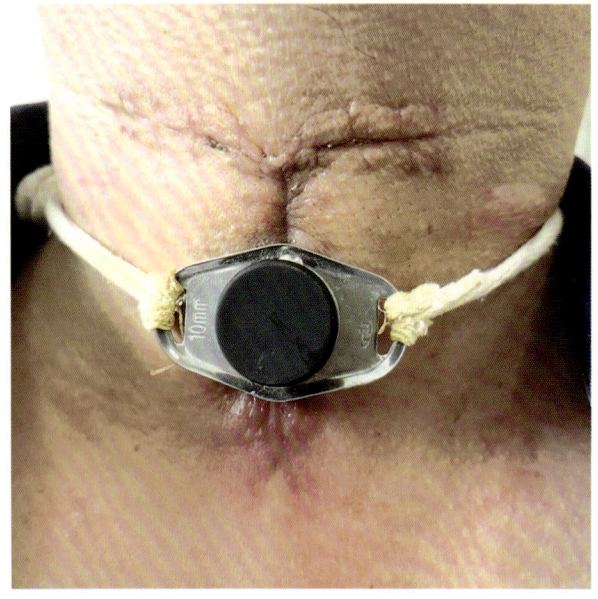

图 3 - 8 - 14　堵管状态

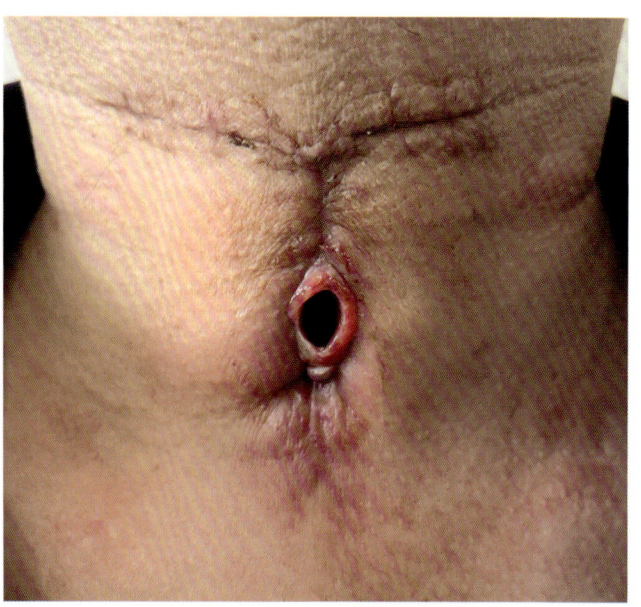

图 3 - 8 - 15　拔除套管后状态

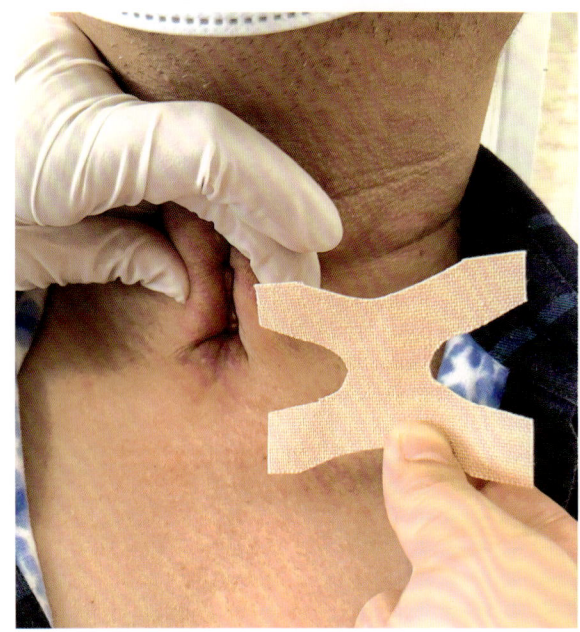

图 3 - 8 - 16　捏拢气管切开口尽量使其闭合，
准备贴蝶形胶布

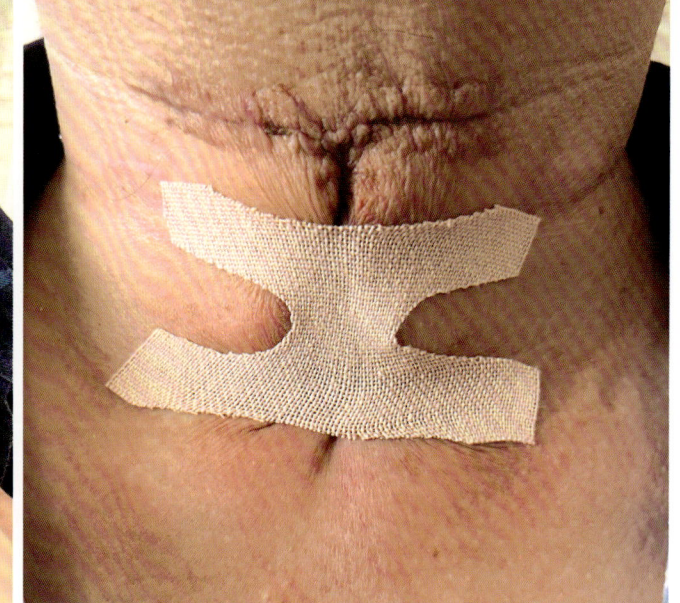

图 3 - 8 - 17　蝶形胶布拉拢后的状态

时间内完成气管切开手术或因手术操作困难导致各种严重并发症。常见困难气管切开的情况及处理策略：

（一）强迫体位气管切开

仰卧垫肩垂头位是气管切开术理想的体位，但一些患者因各种原因或疾病无法采取这种体位，称为强迫体位，常见的强迫体位有坐位、半卧位、平卧位。坐位和半卧位一般是患者严重呼吸困难，无法平卧。平卧位无法垫肩垂头常见为患者颈椎外伤、颈椎术后、颈椎畸形、强直性脊柱炎等情况导致无法后仰。这些体位使患者环状软骨与胸骨上缘距离较短，气管位置较深，气管显露差，因此加大了手术难度。此时按照正常步骤气管切开，保持气管一直位于正中位，手术可以正常完成。

（二）颈部局部解剖异常患者气管切开

正常情况下，气管切开区域是安全三角，但是若此区域内解剖结构发生变异，会导致气管切开困难，较常见的有巨大甲状腺、胸膜顶过高、颈部血管畸形。巨大甲状腺者若无法通过牵拉分离暴露气管，可以切断结扎甲状腺峡部暴露气管。胸膜顶过高者，可以让助手用血管钳稍微向下推压胸膜顶，尽量在患者呼气相操作，若不慎损伤，及时缝扎。颈部血管畸形者，若为重要动脉畸形，可以选择高位气管切开或环甲膜切开，避免因长时间气管套管磨损血管而导致致命性大出血。关于环甲膜切开，本节笔者做了一些临床研究，认为成人在2周内的气道开放若因各种因素导致常规气管切开部位暴露困难者，可行环甲膜切开，降低相关并发症的发生率。

（三）肿瘤侵犯颈段气管患者气管切开

若颈段气管被肿瘤侵犯致气管狭窄呼吸困难者，因这样的患者往往瘤体较大，其存在导致气管形态异常、难以暴露气管，气管移动性差，常规胸骨上窝低位气管切开一般也难以暴露，因此导致气管切开困难。此时根据患者的不同情况可选择以下措施切开气管：小号麻醉插管全身麻醉下切除肿瘤后行气管切开术；以喉为标志行气管前壁下行裂开切开气管；以颏及胸骨上窝为标志中线切除部分肿瘤，暴露气管后纵行裂开气管前壁切开气管；急诊ECMO或体外循环条件下解决患者氧合，将肿瘤分开，然后全身麻醉下切开气管。

（四）严重系统性疾病患者气管切开

凝血功能障碍或应用抗凝血药的患者，可因术中出血难止影响手术视野；应用抗凝血药的患者术前需暂停抗凝治疗，血小板计数$<30\times10^9/L$或出凝血时间显著延长者，术前可输注血小板或新鲜冰冻血浆，补充凝血因子以增强体内自主凝血功能。术中要严密止血或将造口黏膜与皮肤对位缝合以减少出血。也可以选择经皮气管切开术；无插管禁忌证的患者，可先行经口气管插管，再行气管切开手术，气管内插管后不仅能立即缓解呼吸困难，还能及时吸氧及清除气道分泌物，有效避免术中窒息，提高患者的手术耐受性，便于术者术中寻找气管，将紧急手术变为常规手术，增加手术的安全性。

（五）婴幼儿气管切开

婴幼儿颈部较短，气管细小、柔软，活动性较大，不易定位，且易塌陷；气管管腔狭窄，气管切开时易伤及食管前壁；甲状腺和胸腺相对较大，术中直接或间接损伤可造成出血，使术野不清；无名动脉的位置较高，损伤该动脉会造成大出血。此外小儿哭闹或呼吸困难时，胸膜顶向上突起也易造成损伤；而小儿躁动或病情危急往往会引起术者的慌乱，导致气管定位不准。婴幼儿气管切开时头部若过度后仰，颈椎过度前凸，可压迫气管使管腔变平狭窄，加重呼吸困难，且切开气管时易伤及气管后壁和食管。综上，婴幼儿气管切开首先应注意避免过度后仰头部、时时定位气管、保持术野清晰、避免切开位置过低、纵行切开气管前壁，若呼吸急促导致胸膜顶向上突起，可让助手用纱布或器械向下稍压突出的胸膜顶，同时要避免过度分离气管前及两侧组织以避免术后气肿。

（六）颈部软组织肥厚肿胀患者气管切开

常见的颈部软组织肥厚肿胀患者有极度肥胖患者、烧伤患者、颈部软组织感染患者。其中前两种情况相对较易处理，肥胖及烧伤患者脂肪组织出血少，烧伤后水肿组织因血运差而出血少，实际操作中组织层次是清楚的，难点在于肌肉浅面的软组织过厚，需要倾斜并加压使用拉钩，以达到组织深度暴露气管。而颈部软组织感染患者的气管切开是本组困难气管切开中较难的一类，因软组织感染者组织一般伴有组织充血、坏死、不对称性肿胀或脓肿形成，使得手术操作过程中出血较多、层次不清楚、常伴有坏死或脓液溢出，不容易分辨正常组织，同时由于不对称性肿胀或脓肿常常导致气管偏离中线，操作过程中要经常用手触探气管，保持气管在双侧拉钩下方中线部位，才能顺利完成气管切开。

〔刘业海〕

第九节　等离子技术在早期声门型喉癌手术中的应用

喉癌为头颈部常见的恶性肿瘤，以男性为主，在头颈肿瘤中居第2位，占全身恶性肿瘤的1%～

5%，我国喉癌发病率为 1.84/10 万，发病率呈现逐年上升趋势。喉癌好发年龄为 40～60 岁，危险因素包括吸烟、饮酒、病毒感染、咽喉反流等，以鳞状细胞癌为主，占 85%～98%，中高分化为主；根据原发部位可分为声门型、声门上型、声门下型，以声门型喉癌最为常见，占 60%。由于早期可出现声嘶症状以及高清喉镜下病灶易于观察，初诊的早期声门型喉癌比例最高，占声门型喉癌的 60%。声门型喉癌预后较好，5 年总生存率为 79.6%～84.7%。近年来各类喉部分切除术、经口微创手术及嗓音医学发展迅速，对于早期声门型喉癌的治疗，除了注重原发肿瘤的控制及无瘤生存率，更加关注喉结构的保护以及嗓音功能的保留策略，以利于患者术后保持较高的生存质量。

一、早期声门型喉癌治疗现状及等离子技术

早期声门型喉癌指肿瘤的浸润局限于声带上皮层或固有层，无肌肉或软骨的侵犯，没有淋巴结的转移。临床上所说的早期声门型喉癌参考 UICC/AJCCTNM 分期系统常指 T_{is}、T_{1a}、T_{1b}、T_2 期患者。早期声门型喉癌的治疗方案主要包括手术治疗和根治性放射治疗。其中手术治疗包括经典的开放手术治疗和经口微创手术治疗。传统开放手术在早期喉癌的治疗中可以取得较好的肿瘤控制率，但需要喉裂开及气管切开术，手术创伤大，喉功能保存较差，临床上开展逐年减少。单纯放射治疗早期声门癌（$T_{1-2}N_0M_0$）与手术的 5 年肿瘤局部控制率无显著差异，嗓音质量保存好，但费用高，治疗周期长，存在放射性损伤并发症，远期复发保喉率较经口内镜手术低。既往报道的经口微创手术包括经口激光微创手术、经口等离子手术、经口机器人手术，经口微创手术通过支撑喉镜下在显微镜或喉内镜下充分显露声门及肿瘤组织后切除肿瘤，在早期声门型喉癌的治疗中取得了与根治性放疗及开放手术相当的疗效，同时具备切割精准、创伤小、并发症发生率低、恢复快、喉功能保存好等优势，患者术后嗓音恢复好，生存质量高，较放射治疗节省了费用，避免了放射治疗副作用，即使出现肿瘤复发对进一步手术影响也较小。经口微创手术在早期声门型喉癌的治疗中占据越来越重要的地位。

等离子射频技术（RFC）在耳鼻咽喉头颈外科手术领域应用广泛，Carney 等人在 2007 年首次应用 RFC 技术治疗早期声门型喉癌，近年来国内耳鼻咽喉科学者也在 RFC 治疗早期声门型喉癌的疗效及安全性上做了一定的探索。湖南省人民医院开展经口 RFC 喉癌手术治疗有 6 年余，2021 年在《山东大学耳鼻喉眼学报》上首次提出经口等离子点状激发技术治疗早期声门型喉癌（T_{is}～T_{1b}），与 CO_2 激光手术相比，可获得相当肿瘤控制率，该技术具有温度低、声带正常、黏膜损伤小、嗓音功能保存好，刀头不易损耗、诊疗综合成本低等优点，尤其适用于县级医院开展。本节就 RFC 技术（着重介绍等离子点状激发技术）治疗早期声门型喉癌的相关经验，包括关键技术设备及器械的准备、操作技术规范及技巧、围手术期处理要点、转诊指征等进行介绍。

二、手术设备及器械

（一）RFC 刀头

开展早期声门型喉癌切除术常用喉刀头，喉刀头有两种，一种为前端切割，另一种为侧方单电阻丝切割。本单位开展等离子点状激发技术切除早期声门型喉癌选用的 RFC 刀头工作长度为 19 cm，工作电极为单根丝状电极，远端外径 2.8 mm（图 3-9-1，施乐辉 EIC7071-01 或美创 MC439），有助于达到线状切割组织，双角度设计以及刀头本身可进行一定程度弯曲，配合角度内镜可有效到达声门及声门下各个部位，从而精准并整块切除肿瘤。

（二）经口早期声门型喉癌手术相关设备及器械

双目手术用显微镜及配套的监视系统、高清或 4K 喉内镜及配套的监视器系统；经口咽喉微创手术常规器械，以及各类支撑喉镜相关器械等；高频单极电刀和外覆绝缘层的各种吸引器头、辅助术中较大血管出血的止血（图 3-9-2、图 3-9-3）。

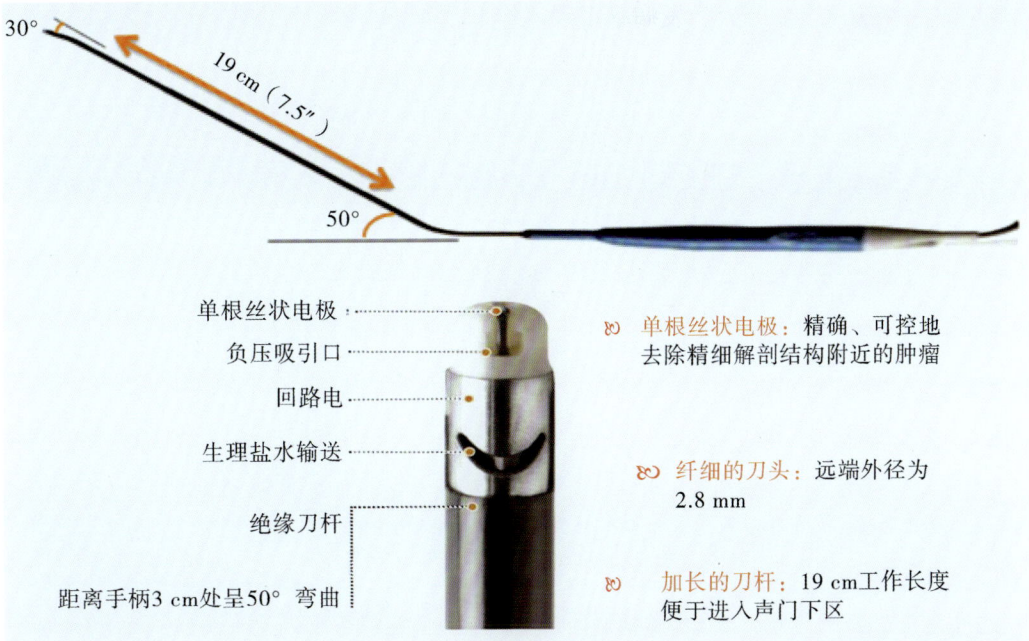

A. 施乐辉 EIC7071 - 01 型号刀头

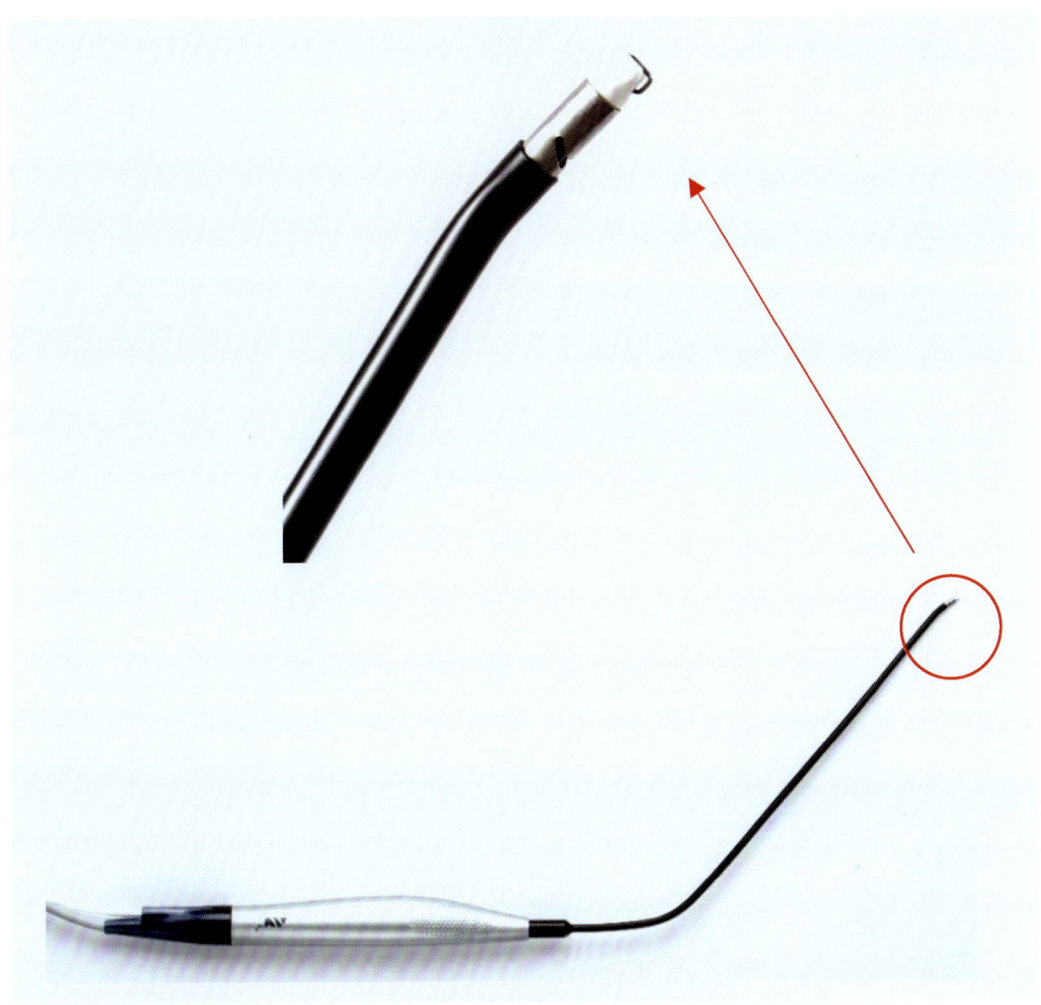

B. 美创 MC439 型号刀头

图 3 - 9 - 1 选用的 RFC 刀头

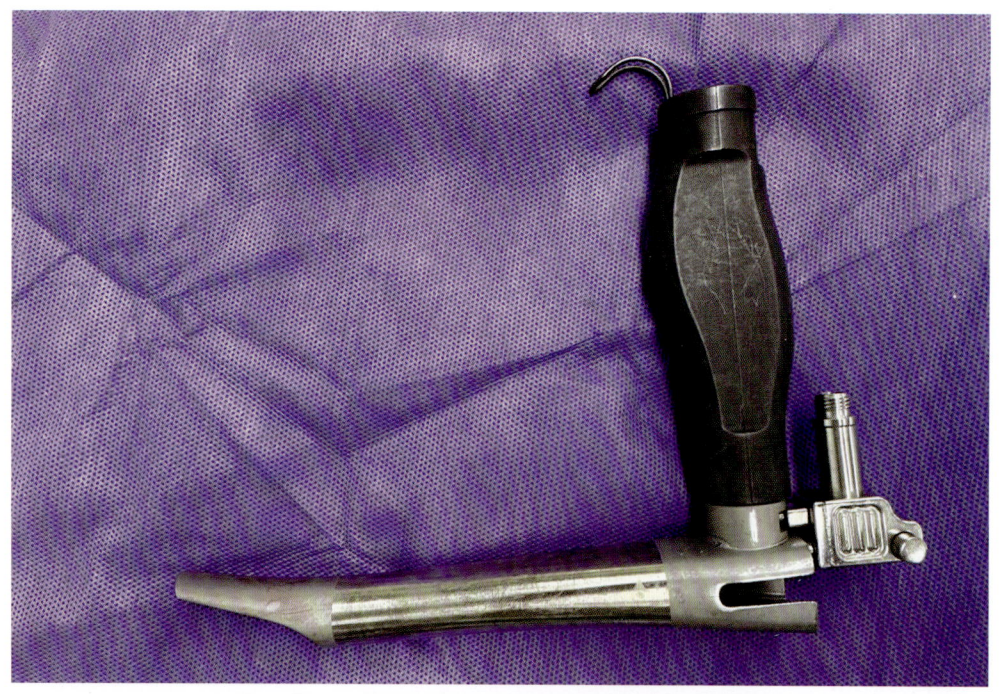

图 3-9-2 经口内镜声门型喉癌手术常用支撑喉镜

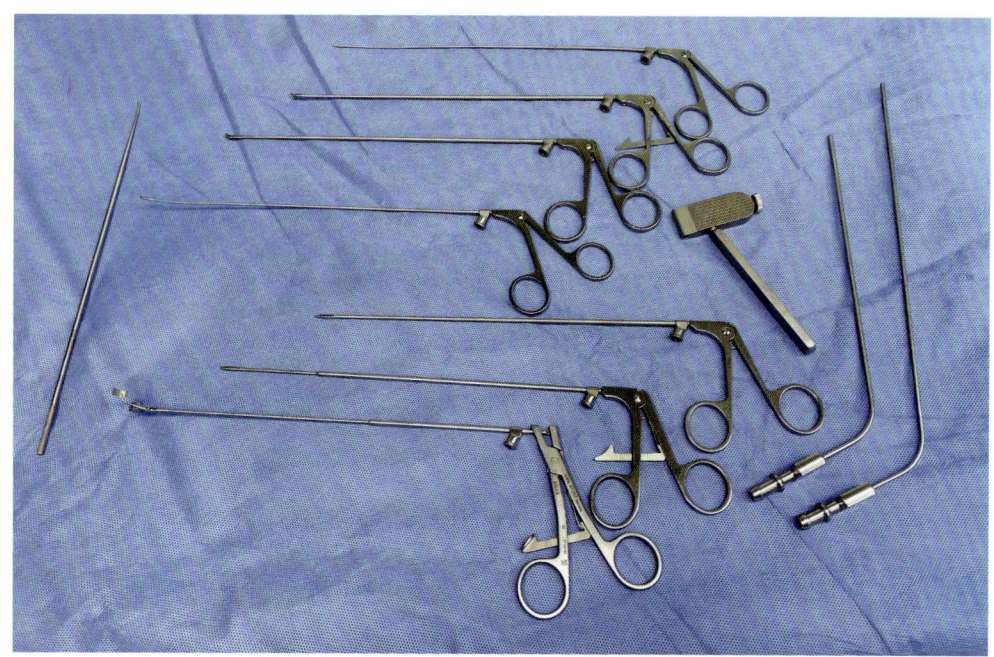

图 3-9-3 经口内镜等离子切除声门型肿瘤术中常用辅助工具

三、围手术期处理要点及手术技巧

（一）术前准备

所有已确诊声门型喉癌且拟行等离子手术治疗的患者，除应完善全身麻醉术常规检查检验外，还应完善电子喉镜、颈部超声、颈部增强 MRI 及 CT、肺功能等，主要目的在于评估原发肿瘤范围、浸润深度、是否侵犯声带肌层或累及声门旁间隙，以及是否有淋巴结转移。此外，患者亦应完善全身相关检查评估是否存在远处转移灶。有条件者可将颈清扫术与经口内镜手术同时进行（先行颈清扫术）。对年龄大于 70 岁、肺功能不佳、肺部感染者建议行肺康复治疗和对症处理；嗓音训练可以在住院首日开始呼吸训练。

（二）等离子点状激发技术操作规范及技巧

1. 肿瘤的暴露　全身麻醉成功适度肌松状态，患者取仰卧位肩下不垫枕，常规消毒铺巾，利用支撑喉镜暴露声门及肿瘤边界，多数患者通过支撑喉镜即可得到满意暴露，小下颌或喉位高前联合暴露不佳者可通过上抬支撑喉镜，有时需助手按压喉部协助暴露（图3-9-4）。

2. 操作规范及要点　在切除肿瘤操作时，RFC设备设置的挡位一般为消融7挡及电凝3挡。

（1）确定肿瘤肉眼边界后，于周边保留2～3 mm安全界的情况下以RFC刀头（新型刀头直径2.8 mm）间断踩凝血键做切缘标记（图3-9-5），老式刀头（刀头直径>2.8 mm）可距离肿瘤2 mm为安全边界。新型刀头前段双角度设计，通过压迫甲状软骨可到达要切除的任何区域，不能弯曲刀头从而避免刀头管路堵塞报废。老式刀头可通过折弯和压喉操作来到达需切除区域。

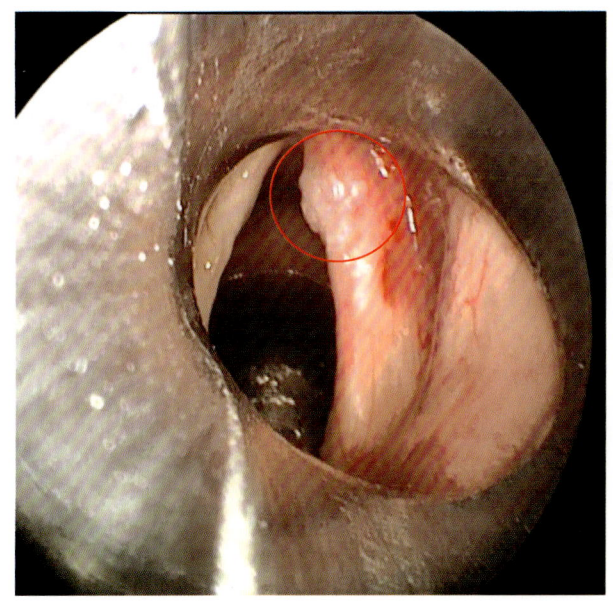

图3-9-4　支撑喉镜下右侧声带癌（T₁ₐ）术中所见

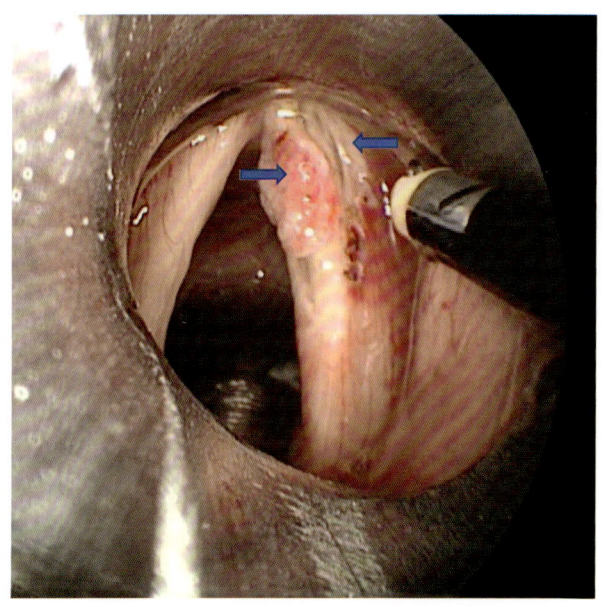

图3-9-5　等离子做切口确定切除边界

➡ 为声门型喉癌；⬅ 为等离子所确定的切除边界

（2）确定切除边界后，以RFC刀头沿标记线切除肿瘤。在操作过程中，通过牵拉安全界内的质韧肿瘤旁组织，使肿瘤与基底部有一定张力，利用张力提高切割效率、获得清晰术野。切除过程全程采用点状激发技术，切割时使其与目标组织短暂接触（0.5～1.0秒），刀头从目标组织上移开时仍保持0.5秒激发状态，以便"消化"组织。由于点状激发间断冲水使刀头温度进一步降低，故不易损耗报废，也使得切割效率提升，保留声带组织创伤减少。同时准备好两套吸引器，不要把刀头当吸引器用，以防堵塞刀头。累及前联合的病变先从肿瘤后缘往前切，外侧至声韧带或声带肌（累及声带肌患者则切至甲状软骨板内膜），向前至前联合，助手压迫喉结辅助暴露前联合或将喉内镜抵近观察肿瘤与正常组织分界，上方从会厌结节处切开向下与对侧声带切口汇合，最后完整切除肿瘤。术中严格注意"肿瘤块状切除"原则。

（3）术中肿瘤周边均送切缘冰冻病理检查，切缘不尽补切送快速切片，仍不干净转为开放手术。

（4）术中创面小的渗血通过RFC刀头的凝血功能进行止血或切割功能下准接触出血点予以止血，血管性出血可通过电刀配合外覆绝缘层的电凝吸引管进行电凝止血，以上两种方法可解决绝大部分出血情况。

（三）术后处理

术后短期应常规给予患者抗生素预防感染及布地奈德雾化治疗1～3日。术后第1日常规床旁备气管切开包，密切监测术后呼吸、血氧等情况。在进食方面，术后第1日可经口进小口软食，3日后可进普食。术后应强调避免咳嗽或轻咳可预防术后出血，一旦发现较大出血，补充血容量的同时行气管切开，需全身麻醉下予以止血。术后 1～3 日无活动性出血，行喉镜检查排除急性喉水肿，可考虑给予出院，出院医嘱应强调出现喉痛、发热、痰中带血等应来院就诊。

四、随访

对于成功完成经口等离子手术的早期声门型喉癌患者通常无须进一步放射治疗、化学治疗等治疗。术后建议患者于耳鼻咽喉科门诊定期复查，复查时间建议为术后 2 周、1 个月、2 个月、3 个月、6 个月、9 个月、1 年，一年后每半年复查一次；每次最好用高清喉镜（最好带 DBI 或 NBI 技术）检查，发现异常同时行增强 MRI 或 CT 检查，没有发现问题可于术后半年、一年行影像学检查；术后 5 年后如患者复查未见肿瘤复发征象可考虑为临床已治愈，以后每年随诊一次。同时应不定期电话随访患者的一般情况，包括呼吸、发音，以及术后生活质量等。

五、转诊指征

声门型喉癌初诊患者肿瘤较大位置靠近杓状软骨，部分 T_2、T_3 的需要行喉部分切除术＋喉功能重建者；患者术中切缘不干净，术中止血不牢靠、止血不彻底者；术后大出血行气管切开术后压迫止血未彻底；患者复查时发现异常，如电子喉镜或影像学检查等发现可疑复发灶或可疑转移灶。复查期间发现颈部淋巴结肿大。以上情况建议转诊。

六、总结

本节详细阐述 RFC 技术在经口微创手术治疗早期声门型喉癌，包括术前准备、适应证、关键手术步骤技巧、术后处理、随访及转诊指征等，并对本单位应用新型刀头开展等离子点状激发技术进行介绍。等离子点状激发技术作为一种相对较新的技术应用，我们认为 RFC 具有高效的软组织切割效率及相对较高的止血效率，配合角度内镜使用对于在支撑喉镜下显露不佳的肿瘤的治疗以及低温对周围正常组织的保护方面具有优势，同时随着技术的进步和新刀头的开发，其劣势逐渐被弥补。但目前等离子射频消融治疗早期喉癌随访时间尚较短，大宗病例研究以及高质量的随机临床对照研究等，术后嗓音学的标准化评估、新刀头使用效果评估等也有待进一步完善。相信随着研究的深入及工艺、技术的改进，等离子射频消融技术有望成为早期声门型喉癌安全、高效的首选治疗手段之一。

〔肖旭平　周　恩〕

第十节　CO_2 激光技术在喉癌中的应用

1984 年美国 FDA 批准了第一个外科手术 CO_2 激光治疗设备，稍后我国也很快开展了 CO_2 激光手术治疗。目前已有很多 CO_2 激光器进入临床，在耳鼻咽喉头颈外科应用于早期喉癌的手术治疗。该技术与传统开放手术相比具有手术创伤小、发声质量好、术后恢复快等优点，可在县级医院推广开展。本节就 CO_2 激光技术治疗早期喉癌的相关经验，包括 CO_2 激光设备的作用机制及结构、操作技术规范及技巧、围手术期处理要点、转诊指征等进行介绍。

一、CO_2 激光设备的结构及作用机制

（一）CO_2 激光设备的作用机制

CO_2 激光是波长为 $10.6~\mu m$ 的气体激光，水是 CO_2 激光的靶分子，因此，人体皮肤和其他软组织以及牙齿和骨骼等硬组织都对 CO_2 激光有很高的吸收率，约 98％的能量转变为热能被受照射的组织表面吸收，很少一部分散射或穿透。使用 CO_2 激光能够实现对人体组织进行辐照、切割、汽化、炭化、

止血、消毒杀菌及血管神经组织吻合焊接等多重作用的消融性（ablative）和非消融性（non-ablative）的治疗功能。

（二）CO_2 激光设备的结构。

尽管医用 CO_2 激光器的种类和规格繁多（图3-10-1），但基本结构类似，主要由主机、光传输系统、安全防护系统、输出系统以及机械构件等部分组成。其中主机（图3-10-2）主要包括激光管、激光电源、冷却系统和控制系统等；光传输系统（图3-10-3）包括光纤或波导管光传输器件和机械构件组成的导光臂；输出系统包括手持刀头或手具（即输出手持件或手柄）、扫描或点阵装置等；安全防护系统包括脚踏开关（图3-10-4）和紧急激光终止器等装置，治疗光或工作激光发射时还需要有可见的和/或有声的激光辐射警示，激光防护眼镜也是操作者和患者重要的安全防护配件。

通过特制的耦合装置，激光输出口还可以与手术显微镜耦合为一体（图3-10-5、图3-10-6），使激光光束与显微镜的光路同轴，通过瞄准光点，操作者能够灵活准确地调节激光束的方向和照射点，从而精准地切除病变组织。

二、围手术期处理要点及手术技巧

（一）术前准备

所有已确诊喉癌且拟行 CO_2 激光手术治疗的患者，除应完善全身麻醉术常规检查检验外，还应完善电子喉镜、颈部超声、颈部增强 CT、肺功能等，主要目的在于评估原发肿瘤范围、浸润深度、是否侵犯声带肌层或累及声门旁间隙，以及是否有淋巴结转移。此外，患者亦应完善全身相关检查评估是否

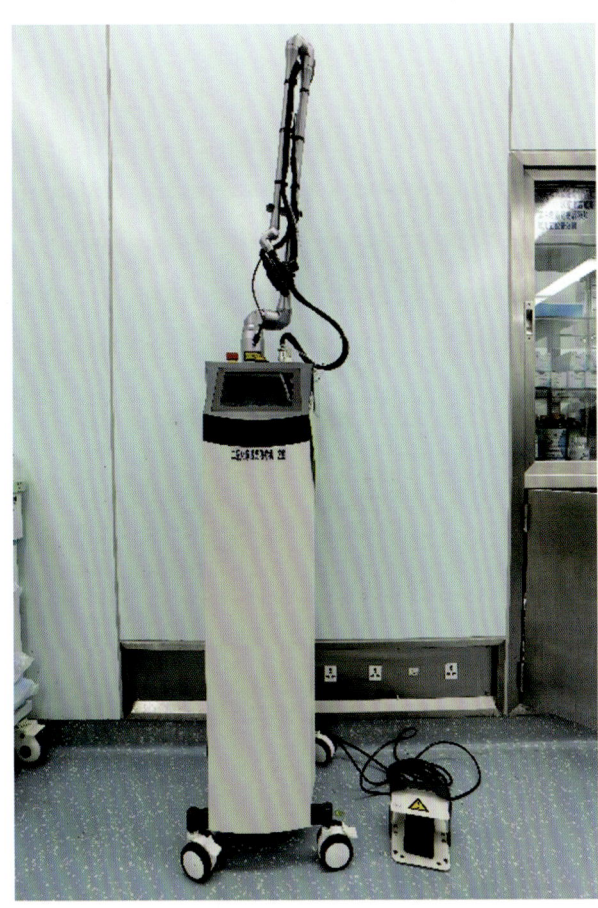

图3-10-1　德卡 M079Q2 型激光设备整体观

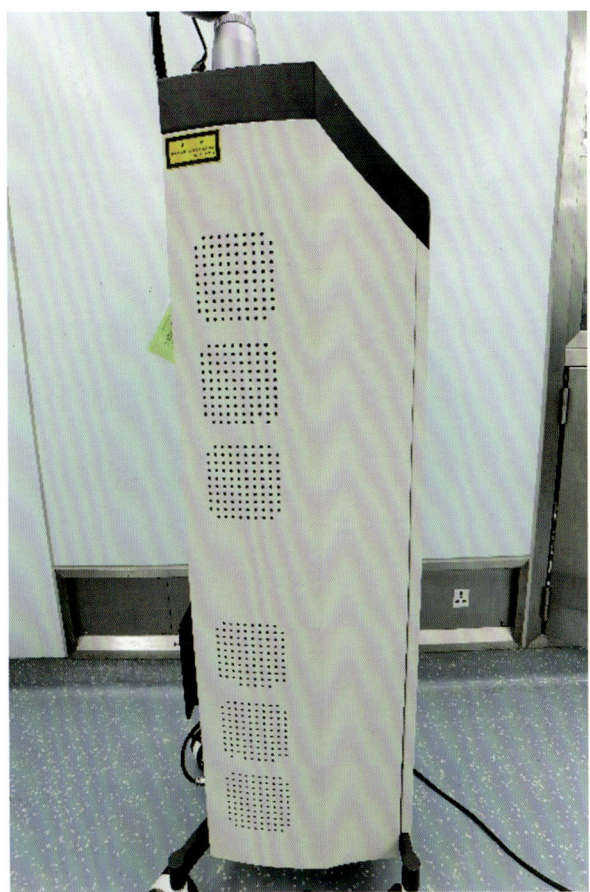

图3-10-2　CO_2 激光设备主机

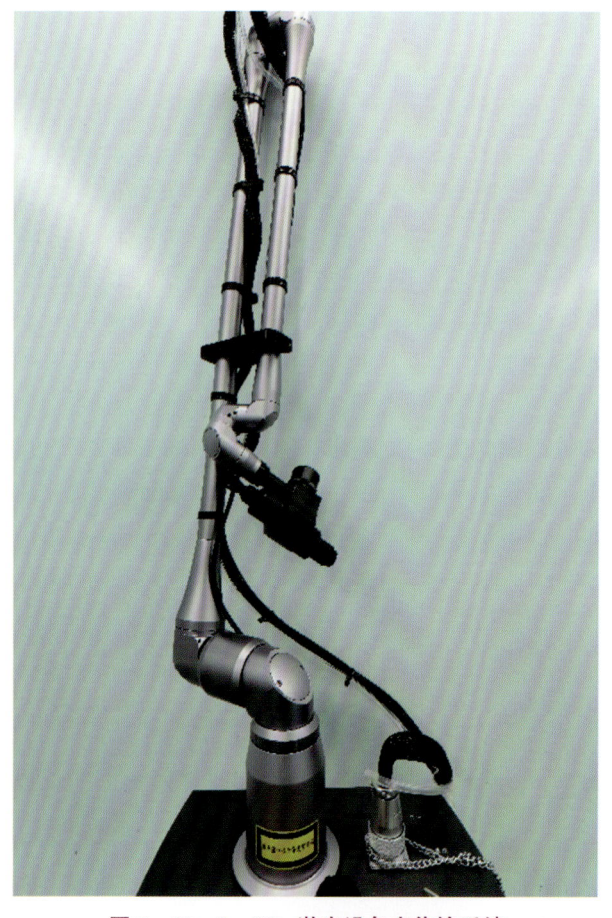

图 3-10-3 CO₂ 激光设备光传输系统

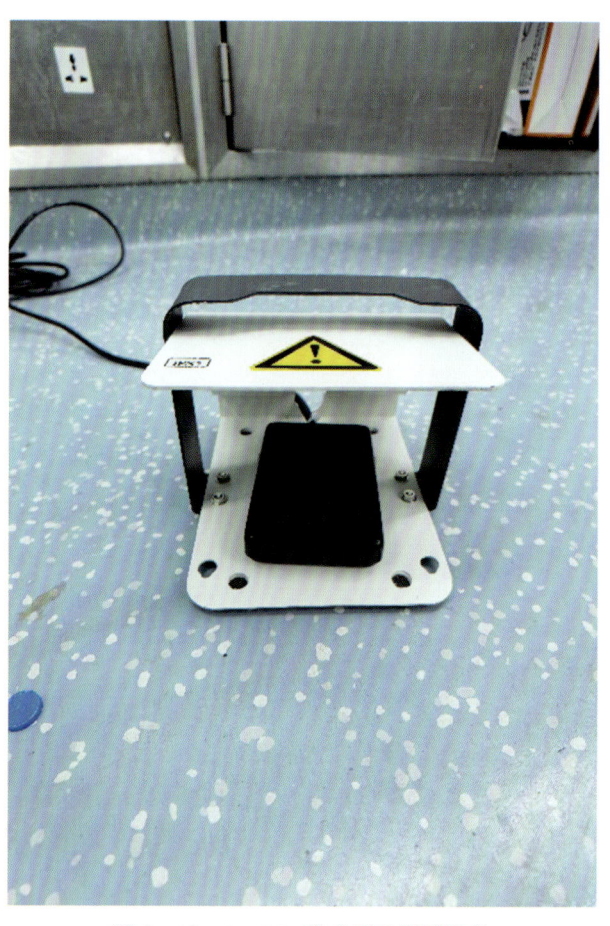

图 3-10-4 CO₂ 激光设备脚踏开关

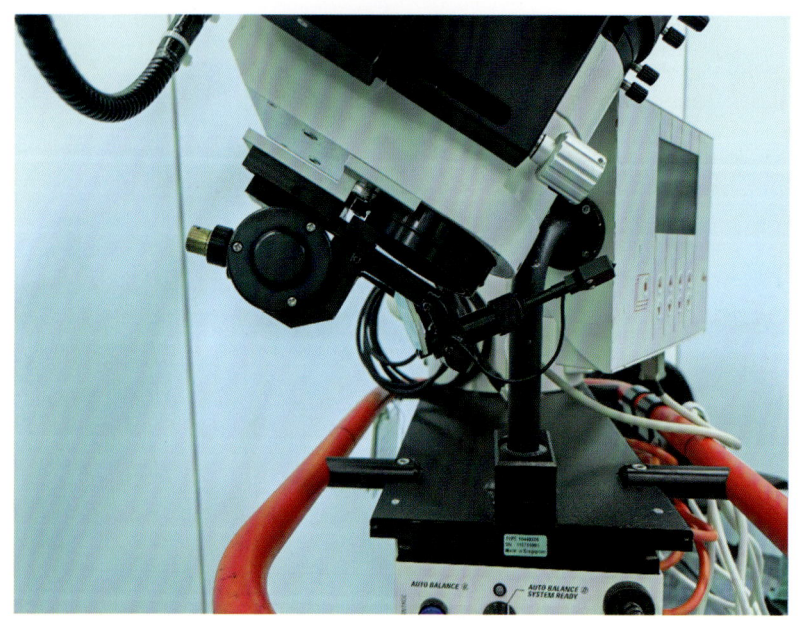

图 3-10-5 CO₂ 激光与显微镜耦合装置

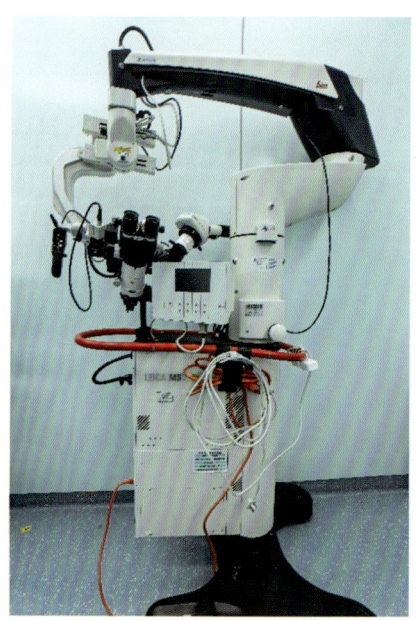

图 3-10-6 手术显微镜

存在远处转移灶。有条件者可将颈清扫术与经口 CO₂ 激光手术同时进行（先行颈清扫术）。对年龄大于 70 岁、肺功能不佳、肺部感染者建议行肺康复治疗和对症处理；嗓音训练可以在住院首日开始呼吸训练。

（二）CO_2 激光治疗技术操作规范及技巧

1. 操作前准备　　手术器械为支撑喉镜系统、喉显微外科器械。全身麻醉下经口气管插管，麻醉插管的型号选择以满足麻醉通换气需要的最小型号为宜，一般为 5.5～6.0 号。支撑喉镜暴露术野，在开始术前，应首先在各个角度调整喉镜位置，确保能充分暴露肿瘤边缘后再开始手术，术中也可以通过再次调整喉镜完成手术。还可以通过助手推压喉头、调整按压方向、更换上牙支撑点等方法来达到充分暴露的目的。对于室带遮挡肿瘤时，可以首先将室带或室带前联合切除，看清肿瘤边界后再行手术。激光功率、模式可根据不同厂家激光器的推荐功率适当调整，新型激光也可以选择术者习惯的切除形状。

2. 操作规范及要点

（1）目前比较认同的适应证为 T_{is}、T_{1a}、部分 T_{1b} 声门型喉癌，对于此类病变的疗效已得到临床研究的认可。对于前联合受累的声门型喉癌和 T_2、T_3 期病变，因其暴露和前联合切除均有一定难度，存在肿瘤向声门上或声门下扩展、声带深部浸润，某些解剖部位暴露困难，在切除深部时边界判定有一定难度，且存在出血的风险，推荐激光治疗经验丰富的手术医师选择合适病例可以开展。对于声门上型喉癌，国内有多家医院已经开展了此类手术的激光切除，且取得了理想的疗效，笔者所在科室进行的声门上型喉癌手术均为 T_1 期会厌舌面或游离缘处的早期肿瘤，可以在支撑喉镜下完整暴露肿瘤边界，对于会厌喉面的肿瘤，因无法判断其肿瘤边界，因此多采用开放手术切除。

（2）显微激光手术时的安全切缘一般为 > 3 mm，特别注意手术时应调整好激光的最佳工作状态，采用合适的功率、最佳的切割焦距，否则会加重组织的烧灼挛缩，影响边界的判定。切除路径可以根据不同部位的手术采取不同的手术方式，对于累及前联合的病变可以采用从前到后的切除方法，首先自前联合上方切开至甲状软骨膜，借助声带的自然牵拉再向两侧切除，对于喉室受累者，可以适当切除同侧室带以充分暴露肿瘤。有条件的医院还可以联合鼻内镜或者纤维内镜进行观察协助手术。

（3）激光显微手术因为有显微镜的配合，可以更加清楚地判定肿瘤的边界，因此目前激光切除时肿瘤的安全边界在 3 mm，加上激光约 2 mm 的气化烧灼带，可以达到安全切除的要求。手术时要求配备各种类型的显微外科器械，包括合适的带侧孔的吸引器、各个开口方向的抓钳、不同型号的支撑喉镜和带吸引功能的单极电刀等。在Ⅳ型以上手术激光切至声带肌层以下时，时常会遇到激光凝血困难的血管出血，此时可以用吸引功能的单极电刀止血。在累及前联合的 T_{1b} 病变中，前联合处需要完整切除，其前界为甲状软骨板，手术过程中沿着软骨的内膜间隙操作会更加容易。对于双侧病变除癌前病变或良性病变可以分次切除外，对于癌变我们的习惯是一次完整切除。

（4）手术外切缘送快速冰冻病理检查确认安全边界。对于激光暴露困难或深部浸润明显的患者，立即改为喉裂开部分喉或喉次全切除术。声门上型喉癌患者预防性行双侧颈部淋巴清扫术。

（5）手术室设置专门护理人员负责激光和显微镜的安装连接及维护调整，熟悉激光的性能模式，能配合手术医师及时调整。麻醉插管口径越小对喉腔的占据越小，更有利于手术操作与肿瘤暴露。支撑喉镜手术虽然手术时间短，但是对麻醉深度的要求非常高，必须给予足够的麻醉深度和肌松，深度麻醉后支撑喉镜暴露会更加容易。有报道支撑喉镜手术时气囊破裂引起气管内烧伤的并发症，笔者所在科室近10 年手术尚未遇到，我们的做法是在挑起支撑喉镜后在套管气囊上方放置湿纱条或棉球，并调整麻醉吸入氧浓度至 <30% 或吸入空气。

（三）术后复查

激光手术具有创伤小、恢复快的优点，这也很容易使患者及家属产生手术一次即可解决所有问题的想法。激光手术应严格按照恶性肿瘤的要求定期复查，尤其是术后 1 年内，因为此时间段为术后炎性肉芽增生或肿瘤复发的好发时期。喉癌激光切除之后黏膜面难以像开放手术那样修复缝合，因此术后会有组织损伤愈合过程，包括各种组织的再生、肉芽组织增生、瘢痕形成的复杂组合。肉芽组织逐渐完全消失后，表现为色泽灰白的瘢痕组织形成，其质地较硬、缺乏弹性，原肉芽组织的细胞成分发生变化，形成所谓的瘢痕收缩，尤其瘢痕越大，收缩也越明显，常导致器官、组织的表面凹陷，或器官变形、粘连。术后半年内这些变化是常见的，复查过程中应向患者解释并判断肿瘤是否复发，必要时喉镜下取病理证实。为减少瘢痕挛缩，有学者主张在近期复查中如果发现有肉芽组织应当进行清理，肉芽组织增生对患者生活质量影响不大时，患者往往不愿再次行全身麻醉术处理，多数予以保守药物处理。对于复查过程中发现的复发病例，一旦确诊，应及时采取治疗措施。早期病变 CT 排除深部浸润时，仍可采取支撑喉镜下手术。对于病变广、不易暴露的病例则可采取喉裂开部分喉切除或全喉切除手术。

三、随访

对于成功完成经口 CO_2 激光切除手术的早期喉癌患者通常无须进一步放射治疗、化学治疗等治疗。所有支撑喉镜下 CO_2 激光喉癌切除患者术后要求定期门诊复查电子喉镜，术后每月复查一次，半年以后每 3 个月复查一次至术后 2 年，2 年后每半年复查一次，复查间隔期如有异常情况，立即复查（图 3 - 10 - 7）。每次最好用高清喉镜（最好带 DBI 或 NBI 技术）检查，发现异常同时行增强 MRI 或 CT 检查，没有发现问题可于术后半年、一年行影像学检查；术后 5 年后如患者复查未见肿瘤复发征象可考虑为临床已治愈，以后每年随诊一次。同时应不定期电话随访患者的一般情况，包括呼吸、发音，以及术后生活质量等。

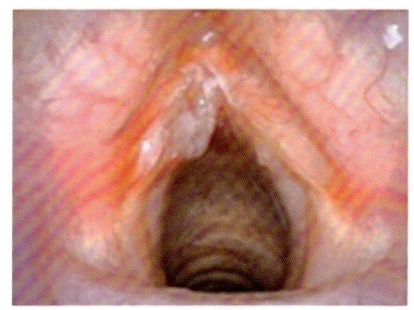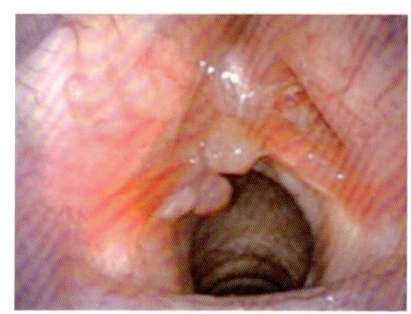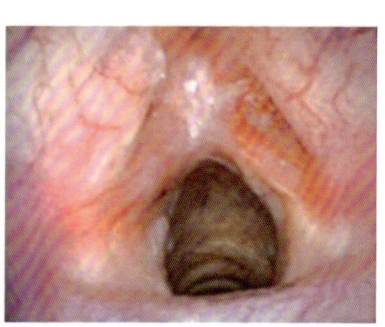

A. 术前喉镜　　　　　　　　B. 术后 1 个月可见术区肉芽增生　　　　　　C. 术后 3 个月见肉芽脱落形成瘢痕

图 3 - 10 - 7　支撑喉镜下 CO_2 激光切除及术后

四、转诊指征

支撑喉镜下手术强调可暴露即可切除原则，支撑喉镜下肿瘤暴露充分，可以清楚显示边界者，均可尝试支撑喉镜下手术。但手术者应具有开放手术经验，能完成部分喉切除手术，以备术中转行部分喉切除手术的可能。

喉癌初诊患者肿瘤较大，位置靠近杓状软骨，部分 T_2、T_3 的需要行喉部分切除术 + 喉功能重建者；患者术中切缘不干净，术中止血不牢靠、止血不彻底者；术中激光或电刀击穿甲状软骨形成喉瘘；术后大出血行气管切开术后压迫止血未彻底；患者复查时发现异常，如电子喉镜或影像学检查等发现可疑复发灶或可疑转移灶。复查期间发现颈部淋巴结肿大。以上情况建议转诊。

五、总结

本节详细阐述 CO_2 激光切除术在经口微创手术治疗早期喉癌，包括术前准备、适应证、关键手术步骤技巧、术后处理、随访及转诊指征等，并对医用 CO_2 激光设备的工作机制及结构进行了介绍。随着微创外科理念的不断推广，激光设备的发展及近年来 CO_2 激光治疗早期喉癌的经验积累，对于无麻醉禁忌的早期喉癌患者，支撑喉镜下 CO_2 激光切除手术已经成为国内治疗早期喉癌的首选治疗方法，而且经过多中心的研究表明，其治疗效果与开放性手术无明显差别，但其创伤小、恢复快、发声质量好等优点是开放手术无法比拟的。支撑喉镜下 CO_2 激光治疗喉癌具有精准性更强，手术野暴露更加清晰等优点，但止血能力较等离子差。早期喉癌通过经口支撑喉镜 CO_2 激光手术是理想且安全的治疗方式，术前严格掌握手术适应证，术中充分暴露以及熟练的内镜操作技术，可以使手术达到满意的疗效。

〔雷大鹏　李文明〕

第十一节　选择性颈清扫术

一、概述

颈淋巴结清扫术是 1906 年由 Crile 提出，手术切除范围主要包括副神经、颈内静脉和胸锁乳突肌，以及颈部 I～V 区的所有颈淋巴结，所以又称根治性颈清扫术。随着对肿瘤术后功能保全的重视，Suarez（1944）提出了改良性颈清扫术的概念，主张在彻底切除颈淋巴结的前提下，保存胸锁乳突肌、颈内静脉及副神经，以尽量减少对患者的功能损害。20 世纪 80 年代以来，人们在积累大量临床经验的基础上，进一步合理缩小切除范围，提出了择区性颈清扫术，达到既根治肿瘤又减少手术创伤的目的。目前这种手术已广泛应用于临床。

（一）颈淋巴结的分区

颈淋巴结包括颏下淋巴结、下颌下淋巴结、颈前淋巴结、颈浅淋巴结及颈深淋巴结。根据颈淋巴结的转移规律和颈清扫术的需要，1991 年美国耳鼻咽喉-头颈外科学会将颈部淋巴结分为 6 个区（level I～VI），后又增加第 7 个分区（level VII），分述如下：第 I 区，包括颏下及下颌下淋巴结；第 II 区为颈内静脉淋巴结上组，起自颅底至舌骨水平，前界为胸骨舌骨肌外侧缘，后界为胸锁乳突肌后缘；第 III 区为颈内静脉淋巴结中组，自舌骨平面至肩胛舌骨肌与颈内静脉交叉处，前后界同 II 区；第 IV 区为颈内静脉淋巴结下组，自肩胛舌骨肌与颈内静脉交叉处至锁骨上，前后界同 II 区；第 V 区为颈后三角淋巴结，包括锁骨上淋巴结，前界为胸锁乳突肌后缘，后界为斜方肌，下界为锁骨；第 VI 区为中央区淋巴结，包括喉前淋巴结、气管周围淋巴结及甲状腺周围淋巴结，两侧界为颈总动脉，上界为舌骨，下界为胸骨上窝；第 VII 区：上纵隔淋巴结，位于前上纵隔和气管食管沟的淋巴结，上起胸骨上切迹下至头臂干。

（二）颈清扫术的分类

1. 根据切除的组织内容分类

（1）根治性颈清扫术：切除包括腮腺下极、胸锁乳突肌、肩胛舌骨肌、颈外静脉、颈内静脉、副神经和颈丛神经等以及颈部 I～V 区的所有淋巴结及脂肪结缔组织。

（2）改良根治性颈清扫术：为根治性颈清扫术的改良，准确地说应称为"改良颈清扫术"。术中保留胸锁乳突肌、颈内静脉、副神经 3 个结构中 1 个或多个，也可根据被保留的结构而进行命名，如保留颈内静脉，则命名为"保留颈内静脉的改良颈清扫术"。

（3）扩大颈清扫术：切除范围超出了根治性颈清扫术的范围，包括切除根治性手术不清扫的淋巴结（如咽旁及上纵隔气管旁淋巴结）及颈部组织（如颈内动脉、舌下神经、迷走神经、膈神经、椎旁肌肉、皮肤等）。

（4）功能性颈清扫术：按根治性颈清扫术进行，但保留胸锁乳突肌、颈内静脉、副神经。此术式根据术中情况，也可行适当改良，保留颈丛神经、颈外静脉。

2. 根据清扫的部位分类

（1）全颈清扫术：包括 I～VI 区，甚至 VII 区。

（2）择区性颈清扫术：原发癌的部位不同，淋巴结转移部位和局部侵犯范围也不同，可选择性地施行择区性颈清扫术。这一手术方式尤其适合于 N_0 患者。所有择区性颈清扫术均常规保留胸锁乳突肌、颈内静脉及副神经。择区性颈清扫术大致如下。①上颈清扫术（II 区）：切除颈内静脉上组淋巴结，多用于鼻咽癌颈淋巴结转移者；②肩胛舌骨肌上颈清扫术（Ⅰ～Ⅲ区）：切除颏下、下颌下淋巴结及颈内静脉上、中组淋巴结；③颈侧清扫术（Ⅰ～Ⅳ区）：切除颏下、下颌下及颈内静脉上、中、下组淋巴结；④颈前清扫术（Ⅵ区）：切除喉前、气管前、气管旁、甲状腺周围淋巴结；⑤颈侧后清扫术（Ⅱ～Ⅴ区）：切除颈内静脉上、中、下组及颈后三角淋巴结。

3. 根据手术治疗的性质不同分类

（1）治疗性颈清扫术：用于已有临床或病理证实转移的患者。

（2）选择性颈清扫术：既往又称预防性颈清扫术，用于未确定的临床转移灶，但根据原发灶情况，估计转移可能性较大者，预防性地实施颈淋巴结清扫术。该术式适合于基层单位开展，故在此重点介绍。

二、手术设备及器械

颈清扫术仅需要手术刀，电刀，双极电凝，血管钳，剪刀等常规手术器械。但随着超声刀的应用，大大缩短了手术时间，也使手术更微创。

三、围手术期处理要点及手术技巧

（一）术前准备

1. 术前检查，咽喉内镜检查及影像学检查，对于临床及影像学检查未发现有颈部病变者，但原发灶有较高转移风险者，如口腔癌、口咽癌、下咽癌、声门上型喉癌等，应行选择性颈清扫术。

2. 全身系统性疾病检查，排除手术禁忌证；糖尿病、高血压控制后不是手术禁忌证。可通过冰冻活检了解前哨淋巴结转移情况，若无转移淋巴结，可施行较为保守的区域性颈清除术；若发现有阳性淋巴结，则应适时扩大清除范围，如对Ⅳ、Ⅴ区淋巴结进行清除。

3. 体力状况 ECOG 或 Karnofsky 评分符合要求；营养评估为严重不良者影响伤口愈合，需要进行鼻饲等加以纠正。

4. 患者知情同意。病情告知患者，治疗的方法包括颈部放疗、手术等的告知，及患者的选择与签字。

（二）手术要点

1. 切口　如果非咽喉手术，通常采用"曲棍球棒式"切口，纵切口位于胸锁乳突肌后，横切口位于锁骨皮肤皱褶处。如果是联合咽喉癌手术，则做大"U"形切口，切口底部在环弓下水平。

2. 分离皮瓣　沿着颈阔肌深面锐性分离皮瓣，分离胸锁乳突肌表面筋膜，保留颈外静脉及耳大神经，向上翻转皮瓣至乳头尖及颏下，选择不同的区域有些变通（图 3-11-1）。

3. Ⅰ区淋巴结清扫　若计划行Ⅰ区淋巴结清扫，在下颌骨下缘中部，找到搏动的面动脉及静脉，尽量靠下结扎，以免损伤下颌缘支，将颌下腺上缘及周围组织解离向下推移。暴露二腹肌前腹，进一步清扫颏下脂肪垫及淋巴结，并将其向下翻转。暴露下颌舌骨肌，电凝该区域的小血管，确认下颌舌骨肌后缘，将其向前上牵拉，即可暴露舌神经及其至颌下腺的分支。切断该分支，进一步分离并结扎颌下腺导管。注意防止误伤位于颌下三角底部筋膜深处的舌下神经。向后下方牵拉颌下腺，会再次遇到暴露面动脉的近心端，可以根据具体情况予以切断或予以保留。

4. 副神经定位及Ⅱ区淋巴结清扫　锐性加电切分离胸锁乳突肌内侧深面的筋膜，分离胸锁乳突肌后缘前方的脂肪组织，暴露颈丛神经。辨认胸锁乳突肌与二腹肌后腹间的夹角，夹角下方内侧即为颈内静脉，其与二腹肌交角处解离组织即可找到副神经，边解离组织边确认副神经主干及分支进入胸锁乳突肌的位置，在该部位稍下方相当于胸锁乳突肌后缘上 1/3 交界处穿出，此处分离解剖找到主干，其总是在颈丛神经深面向下走行，沿着副神经解离淋巴结缔组织，将Ⅱb区淋巴结缔组织解离，标本从副神经下方向中线方向翻转到内侧（图 3-11-2）。

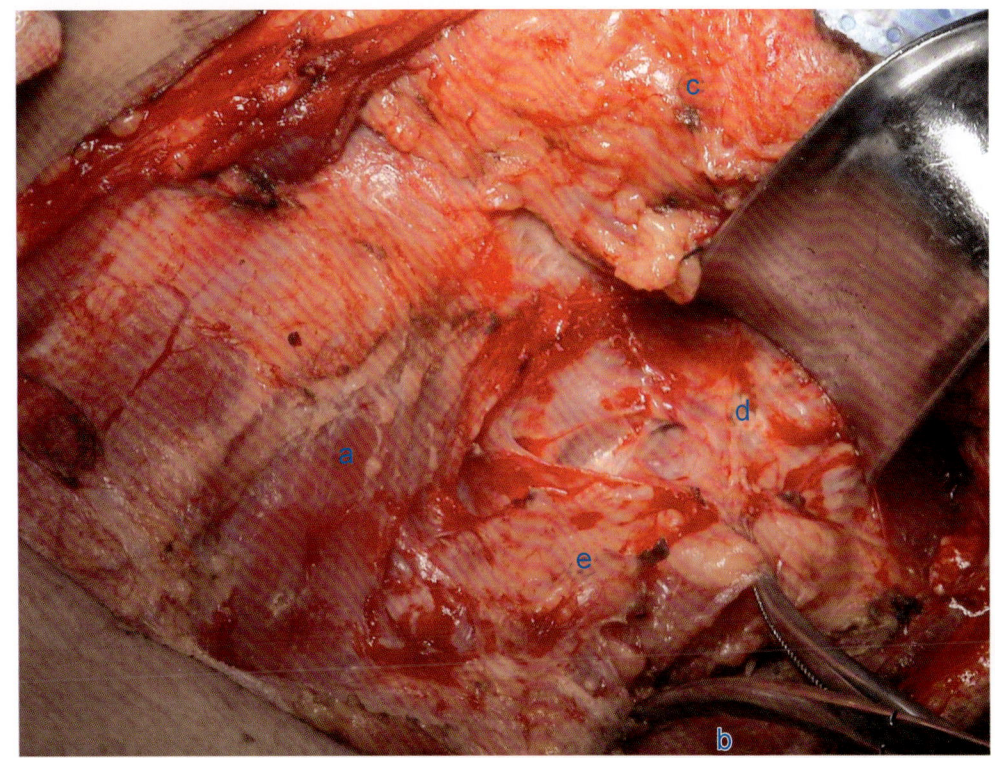

图 3‐11‐1　术区肌皮瓣翻转及暴露

a. 肩胛舌骨肌上腹；b. 胸锁乳突肌；c. 颈阔肌肌皮瓣；d. 二腹肌（中央腱）；e. 淋巴结缔组织

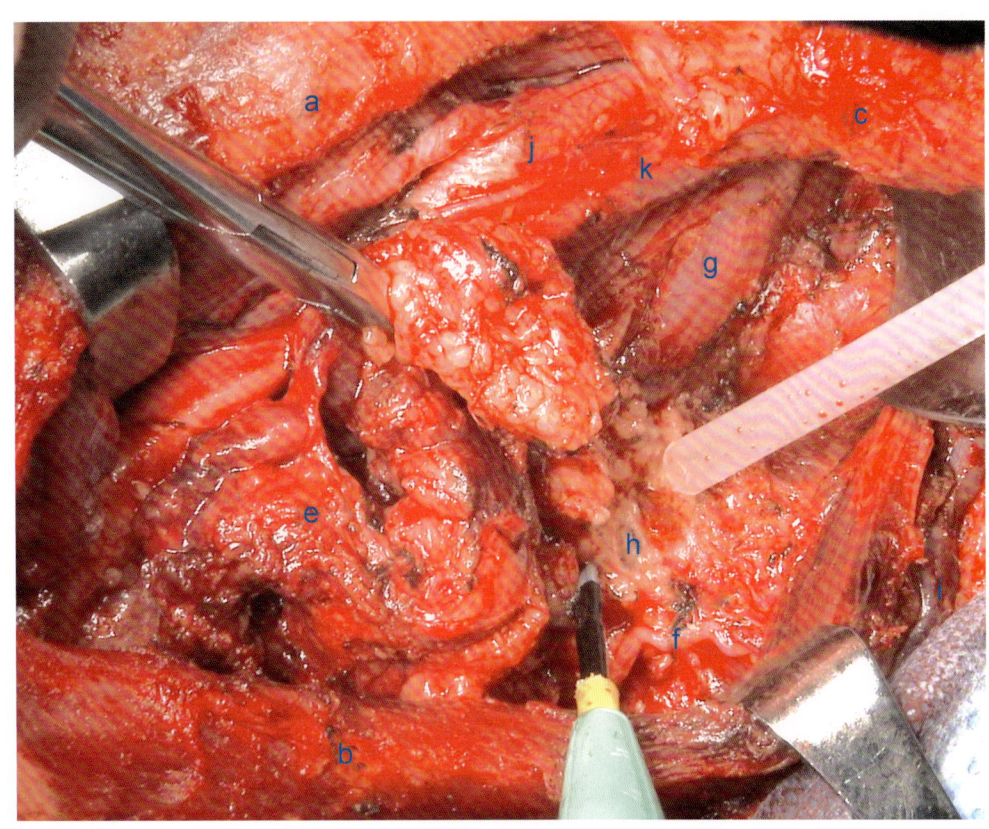

图 3‐11‐2　颈Ⅱ、Ⅲ区颈内静脉外侧清扫

a. 肩胛舌骨肌上腹；b. 胸锁乳突肌；c. 颈阔肌肌皮瓣；e. 淋巴结缔组织；f. 副神经；g. 颈深筋膜及颈深肌肉；h. 颈丛神经；i. 颈外静脉；j. 颈总动脉；k. 颈内静脉

5. 清扫颈内静脉外侧组织　继续沿着副神经向下一直解离到其进入斜方肌处。沿此平面继续由外侧向内侧分离至位于肩胛舌骨肌中间腱和二腹肌之间的颈动脉鞘及颈内静脉。进一步切开颈内静脉表面筋膜，周围的淋巴组织即可与颈内静脉分离，将标本向前翻转，暴露颈内静脉。此时需解剖颈襻，应注意操作失误会造成膈神经的损伤，手术过程中要始终保持谨慎操作，以避免损伤神经大血管。当颈内静脉被完全暴露后，需电凝或结扎其众多细小分支。面总静脉根部通常较为粗大，某些情况下需要予以结扎。应注意的是结扎时应避免过分接近颈内静脉，以免造成颈内静脉狭窄。如果出现静脉撕裂，需要用5-0血管缝线缝合补救。保持血管和筋膜的适当张力，用手术刀锐性分离或血管钳分离紧贴血管神经电切。

6. 清扫Ⅳ区淋巴结缔组织　如果需要进一步清扫Ⅳ区淋巴结，则应确认位于肩胛舌骨肌中间腱下方和淋巴导管前方的颈内静脉，稍加分离找到颈内静脉，清扫其深面的淋巴组织时，需注意分离淋巴导管，加以保护，或予以夹闭切断结扎，尤其是在左颈手术时，以避免乳糜漏。边解离组织，边将标本向外牵拉，在颈深筋膜表面显露颈横动脉，其深面的膈神经，沿着颈横动脉向外解离，显露臂丛神经，直达外侧的斜方肌。过程中也可以结扎颈横动脉，颈外静脉。将标本从下向上解离，直至与Ⅱ、Ⅲ区向下解离的标本汇合，大块切除（图3-11-3）。

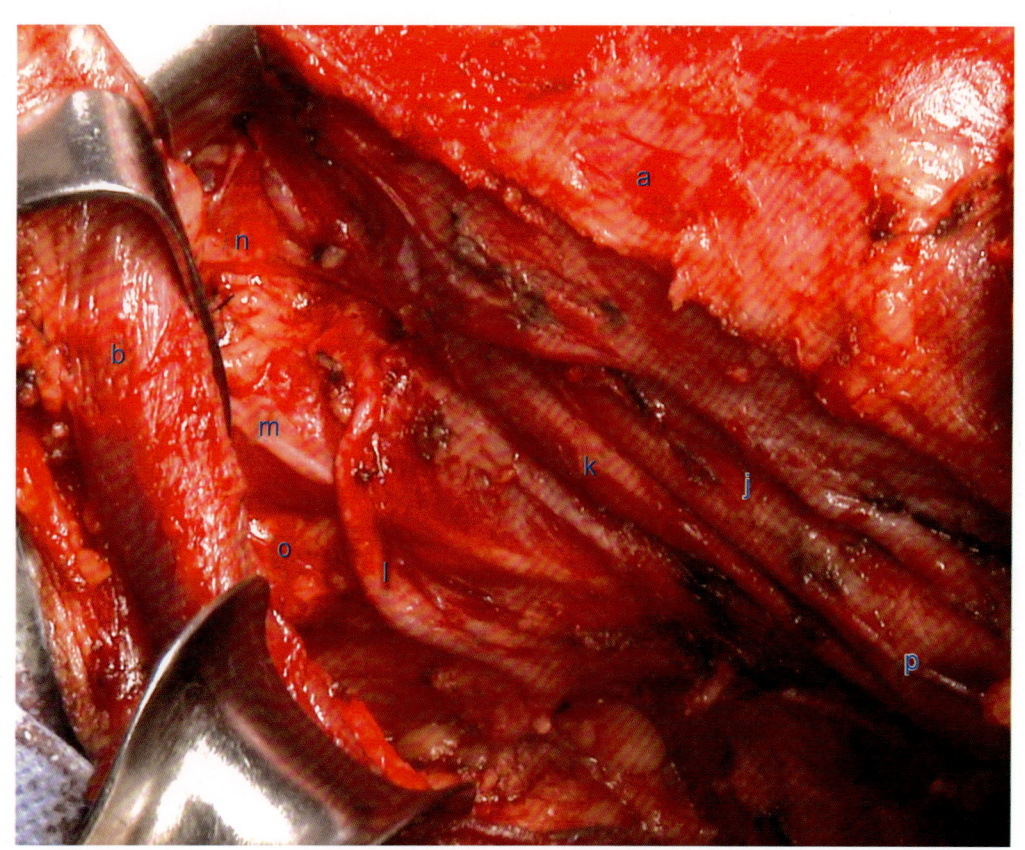

图3-11-3　颈Ⅳ、Ⅴ区淋巴组织清扫

a. 肩胛舌骨肌上腹；b. 胸锁乳突肌；j. 颈总动脉；k. 颈内静脉；l. 颈横动脉；m. 膈神经；n. 胸导管；o. 臂丛神经；p. 颈襻神经

7. 清除颈内静脉内侧组织　在颈内静脉、迷走神经、颈总动脉及颈外动脉表面进行解离，上方直到二腹肌前腹，下方到肩胛舌骨肌中间腱；自下至上清扫颈动脉鞘周围的淋巴组织，通常保留舌下神经襻，分离并切断位于舌下神经周围的舌下静脉血管丛。确认及保留甲状腺上动脉有助于保护喉上神经。再沿舌下神经、二腹肌向前分离，将颈内静脉至喉旁的结缔组织连同淋巴结一并切除（图3-11-4）。

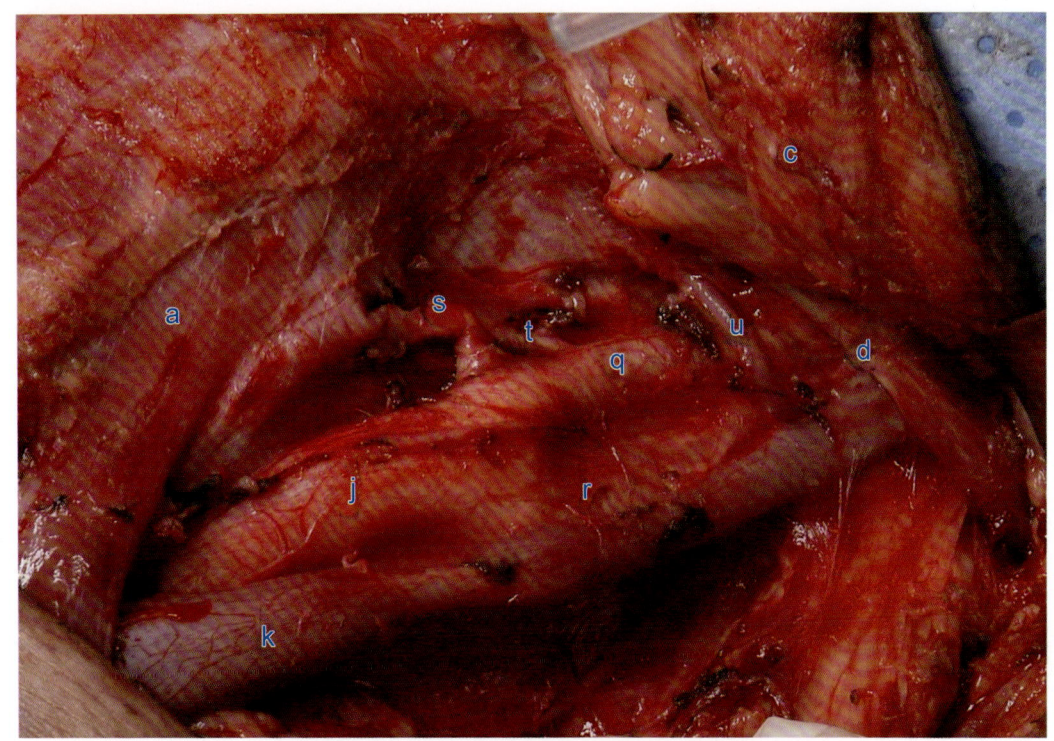

图 3 - 11 - 4　颈内静脉内侧淋巴结清扫

a. 肩胛舌骨肌上腹；c. 颈阔肌肌皮瓣；d. 二腹肌；j. 颈总动脉；k. 颈内静脉；q. 颈外动脉；r. 颈内动脉；s. 甲状腺上动脉；t. 喉上神经；u. 面前静脉

8. 中央区淋巴结清除　中央区又名颈前区，其范围可定义为：上至舌骨，外侧界为颈总动脉内侧缘，下界右侧为无名动脉上方，左侧为其相对应的水平。清除范围还应包括气管前、气管旁、喉前淋巴结等，即临床上颈部的Ⅵ区淋巴结清除术。

在气管食管间沟的结缔组织深面，紧靠颈深筋膜显露喉返神经，右侧喉返神经往外离开气管5 mm，在充分暴露的基础上加以保护，辨认出甲状旁腺特别是上旁腺，注意保护甲状旁腺的血液供应。结扎动脉时，尽量选择甲状腺的分支动脉。将颈总动脉内侧、气管食管旁、上至环状软骨、下至胸骨上窝的淋巴结结缔组织一并清除。若术前上纵隔有可疑转移淋巴结，可将其同时清扫。注意右侧喉返神经在无名动脉的深面的淋巴结需加清除，与喉返神经连接的分支组织不宜完全剥离切除，以免神经缺血损伤。

9. 关闭切口　标本取下后做好定位及标志，以防标本取下后出现淋巴结分区定位错误。充分止血，冲洗术腔，留置引流，逐层关闭术腔。

（三）并发症防范技巧

1. 术中并发症

（1）血管损伤：

1）颈内静脉损伤：静脉管壁较薄，在剥离时，较常发生颈内静脉撕裂现象。因此，分离动作要轻柔，遇到分支汇流时，要分离结扎。倘若发生颈内静脉损伤，先立即压迫止血，再在损伤处两端仔细解剖，各暴露出一段颈内静脉，血管阻断钳夹，以 5 - 0 尼龙线缝合。

2）动脉损伤：主要指颈总动脉或颈内动脉损伤，颈外动脉损伤出血可以直接缝扎。损伤包括：电刀误伤、拉钩损伤、分离力量过大损伤。因此上述操作时务必小心谨慎。一旦发生颈动脉损伤，应保持镇静，切勿盲目钳夹，否则极易损伤迷走神经、颈内静脉，同时破口会越夹越大。应先轻柔压迫止血，力量不宜过大。快速输血，待血压稳定后，在明视下查明损伤部位，尽量争取修补。分离出损伤两端的动脉，血管阻断钳夹，5 - 0 尼龙线修补。结扎颈总动脉或颈内动脉，尤其在失血的情况下结扎有相当大的危险性，有时能造成偏瘫甚至死亡。

（2）胸导管损伤：胸导管从后纵隔沿锁骨下动脉内缘上升至锁骨上3～5 cm时，在左颈动脉深面背侧穿到外侧，在前斜角肌内缘形成向下弯曲的胸导管弓，进入左锁骨下静脉与左颈内静脉的交角处，颈动脉、迷走神经及颈内静脉常位于其前。胸导管和淋巴管可存在数支终支或交互重叠的解剖变异。另外有1/3的胸导管走行于颈内静脉的浅面，汇入颈内静脉。也有少数进入锁骨下静脉、颈外静脉或无名静脉。

为了避免胸导管和淋巴管损伤后发生乳糜漏，在清除颈内静脉下端和锁骨上内侧淋巴结时，须仔细解剖，动作轻柔，对所切除的组织宜先用血管钳夹持再切断结扎。术中如遇到清亮液体流出，须及时以6-0尼龙线缝扎。

（3）神经损伤：

1）迷走神经损伤：此神经位于颈动脉鞘内，处于颈总动脉及颈内静脉之后方，损伤机会不多。在结扎切断颈内静脉前，将其充分游离，在明视下认清迷走神经后，结扎颈内静脉。另外避免对迷走神经的机械性刺激，如牵拉、电凝等，以免心动过缓，甚至心跳停止。

2）面神经下颌缘支损伤：面神经下颌缘支经深筋膜层约在下颌下缘平面自后向前行走，少数下颌缘支在下颌骨的下方约1 cm处通过。所以要紧贴颌下腺分离面动脉、静脉，在血管结处上方数毫米处横行分离达深面筋膜，可找到下颌缘支，加以保护。

3）舌下神经损伤：舌下神经在二腹肌后腹的深面下行进入颈动脉三角，弓形向前，越过颈内、外动脉的浅面，再经二腹肌前腹深面进入颌下三角。颈清扫时需加以辨认。

4）喉返神经损伤：在清除气管旁淋巴结时，先解剖喉返神经，其位于颈深筋膜层，紧贴颈前筋膜，在环甲关节后方入喉，神经表面常有甲状腺下动脉越过，神经往往发出数支分支，分支越往上越细，而主干粗细不变，解剖神经时千万不要辨别错误。

5）副神经损伤：选择性颈清扫术需要保留副神经，其恒定地从二腹肌后腹与颈内静脉交角往下外方走向胸锁乳突肌，在胸锁乳突肌缘上1/3处穿出该肌肉，此处正好位于颈丛神经深面向下走行，解剖恒定。清扫时需细心辨认，以防损伤（图3-11-5）。

（4）气胸与纵隔气肿：胸膜顶的高低因人而异，有的高出锁骨内段上缘2～3 cm，在进行Ⅵ、Ⅶ区清扫时，若切离过深或严重粘连强行分离，有可能穿破胸膜造成气胸或纵隔气肿。术中发现胸膜顶破裂，往往缝合修补1～2针即可，让麻醉医师给患者肺冲气后，迅速打结。如果术后发现气胸，则做胸腔闭式引流。

（5）颈动脉窦综合征：颈动脉窦为压力感受器，刺激颈动脉窦可导致心动过缓及血压下降，甚至心搏骤停。因此，在颈动脉分叉处解剖时，慎勿挤压或强力牵拉。一旦发生立刻停止操作，在颈动脉分叉附近做局部利多卡因封闭。

2. 术后并发症

（1）出血：术后出血主要有2个原因。一是术中结扎血管不牢，致线结滑脱；二是加压包扎无效，致伤口渗血较多。处理的办法是先试行加压包扎压迫止血。若压迫无效，则应再次手术，缝扎出血点。

（2）乳糜漏及乳糜胸：原因为术中胸导管损伤未及时发现结扎所致。颈清扫术后，引流液异常增多或呈乳白色，乳糜漏的诊断即可成立。乳糜漏的治疗应全身支持治疗以维持患者的营养，使用高碳水化合物、高蛋白质和低脂肪饮食。每日肌内注射阿托品3 mg以下。局部伤口加压包扎，负压引流；大多保守治疗可以治愈。手术探查的指征是：每日引流量500 ml以上，持续4日未减少；或保守治疗失败者，需要手术缝合结扎破裂的胸导管或淋巴管。

（3）皮瓣坏死：大剂量放疗后及不恰当的切口选择是皮瓣坏死的主要原因，而初发患者尚未见报道。一旦发生往往需要组织瓣修复坏死创面。

（4）感染：单纯颈清扫术属于Ⅰ类切口，不需要预防性使用抗生素。但颈清扫往往联合咽喉气道肿瘤根治术，有发生感染可能。一旦发生感染，应进行细菌培养及药敏试验，选用足量敏感的抗生素，必

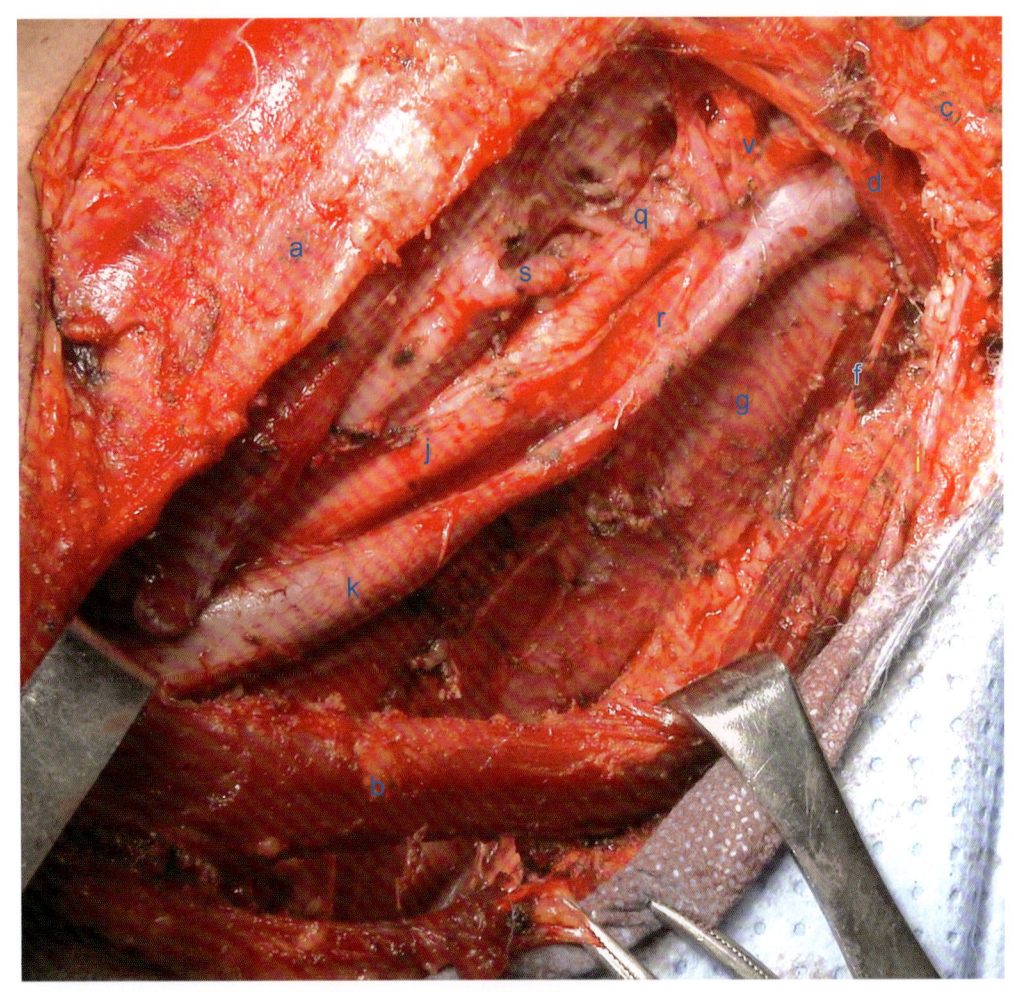

图 3－11－5　颈清扫术野血管神经显示

a. 肩胛舌骨肌上腹；b. 胸锁乳突肌；c. 颈阔肌肌皮瓣；d. 二腹肌；f. 副神经；g. 颈深筋膜及颈深肌肉；i. 颈外静脉；j. 颈总动脉；k. 颈内静脉；q. 颈外动脉；r. 颈内动脉；s. 甲状腺上动脉；v. 舌下神经

要时拆除部分缝线，引流感染的创面，及时换药，加强营养。如出现咽瘘喉瘘，感染控制仍长期不愈者应考虑修复手术。

（5）甲状旁腺功能低下：上旁腺位于甲状腺侧叶后缘中点以上，环状软骨下缘水平附近，位置相对恒定。下甲状旁腺多数位于甲状腺侧叶后缘中、下 1/3 交界处至甲状腺下极的后下方，位置不恒定。Ⅵ区颈清扫时仔细辨认旁腺，至少应该保留好上旁腺，以免低钙。

（四）术后处理

单纯颈清扫术后不需要抗生素，可以给予止痛药，制酸药物防止应激性胃溃疡发生，麻醉时间较长者给予气道雾化吸入。密切观察颈部伤口及引流物的性状，少量出血、浆液物量较大者可以加压包扎，效果不佳者甚至需要开放处理。

四、预后及随访

选择性颈清扫术，预后取决于原发癌的性质，pN$_0$ 者，是否放化疗取决于原发灶，pN$_1$ 则需要放疗，甚至化疗，以及靶向免疫治疗。术后 1 周即可出院，随访时间由原发病灶的性质决定，一般第 1 年每 2～3 个月，第 2 年每 3～4 个月，第 3 年以后每 4～5 个月随访一次。

五、转诊指征

颈部有明确的淋巴结转移，尤其术前评估发现颈部血管受到侵犯者，颈部淋巴结清扫术后复发建议转至上级单位处理。一旦发生手术并发症，要充分评估，如果是出血经压迫止血或开放结扎止血仍然出血者，要在插管或气管切开后转上级单位处理。乳糜漏经保守治疗无效者，转上级单位作进一步处理。对于神经损伤，可以观察，二期转有条件的单位处理。

六、总结

选择性颈清扫术用于无确定的临床转移灶，但根据原发灶情况，估计转移可能性较大者，预防性地实施颈淋巴结清扫术，属于功能性颈清扫，根据原发灶的不同，选择相应的前哨淋巴结区域清扫，所以又属于择区性颈清扫。手术的关键是熟悉颈部的解剖结构，掌握良好的手术技能，在深筋膜层以外切除除了重要的血管神经以外的所有淋巴结缔组织。防止并发症的发生，术后定期随访，对于有明确颈部转移或遇到难以处理的并发症及时转诊。

〔郑宏良〕

第十二节　喉全切除术及咽瘘的处理

有据可循的第一例喉全切除术是 1873 年，Billroth 为一例喉癌患者实施的，术后遗留咽瘘和气管瘘，患者于 7 个月后死亡。这是喉全切除术的一个里程碑。1875 年，Emico Bottini 对喉肉瘤患者实施了喉全切除术，术后患者存活了 15 年。尽管有成功的案例，但当时因为条件所限，喉全切除术后的结果大多是灾难性的，术后常出现血肿、毒血症、瘘管、纵隔炎或肺炎以致死亡。由于当时患者很少能得到早期诊断，肿瘤往往难以完全切除。没有将气道和消化道分开，也容易导致肺炎。没有区分开不易浸润转移的声门型与易浸润转移的声门上和声门下肿瘤，切除范围偏小，加上没法控制颈部淋巴结转移，导致手术效果较差。1892 年美国的 Solis-Cohen 和欧洲的 Gluck 第一次将气管与食管分开，并将气管直接缝于颈部皮下，减少了呼吸道的并发症，术后死亡率明显降低。1894 年，Halsted 乳腺癌根治手术成功，逐步形成了器官切除加区域淋巴结清扫的肿瘤根治原则，喉全切除治疗喉癌更受推崇，被临床医师视为经典。到了 20 世纪中叶，广泛的喉全切除及颈淋巴结清扫术已成为晚期喉癌主要的治疗方法。由于喉完全缺失导致生活质量明显下降，自 Billroth 和 Gussenbauer 开始，很多医师都在尝试改进手术方法或使用设备保留喉的呼吸、发音功能，同时防止食物误吸入气道。尽管永久的气管造瘘及气管食管分流处仍有些未能解决的问题困扰着喉全切除术后的患者，但现代发音重建手术可以一期或二期完成，已经极大地提高了喉全切除术后患者的生活质量。

随着认知的深入和技术的发展，目前国内外大量临床研究已经证实，只要合理地掌握手术适应证，喉部分切除术与喉全切除术治疗喉癌的术后复发率没有差异。国内外大宗病例报道喉癌手术治疗 5 年生存率在 75% 左右，喉全切除术或喉部分切除术均可达到这一目标。因此，功能保全性手术已经成为喉癌治疗的主导术式。

一、手术适应证及禁忌证

喉全切除术适用于大多数 T_3、T_4，$N_1 \sim N_3$，M_0 喉癌，放射治疗失败或复发癌，放疗后残喉骨坏死，喉部分切除术后呼吸和/或吞咽功能不良难以纠正者以及部分体质较差肺部感染风险大的高龄患者等。对于晚期下咽癌而言，喉全切除术是喉下咽切除术的重要组成部分。

NCCN 指南上喉全切除手术指引图（图 3-12-1）。

手术禁忌证主要为体质差难以耐受全身麻醉手术、有远隔器官转移、患者拒绝接受手术等。

二、手术范围

喉全切除术需切除整个喉组织，包括舌骨、会厌前间隙组织及环状软骨，当侵犯声门下时还可切除部分第 1、第 2 气管软骨环，仅保留环后及梨状窝处黏膜重建咽腔，将气管的断端在颈前行气管造瘘，

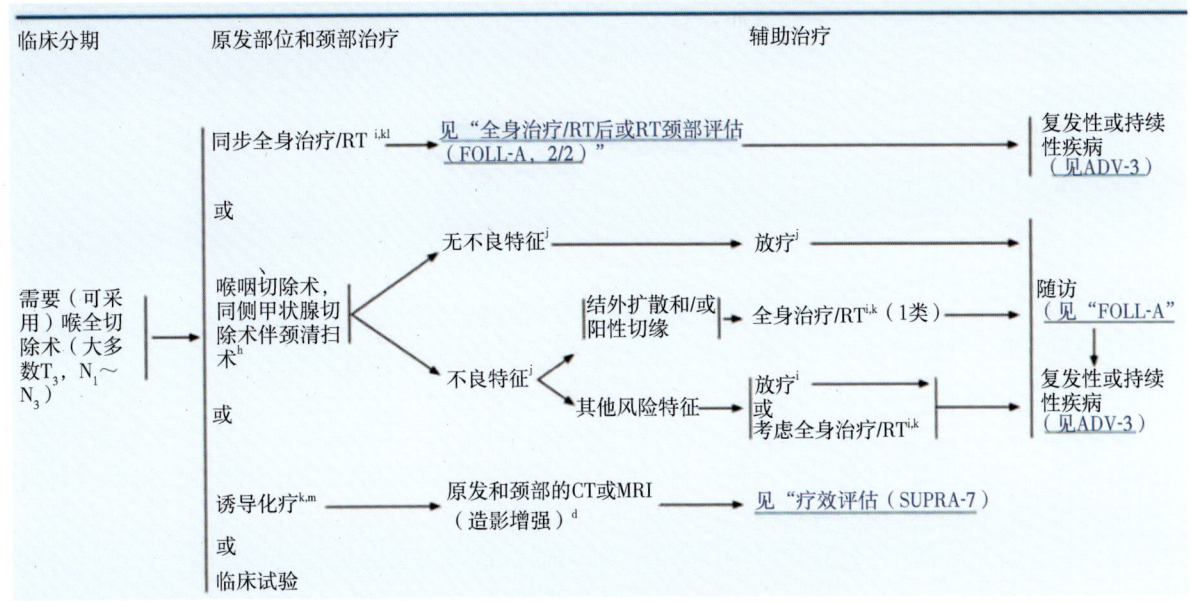

图 3-12-1 NCCN 指南上喉全切除手术指引图

同时需行适当的颈淋巴结清扫术。

三、围手术期要点

因喉全切除术后喉发音功能将永久丧失，对患者生活质量影响巨大，所以应根据术前检查，严格筛选适应证。为降低术后感染率，建议术前至少 24 小时开始足量使用抗生素。术前注意营养状况，平时不喝牛奶的患者，先试服牛奶。有高血压、糖尿病，先控制血压、血糖。手术过程中应确保留足够安全切缘（一般以 5 mm 为安全界）。关闭并重建咽腔是该手术操作要点，应保证黏膜缝合无张力及黏膜内翻缝合。视病变范围还应进行颈淋巴结清扫。术后保证术腔引流通畅，防止渗出液积聚。对于有淋巴结转移的患者，推荐术后 1 个月左右进行辅助放疗。

四、术前准备

所有肿瘤患者术前均需行仔细的术前评估，包括上消化道、食管或肺部的多重癌的存在，患者全身状况的评估，以及喉镜下肿瘤评估和病理活组织检查。充分的术前检查对手术适应证的选择及确定手术范围都是很有必要的。

若入院时即存在Ⅲ度及以上喉梗阻，药物治疗无法缓解者建议先行气管切开术。但若先行气管切开患者随后应尽早进行后续喉全切除手术，以免出现造瘘口种植转移的风险。应注意患者有无吸烟、咽喉反流及有毒有害物质接触史。因喉癌的高危因素也可能造成肺部疾病，所以肺功能及胸片或胸部 CT 检查是必须的。肺功能不佳的患者，即使局部条件适合行喉功能保留手术，仍应行喉全切除术。

影像学检查有助于通过观察喉框架、声门旁间隙和颈部受累情况进行肿瘤的分期。目前的观点认为，对于晚期喉癌，高分辨率 CT 比 MRI 更具优势，然而随着 MRI 技术的进展，这一格局可能发生改变。PET 扫描虽无助于评估原发肿瘤，但有助于确定颈部转移灶及肺部第二原发癌，建议晚期喉癌患者常规检查 PET。

所有患者都应行术前内镜检查，不仅用于评估原发肿瘤的大小及范围、取活组织病理检查，同时还用于查找第二原发癌。需仔细检查咽腔、舌根部、梨状窝以及食管。当影像学提示有支气管肿瘤时必须进行支气管镜检查。

为患者选择最合适的治疗方式是困难的。有研究显示对于 T_3 和 T_4 肿瘤的患者的长期无瘤生存率，手术或同步放化疗的效果是相同的，而后者约 2/3 保留了喉功能。对于部分有保留喉功能可能性的患者，喉全切除术和喉保留手术费用相当，但喉全切除术是最有效控制肿瘤的手术方式，且喉保留术后更容易发生误吸，护理更困难。晚期喉癌的手术医师应充分了解术式间的细微差别以及喉保留手术的规范，戒除自我偏见，同时力求平等地提出可能的治疗方案供患者及其家属选择。通常情况下，坦诚地与患者讨论从而得出明确的选择，对于患者治疗而言往往是最有利的。

五、手术操作

（一）切除

像所有其他涉及呼吸消化道的手术一样，术前应常规应用抗生素。抗生素必须在术前给药并持续至术后 24 小时。抗生素应覆盖革兰氏阳性菌、厌氧菌以及口咽部常见的菌群。

全身麻醉完成后，即置入鼻饲管行气管切开术并置入气管套管。若肿瘤有明显的声门下侵犯，术中应与肿瘤保持一定的距离行气管切开。若因肿瘤巨大以致阻塞患者气道使全身麻醉及气管内插管困难时，可于局部麻醉下行气管切开术。

行包括气管切开造瘘口在内的"U"形或"L"形切口，向外延伸至两侧乳突下缘，必要时可继续扩大，以充分暴露颈部组织（图 3-12-2）。分离颈阔肌皮瓣上提至舌骨上水平以充分暴露胸锁乳突肌（图 3-12-3）。

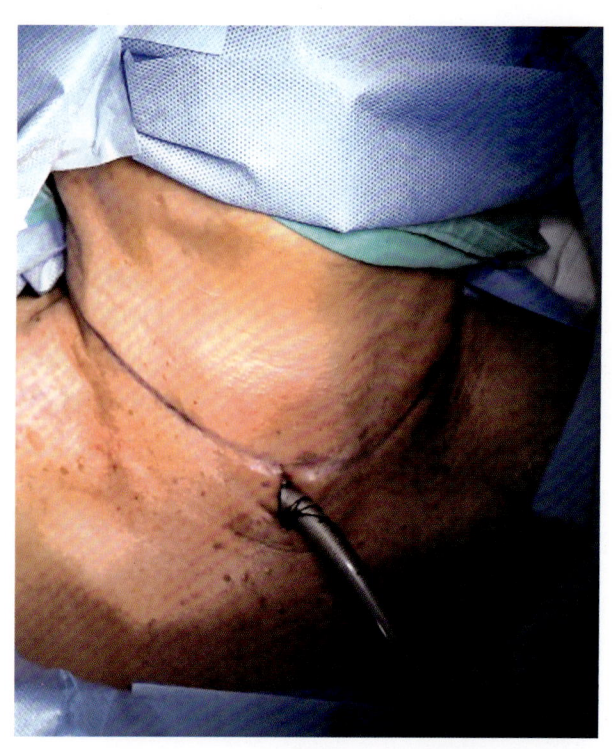
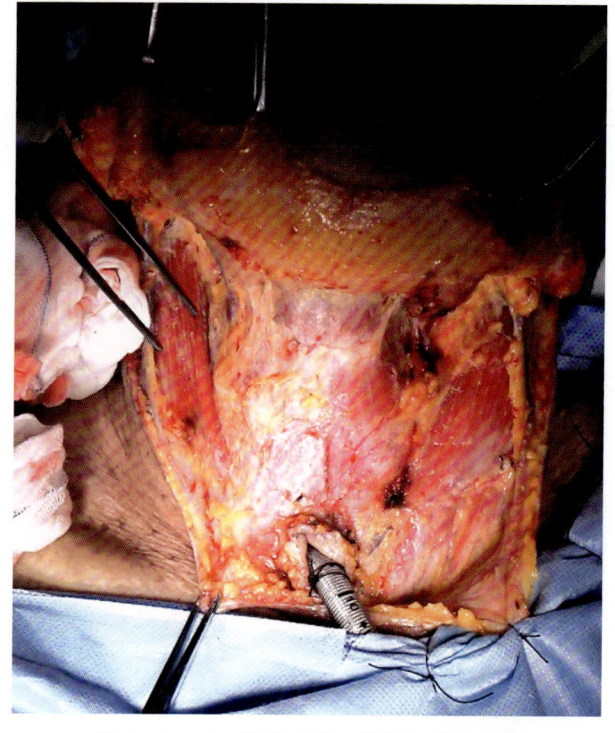

图 3-12-2　行颈部大"U"形切口　　　　　　　图 3-12-3　翻开皮瓣，暴露胸锁乳突肌

在胸锁乳突肌前缘表面切开封套筋膜。此时可能有必要分离和结扎颈前静脉。然后向外上拉开胸锁乳突肌，沿该肌深面从前缘向后缘分离，暴露颈鞘（图 3-12-4）。清扫喉前淋巴结及双侧Ⅱ、Ⅲ、Ⅳ区淋巴结，酌情清扫Ⅴ、Ⅵ、Ⅶ区淋巴结（图 3-12-5）。

于颈前中线处暴露舌骨中部并用巾钳夹持。离断舌骨上肌群，而舌骨依旧保留附着在甲状舌骨膜和带状肌上（图 3-12-6）。充分松解舌骨中份后，用皮钳将舌骨向前牵拉，以暴露舌骨大角。以皮钳夹持舌骨大角，使其远离舌下神经及舌动脉。离断附着于舌骨大角的韧带，游离舌骨大角。注意以上操作应紧贴舌骨表面，以免损伤舌下神经及舌动脉。拉钩拉住喉体的一侧甲状软骨板，转动喉体。然后用超声刀沿甲状软骨板外侧缘切开下咽缩肌（图 3-12-7）。

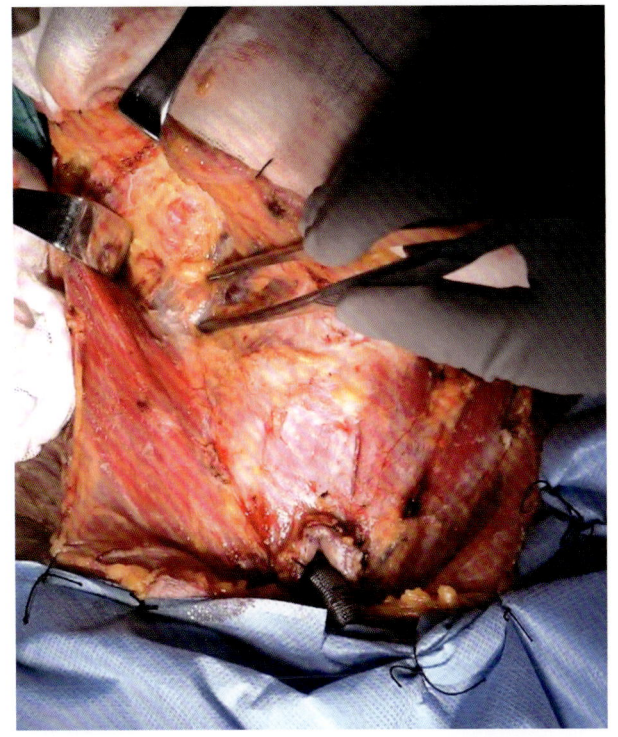

图 3-12-4　拉开胸锁乳突肌，暴露颈鞘

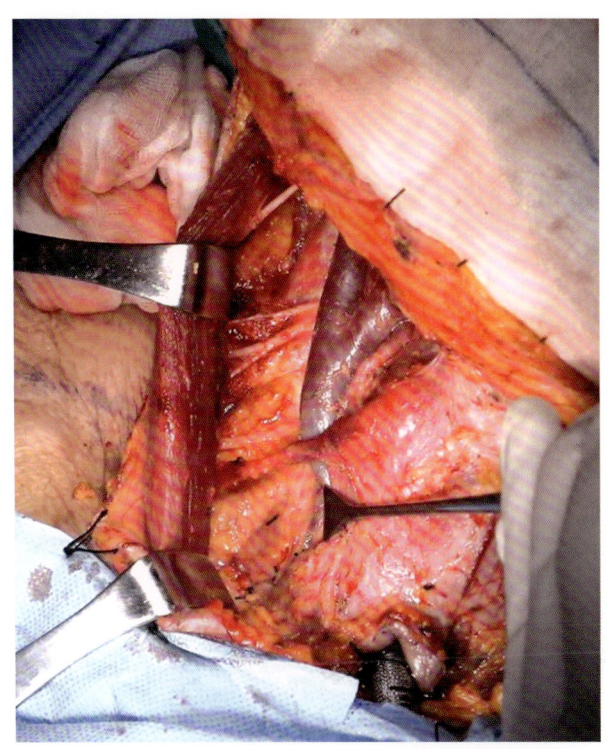

图 3-12-5　右侧Ⅱ、Ⅲ、Ⅳ区颈淋巴结清扫

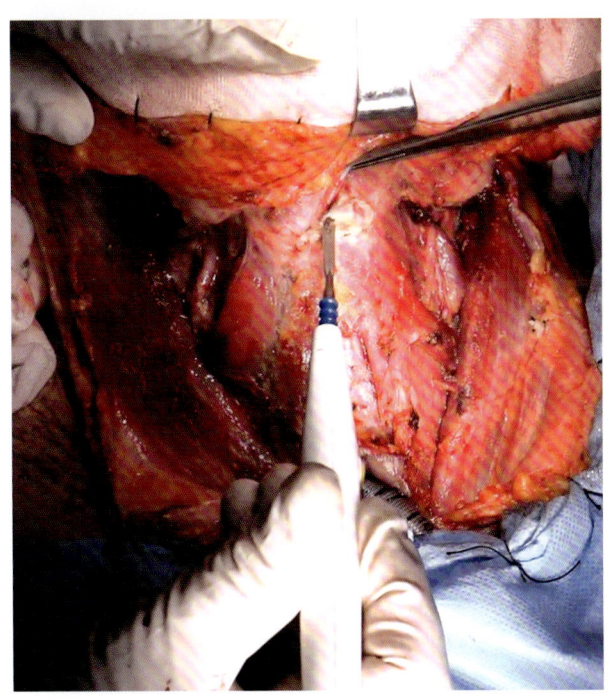

图 3-12-6　电刀离断舌骨上肌群

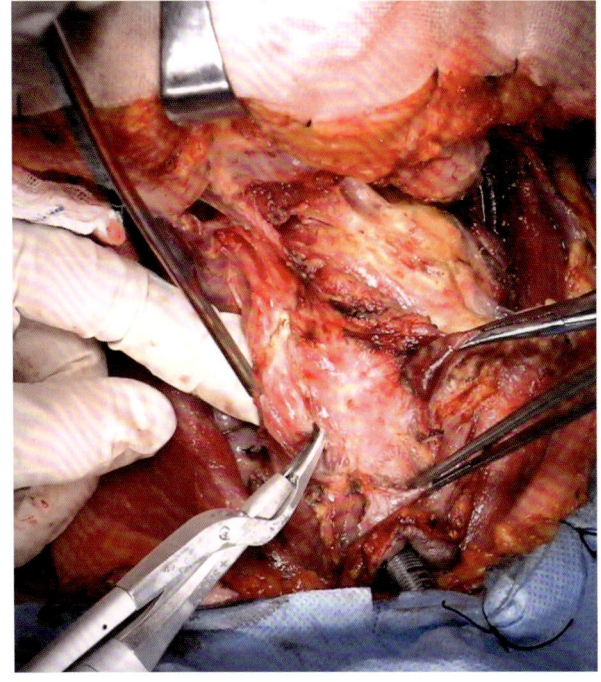

图 3-12-7　超声刀切开下咽缩肌

　　向下分离达甲状腺上极（图 3-12-8）。将带状肌向上内侧翻起以充分暴露甲状腺。分离甲状腺峡部（如果在气管切开时未分离），将健侧腺叶从其气管附着处分离开（图 3-12-9）。患侧腺叶保持附着，待与肿瘤标本一起去除。电刀可有效地减少在该步骤中经常遇到的出血。

　　沿椎前筋膜平面分开喉体与两侧颈动脉鞘，上至舌骨大角水平便可见喉上神经束，应将其结扎。向一侧牵拉舌骨及甲状软骨板，沿舌骨上缘用电刀切开黏膜进入咽腔，暴露会厌谷（图 3-12-10）。牵开黏膜切口，暴露喉部黏膜，直视下沿病变外缘约 5 mm 切除病变并尽可能多保留正常咽腔黏膜（图

3－12－11）。

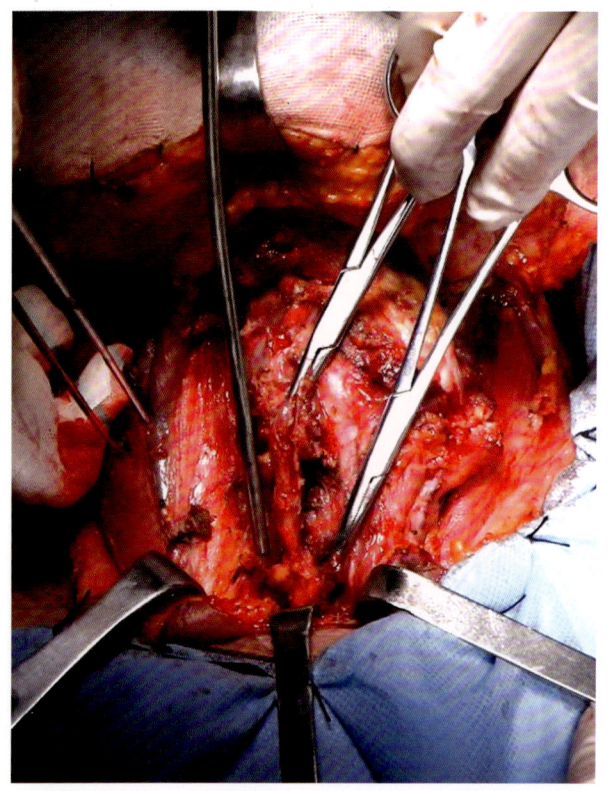

图 3－12－8　向下分离到甲状腺上极

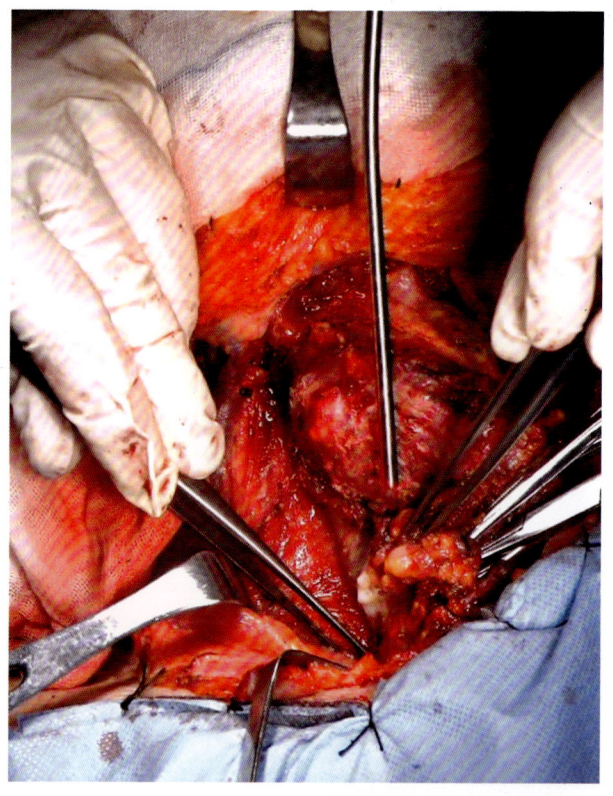

图 3－12－9　分离健侧腺叶

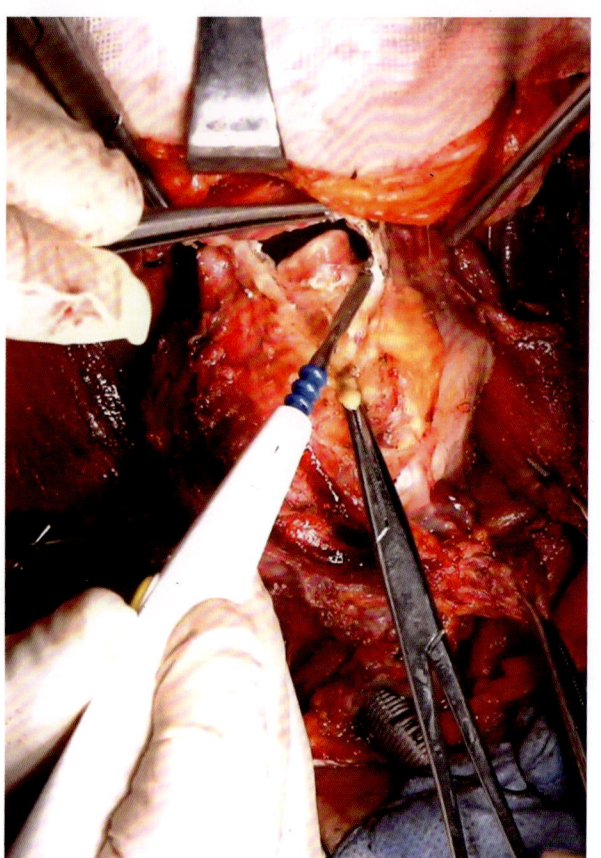

图 3－12－10　切开黏膜进入咽腔

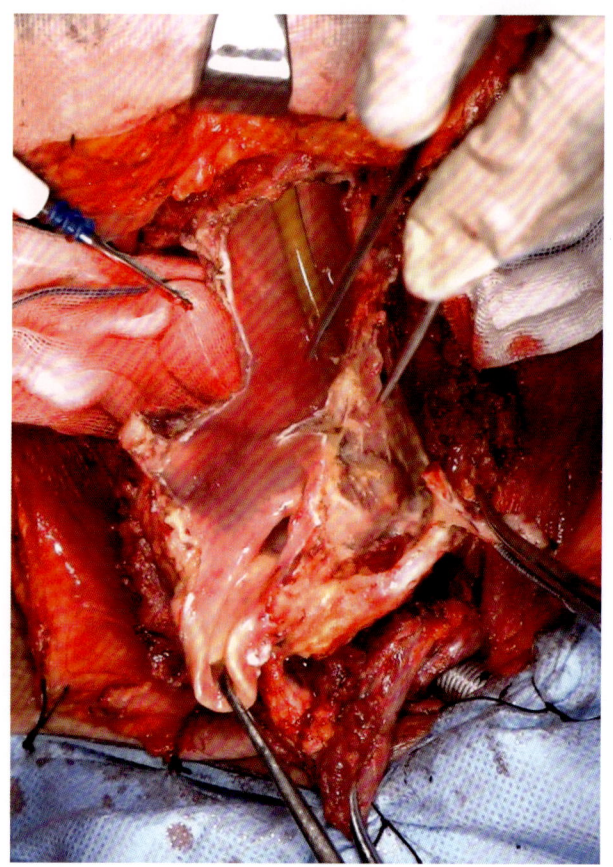

图 3－12－11　直视下切除病变

　　向下切除，达环状软骨下缘后进入气管与食管之间的间隙，用电刀沿间隙向下分离至第5气管软骨环，注意勿损伤食管黏膜（图3-12-12）。沿气管且开口稍斜向后上方切断气管（图3-12-13）。至此将喉体连同受侵犯的带状肌和甲状腺完整切除（图3-12-14），送病理检查。

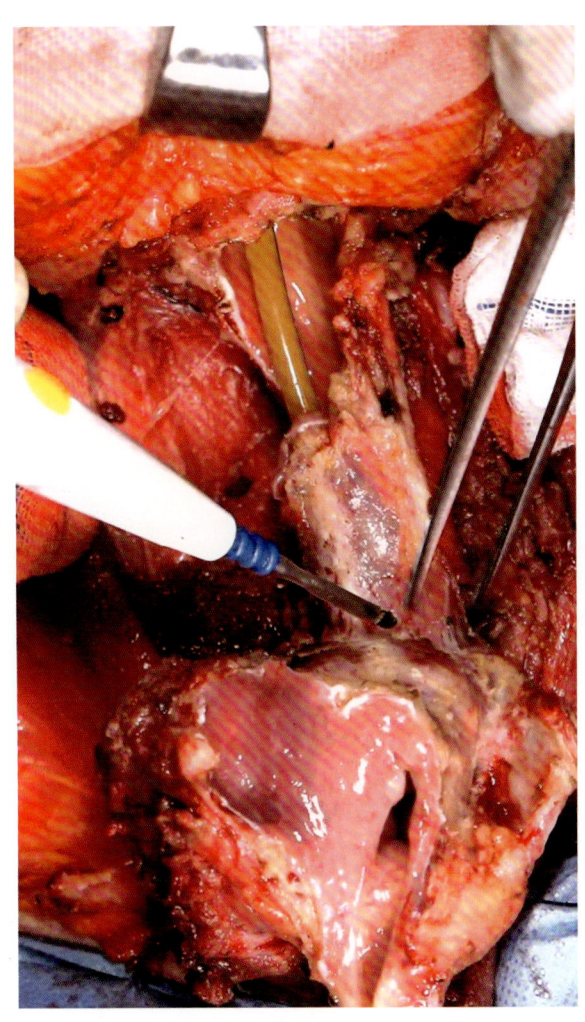

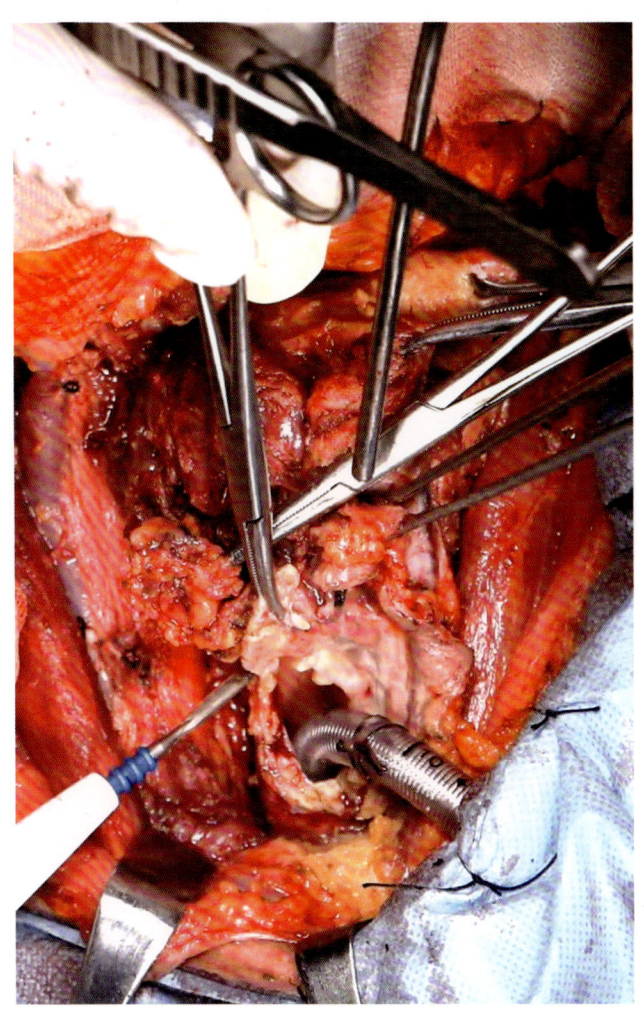

图3-12-12　沿气管食管间隙向下分离　　　　　　　**图3-12-13　沿其切口切断气管**

　　进入咽腔多种方式。理想状态下，术者熟悉多种方式，应选择一个远离肿瘤同时又能直接充分暴露肿瘤的入路。除非已受肿瘤侵犯，最便捷的方式是经会厌谷入路。分离舌骨后方确认舌骨会厌韧带。沿此韧带向后在舌根肌肉下方确认会厌，并以爱丽斯钳夹持之，继而切开黏膜暴露整个会厌谷。此时于患者头侧通过头灯观察喉内黏膜，以确保在完整切除肿瘤的同时尽可能多地保留正常咽腔黏膜，以利于之后的咽腔关闭。特别是对于下咽癌来说，术前的准确评估对确保有足够的黏膜关闭咽腔是至关重要的。

　　（二）下咽及气管瘘口重建

　　术前的准确评估对确保有足够的黏膜关闭咽腔是至关重要的。如果计划进行气管食管造瘘和发音管置入，可同时进行。造瘘时应注意勿与颈部相通，而应直接经气管后壁贯穿至食管。有些术者常规行咽部肌肉去神经术或者咽食管后侧行咽缩肌松解术以协助术后发声。

　　关闭咽腔的方式将取决于剩余梨状窝黏膜的量。常用间断内翻褥式缝合法（图3-12-15），根据情况可以缝合成"T"形、"垂直"或"水平"形状（图3-12-16）。缝合技术非常关键，每缝合一针都应确保黏膜内翻。创口必须加固缝合，但不能关闭咽缩肌，以防术后吞咽困难及发音障碍。若残留黏膜量太少不足以对位缝合，则可以行带蒂皮瓣转移修复术，最常用的是胸大肌皮瓣、锁骨上皮瓣。条件许可时也可用前臂桡侧瓣进行下咽重建。

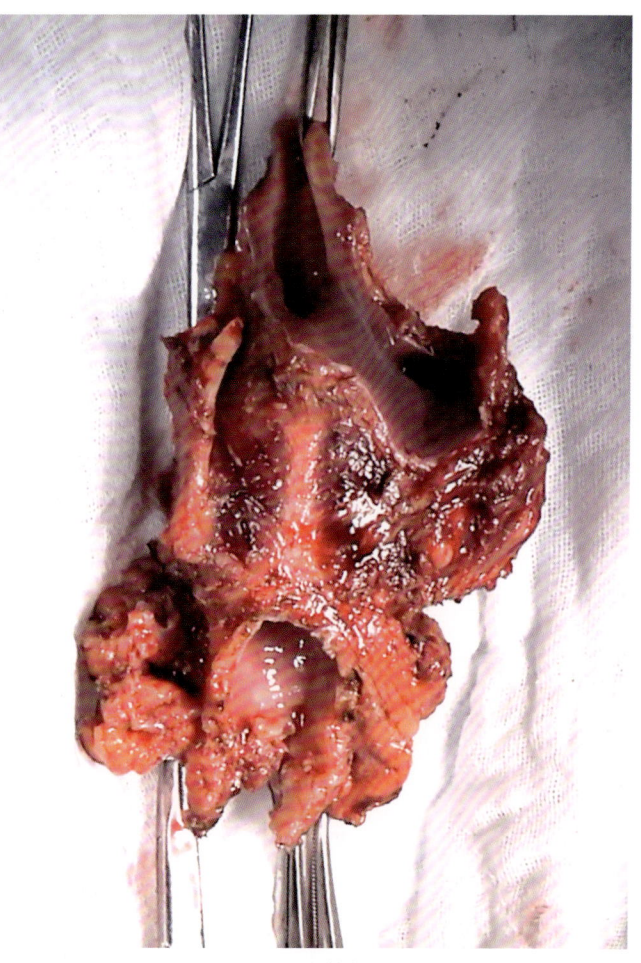

图 3 - 12 - 14   完整切除的喉体

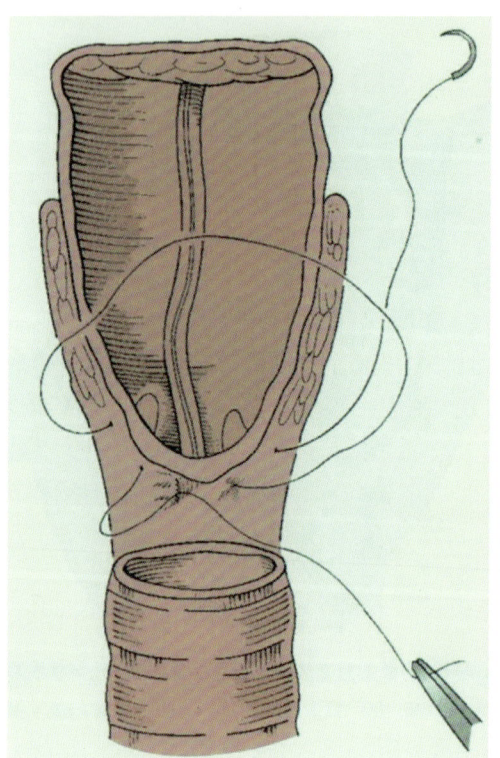
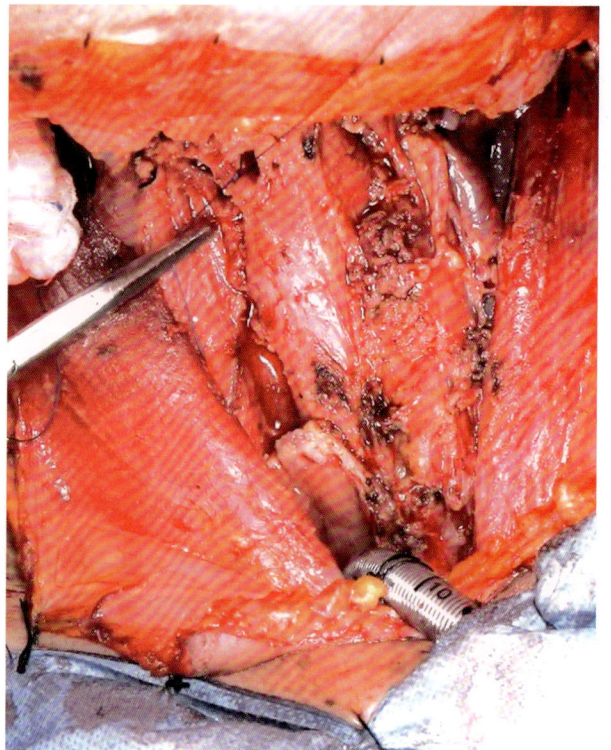

图 3 - 12 - 15   间断内翻褥式缝合法关闭咽腔

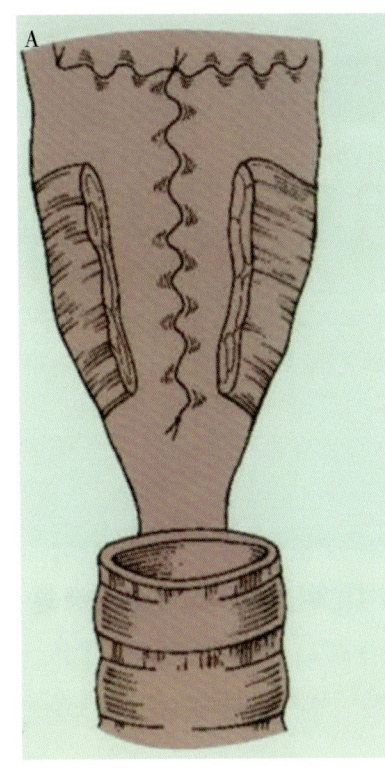
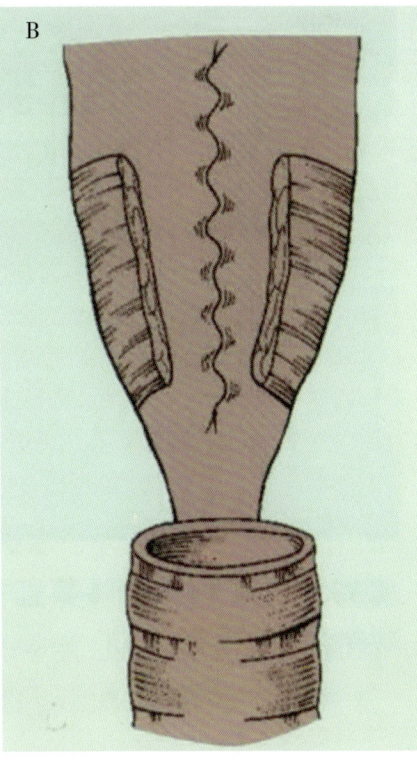
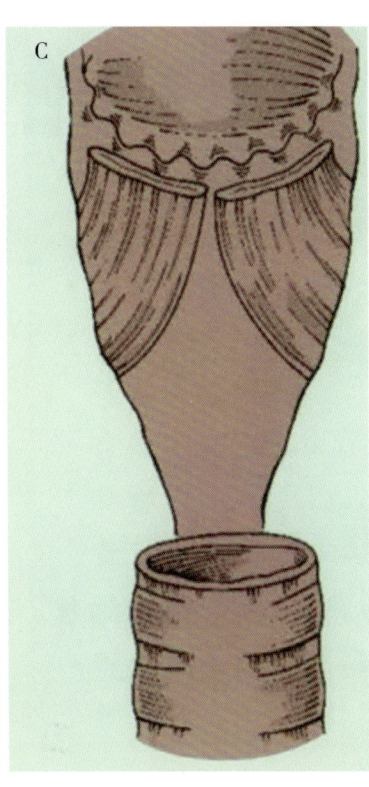

图 3 - 12 - 16　关闭咽腔的三种方式

A. "T"形缝合，技术最复杂且易咽瘘，临床最常用；B. 垂直缝合；C. 水平缝合

冲洗伤口，半褥式缝合造瘘口（图 3 - 12 - 17）。为防止术后造瘘口狭窄，需注意 3 点：应斜行切除气管前壁使气管断端管口呈一斜面；与气管断端对合处的皮肤造孔务必大于气管管口；可沿气管环缺口处剪开黏膜进一步扩大造瘘口。术腔置入负压引流管。当缝合造瘘口、放置引流管后，即用可吸收缝线或皮肤缝合器缝合颈部切口（图 3 - 12 - 18），局部敷料覆盖。更换麻醉套管为气管套管。我们通常用 7.5 号带气囊气管套管，并于数日后更换为无气囊硅胶气管套管。

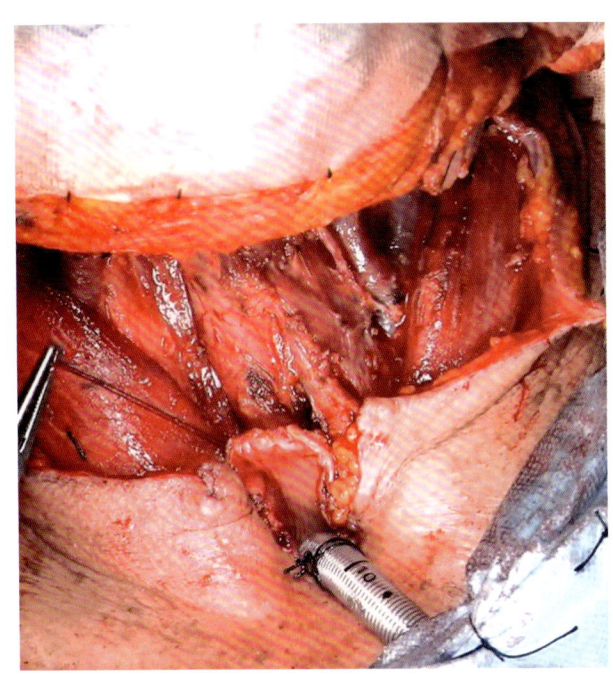

图 3 - 12 - 17　缝合气管造瘘口

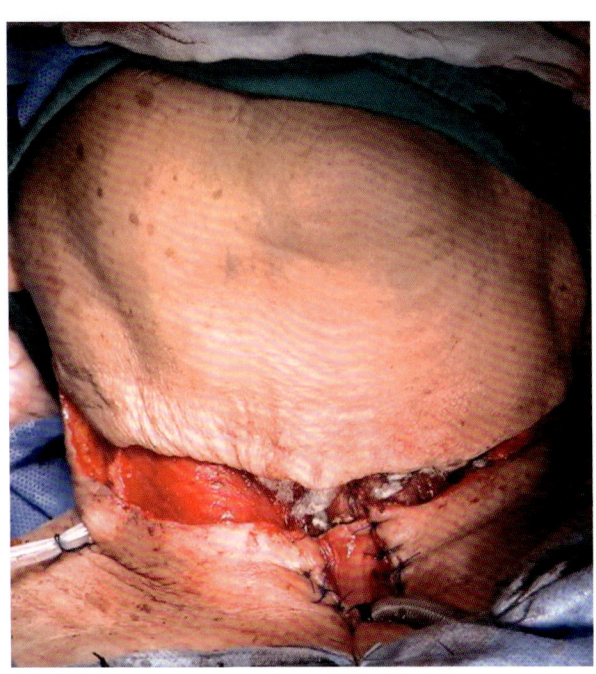

图 3 - 12 - 18　缝合关闭切口

六、术后常规处理

有条件时术后将患者留置 ICU 监护，待 1～2 日生命体征平稳后转回普通病房。应注意观察引流液的量和性状，术后 24 小时内如 1 小时内引出鲜红色血液＞200 ml 应注意术后出血可能，必要时打开术腔探查止血，控制血压是预防术后出血的重要环节。术后 3 日左右引流液迅速增加且呈乳白色应注意乳糜漏可能，应尽早加压包扎并负压引流；如引流大量淡黄色清亮液体，则需考虑淋巴漏，加压包扎，必要时穿刺抽吸。

应加强气管造瘘口及伤口护理，避免痰痂形成造成突发窒息，尤其应加湿吸入的空气和加强化痰。术后次日可复查血常规、痰培养，如无感染指征及严重失血，可停用抗生素；若严重失血或有感染指征，则可经验使用三代头孢类抗生素防治感染。

当闻及肠鸣音时可开始鼻饲流质饮食。大约 7 日后拔除鼻饲管并予以流质饮食。术前有放疗史或咽腔关闭困难，以及皮瓣红斑伴或不伴发热者，在经口饮食前均应行食管造影。若有窦道形成，应继续行鼻饲饮食直至窦道消失。

七、术后常见并发症及处理

由于手术技术的改进和广谱抗生素的应用，术后并发症已大为减少，但仍需密切注意以下并发症：

1. 出血　如术中止血不彻底、血管结扎线松脱或术后感染、血管糜烂均可导致出血，需视情况重新打开创口进行血管结扎或填压止血。对于高剂量放疗后的病例，喉全切除术后一旦出现感染，发生较大的咽瘘，颈总动脉裸露在感染坏死的伤口中易发生颈总动脉破裂而出现致死性出血。

2. 咽瘘　咽瘘是喉全切除术后比较常见的并发症。往往因病变广泛，咽黏膜切除过多，缝合时黏膜彼此牵拉力太大，或因切口缝漏，或缝线过紧过密引起黏膜贫血性坏死，或皮瓣与咽壁间存在无效腔、引流管放置不当或堵塞渗出物继发感染，或术前大剂量放疗，或气管切开影响黏膜或皮肤愈合，增加创口致病菌感染机会，或术后饮食不当等，都可以增加咽瘘的发生率。术中操作精细，术后加强护理多可避免咽瘘发生。咽瘘多发生于术后 5～10 日，少数病例可发生在 10 日以后。咽吻合口前下方皮肤红肿，体温常波动在 37.5 ℃～38.5 ℃。多数情况下红肿部位触之有波动。一旦发生咽瘘应加强抗感染和支持治疗，同时伤口充分打开，勤换药，可以保持创面的清洁，注意清除创面的坏死组织和口咽部的分泌物。笔者单位使用自研的经口咽部负压引流，既可负压吸引清除咽部分泌物，又可支撑咽腔，防止瘢痕挛缩，在治疗咽瘘时疗效显著。绝大多数咽瘘可在 3～4 周内自行愈合，无须手术修补。对于大的咽瘘超过一个月未愈合者，如炎症已基本控制，可用咽瘘周围正常组织进行双层修补或用胸大肌皮瓣修复。

3. 气管造瘘口狭窄　如造口处气管软骨去除过少、缝合不当或继发感染，肉芽组织增生，瘢痕过多，而造成狭窄，可行手术以重新扩大气管造瘘口。

4. 肺部并发症　术后取半坐位可增强咳嗽能力，保持呼吸道通畅和早期起床活动，可减少肺部并发症的发生。

5. 呃逆　鼻胃管过粗或插入过深或过浅所致，调整鼻胃管的位置，呃逆通常可停止。

6. 喉咽狭窄　喉癌侵犯喉咽，喉咽黏膜切除过多所致。轻度狭窄可行喉咽扩张，重度喉咽狭窄则需手术矫正。

〔雷文斌〕

第十三节　腮腺浅叶切除术

一、概述

腮腺是位于两侧耳前下的面颈部的唾液腺体，也是人体最大的唾液腺。腮腺形状不规则，大部分位于下颌角表面的咬肌浅面，部分在下颌骨后缘向咽旁间隙深入，从解剖结构上并没有明显的分叶界限，但是临床上为了便于描述腮腺肿瘤的位置，常以面神经和面后静脉穿行腮腺的层面为界，人为地将腮腺分浅叶和深叶两部分。

腮腺浅叶肿瘤 70%～80% 的为良性肿瘤，但也有 20%～30% 的为恶性肿瘤。最常见的良性肿瘤是混合瘤（多形性腺瘤），其次是乳头状囊腺瘤（Warthin 瘤，沃辛瘤）、基底细胞腺瘤、皮脂腺腺瘤；恶性肿瘤以黏液表皮样癌最常见，其次为恶性混合瘤（癌在多形性腺瘤中）、腺泡细胞癌、腺癌、肌上皮癌、涎腺导管癌、腺样囊性癌等。因此，当耳垂周围出现肿块、疼痛等不适时，要及时明确诊断，以防止延误病情。由于腮腺肿瘤病理复杂，解剖特殊，若治疗不规范，极易导致肿瘤复发或面神经永久性损伤，给患者带来极大的痛苦，甚至影响患者的生存预期。因此，腮腺肿瘤规范化的诊治是患者获得良好生存和生存质量的重要保障。

腮腺肿瘤以发生在面神经浅层的浅叶腺体居多，约占 80%。大多数患者是在无意中发现耳垂前下的无痛性肿块，但约 10% 的腮腺肿瘤发生在腮腺深叶组织，不易早期发现。腮腺肿瘤的诊断应首先鉴别良恶性。腮腺良性肿瘤呈膨胀性缓慢生长，包块可活动，与周围组织界限清楚。病期不定，长者可达数年甚至数十年。而恶性肿瘤则在腮腺部位出现生长较快的肿块，可出现颌面部的麻木，肿块活动差，与周围组织界限不清，迅速出现口角㖞斜等面瘫的症状；有少部分瘤体很小，但是早期就表现为神经受损的症状；有些良性肿瘤在生长一定的时期后或经过不恰当的治疗，突然生长加快或出现疼痛，应考虑恶变可能。伴有疼痛或出现同侧口角㖞斜或眼睛不能完全闭合等面神经麻痹的症状者，是腮腺恶性肿瘤的征象之一。因此，临床上如遇到一生长缓慢的无痛性肿块，近期突然生长加速，出现疼痛或面瘫，则要想到良性肿瘤恶变的可能。

腮腺肿瘤的诊断除重视病史和体征外，影像学检查应首选 B 超。B 超可以初步判定肿瘤的大小、是囊性还是实性、肿瘤的边界是否清楚等；如果计划手术治疗，还要做增强 CT 或磁共振成像（MRI）检查，CT/MR 可以为临床提供直观的影像，除了精确显示肿块大小、位置及和周围解剖结构的关系外，还能根据肿块影像学特点大致鉴别其良恶性、判断肿瘤侵及的范围和有无颈部淋巴转移。应注意腮腺肿瘤的诊断一般不主张切开取活检，术前必要时可行细针针吸细胞学检查和术中冰冻切片活检，怀疑淋巴瘤时可以粗针穿刺。

二、手术适应证及禁忌证

腮腺浅叶切除术是最常用的腮腺肿瘤切除的手术方式。

1. 腮腺浅叶切除的适应证　①起源于腮腺浅叶的良性肿瘤；②起源于腮腺浅叶的中、低度恶性肿瘤，未累及腮腺深叶；③腮腺浅叶的淋巴结转移癌。

2. 腮腺浅叶切除的禁忌证　①腮腺浅叶起源的恶性肿瘤，中高度恶性需腮腺全切除者；②腮腺浅叶恶性肿瘤，可疑累及深叶者；③患者身体全身状况不允许中大型手术者；④其他不适合手术者。

三、术前准备

腮腺浅叶切除前，应对患者局部肿瘤及全身状况、术者的手术能力进行综合评估。

（一）腮腺肿瘤的影像学评估

1. 超声评估　超声是评估腮腺浅叶肿瘤的首选手段，超声具有便捷、价格便宜、无辐射等优点，良性肿瘤在超声上表现为边界清楚、质地均匀、囊性、血运不丰富等特征；恶性肿瘤表现为边界不清、包膜不完整、血运丰富、与周围组织分界不清楚、区域淋巴结肿大或可疑转移等特征。通过评估肿瘤与面后静脉的关系，可以大致判断肿瘤与面神经主干的关系。如果术前判断肿瘤性质，可以在超声引导下进行穿刺细胞学检查，但腮腺肿瘤的细胞学检查病理判断比较困难，可以大致判断肿瘤的良、恶性，具体的病理类型难以判断。

2. CT　对于计划手术的腮腺肿瘤患者，虽然超声可以提供肿瘤的信息，但是不能给术者提供直观的影像学印象，增强 CT 可以直接观察肿瘤的位置，肿瘤与面后静脉的关系，肿瘤与周围组织的关系，还可以判断周围淋巴结的状况。良性肿瘤表现为边界清楚、形态规整、质地均匀或囊性的肿物，周围无明显肿大及可疑转移淋巴结。恶性肿瘤表现为边界不清楚、形态不规整、肿瘤周边明显强化的结节，常伴有腮腺下极肿大或转移的淋巴结。

3. 磁共振　增强的 MR 对于软组织的判断优于 CT，可以区分肿瘤是实性还是囊性，评估肿瘤的边界是否清楚规整以及周围淋巴结是否有肿大。对于超声及 CT 怀疑恶性的结节，如患者经济条件允许，需完善增强磁共振。

（二）患者全身状况的综合评估

对于计划手术的腮腺肿瘤患者，要综合评估全身状况，比如心肺肝肾功能等；患者对术后面神经功能的要求，是否能接受术后暂时性或永久性面瘫，对于不能接受暂时性或永久性面瘫的患者，手术应慎重施行，以免引起不必要的纠纷。

（三）术者及术者单位的评估及准备

对于准备进行腮腺浅叶切除的手术者来说，术前应做好充分准备，须对自身技术有充分的评估。其中，能进行面神经解剖是腮腺浅叶切除的最基本的技术要求，术者应复习和熟悉面神经的解剖走行，复习和熟悉面神经手术解剖的技术。同时，也应做好术中冰冻病理检查的准备，任何一个腮腺手术，原则上最好都做术中冰冻病检，根据病理结果，做好术中扩大切除或增加颈淋巴结清扫的准备或预案，因为一旦解剖了面神经，要争取一次完成手术，一旦进行二次手术，对面神经的解剖将特别困难，容易造成面神经损伤。术中神经监测对于初学者保护面神经功能会有较大的帮助。

术前最好做面神经肌电图，如果没有条件，至少应该存留面部正、侧位各种面肌静止和收缩的照片，以便术后对照。

（四）全身麻醉术前准备

腮腺浅叶切除一般选择气管内插管全身麻醉，按全身麻醉做好术前准备，腮腺区及颈部备皮，备皮范围为上起颞线、耳前耳后各 10 cm、下至锁骨下缘；术前禁食 6 小时。

四、手术技巧

腮腺手术器械见图 3 - 13 - 1。

1. 体位　经口插管全身麻醉后，如果计划术中做神经监测，一般不再追加肌肉松弛剂。常规采用仰卧位，垫肩，头部轻度后仰（甲状腺手术体位，便于追加颈淋巴结清扫手术），头转向健侧，充分暴露患侧腮腺术区，外耳道口填塞一个无菌棉球。碘氟消毒为上述备皮范围。常规铺巾，暴露腮腺及颈部区域。

2. 切口　一般取耳前及耳下的 "S" 形切口，切口的耳前部分在耳屏前 1 cm 左右，上起颧弓上缘，向下至耳垂下 1 cm 左右时，转向后，在下颌骨后缘后 1～1.5 cm 处向下转向下颌骨下缘约 2 cm 水平向前至颌下腺下方（图 3 - 13 - 2）。

3. 解离皮瓣暴露腮腺术区　刀片切开皮肤全层，然后用针式或普通电刀切开皮下组织及颈阔肌，严格在颈阔肌深面紧贴颈阔肌解离皮瓣，向前上至腮腺前缘前方 1～1.5 cm，向上暴露腮腺上极，向后下暴露腮腺后缘及下极。将分离的皮瓣用圆针 4 号线悬吊于周围无菌巾上（图 3 - 13 - 3）。

4. 确定肿瘤位置　触诊腮腺组织，确定肿瘤的位置和大小，并关注腮腺下极淋巴结是否有肿大。术前可以用无菌记号笔在腮腺表面画出肿瘤的位置和大小。如果肿瘤不是靠近腮腺的浅层包膜，可以先将腮腺的浅层包膜翻起，局部带蒂保留，以便完成浅叶切除后覆盖在腮腺创面上，减少味觉-出汗综合征的发生，也可在手术结束时适当向上延长切口，取颞肌筋膜覆盖腮腺的创面。

5. 解剖面神经　腮腺浅叶切除的面神经解剖，一般从面神经的周围支开始。可以根据肿瘤的位置和术者的习惯选择开始解剖的分支，如果是肿瘤位置偏下极，可以从面神经下颌缘支开始解剖，下颌缘支解剖的起始点一般选择面动脉面静脉横过下颌骨下缘的位置。解剖神经时尽量多用冷器械，不用单极

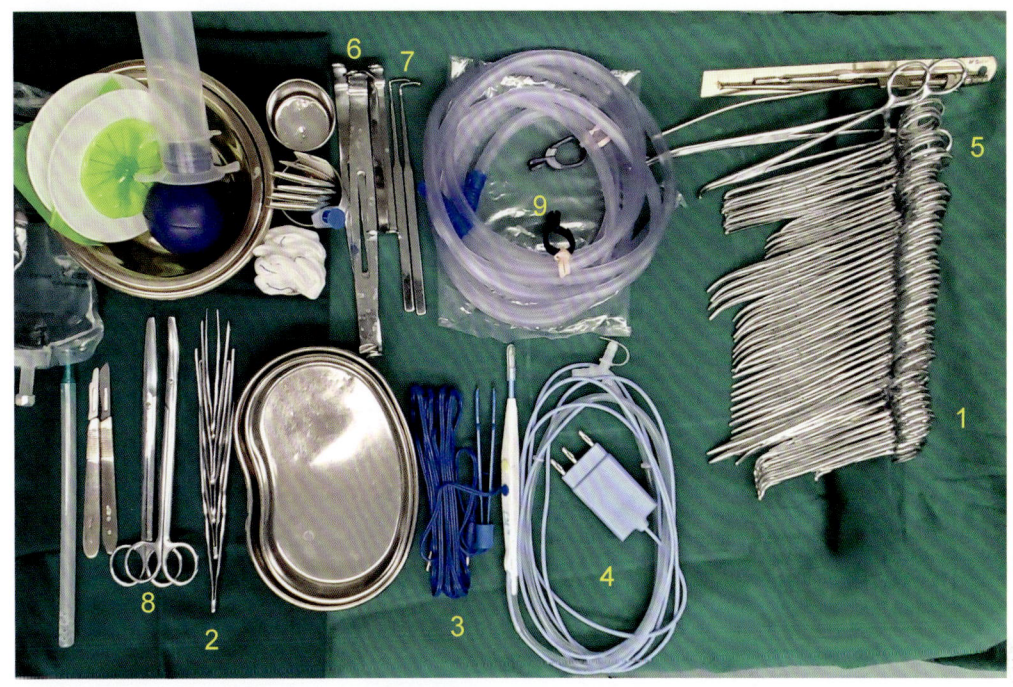

图 3 - 13 - 1 腮腺手术器械

1. 精细蚊氏钳；2. 无创伤镊子；3. 精细双极电刀；4. 单极电刀；5. 中弯钳；6. 甲状腺拉钩；7. 神经拉钩；8. 精细组织剪刀；9. 吸引器（最好有神经监测设备）

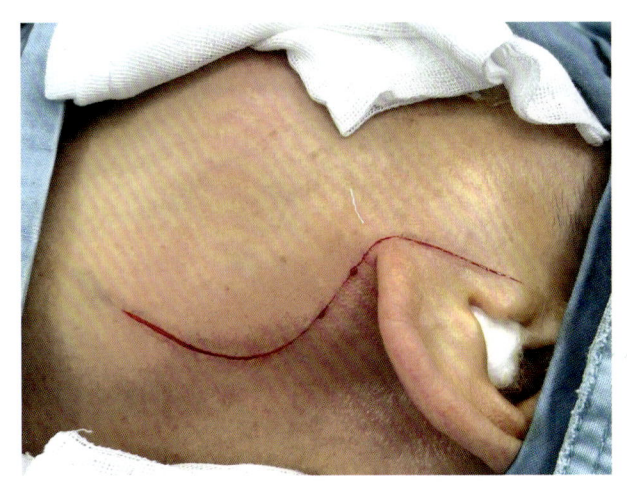

图 3 - 13 - 2 腮腺手术切口

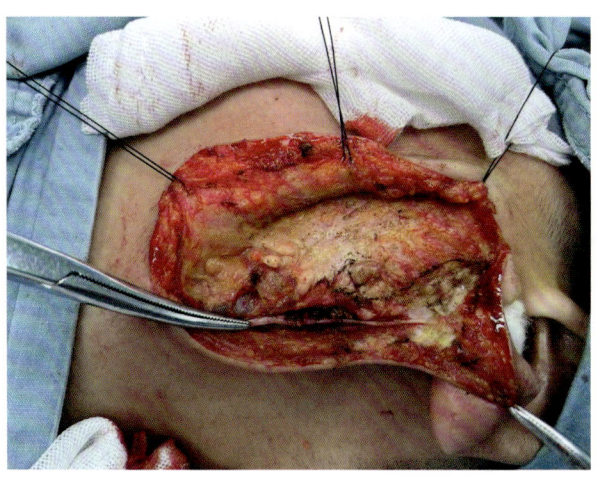

图 3 - 13 - 3 悬吊皮瓣，暴露腮腺

电刀，少用低功率的双极电刀，用蚊氏钳或无创镊子轻轻提起神经表面的筋膜，以眼科剪刀剪开筋膜，用蚊氏钳自前向后，在神经表面钝性分离。如遇到小的毛细血管出血，可以局部按压或以 10％ 的肾上腺素纱布按压，一般几分钟即可止血，不要用电刀电凝止血，以免伤及神经。如果应用面神经监测仪，可以用刺激探针刺激神经，监测仪上会有神经信号；一直向近心端解离，在面后静脉附近可以看到面神经的下颊支汇入，形成颈面干。如果肿瘤位于腮腺浅叶偏上部，可以选择先从下颊支开始解剖，如果皮瓣翻起得较好，在腮腺前缘的咬肌表面，透过薄薄的筋膜，可以隐约看到有小血管伴行的下颊支，切开薄层筋膜，以蚊氏钳自前向后，沿面神经表面钝性分离，分离进入腮腺组织内，进入腮腺 2 cm 左右后，应该可以看到下颌缘支从下方的汇入，形成面神经的颈面干，沿颈面干向近心端继续解剖，可以看到神经跨过面后静脉，尽量不损伤面后静脉，保留它作为腮腺浅叶和深叶分界的解剖标志；继续沿颈面干向上解剖，至主干分叉处，确认面神经的颞面干，沿颞面干自近心端向末端解剖，同时，将浅叶连同肿瘤一起，自后向前整体掀起，当解剖至咬肌前缘处时，在面神经的上颊支和下颊支之间，可以看到腮腺导管，应予以结扎，在结扎腮腺导管时，注意其与面神经的分支的鉴别，腮腺导管较粗，色灰白无光泽，较扁平，沿途没有分支，进入咬肌前缘深部组织中，而面神经较细，呈银白色有光泽，向前沿途有分支，并且有与其他面神经的交通支（图 3 - 13 - 4）。

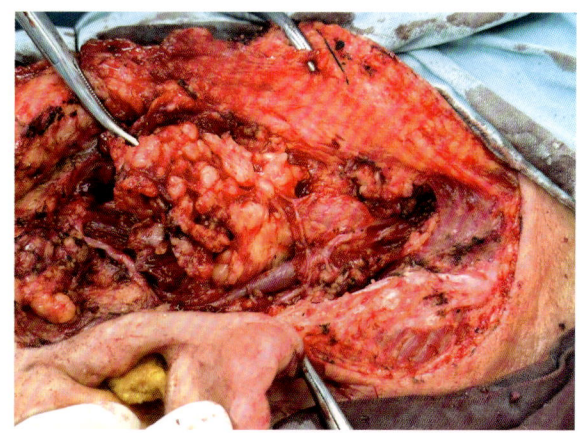

图 3 - 13 - 4　面神经下颌缘支与颊支通交

6. 切除肿瘤　沿颞面干的各个分支解剖至腮腺浅叶的边缘，即可切除腮腺浅叶及肿瘤，肿瘤切除后，仔细检查肿瘤的包膜是否完整，对于包膜不完整、靠近深叶或咬肌的部位，应予适当补充切除，将切除的肿瘤送冰冻病检以确定肿瘤的良恶性，如果是恶性，则按恶性肿瘤的性质及病理类型予以适当扩大切除及区域淋巴结清扫。

7. 检查面神经完整性及功能　用灭菌注射用水或生理盐水对切除肿瘤后的创面进行彻底的冲洗、止血，全面检查面神经各个分支的完整性，如果应用了神经监测仪，则对面神经主干和各个分支的功能逐一进行验证，遇有神经分支或比较粗的交通支误切断的情况，应即刻给予端端吻合（见有关文献的神经吻合法）。

8. 关闭创面　创面彻底冲洗止血后，用预留的腮腺包膜，或颞肌筋膜，或人工创面修复膜，覆盖在腮腺浅叶切除后的创面上，并给予适当的缝合固定，然后放置潘氏负压引流管，将皮瓣复位对合，分皮下颈阔肌和皮肤 2 层，或颈阔肌、皮下组织、皮肤 3 层缝合，颈阔肌和皮下组织可以用 3 - 0 可吸收缝线缝合，皮肤用 5 - 0 或 6 - 0 可吸收分线仔细对位缝合，抽吸负压引流管无漏气后，局部给予加压包扎。可以用颅顶绷带加压包扎，也可以购买瘦脸弹力绷带，使用方便而且固定牢固（图 3 - 13 - 5）。

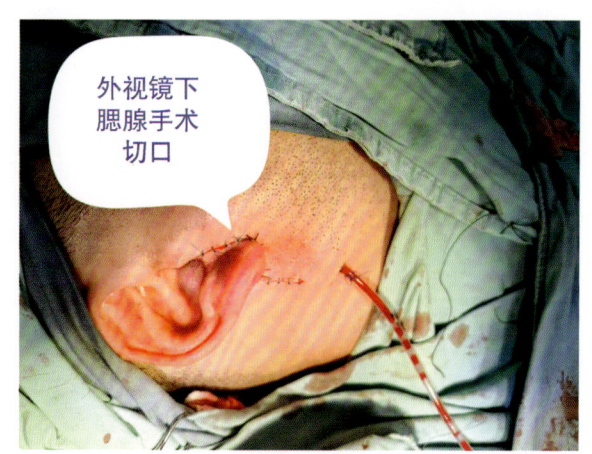

外视镜下腮腺手术切口

图 3 - 13 - 5　腮腺切口（关闭创面）

五、术后处理

1. 术后嘱患者清淡饮食，忌食刺激性食物及过咸过甜的食物，以减少唾液的分泌，防止涎漏的发生。

2. 术后给予阿托品每日 3 餐前 30 分钟口服，减少唾液分泌。

3. 术后给予冲击剂量激素 3 日。

4. 术后给予营养神经药物 1～2 个月。

5. 术后局部加压包扎 8～9 日。

6. 术后 3～4 日，根据引流管的引流量及颜色，拔除引流管。

7. 术后尽早关注大病理的情况，如果有术中良性，术后恶性的情况，如有必要，尽快在手术后 2 周内实施二次扩大切除手术。

8. 术后放化疗　如果肿瘤为恶性，根据情况，进行 MDT 讨论，给予适当的放疗或放化疗。

六、术后并发症及处理

1. 术区出血　腮腺浅叶切除后，术后出血情况较少见，大部分是小动脉的分支，术中电凝止血后，术后凝块脱落出血，术后应注意引流管的引流量和颜色，如果短时间内引流量较多，或引流液的颜色较鲜红并且放置后凝固，一般是有活动性出血，如果量不多，不超过 100 ml，可以尝试局部加压包扎，观察出血是否可以自止；如果出血量较大，或局部加压包扎后不能自止，应及时给予再次探查止血。

2. 术后面瘫 面神经解剖后，一般会有轻-中度的面瘫（面肌肌力 3～4 级）；如果神经保留完整，一般会在 6～9 个月完全恢复，如果术后出现了完全面瘫，面肌肌力 0 级，如果术中没有完全解剖或测试面神经功能，应尽早地寻求上级医师的帮助，再次探查面神经的完整性。

3. 术后涎漏 术后应用抑制唾液分泌药物，局部加压包扎，一旦出现了涎漏，应注意和术腔感染相鉴别，涎漏引流出的为清亮液体，进食时短时间引流量增加，而术腔感染则是浑浊引流液。出现涎漏后，可以局部加压，适当增加抑制唾液分泌的药物的剂量。如果经过内科处理不见好转，也可以用 50% 葡萄糖溶液冲洗术腔后再给予加压包扎。对于反复不愈合的涎漏，可以局部给予小剂量放疗（10～12 Gy），促进残余腺体萎缩，但放疗也有放射线的副作用，应在放疗专家指导下慎重施行。

4. 术腔感染 如果术后负压引流出现浑浊引流液体，应警惕术腔感染，如果出现术腔感染，则拔除负压引流管，在颌下拆线 2～3 针，用抗生素盐水冲洗术腔，局部放置抗生素纱条引流，或碘仿纱条引流。并全身适当应用敏感抗生素。

5. 术后面部味觉-出汗综合征 腮腺切除后，支配腮腺分泌的交感神经，会和面部皮下的支配汗腺的神经错位愈合，当进食时，味觉刺激腮腺分泌，也同时刺激皮肤汗腺分泌，导致手术区域的面部皮肤潮红、出汗，称之为味觉-出汗综合征，该症状对人体也无大的影响，目前还没有特殊治疗方案。重点是术中关闭创面的时候预防，比如在皮肤和腮腺创面之间放置一层筋膜，或人工修复膜，阻止或减少交感神经的错位愈合。该综合征很少引起其他严重后果，嘱咐患者不用焦虑。

6. 术后耳周麻木 耳垂和其周围皮肤的感觉由颈丛神经发出的耳大神经支配，耳大神经在腮腺下极的后缘表面向上走行，分支分布于耳垂及周围的皮肤。如果肿瘤位于腮腺浅叶的前部，仅仅做腮腺浅叶切除，尽量保留耳大神经及分支，如果肿瘤偏后，可能要切除耳大神经，术后会有局部麻木，应提前告知患者，术后随着时间延长，患者一方面可以逐步适应，另一方面，感觉神经末梢会部分再生，对局部功能没有大的影响。

七、术后随访

1. 腮腺良性肿瘤术后，术后 3 年内，每半年一次复查腮腺超声，术后 3 年以后，每年复查一次超声。

2. 腮腺浅叶恶性肿瘤 术后根据病变范围和病理情况，MDT 讨论决定是否做术后放、化疗等辅助治疗。术后治疗结束后 5 年内，每 3 个月门诊复查一次，每 6 个月复查一次超声或增强 CT。5 年以后，每年复查一次超声或增强 CT。

八、转诊指征

1. 怀疑恶性肿瘤者。
2. 怀疑肿瘤累及面神经者。
3. 腮腺良性肿瘤，基层医院不具备冰冻病理条件时。
4. 腮腺肿瘤术后复发。
5. 巨大腮腺肿瘤。

〔房居高〕

第十四节 儿童气管支气管异物

气管支气管异物是儿童常见的急重症之一。起病急、病情重，可危及生命。国内外均有报道气管支气管异物围手术期死亡病例，尽早诊断、及时取出异物是减少并发症和降低病死率的关键。近年防范意识逐渐增强，气管支气管异物发病率有所下降，但由于该病临床表现的多样性，在诊断和鉴别诊断上仍有一定的难度，漏诊、误诊时有发生。临床中对于气管支气管异物的病情应做好充分的评估，制订行之有效的手术方案，进行围手术期的全程管理。

一、治疗方式

气管支气管异物的治疗原则是尽早取出。气道异物一旦发生，能自行咳出的机会很少，故通过手术取出是唯一根治方法。根据患儿病情、异物位置以及性质，手术治疗方式选择如下：

（一）直接喉镜下异物取出

1. 适应证　适用于在喉咽、喉前庭、声门区的气道异物。

2. 局限性　有诱发迷走神经兴奋，导致心搏骤停风险。可以通过表面麻醉，减少局部刺激。

（二）硬质支气管镜下异物取出

1. 适应证　硬质支气管镜可提供良好的气道通道保障，维持足够的视野，对于大型、嵌顿、特殊异物的暴露及钳取更具有优势。适用于气管、支气管及段支气管异物。

2. 局限性　段支气管及段支气管以下的异物，以及存在气管、支气管、段支气管狭窄的患儿，该方法取出异物相对困难。

（三）纤维/电子支气管镜下异物取出

1. 适应证　纤维内镜具有灵活、可视的特点，对位于深部支气管、上叶支气管和下叶后基底段支气管异物的取出具有优势。

2. 局限性　相对较窄的儿童气道由于内镜的占据，在维持通气方面不如硬质支气管镜。对于体积较大或形状不规则的气管异物，有阻塞声门导致窒息风险者，推荐使用硬质支气管镜。中心气道嵌顿、肉芽包裹的异物，推荐硬质支气管镜进行处理或备有硬质支气管镜应急。

（四）经气管切开异物取出

以下3种情况需要经气管切开取出异物。异物取出后，根据术中气道损伤情况，选择放置气管套管或直接关闭气管切开口。

1. 异物体积大　无法有效钳取异物通过声门（如大珍珠等，经过声门区时反复滑脱），估计再取有窒息危险。

2. 异物大且形态特殊　难以在支气管镜下通过声门取出异物（如义齿等），通过声门困难。

3. 异物形态特殊　通过声门取出异物时会对声门区造成严重损伤。

（五）经胸腔镜或开胸手术取出异物

以下3种情况在内镜下取异物危险性高于开胸手术，需要经胸腔镜或开胸手术取出异物，并按胸科手术进行常规术后护理。

1. 位于肺内、支气管镜无法到达又非取不可的异物。

2. 异物形态不规则，无法在支气管镜下移动异物（如义齿、铁钉等金属异物），或在支气管镜下移动异物时会造成严重损伤时（如玻璃、刀片、骨片等异物）。

3. 异物在支气管内停留时间过长，或大量炎性肉芽组织阻塞气管腔或包裹异物或异物粘连严重，内镜试取失败，强行钳取会有严重并发症。

二、围手术期处理要点及手术技巧

（一）术前评估

异物在气管支气管内随时可以引起窒息而威胁生命。但患儿并发高热、脱水、酸中毒，或已处于衰竭状态，如施行支气管异物取出术，也可能造成死亡，因此，正确掌握手术时机至关重要。

1. 危症病例　气管或双侧支气管异物、术前已有Ⅲ度和Ⅳ度呼吸困难的为危重病例，应进行紧急处理。

紧急处理措施应依据病情具体分析：

（1）呼吸困难为Ⅲ度和Ⅳ度的患儿：应立即给予镇静、吸氧、心电监护（必要时气管插管辅助机械通气），开放静脉通路，建立绿色通道，急诊手术。

（2）支气管异物出现异物活动变位引起呼吸困难的患儿：应立即将患儿头位向上、竖抱扣背，促使异物落于一侧支气管，立即准备急诊手术。

（3）已有皮下气肿、纵隔气肿或气胸等并发症的患儿：麻醉术前评估其影响麻醉安全，需先治疗气肿或气胸，实施胸腔闭式引流或皮下穿刺排气，待积气消失或明显缓解后，再行异物取出术；如果气肿继续加重且患儿出现呼吸衰竭，应在矫正呼吸、循环衰竭的同时，立即实施手术取出异物。

（4）伴发高热、脱水、酸中毒或处于衰竭状态的患儿：评估异物未引起阻塞性呼吸困难时，应先改善全身情况，待病情好转后再实施手术。

（5）对意识丧失、呼吸心搏骤停患儿：应立即就地实施心肺复苏，开放静脉通路，复苏成功后立即行异物取出术。

2. 重症病例　术前已出现高热、皮下气肿、胸膜炎、气胸、纵隔气肿、肺炎、肺不张、胸腔积液、心功能不全等并发症，但未出现明显呼吸困难的为重症病例。针对并发症先予以控制性治疗，待病情平稳后实施手术，在此过程中应密切观察患者病情变化并随时做好手术准备，一旦病情加重，应紧急手术。

3. 一般病例　尚未出现明显并发症的为一般病例。准备手术时需注意异物有无发生变位，应完善术前检查后及时实施手术。

（二）硬质支气管镜下异物取出术的手术器械及设备

1. 手术所需器械　包括直达喉镜、硬质支气管镜（根据患儿年龄进行个体化选择，3 岁以下一般使用长度 30 cm、内径 5 mm 气管镜）、合适的异物钳（一般对于花生等植物类异物选择抱钳，对于笔帽采用反张钳）、视窗、遮光镜、吸引器等（图 3 - 14 - 1、图 3 - 14 - 2）。

2. 手术所需设备　高清或 4K 内镜摄像及配套的监视器系统、光源等。

（三）手术操作流程及技巧

1. 术前准备

（1）患儿准备：对于基础生命体征平稳的患儿，建议完善血常规、生化、凝血功能、术前免疫等手

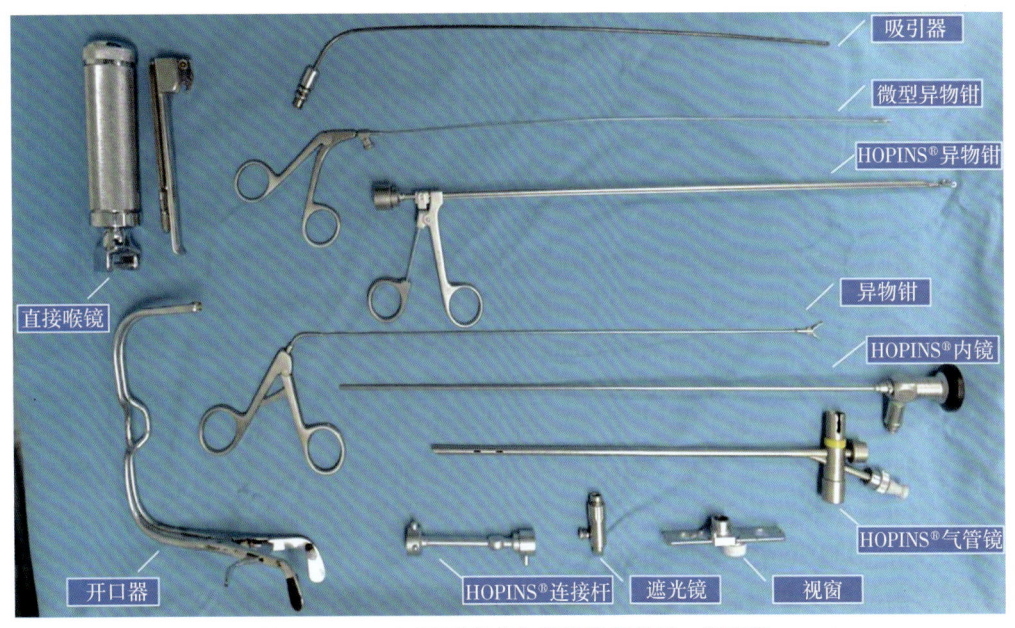

图 3 - 14 - 1　不同型号支气管镜及异物钳、吸引器

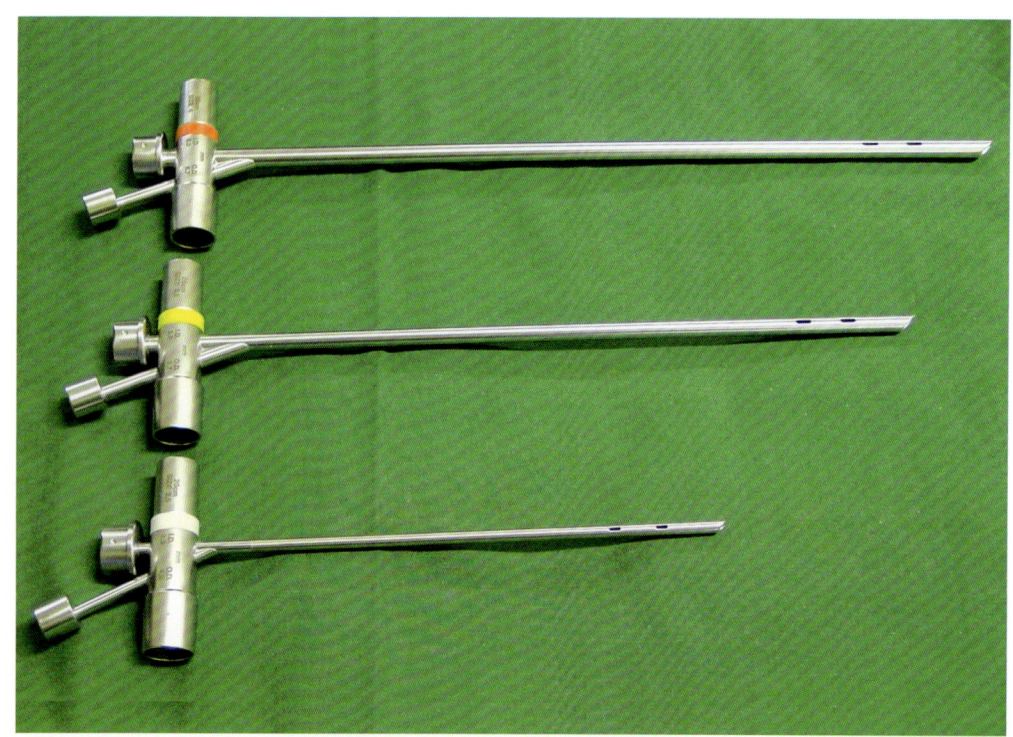

图 3‑14‑2　不同型号支气管镜

术相关常规检查检验，但避免外出进行检查，尽量空腹 6～8 小时。对于气管异物或双侧支气管异物患儿气道完全梗阻风险较高时，或特殊类型异物如电池、磁力球等有可能产生严重并发症时应立即进行手术。

（2）器械准备：选取合适的支气管镜（表 3‑14‑1），将所有器械如视窗、遮光镜、光源、内镜、吸引器等安装妥当，处于随手可用状态。

表 3‑14‑1　　　　　　　　　　　　不同年龄选择对应支气管镜内径与长度

年龄	支气管镜内径与长度
≤3 个月	3.00 mm×(200～250) mm
4～6 个月	(3.0～3.5) mm×300 mm
7 个月至 2 岁	(4.0～5.0) mm×300 mm
3～5 岁	(5.0～6.0) mm×300 mm
6～12 岁	(6.0～7.0) mm×300 mm
13～17 岁	(7.0～8.0) mm×(300～400) mm

（3）麻醉准备：建议手术于全身麻醉下进行，静脉给药麻醉或静吸复合麻醉。局部麻醉下进行手术有增加手术失败、发生气胸的风险。麻醉诱导后，面罩加压给氧。

2. 操作规范及要点　手术详细操作步骤分解如下：①经口置入开口器（图 3‑14‑3）；②经口置入直达喉镜，注意保护门齿，挑起会厌、充分暴露声门；③经口导入支气管镜（根据患儿年龄选择合适型号的支气管镜），经声门进入气管（图 3‑14‑4）；④左手固定支气管镜（注意图中左手姿势），右手调整视窗，经视窗检视并探查异物；⑤使用异物钳取出异物；⑥取出异物后务必检查气管及双侧支气管有无异物残留；⑦退镜时检查声带有无损伤；⑧对于支气管远端有异物残留的，可采用弯曲支气管镜（纤维/电子支气管镜）将异物取出或进行支气管灌洗。

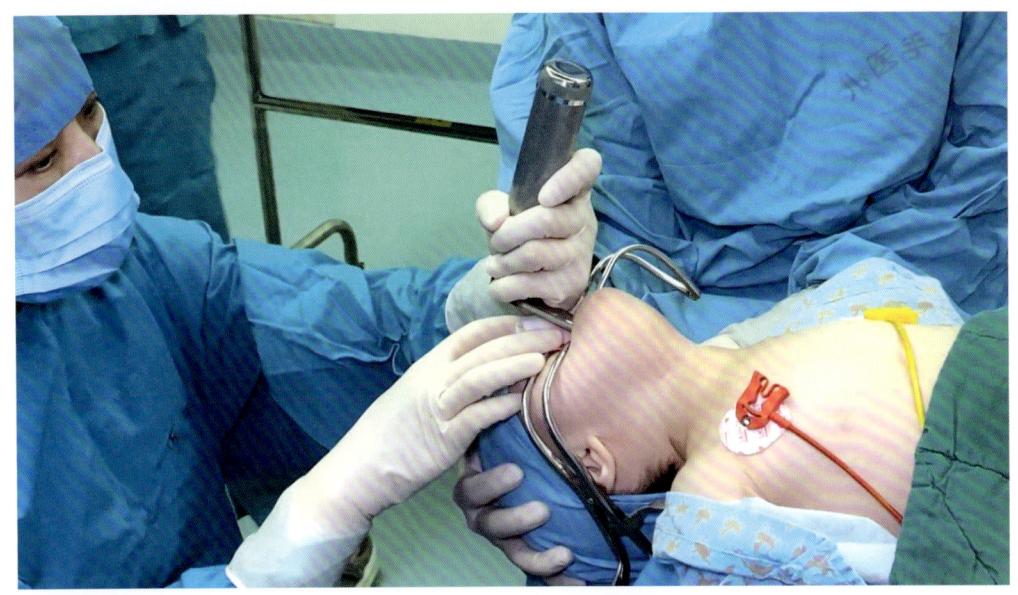

图 3-14-3 置入直达喉镜

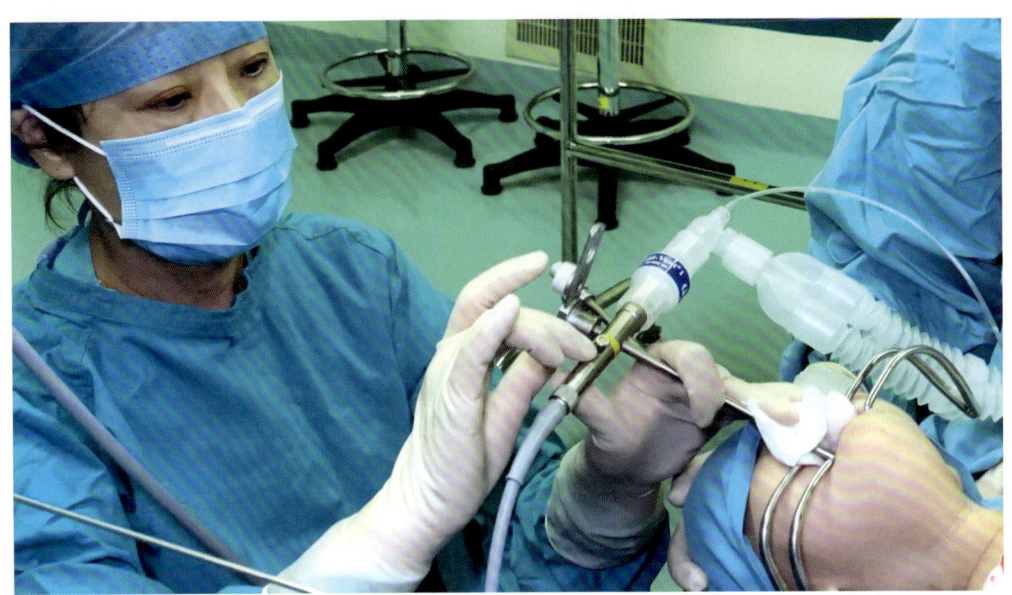

图 3-14-4 导入支气管镜

三、预后及随访

此病非常危险，当异物嵌顿于声门或气管而致其完全性梗阻时，患儿可突然死亡。若诊断不及时，拖延了治疗时间，可致支气管炎、支气管扩张、肺气肿、肺不张、肺炎、肺脓肿，也可发生自发性气胸、纵隔、皮下气肿等严重并发症。

术后需要随访 1～3 日，以防止异物残留、合并感染等后遗问题的发生。

四、转诊指征

对于无手术条件的医疗机构，需在充分评估患儿生命体征及转运风险的情况下及时转至有救治条件的医疗机构。在转运途中，需充分考虑到气管支气管异物变位所可能造成的呼吸困难加重、呼吸心搏骤停等风险，尽可能在有高级生命支持的设备条件下进行转运。

五、预防及总结

呼吸道异物是完全可以预防的，应广泛地向父母及保育员进行宣教。

3 岁以下、臼齿尚未萌出者，不应给予花生、瓜子、豆类及其他带核的食物；小儿进食时不应乱跑乱跳，以免跌倒时将食物吸入；进食时不可惊吓、逗乐或责骂，以免大哭大笑而误吸；教育儿童改掉口含笔帽、哨及小玩具等坏习惯；对于幼儿可能吸入或吞下的物品，均不应作为玩具。危重及昏迷患儿进食时，应特别注意，以防误吸。

〔张　杰　段清川〕

第十五节　食管异物

食管异物是耳鼻咽喉科常见的急症之一，大致有两类：一种是外形不规则并有尖角的异物，如鱼刺、骨类、义齿、枣核等。临床上较为常见。进入食管后可引起明显的炎症反应，局部充血肿胀，甚至穿孔、脓肿形成、纵隔感染等。另一种是表面光滑的异物，如钱币、纽扣等，对食管的刺激较小，短期内不会产生严重并发症。异物常位于食管生理狭窄处。文献报道，异物常嵌顿于食管入口处（第一狭窄），约占 68.8%，第二狭窄（主动脉弓压迫食管处）异物占 21%，食管下段异物仅占 11%。

一、病理

异物嵌顿于食管的某一部分后，局部产生炎症反应，根据异物性质，产生相应炎症反应。若为光滑无刺激性金属异物，如硬币，可在食管内存留数年，局部可仅有轻度肿胀及炎症，也可能造成食管狭窄，其上段可有扩张或有憩室形成。若为枣核、骨类或其他尖锐异物，则局部发生炎症、溃疡，继而食管穿孔，形成食管周围炎、纵隔炎、脓肿，并可形成气管食管瘘，进入胸腔则可并发气胸或者脓胸。也可因异物穿通主动脉弓或者其他大血管引起大出血而死亡。

二、临床表现

1. 吞咽困难　其程度与异物的性质、大小和部位有关。较小的异物有吞咽困难，但仍能进流质饮食；异物较大、尖锐性异物或继发感染时，可完全堵塞而不能进食，严重者饮水也困难。

2. 吞咽疼痛　其疼痛程度与异物的性质、大小和有无继发感染有关。异物位于食管上段时，疼痛位于颈根部或者胸骨上窝，伴有压痛；胸段食管异物则出现胸骨后疼痛，可放射至背部；食管穿孔并发纵隔感染与脓肿时，疼痛加剧，伴有高热等全身症状。

3. 呼吸道症状　异物较大，向前压迫气管后壁，或者异物位置较高，未完全进入食管内，外露部分压迫喉部时，均可出现呼吸困难，可发生于小儿；若气管穿破形成气管食管瘘，常可引起呛咳。

4. 颈部活动受限或者发热　当食管异物穿孔引起感染可出现食管周围脓肿或脓胸、呕血黑便等。

三、诊断

有明确的异物史，并有吞咽困难、疼痛或其他症状，可初步诊断食管异物。喉镜检查及 CT 检查对诊断食管异物有明确帮助。若怀疑有食管穿孔，禁用钡剂食管造影，建议用碘油或者泛影葡胺等造影剂造影。若怀疑与血管密切相关或者分界不清，建议完善 CT 血管造影，明确血管与异物的关系。胃镜检查可跟踪异物到胃内，但常忽视食管入口处的异物，合并食管穿孔者，不是胃镜检查的适应证。

（一）适应证

凡怀疑有异物存留，经影像学检查证实有异物者，应尽快行食管镜检查，时间拖延越久，局部炎症反应越重，并发症越多。若不能确定是否有异物，可暂观察，根据病情发展再作决定。若患者情况差，继发感染严重，应先控制感染，待全身情况好转后再行异物取出术。若怀疑食管穿孔，应先留置鼻饲管，再根据异物部位经颈侧切开或开胸取出食管异物。

（二）术前准备

1. 全身麻醉术前准备，术前禁食 4～6 小时，详细了解异物的形状、大小、所在部位及有无并发症等。

2. 根据进食情况、异物存留时间和全身健康状况等，酌情补液和应用抗生素。

3. 活动的牙齿和义齿应事先取出。

4. 如有呼吸困难，应予吸氧。为了防止术中呼吸困难加重，应尽可能使用较小的食管镜。

5. 选择合适的食管镜及异物钳（图 3‑15‑1），调整好螺丝及咬合口，选择与异物类似的物体，模拟试取。

（三）手术方法及技巧

1. 按常规食管镜法导入食管镜（图 3‑15‑2），找见异物后使食管镜远端镜口接近异物，并吸除异物附近之分泌物，使异物充分暴露，观察异物位置及其与周围组织的关系，沿缝隙插入钳子，夹住异物并使其与镜口靠拢后，与食管镜一并退出。

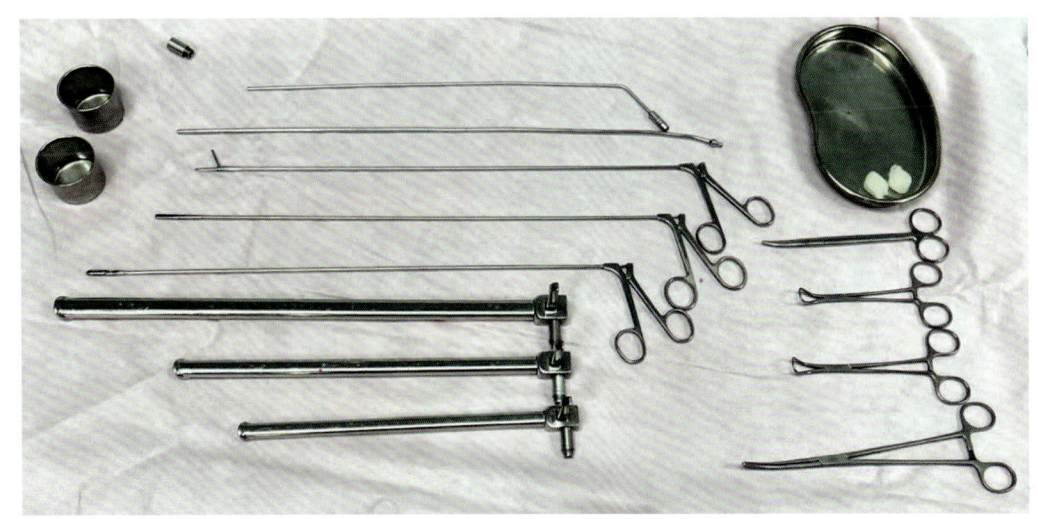

图 3‑15‑1 不同型号食管镜及异物钳

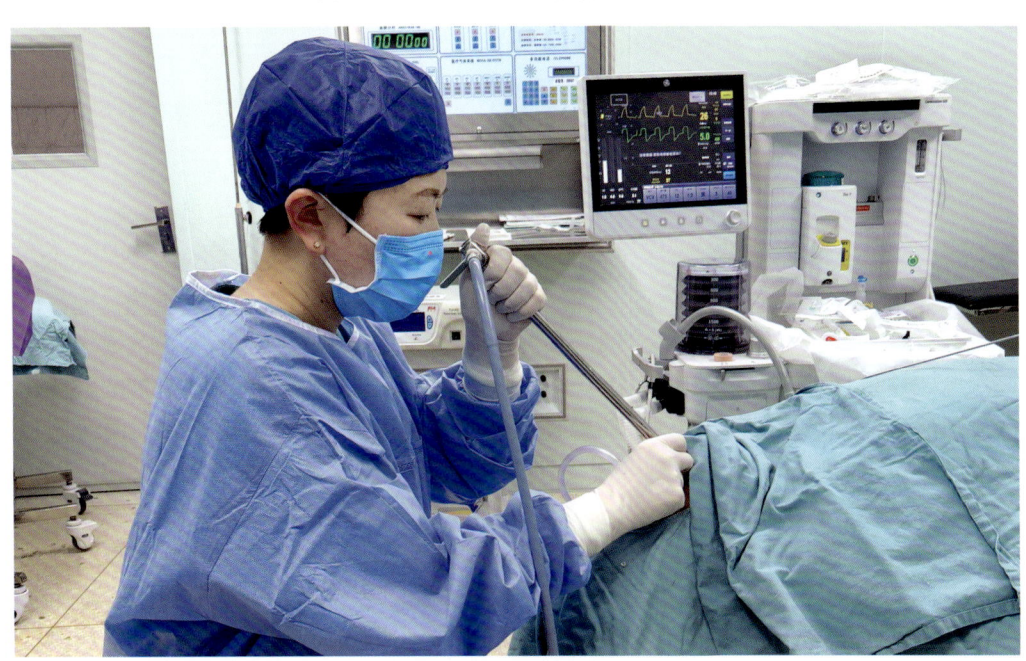

图 3‑15‑2 食管镜经口进入食管

2. 取长而尖锐的异物（如鱼刺、长针）时，必须查看异物尖端与管壁的关系。如尖端游离，钳子夹住尖端并将其纳入食管镜内取出。如钳住异物但取出有阻力时，提示异物刺入食管壁可能，可用异物钳夹住异物远端，使异物尖端退出管壁，然后夹住异物尖端，与食管镜一并退出，必要时，以食管镜口斜面推开异物刺入处之食管壁，也有助于游离异物尖端。

3. 扁圆形直径较宽的异物，如钱币、纽扣等，在食管内多呈冠状位，钳取时应使食管镜靠近异物，用鳄鱼钳夹住其扁平面后，顺势与食管镜一起取出。

4. 由于食管腔呈扁圆形，鸡骨、肉骨等外形不规则的异物，其两端多卡于食管壁，手术时应查清异物与邻近管壁的关系，于异物之近侧端，选择适当部位钳住，轻轻转动，使异物的长轴与食管平行，并将尖端纳入食管镜后取出。

5. 圆形异物如话梅等，可用抱钳夹取。对于团状质软的异物，如肉块，若不能整块取出，可撕碎后分次取出，实在难以取尽时，可酌情考虑推入胃内。

6. 义齿的体积较大，呈不规则形，附有钩子，容易钩住食管壁组织而不易取出。宜在全身麻醉下，选用能使食管扩张的大口径（如 13 mm×19 mm）的食管镜和结实有力的异物钳，进行手术。术时应将义齿转位，使其纵轴与食管平行，并把钩子纳入食管镜后，与食管镜同时退出。由于异物较大且不规则，经过食管入口时，常有阻力，可适当转动紧夹异物的钳子和食管镜，使异物松动后取出，强行拉出可致食管黏膜严重损伤。经过努力仍难以从食管镜下取出时，宜请胸外科协助治疗。

7. 取除形状不规则而有弹性的异物（图3-15-3），如开口向上的别针时，可夹住别针的尖端，并拉入食管镜内后取出。较小的别针，若不易夹住针尖时，可将别针之圆端夹入食管镜内，将食管镜向下推移，把别针拉直后取出。也可用转钳夹住别针之弹簧圈，将其推入胃内，转位使其尖端向下后，拉入食管镜后取出。偶有用安全别针钳，使别针关闭后取出。

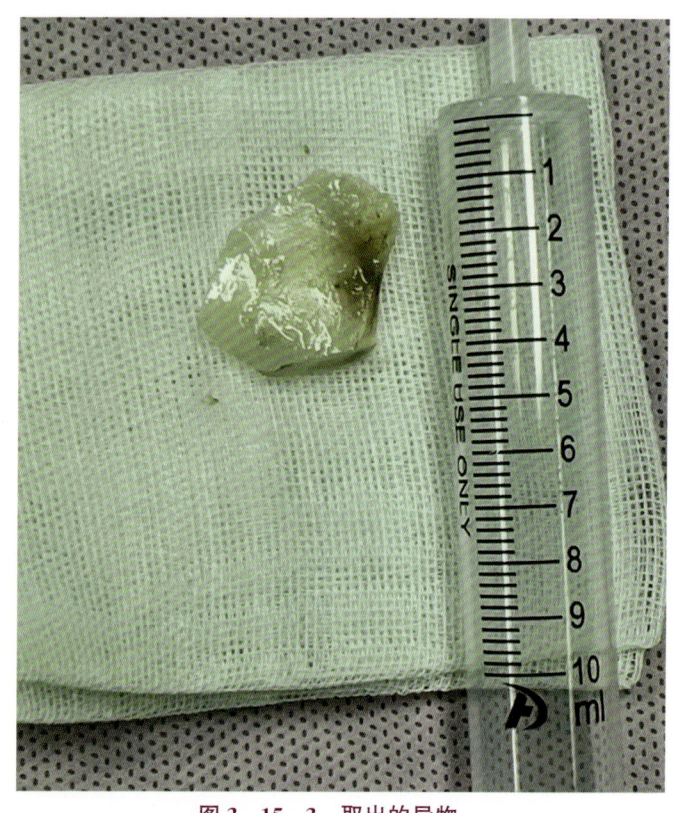

图 3-15-3 取出的异物

（四）并发症

1. 颈部皮下气肿或者纵隔气肿　食管穿孔后吞咽下的空气外溢，进入颈部皮下组织或者纵隔，处理及时可防止感染扩散，可自行吸收。

2. 食管周围炎或周围脓肿　食管异物最常见并发症。多见于尖锐不规则，或者嵌顿于食管时间较长的异物，甚至发生食管穿孔，炎症向周围扩散，感染较重，形成局部周围脓肿；若脓肿经食管后间隙侵及咽后间隙，可并发咽后脓肿。

3. 纵隔炎与纵隔脓肿　食管穿孔，下颈深部蜂窝织炎与脓肿，向上纵隔扩散，形成纵隔炎或纵隔脓肿。胸段食管异物常嵌顿于主动脉弓及支气管分叉部位，一旦穿孔，形成化脓性纵隔炎，这是最严重的并发症，会累及全身，患者常有高热、脓毒血症等全身中毒表现，炎症继续发展还可引起脓胸、血气胸、心包炎等。

4. 血管溃破大出血　食管中段异物，累及主动脉弓或者锁骨下动脉等大血管，引起致命性的大出血，临床表现为大量呕血或者便血。若怀疑有大血管的穿孔，建议及早血管介入植入蒂膜支架或开胸修补血管，有可能挽救生命。

5. 气管食管瘘或者食管狭窄　异物穿透食管壁累及气管或者支气管时，可并发气管食管瘘。食管异物导致食管壁局部糜烂或者溃疡，愈合后可能出现食管狭窄。

6. 下呼吸道感染及颈椎关节炎与骨髓炎。

（五）并发症防范技巧

1. 异物在食管内停留时间愈长，局部炎症反应愈明显，也增加了手术的难度，因此，应及时取出。对于已有发热、局部肿痛等感染征象者，于适当应用抗生素后，尽早手术，以利炎症消退并防止并发症。

2. 手术时，应使食管镜的位置与食管纵轴一致，使食管前后左右各壁均能被看到，以免超越异物，造成漏诊。钳夹异物时注意勿同时夹住食管壁组织，二者感觉不同。夹异物时遇到阻力，不可暴力牵拉，以免撕裂食管壁。

3. 异物较大，外形不规则或有尖刺，停留部位与主动脉弓邻近，食管镜取出有困难时，不可强拖硬拉，宜请胸外科介入科会诊。

4. 小儿食管镜检查时，可因压迫气管后壁而致呼吸困难，应及时退出食管镜，以免窒息。因此宜采用气管内插管麻醉，以保证手术时呼吸通畅。

5. 尖锐异物已穿破食管，埋入周围组织时，须充分评估病情，行颈侧或纵隔切开途径取出异物。

（六）术后处理

1. 异物较小，取出时无明显黏膜损伤者，禁食6小时后进软质饮食。

2. 异物存留时间较长，黏膜肿胀较明显时，禁食12小时，复查食管钡餐透视未见并发症时，可进食流质或半流质饮食。术后酌情应用抗生素。

3. 对于手术时食管损伤严重、异物合并食管周围感染或纵隔炎症或疑似食管穿孔的患者，术后除用抗生素外，还应鼻饲饮食，必要时行局部脓肿切开引流术。

4. 钳取异物时，若异物下滑进入胃内，多能经大便排出。若异物较大而且尖锐，如有腹痛，应去外科诊治。

四、转诊指征

1. 异物位于主动脉弓周围，或者有刺入主动脉弓可能，患者有呕血、便血症状，建议转上级三甲医院，需要胸外科及介入科的多学科合作。

2. 异物已经穿出食管，并继发感染，形成食管周围脓肿或者纵隔脓肿、脓胸等严重并发症，建议转上级三甲医院。

五、总结

本节详细阐述食管异物的诊断、手术注意事项、并发症的防范技巧、术后处理及转诊指征。在临床上重点关注患者的异物的位置，及其与重要血管的关系，充分评估病情，尽早手术处理异物，减少感染的机会，从而减少并发症的发生。

〔马丽娟〕

第十六节　咽喉反流与嗓音疾病

一、概述

咽喉反流（laryngopharyngeal reflux，LPR）是指胃十二指肠内容物反流至食管上括约肌以上的上呼吸消化道，包括鼻咽、口咽、喉咽和喉等部位，可引起上呼吸消化道的形态学改变及一系列症状和体征。咽喉反流性疾病（laryngopharyngeal reflux disease，LPRD）是胃十二指肠内容物反流的直接或间接作用引起的上呼吸消化道组织的一种炎症疾病，伴有一系列症状和体征。LPR 可通过损伤咽喉上皮引起的炎症反应导致许多器质性嗓音疾病的发生，目前认为 LPRD 与许多嗓音疾病存在相关性或是其病因之一，如喉接触性肉芽肿、任克间隙水肿、声带息肉、声带白斑、喉癌等。

　　嗓音疾病（voice disorders）多数情况下是由呼吸及喉部调节存在器质或功能异常引起的失声、发声困难、声音嘶哑等，常见于声带和喉的炎症、新生物以及神经的功能失调，发声异常作为喉部疾病的表现之一。嗓音疾病可分为器质性嗓音疾病、神经性嗓音疾病、精神性嗓音疾病和肌紧张性嗓音疾病四类。器质性嗓音疾病包括喉接触性肉芽肿、任克间隙水肿、声带息肉等声带良性增生性病变，以及声带白斑、喉癌等喉部肿瘤；神经性嗓音疾病包括喉返神经麻痹、喉上神经麻痹、痉挛性发声障碍、重症肌无力等；精神性嗓音疾病声带外形正常，多有情绪激动或精神创伤的刺激因素，表现为言语性发声时声带不内收处于外展位或声带运动不稳定；肌紧张性嗓音疾病是在发声时喉内肌或喉外肌过度紧张导致的发音障碍，主要原因是发声滥用或用声不当。目前认为，LPRD 与器质性嗓音疾病相关。

二、LPRD 与嗓音疾病的关系

　　声音嘶哑是 LPRD 的常见症状，文献报道 50%～79% 的嗓音不适人群和 91% 的嗓音障碍老年病例可能与 LPR 相关，还有研究结果显示 55%～79% 顽固性声嘶患者存在 LPR，因此 LPR 可能是声音嘶哑持续时间超过 3 个月的主要病因。目前认为，LPR 与喉接触性肉芽肿、声带息肉、任克间隙水肿、声带白斑、喉癌等许多器质性嗓音疾病存在相关性，或为其病因之一，在其发生发展中发挥重要作用。LPR 通过损伤咽喉上皮引起炎症反应导致多种器质性嗓音疾病的发生。反流物长期刺激引起上皮细胞损害，刺激咽喉黏膜使 NF-κB 信号通路激活，导致 IL-1、IL-6 和 TNF-α 等促炎细胞因子分泌增加，继而激活 IKKs 激酶家族并解离 NF-κB 二聚体的抑制蛋白家族，进一步激活 NF-κB 系统，形成恶性循环，扩大炎性反应。这些炎性因子参与喉部炎性细胞的聚集、迁移、分化、生长和血管形成，血管扩张充血、组织增生、胶原纤维沉积等使声带撞击影响扩大化，继而导致器质性嗓音疾病的发生。此外，LPR 还可通过损害组织愈合和再生能力加重器质性嗓音疾病的发展。声带上皮的愈合受到黏膜表皮生长因子（epidermal growth factor，EGF）分泌的影响，LPR 可减少伤口修复和血管生成的生长因子的表达，延缓黏膜愈合，加重炎性进程。

三、LPRD 的流行病学

　　LPRD 是耳鼻咽喉头颈外科的常见疾病，国内多中心耳鼻咽喉头颈外科门诊大样本的流行病学调查研究纳入了 72 家三甲医院耳鼻喉科门诊的 90 440 例患者，应用反流症状指数（reflux symptom index，RSI）量表进行 LPRD 筛查，结果显示：LPRD 患者在耳鼻喉科门诊患者中的构成比为 10.15%，不同的季节 LPRD 患者构成比无明显差异；不同的地域 LPRD 构成比不同，其中东北、华南、西北、华北和西南地区的构成比高于平均水平，而华东和华中地区的构成比较低；男性患者（与女性相比）、中老年患者（与青年组相比）、吸烟史和饮酒史患者（与无烟酒嗜好患者相比）LPRD 构成比较高；多因素分析显示中老年、吸烟史和饮酒史是 LPRD 的危险因素。国内外单中心社区小样本的流行病学调查显示，LPRD 的患病率为 3%～34.4%，其中纳入 1 950 例的南京市城区居民的流行病学调查结果显示该地区 LPRD 的患病率为 3.87%，对武汉市城区居民的抽样调查结果显示武汉市区居民 LPRD 的患病率为 6.68%，福州市居民的抽样调查显示该地区 LPRD 的患病率为 5%；英国和希腊对当地居民进行流行病学调查结果显示，两个国家 LPRD 患病率分别为 34.4% 和 18.8%。

四、LPRD 的症状和体征

（一）LPRD 的常见症状

1. 咽喉异物感　咽喉部持续或间断异物感，有时表现为无痛性团块、烧灼感、痒感、紧迫感、黏着感等。

2. 频繁清嗓 胃十二指肠内容物刺激咽部黏膜引起咽部组织的慢性炎症反应，造成咽部不适、异物感，患者为减轻症状而经常清嗓。

3. 咽痛 咽喉部炎症引起的疼痛，持续或间断出现，吞咽加重。

4. 声音嘶哑 常为波动性，晨起重，白天逐渐减轻，这是咽喉反流性疾病引起声音嘶哑的特有症状。出现声带水肿等器质性病变时，可表现为持续性声嘶。

5. 慢性咳嗽 慢性咳嗽常为阵发性，躺下后或进食后明显，或由于剧烈咳嗽而从睡眠中惊醒。这是由于胃十二指肠内容物反流至喉、气管，刺激喉气管黏膜所致，有时可引起哮喘发作。

6. 阵发性喉痉挛 喉黏膜对外界刺激非常敏感，当胃十二指肠内容物反流至喉部，刺激喉黏膜可引起反射性喉痉挛。阵发性喉痉挛是咽喉反流的一个典型症状，但常被忽视。

LPRD 的症状多种多样、无特异性，其他症状还有痰多、口臭、发音疲劳、呼吸不畅、吞咽不利、鼻涕倒流、耳闷耳胀等，部分合并烧心、胸痛、反酸等。LPRD 没有特异性的典型表现，同时 LPR 作为一种病因与很多咽喉疾患或器质性病变有关，故需要用排除性思维考虑 LPRD。此外，如果患者存在 LPRD 相关的不良生活习惯或存在 GERD 典型症状，可有助于诊断 LPRD。

（二）LPRD 的常见体征

1. 后部喉炎 杓区、后连合区域黏膜红斑、水肿、增生。

2. 假声带沟 由于声门下黏膜水肿造成的声带内侧缘一凹陷，贯穿整个声带，甚至跨过声带突至后连合。

3. 接触性肉芽肿 声带突区域黏膜受损伤后声带黏膜发生溃疡、组织增生堆积形成的肉芽肿。

4. 喉室消失 由于声带和室带水肿使喉室变浅或消失、咽喉反流等引起喉内黏膜广泛水肿。

5. 声带水肿 可表现为轻度到重度水肿，轻度水肿只是声带边缘变得圆滑，而重度声带水肿即任克间隙水肿。

6. 后连合黏膜增生 长期咽喉反流可刺激喉后连合黏膜增生，正常向后的弧度消失或突向喉腔。

7. 声门下狭窄 咽喉反流是造成后天性声门下狭窄的原因之一。

LPRD 的体征同样不具有特异性，应用喉镜判定喉部病变是否是由于 LPRD 引起十分困难，因为：①不同种类的喉镜显示的清晰度和色泽有差异；②医师对喉镜的判定带一定主观性，不同医师对同一患者的判定结果可能不同；③喉部病变的非特异性。此外，喉镜检查的体征与 LPRD 的严重程度并不相符，健康人也可出现上述喉部表现，且喉部异常表现的发生率相当高。因此，不能单纯依靠喉镜下看到的体征来诊断 LPRD。此外，LPRD 还有一些咽部的体征，如舌根淋巴组织增生，咽后壁充血、淋巴滤泡增生，腭舌弓充血，悬雍垂水肿，舌苔肥厚，龋齿等表现。

五、LPRD 的诊断

目前没有单一的方法可以确诊 LPRD。LPRD 的诊断需依靠症状和体征评分、PPI 试验性治疗的疗效及客观诊断结果来综合判断。

（一）反流症状和体征量表

Belafsky 教授根据 LPRD 相关的症状和体征设计了反流症状指数（RSI）和反流体征评分（reflux finding score，RFS）量表，RSI＞13 分和/或 RFS＞7 分可初步诊断 LPRD（表 3-16-1、表 3-16-2）。

国内先后引入 RSI 和 RFS 的中文版并进行评估，证实其具有良好的信度和效度。由于 RSI 和 RFS 便于在门诊开展，因此可作为咽喉反流的初筛手段，对于可疑 LPRD 的患者应首先评估 RSI 和 RFS。

（二）质子泵抑制剂（proton pump inhibitors，PPIs）试验性治疗

PPIs 试验性治疗是 LPRD 简便、有效的诊断方法。对于经 RSI 和 RFS 初筛后可疑 LPRD 的患者，可行 PPIs 试验性治疗进一步明确诊断。PPI 试验性治疗的方法是标准剂量 PPIs 治疗 8～12 周，然后评

表 3 - 16 - 1　　　　　　　　　　　　　　反流症状指数（RSI）

在过去几个月哪些症状困扰你？	0＝无症状				
	5＝非常严重				
声嘶或发音障碍	0	1	2	3	4	5
持续清嗓	0	1	2	3	4	5
痰过多或鼻涕倒流	0	1	2	3	4	5
吞咽食物、水或药片有阻塞感	0	1	2	3	4	5
饭后或躺下后咳嗽	0	1	2	3	4	5
呼吸不畅或反复气喘发作	0	1	2	3	4	5
烦人的咳嗽	0	1	2	3	4	5
咽喉异物感	0	1	2	3	4	5
烧心、胸痛、消化不良或反酸	0	1	2	3	4	5

表 3 - 16 - 2　　　　　　　　　　　　　　反流体征评分（RFS）

假声带沟	0＝无	弥漫性喉水肿	0＝无
	2＝存在		1＝轻度
喉室消失	0＝无		2＝中度
	2＝部分		3＝重度
	4＝完全		4＝堵塞
红斑和（或）出血	0＝无	后连合增生	0＝无
	2＝局限于杓状软骨		1＝轻度
	4＝弥漫		2＝中度
声带水肿	0＝无		3＝重度
	1＝轻度		4＝堵塞
	2＝中度	肉芽肿	0＝无
	3＝重度		2＝存在
	4＝息肉样	喉内黏稠黏液附着	0＝无
			2＝存在

估疗效，症状改善者即可确诊；症状无缓解者可进一步行 24 小时 MII-pH 监测或 DX-pH 监测等客观检查以及其他相关临床表现的评估，以进一步明确病因。PPIs 试验性治疗诊断 LPRD 时需要注意有耗时长、花费大的缺点，以及可能产生的药物副作用。

（三）pH 监测

用于诊断 LPRD 的主流 pH 监测包括 24 小时多通道腔内阻抗联合 pH 监测（multichannel intraluminal impedance-pH，MII-pH）（图 3 - 16 - 1）和口咽动态 pH 监测（Dx-pH）（图 3 - 16 - 2）。

24 小时 MII-pH 监测可提供反流的客观证据（食团运动方向、反流物性质和 pH），是目前诊断咽喉反流的"金标准"。24 小时 MII-pH 监测包括多个阻抗通道和两个 pH 监测电极，如果最上方的阻抗通道和 pH 监测电极可定位于食管上括约肌以上部位，则可称为 24 小时 HEMII-pH（Hypopharyngeal-Esophageal MII-pH）监测。其中，多通道阻抗监测可以判断食团的性质、运动方向和反流高度，pH 监测可以判断食管和下咽部的 pH 变化。因此，24 小时 MII-pH 监测是目前最有效的诊断酸反流和非酸

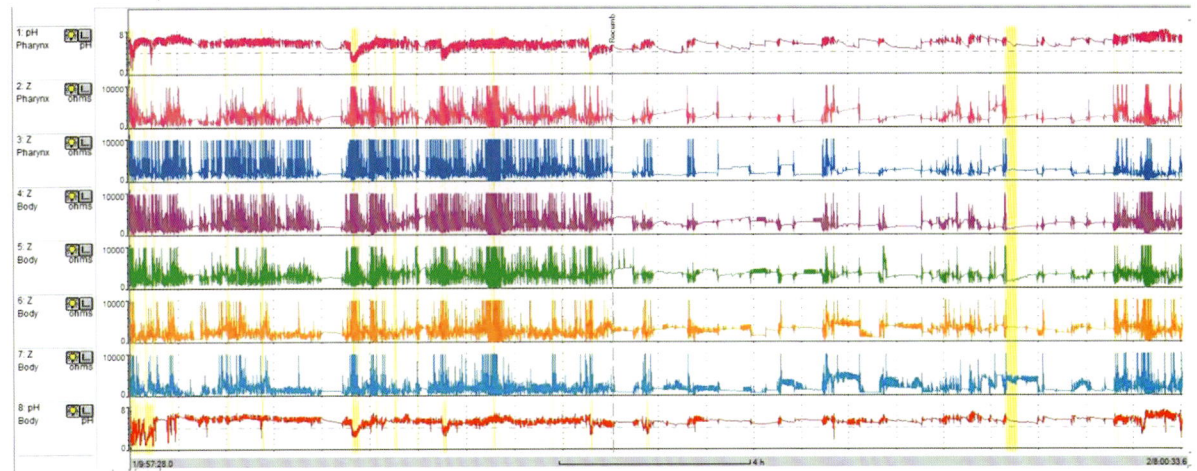

图 3-16-1　24 小时 MII-pH 监测图形

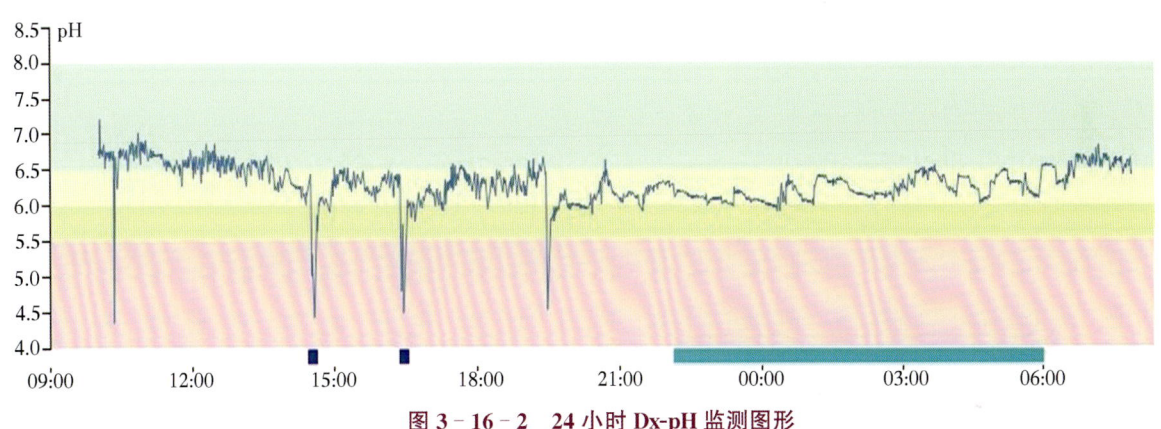

图 3-16-2　24 小时 Dx-pH 监测图形

反流的方法。但是 24 小时 MII-pH 监测在诊断 LPRD 时也存在假阴性和假阳性的情况，目前认为假阴性和假阳性的原因主要是反流事件的次数和特征每日都可能不同，如果 LPRD 患者在 24 小时 MII-pH 监测当天恰巧无咽喉反流事件则出现假阴性结果，反之则出现假阳性结果。咽喉反流事件的定义为胃十二指肠内容物反流到食管上括约肌以上部位，24 小时 MII-pH 中咽喉反流事件的判定标准：①阻抗值从食管距门齿远端到近端依次变化。②最高点的阻抗值增大或减小，提示反流物到达下咽。MII-pH 监测的诊断标准尚不统一，目前多数学者认为有咽喉反流症状的患者 24 小时内发现一次咽喉反流事件即为异常，需要指出的是，一次咽喉反流事件能否诊断 LPRD 还应该结合患者有无临床症状和体征。

　　Dx-pH 监测的 pH 感受器表面有一层湿化膜，可使呼出气体在探头表面液化，故可准确测量气体反流的 pH，因此 pH 感受器也可以悬置于口咽部的气道内监测上气道 pH 的变化，相较于 MII-pH 监测患者的耐受度较好。直立位 pH<5.5 或卧位 pH<5.0 记为一次 Dx-pH 监测反流阳性事件，计算 Ryan 指数后，直立位评分大于 9.41 分和/或卧位大于 6.81 分可诊断 LPRD。

　　（四）胃蛋白酶检测

　　胃蛋白酶是由胃黏膜的主细胞分泌，正常情况下不应出现在咽喉黏膜上皮细胞和分泌物中，因此可以通过检测咽喉黏膜上皮细胞和分泌物中的胃蛋白酶来诊断 LPRD。尽管胃蛋白酶检测的最佳时机、样本收集部位和病理阈值仍存在争议，但胃蛋白酶可以作为 LPRD 的可靠标志物已被广泛认可。根据胃蛋白酶检测的取材样本，可分为对组织样本的胃蛋白酶检测、对唾液样本和鼻腔灌洗液的胃蛋白酶检测。对唾液样本的胃蛋白酶检测，可以在实验室采用酶联免疫法测量唾液样本中的胃蛋白酶浓度，如果高于病理阈值则可诊断 LPRD。胃蛋白酶试纸条检测为一种更为快速的唾液胃蛋白酶检测方法，该试纸条为一种胃蛋白酶侧向流动装置，包含两种人胃蛋白酶特异性单克隆抗体，当唾液中的胃蛋白酶浓度高于设置的病理阈值时则显色，从而快速、简便、无创地诊断 LPRD（图 3-16-3）。唾液中的胃蛋白酶浓度是动态变化的，因此单次唾液胃蛋白酶检测的结果之间存在较大的差异性。对于可疑的 LPRD 患者，单次唾液胃蛋白酶检测结果为阴性时，为提高结果的准确性应行多次测量。

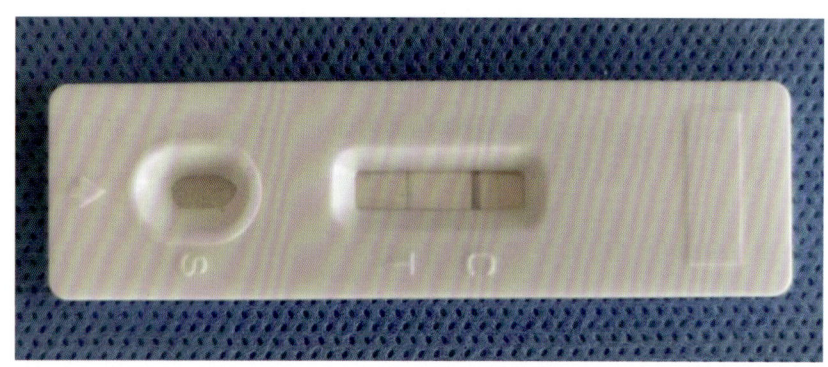

图 3-16-3　胃蛋白酶试纸条

六、LPRD 的治疗

LPRD 治疗包括健康教育和生活习惯改善、药物治疗、抗反流手术。

（一）健康教育和生活习惯改善

健康教育是 LPRD 治疗和预防的基础。LPRD 的健康教育旨在帮助患者做出与自己健康相关的知情决定，以提高患者治疗依从性、促进健康生活方式。LPRD 的健康教育包括疾病知识及治疗方案宣教、生活及饮食方式指导、提高患者自我管理能力等，对于促进患者健康、减少医疗费用起积极作用。

调整生活方式和改变饮食习惯应贯穿治疗的始终。调整生活方式的内容包括改善睡眠质量、减轻工作负担、生活规律、减肥、戒烟和控制饮酒量，改变饮食习惯的内容包括减少巧克力、脂肪、柑橘类水果、碳酸饮料、番茄酱、红酒和咖啡的摄入，避免午夜进食和餐后卧位等。

（二）药物治疗

药物治疗是治疗 LPRD 的主要方法，包括 PPIs、钾离子竞争性酸阻滞剂（P-CAB）、H_2 受体阻滞剂（H_2RA）、促胃动力药和胃黏膜保护剂等。

1. PPIs　目前临床应用最为广泛的治疗 LPRD 的药物，其直接作用于胃壁细胞上的 H^+-K^+-ATP 酶，可显著抑制胃酸分泌，降低胃蛋白酶活性（pH 1.5~2.5 时胃蛋白酶活性最高，当 pH＞5 时胃蛋白酶活性迅速下降，直至 pH 7.5 时失活），减少胃酸和胃蛋白酶对咽喉部黏膜的直接损伤，阻滞炎症反应过程；使损伤的组织得以修复，恢复机体的抗反流防御功能。目前的临床证据表明 PPIs 治疗 LPRD 的用药方案为：40 mg 奥美拉唑（或等效 PPI），每日 2 次（早餐和晚餐前），不少于 3 个月，于餐前 30~60 分钟服用。应用 PPIs 治疗 LPRD 时每日 2 次的用药方案治疗有效率显著高于每日 1 次；与 GERD 相比，PPIs 治疗 LPRD 需要更长的周期，不应少于 3 个月；于餐前 30~60 分钟服用则是为了保证当质子泵激活时处于最高的药物浓度。

2. P-CAB　是一种新型胃酸抑制剂，其作用机制不同于 PPI，通过与钾离子竞争质子泵上结合位点可逆性抑制质子泵的泌酸功能。它在胃壁细胞中高浓度聚集且解离缓慢，故具有持久强效的抗泌酸作用。P-CAB 可以同时与活性质子泵和静止质子泵结合，故起效迅速，抑酸作用更强大。P-CAB 的标准剂量为每日 1 次 20 mg 伏诺拉生（或等效 P-CAB），疗程 8~12 周，可根据疗效评估情况决定是否延长用药周期。需要指出的是，症状消失后 PPI 或 P-CAB 都应逐渐减量至停药，以防反跳性胃酸高分泌导致疾病复发。

3. H_2RA　主要用于拮抗组胺引起的胃酸分泌，如存在夜间反流，可在每日 2 次 PPIs 治疗的同时，

睡觉前加用 H_2RA。PPIs 和 H_2RA 均针对酸反流，不能阻止非酸反流对咽喉组织的损害。

4. 促胃动力药　PPI 和促胃动力药联合使用，可提高 LPRD 的治疗效果。促胃动力药可有效改善打嗝、餐后腹胀、恶心等症状。对非酸反流为主的患者，推荐 PPI 和促胃动力药联合使用。

5. 胃黏膜保护剂　氢氧化铝镁、铝碳酸镁、藻酸盐等黏膜保护剂可在胃内容物上形成一种机械屏障，减少或防止胃内容物与食管或喉咽黏膜的接触，且无明显副作用。

（三）抗反流手术

抗反流手术对部分咽喉反流患者有效，目前的抗反流手术方式有内镜下抗反流治疗和腔镜下抗反流手术。腔镜下胃底折叠术和内镜下食管下段射频消融术是目前常采用的改善食管下端压力和减少反流的有效方法，文献适应证主要用于对药物治疗效果不佳或对药物治疗不耐受的患者，术后 RSI 和 RFS 评分均有不同程度降低。

七、总结

咽喉反流性疾病和嗓音疾病均为耳鼻咽喉科常见病，彼此存在相关性。咽喉反流是一些器质性嗓音疾病的病因之一，并在发生发展过程中发挥作用。咽喉反流性疾病的症状和体征没有特异性，其诊断需依靠症状和体征评分、PPI 试验性治疗的疗效及客观诊断结果来综合判断。LPRD 治疗包括健康教育、调整生活方式、药物治疗、抗反流手术。

〔李进让　王嘉森〕

第十七节　先天性梨状窝瘘

一、概述

先天性梨状窝瘘（congenital pyriform sinus fistula，CPSF）是一种少见的鳃源性先天性疾病，起源于胚胎期第三、第四鳃弓，为胚胎发育过程中鳃裂组织未完全退化残留而形成。以往文献认为第三或第四鳃裂畸形少见，占所有鳃源性畸形 $1\%\sim4\%$，但从笔者临床经验来看发病率并不低。80% 的病例于儿童时期发病，左侧多见约占 90%，可能与胚胎早期第四鳃弓血管发育不对称或者右侧后鳃体消失有关，双侧同时发病罕见。先天性梨状窝瘘主要的临床表现为反复发作的颈部脓肿、颈部蜂窝织炎和急性化脓性甲状腺炎等，当颈部存在外瘘口时，瘘口可伴有溢液。新生儿因气管受压表现为喘鸣、呼吸困难等症状。本病在基层医院经常被漏诊和误诊，导致反复多次手术仍不能治愈，因此临床中应术前做好充分的评估，再制订手术方案，进行围手术期的全程管理。

二、治疗方式

（一）颈外进路完整切除瘘管

1. 适应证　颈外进路完整切除瘘管和/或部分甲状腺组织是国内外沿用了数十年的治疗先天性梨状窝瘘的经典方法。术中明确瘘管具体位置、精细解剖辨别瘘管走行及彻底切除是治疗的关键。适合喉镜下未见明显内瘘口患者。

2. 局限性　对于反复切开引流的儿童病例，局部形成瘢痕，加之本身的解剖结构细小，瘘管短、位置高，术中完全切除瘘管难度较大，易损伤喉返神经损伤和术后残留复发。

（二）低温等离子内瘘口灼烧术

1. 适应证　低温等离子内瘘口灼烧术作为治疗 CPSF 的一种微创手术方法被越来越多的学者所接受，其主要原理是通过消融后瘢痕愈合的方法封闭内瘘口，从而阻断口腔分泌物、细菌和病毒进入瘘管导致的继发感染。虽然文献报道与传统手术相比术后复发率相近，但是该术式具有术后患儿痛苦少、并发症少、颈部无切口瘢痕，且可以重复治疗等优势，越来越受到广大耳鼻咽喉头颈外科医师的认可。可配合局部脓肿切开排脓，相较于瘘管完整切除大大减小手术难度。

2. 局限性　对喉返神经入喉点位置把握较差时，术后易出现喉返神经热损伤。

三、围手术期处理要点及手术技巧

（一）术前检查

随着影像学技术的提高和电子喉镜的普及，先天性梨状窝瘘的确诊率随之提高。主要的检查方法有B超、食管钡餐、颈部CT和电子喉镜。B超的优势在于经济，无创，提示肿块与周围血管关系。B超的主要表现为颈前区或甲状腺区低回声改变，提示颈部炎性包块或脓肿形成，特异性改变是甲状腺上部区域气体回声，但检出率低。食管钡餐检查能显示瘘管的存在和走行，但急性炎症期间局部组织水肿，瘘口或窦道可能闭合，常不易发现瘘管，故应在炎症消退期后6～8周再做检查，如发现梨状窝底部有长2～3 cm纤细管道经外侧向前下方延伸可确诊。CT分辨率高，联合三维成像可以更全面地显示病变部位及其与周围组织结构的解剖关系。CT的主要表现为甲状腺区、颈前区皮肤异常密度影，其内可有含气腔；甲状腺增大、包膜不完整；梨状窝黏膜水肿增厚，梨状窝尖变浅；颈鞘周围蜂窝织炎。因为瘘管细小且患者多有颈部反复感染病史，CT中直接显示瘘管的可能性低，有研究认为食管钡餐联合CT检查有助于清晰显示瘘管走行，进一步提高梨状窝瘘的诊断率。但幼龄儿童配合度差，CT检查前多要给予镇静，吞钡后镇静有误吸风险。喉镜检查直观发现内瘘口是诊断先天性梨状窝瘘的金标准，而且纤维喉镜检查门诊即可操作，相比全麻直达喉镜下检查更方便，但急性感染期内瘘口肿胀可造成假阴性结果。因此当高度怀疑梨状窝瘘可能，但纤维喉镜下未发现内瘘口者，应建议先行抗感染治疗，待炎症控制后再次行纤维喉镜检查或联合CT等其他检查方式进一步检查。

（二）低温等离子内瘘口灼烧术手术器械及设备

设备主要为低温等离子系统（图3-17-1），支撑喉镜设备（图3-17-2）和喉内镜成像系统。

（三）手术操作流程及技巧

1. 术前准备

（1）患者准备：对于基础生命体征平稳的患者，建议完善血常规、生化、凝血功能等全身插管麻醉手术相关常规检查检验，空腹6～8小时。

（2）器械准备：选取合适的低温等离子刀头，准备低温等离子主机，支撑喉镜设备和喉内镜成像系统。

（3）麻醉准备：手术于全身插管麻醉下进行，静脉及吸入复合麻醉。

2. 操作规范及要点　手术详细操作步骤分解如下：①经口置入支撑喉镜，注意保护门齿，挑起会厌、充分暴露梨状窝内瘘口；②在内镜及高清显示器的辅助下，把刀头置入内瘘口，深度3 mm，待刀

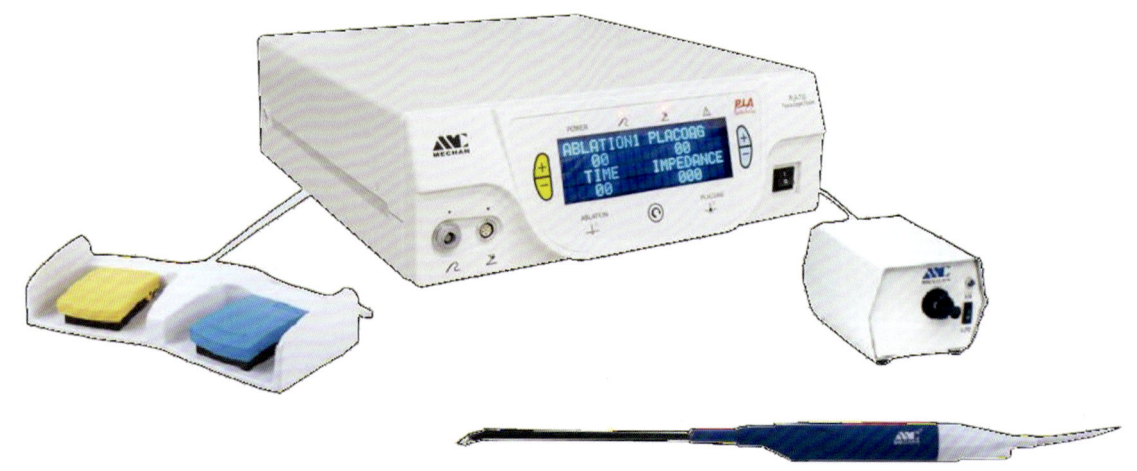

图3-17-1　低温等离子系统

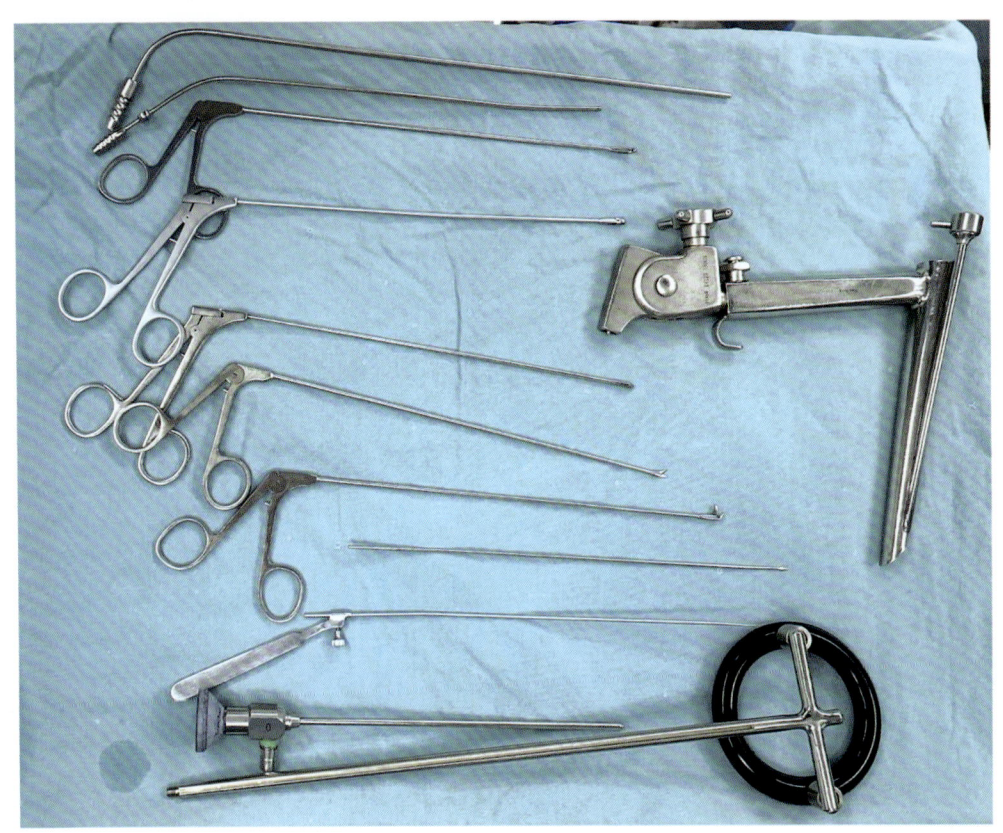

图 3-17-2　喉显微器械

头与内瘘口紧密接触后踩下电凝脚踏 2～3 秒，此时可见内瘘口周边及深部黏膜变白、凝固而闭合瘘口，术中无出血或极少出血，通常数分钟内结束手术；③退镜时检查会厌舌根及腭舌弓有无损伤。操作见图 3-17-3、图 3-17-4。

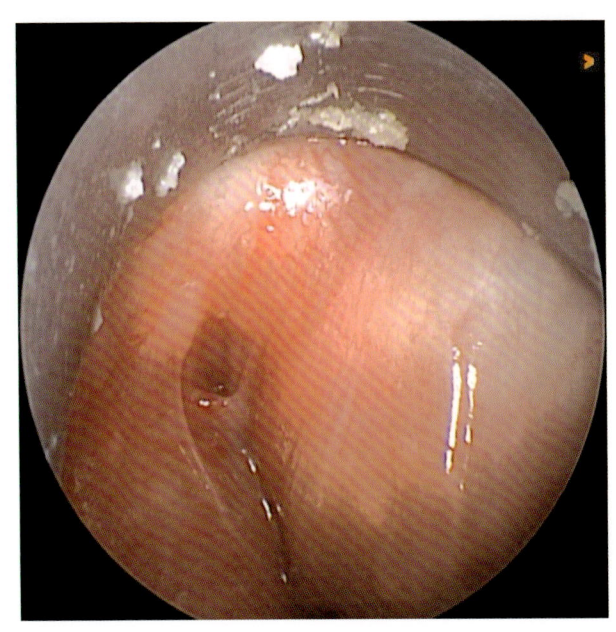

图 3-17-3　梨状窝内瘘

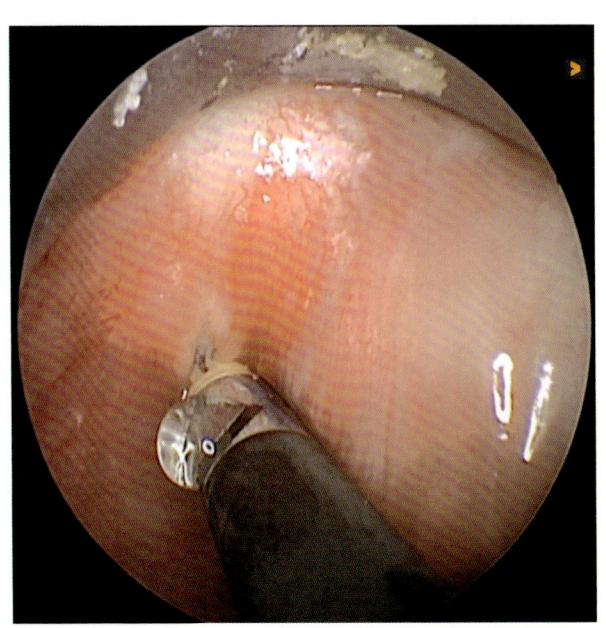

图 3-17-4　梨状窝瘘和等离子消融

（四）预后

低温等离子治疗先天性梨状窝瘘的复发率为 5.8%～15.1%，常见的并发症为声嘶，发生率为 8.2%～12.9%，大部分患者 2 个月后能恢复。

四、转诊指征

经抗生素和切开排脓治疗仍反复发作的颈部脓肿，需考虑先天性梨状窝瘘的可能，建议转上级医院进一步确诊，手术彻底切除。

〔彭　韬〕

参考文献

[1] ANSARI E，HARPER M B，LANDSCAHFT A，et al. Bacteriology of pediatric breast abscesses beyond the neonatal period [J]. Am J Emerg Med，2021，41：193-196.

[2] WINDFUHR J P，VERSPOHL B C，CHEN Y S，et al. Post-tonsillectomy hemorrhage—some facts will never change [J]. Eur Arch Otorhinolaryngol，2015，272（5）：1211-1218.

[3] ODHAGEN E，SUNNERGREN O，HEMLIN C，et al. Risk of reoperation after tonsillotomy versus tonsillectomy：a population-based cohort study [J]. Eur Arch Otorhinolaryngol，2016，273（10）：3263-3268.

[4] BURTON M J，DOREE C. Coblation versus other surgical techniques for tonsillectomy [J]. Cochrane Database Syst Rev，2007（3）：D4619.

[5] RAKESH S，ANAND T S，PAYAL G，et al. A Prospective，Randomized，Double-Blind Study of Coblation versus Dissection Tonsillectomy in Adult Patients [J]. Indian J Otolaryngol Head Neck Surg，2012，64（3）：290-294.

[6] 王彩云，王朝山，周立娟. 扁桃体切除术后并发出血的临床分析 [J]. 中国耳鼻咽喉头颈外科，2011，18（06）：298.

[7] LI J，LUO L，CHEN W，et al. Application of Coblation Tonsillectomy with Inferior Pole Capsule Preservation in Pediatric Patients [J]. Laryngoscope，2021，131（5）：1157-1162.

[8] KOLTAI P J，SOLARES C A，KOEMPEL J A，et al. Intracapsular tonsillar reduction（partial tonsillectomy）：reviving a historical procedure for obstructive sleep disordered breathing in children [J]. Otolaryngol Head Neck Surg，2003，129（5）：532-538.

[9] CHANG D T，ZEMEK A，KOLTAI P J. Comparison of treatment outcomes between intracapsular and total tonsillectomy for pediatric obstructive sleep apnea [J]. Int J Pediatr Otorhinolaryngol，2016，91：15-18.

[10] VARGHESE A M，NAINA P，CHENG A T，Asif SK，Kurien M（2016）ACE grading—A proposed endoscopic grading system for adenoids and its clinical correlation [J]. Int J Pediatr Otorhinolaryngol，2016，83：155-159.

[11] SAVINI S，CIORBA A，BIANCHINI C，et al. Assessment of obstructive sleep apnoea（OSA）in children：an update [J]. Acta Otorhinolaryngol Ital，2019，39：289-297.

[12] NGUYEN BK，Quraishi HA. Tonsillectomy and Adenoidectomy—Pediatric Clinics of North America [J]. Pediatr Clin North Am，2022，69：247-259.

[13] ZHANG N，CHENG L，CHEN M，et al. Relationship between Laryngoscopic and Pathological Characteristics of Vocal Cords Leukoplakia [J]. Acta Oto-laryngologica，2017，137（11）：1199-1203.

[14] CHEN M，CHEN J，YANG Y，et al. Possible association between Helicobacter pylori infection and vocal fold leukoplakia [J]. Head & Neck，2018，40（7）：1498-1507.

[15] CHEN M，FANG Y，YANG Y，et al. Helicobacter pylori is associated with poor prognosis of laryngeal precancerous lesion [J]. Auris Nasus Larynx，2020，47（2）：268-275.

[16] CHEN M，LI C，YANG Y，et al. A morphological classification for vocal fold leukoplakia [J]. Braz J Otorhinolaryngol，2019，85（5）：588-596.

[17] 中华耳鼻咽喉头颈外科杂志编辑委员会. 阻塞性睡眠呼吸暂停低通气综合征诊断和外科治疗指南 [J]. 中华耳鼻咽喉头颈外科杂志，2009，44（2）：95-96.

[18] 包真，龚瑾，王存川，等. 完全乳晕入路腔镜手术治疗甲状舌管囊肿6例报告 [J]. 中国微创外科杂志，2017，

17（09）：847－849.

［19］ HAN，PING，LIANG，et al. Endoscope-assisted resection of thyroglossal duct cysts via a submaxillary vestibular approach ［J］. Head & Neck，2018，40（2）：377－383.

［20］ 张晶晶，张庆丰，佘翠平，等. 鼻内镜下低温等离子治疗舌甲状舌管囊肿 ［J］. 临床耳鼻咽喉头颈外科杂志，2014，28（4）：249－251.

［21］ DRUSIN，MADELEINE A，NICOIA M，et al. Intralingual Thyroglossal Duct Cyst Excision ［J］. The Laryngoscope，2021，131（1）：205－208.

［22］ 汪松，潘登，齐炜炜，等. 超声引导下无水乙醇硬化治疗舌根部甲状舌管囊肿 10 例 ［J］. 介入放射学杂志，2020，29（02）：194－196.

［23］ LEE D W，TAE K. Robot-assisted excision of thyroglossal duct cyst by a postauricular facelift approach ［J］. Wideochirurgia i inne techniki malo inwazyjne ＝ Videosurgery and other miniinvasive techniques，2020，15（1）：245－248.

［24］ SANG I P，JUNG H B，CHONG H S，et al. Chemical ablation using ethanol or OK-432 for the treatment of thyroglossal duct cysts：a systematic review and meta-analysis ［J］. European radiology，2021，31（12）：9048－9056.

［25］ RIGHINI C A，HITTER A，REYT E，et al. Thyroglossal duct surgery. Sistrunk procedure ［J］. European Annals of Otorhinolaryngology Head & Neck Diseases，2016，133（2）：133－136.

［26］ 马静，李赟，张铁松，等. 小儿甲状舌管囊肿和瘘管术后复发因素的探讨及再次手术治疗 ［J］. 中国耳鼻咽喉头颈外科，2013，20（3）：150－152.

［27］ 潘无忌，孙剑，周峻，等. 颏下横切口在儿童甲状舌管囊肿手术中的应用 ［J］. 临床耳鼻咽喉头颈外科杂志，2019，33（11）：1065－1067.

［28］ 邵彬，刘雪峰，李聪，等. 保留舌骨的腔镜甲状舌管囊肿切除术 ［J］. 中国微创外科杂志，2021，21（03）：286－288.

［29］ 陆颖霞，谷庆隆，梁洁琼. 儿童甲状舌管囊肿分型及舌骨选择性保留的探讨 ［J］. 中国微创外科杂志，2020，20（11）：1012－1015.

［30］ 郑建文，何云生. 反复复发的舌根部甲状舌管囊肿诊治分析 ［J］. 中国眼耳鼻喉科杂志，2018，18（06）：420－421，423.

［31］ 秦凤花，谭乐恬，倪祎华，等. 婴幼儿舌甲状舌管囊肿 44 例临床特点和治疗效果分析 ［J］. 中国眼耳鼻喉科杂志，2019，19（04）：267－271.

［32］ 吕海丽，张名霞，曹连杰等. 内镜支撑喉镜下射频消融术治疗舌根型甲状舌管囊肿临床分析 ［J］. 临床耳鼻咽喉头颈外科杂志，2020，34（08）：752－754.

［33］ 韩英，洒娜，田家军，等. 扩大 Sistrunk 手术切除复发舌甲状舌管囊肿的临床分析 ［J］. 中国耳鼻咽喉头颈外科，2020，27（07）：404－406.

［34］ 叶京英，张俊波. 舌甲状舌管囊肿的诊断和治疗 ［J］. 中华耳鼻咽喉头颈外科杂志，2012，47（11）：966－968.

［35］ SHOUP M，STOJADINOVIC A，NISSAN A，et al. Prognostic indicators of outcomes in patients with distant metastases from differentiated thyroid carcinoma ［J］. J Am Coll Surg，2003，197：191－197.

［36］ MAZZAFERRI E L，JHIANG S M. Long-term impact of initial surgical and medical therapy on papillary and follicular thyroid cancer ［J］. Am J Med，1994，97：418－428.

［37］ HAUGEN B R，ALEXANDER E K，BIBLE K C，et al. 2015 American Thyroid Association Management Guidelines for Adult Patients with Thyroid Nodules and Differentiated Thyroid Cancer：The American Thyroid Association Guidelines task force on thyroid nodules and differentiated thyroid cancer ［J］. Thyroid，2016，26（1）：1－133.

［38］ 刘业海，蔺瑞银，唐平章，等. 气管切开扩大适应证与手术的安全性 ［J］. 临床耳鼻咽喉科杂志，2002，16（9）：504－505.

［39］ 蒋传亚，刘业海，杨克林，等. 高危气管切开安全性的评估和手术体会 ［J］. 中华耳鼻咽喉头颈外科杂志，2009（05）：421－423.

［40］ 张鑫，刘业海，吴静，等. 改良环甲膜切开术在重症 OSAHS 多平面手术治疗中的应用 ［J］. 临床耳鼻咽喉头颈外杂志，2018，32（22）：1727－1730.

［41］ 蔡强，刘业海，吴开乐，等. 肿瘤累及颈段气管患者的术前气道处理及围手术期窒息预防 ［J］. 临床耳鼻咽喉头

颈外科杂志，2017，31（23）：1806－1809.

［42］ 田春晖，刘业海，汪东，等. ECMO 辅助抢救甲状腺肿瘤压迫颈段气管致窒息 1 例［J］. 临床耳鼻咽喉头颈外科杂志，2021，35（9）：842－844.

［43］ 姚长玉，刘业海，高潮兵. 甲状腺癌合并声门下癌侵犯颈段气管行体外循环抢救一例［J］. 临床耳鼻咽喉头颈外科杂志，2018，53（6）：450－452.

［44］ PARKIN D M，BRAY F，FERLAY J，et al. Global cancer statistics，2002［J］. CA：A Cancer J Clin，2005，55（2）：74－108.

［45］ HE Y T，Cancer Institute the Fourth Hospital of Hebei Medical University/the Tumor Hospital of Hebei Province Shijiazhuang China，Liang D，et al. Incidence and mortality of laryngeal cancer in China，2005［J］. Chin J Cancer Res，2020，32（1）：10－17.

［46］ SIEGEL R L，MILLER K D，JEMAL A. Cancer statistics，2016［J］. CA：A Cancer J Clin，2016，66（1）：7－30.

［47］ HOFFMAN H T，PORTER K，KARNELL L H，et al. Laryngeal cancer in the United States：changes in demographics，patterns of care，and survival［J］. Laryngoscope，2006，116（S111）：1－13.

［48］ 董频，王杰，金斌，等. 205 例喉癌的手术方式与远期疗效分析［J］. 中华耳鼻咽喉头颈外科杂志，2005，40（008）：591－594.

［49］ OOSTERKAMP S，DE JONG J M，VAN DEN ENDE P L，et al. Predictive value of lymph node metastases and extracapsular extension for the risk of distant metastases in laryngeal carcinoma［J］. Laryngoscope，2006，116（11）：2067－70.

［50］ SILVER C E，BEITLER J J，SHAHA A R，et al. Current trends in initial management of laryngeal cancer：the declining use of open surgery［J］. Eur Arch Otorhinolaryngol，2009，266（9）：1333－1352.

［51］ DEMIR B，BINNETOGLU A，GUROLE，et al. Comparison of voice quality of life in early stage glottic carcinoma treated with endoscopic cordectomy using radiofrequency microdissection electrodes，laser cordectomy，and radiotherapy［J］. J Voice，2021，35（3）：477－482.

［52］ CABRERA-SARMIENTO J A，VÁZQUEZ-BARRO J C，GONZÁLEZ-BOTAS J H，et al. T1b glottic tumor and anterior commissure involvement：is the transoral CO_2 laser microsurgery a safe option？［J］. Ear Nose & Throat J，2021，100（1_suppl）：68－72.

［53］ CARNEY A S，TIMMS M S，MARNANE C N，et al. Radiofrequency coblation for the resection of head and neck malignancies［J］. Otolaryngol Head Neck Surg，2008，138（1）：81－85.

［54］ 肖旭平，周恩，肖禹. 等离子点状激发射频消融技术治疗早期声门型喉癌（Tis-T1b）31 例［J］. 山东大学耳鼻喉眼学报，2021，35（2）：60－66.

［55］ 李玲玲. 二氧化碳激光在基层外科的应用［J］. 中华医学实践杂志，2006，005（6）：640.

［56］ JERJES W，HAMDOON Z，HOPPER C. CO_2 lasers in the management of potentially malignant and malignant oral disor-ders［J］. Head and Neck Oncology，2012，4：17.

［57］ KARANDISH M. The efficiency of laser application on the enamel surface：a systematic review［J］. J Lasers in Med Sci，2014，5：108－114.

［58］ 孟娜，郭紫薇，王昕，等. 医用二氧化碳激光器：原理及应用［J］. 中国激光医学杂志，2021，30（04）：223－231.

［59］ 周梁，吴海涛，黄维庭，等. CO_2 激光在声门型喉癌外科治疗中的应用［J］. 中华耳鼻咽喉头颈外科杂志，2008（10）：742－745.

［60］ 黎景佳，张剑利，何发尧，等. 经口 CO_2 激光手术治疗前连合受累的声门型喉癌疗效观察［J］. 中华耳鼻咽喉头颈外科杂志，2017，52（05）：337－342.

［61］ 黄志刚，韩德民，于振坤，等. CO_2 激光手术治疗声门型喉癌疗效分析［J］. 中华耳鼻咽喉科杂志，2002（03）：62－65.

［62］ 张庆翔，李平栋，胡慧英，等. 累及前连合的早期声门型喉癌经口 CO_2 激光治疗［J］. 中华耳鼻咽喉头颈外科杂志，2015，50（04）：286－289.

［63］ BERTINO G，DEGIORGI G，TINELLIC，et al. CO_2 laser cordectomy for T1－T2 glottic cancer：oncological and functional long-term results［J］. Eur Arch Otorhinolaryngol，2015，272（9）：2389 - 2395.

［64］ 李文明，魏东敏，钱晔，等. 支撑喉镜下 CO_2 激光治疗喉癌的疗效分析［J］. 山东大学耳鼻喉眼学报，2018，32（06）：13 - 17.

［65］ WEISS B G，IHLER F，PILAVAKIS Y，et al. Transoral laser microsurgery for T1b glottic cancer：review of 51 cases［J］. Eur Arch Otorhinolaryngol，2017，274（4）：1997 - 2004.

［66］ FORASTIERE A A，GOEPFERT H，MAOR M，et al. Concurrent chemotherapy and radiotherapy for organ preservation in advanced laryngeal cancer［J/OL］. The New England Journal of Medicine，2003，349（22）：2091 - 2098.

［67］ SILVERMAN D A，PURAM S V，ROCCO J W，et al. Salvage laryngectomy following organ-preservation therapy—An evidence-based review［J/OL］. Oral Oncology，2019，88：137 - 144.

［68］ NCCNGuidlines-Head and Neck Cancers v1. 2021［EB/OL］.［2021 - 05 - 08］. http：//nccndd. qitian-med. tech/nccn-en.

［69］ 中华医学会耳鼻咽喉头颈外科学分会小儿学组. 中国儿童气管支气管异物诊断与治疗专家共识［J］. 中华耳鼻咽喉头颈外科杂志，2018，53（5）：325 - 338.

［70］ 黄选兆，汪吉宝，孔维佳，等. 实用耳鼻咽喉头颈外科学［M］. 2 版. 北京：人民卫生出版社，2008.

［71］ 倪鑫，张天宇. 实用儿童耳鼻咽喉头颈科学［M］. 北京：人民卫生出版社，2021.

［72］ KOUFMAN J A，AMIN M R，PANETTI M. Prevalence of reflux in 113 consecutive patients with laryngeal and voice disorders［J］. Otolaryngol Head Neck Surg，2000，123（4）：385 - 388.

［73］ BELAFSKY P C，POSTMA G N，KOUFMAN A. Validity and reliability of the reflux symptom index（RSI）［J］. J Voice，2002，16（2）：274 - 277.

［74］ PEARSON J P，PARIKH S，ORLANDO R C，et al. Review article：reflux and its consequences—the laryngeal，pulmonary and oesophageal manifestations. Conference held in conjunction with the 9th International Symposium on Human Pepsin（ISHP）Kingston-upon-Hull，UK，21 - 23 April 2010［C］. Aliment Pharmacol Ther，2011，33 Suppl 1：1 - 71.

［75］ EUBANKS T R，OMELANCZUK P E，MARONIAN N，et al. Pharyngeal pH monitoring in 222 patients with suspected laryngeal reflux［J］. J Gastrointest Surg，2001，5（2）：183 - 190.

［76］ NIU K，GUO C，TENG S，et al. Pepsin promotes laryngopharyngeal neoplasia by modulating signaling pathways to induce cell proliferation［J］. PLoS One，2020，15（1）：e0227408.

［77］ XIAO S，LI J，ZHENG H，et al. An epidemiological survey of laryngopharyngeal reflux disease at the otorhinolaryngology-head and neck surgery clinics in China［J］. Eur Arch Otorhinolaryngol，2020，277（10）：2829 - 2838.

［78］ 黄靖，徐媚，罗伟，等. 南京市居民咽喉返流疾病的流行病学调查分析［J］. 中国耳鼻咽喉颅底外科杂志，2013，19（5）：416 - 419.

［79］ 邹哲飞，陈伟，袁琨，等. 武汉市咽喉反流性疾病流行病学研究［J］. 听力学及言语疾病杂志，2018，26（6）：638 - 641.

［80］ 陈贤明，李垚，郭文玲，等. 福州地区咽喉反流性疾病的流行病学调查［J］. 中华耳鼻咽喉头颈外科杂志，2016，51（12）：909 - 913.

［81］ KAMANI T，PENNEY S，MITRA I，et al. The prevalence of laryngopharyngeal reflux in the English population［J］. Eur Arch Otorhinolaryngol，2012，269（10）：2219 - 2225.

［82］ SPANTIDEAS N，DROSOU E，BOUGEA A，et al. Laryngopharyngeal reflux disease in the Greek general population，prevalence and risk factors［J］. BMC Ear Nose Throat Disord，2015，15：7.

［83］ BELAFSKY P C，POSTMA G N，KOUFMAN J A. The validity and reliability of the reflux finding score（RFS）［J］. Laryngoscope，2001，111（8）：1313 - 1317.

［84］ BELAFSKY P C，POSTMA G N，KOUFMAN J A. Validity and reliability of the reflux symptom index（RSI）［J］. J Voice，2002，16（2）：274 - 277.

［85］ 郑杰元，张立红，李晶兢，等. 咽喉反流症状指数量表中文版的信度及效度评价［J］. 中华耳鼻咽喉头颈外科杂志，2012，47（11）：894 - 898.

［86］ 李进让，Peter C Belafsky，张立红. 中国喉科医师应用反流体征评分量表的信度研究［J］. 中国耳鼻咽喉头颈外

科，2012，19（7）：388－390.

［87］ CALVO-HENRÍQUEZ C，RUANO-RAVINA A，VAAMONDE P，et al. Is pepsin a reliable marker of laryngo-pharyngeal reflux? A systematic review ［J］. Otolaryngol Head Neck Surg，2017，157（3）：385－391.

［88］ SARITAS YUKSEL E，HONG S K，STRUGALA V，et al. Rapid salivary pepsin test：blinded assessment of test performance in gastroesophageal reflux disease ［J］. Laryngoscope，2012，122（6）：1312－1316.

［89］ WANG J，LI J，NIE Q，et al. Are multiple tests necessary for salivary pepsin detection in the diagnosis of laryn-gopharyngeal reflux? ［J］. Otolaryngol Head Neck Surg，2022，166（3）：477－481.

［90］ MORICE D，ELHASSAN H A，MYINT-WILKS L，et al. Laryngopharyngeal reflux：is laparoscopic fundoplica-tion an effective treatment? ［J］. Ann R Coll Surg Engl，2022，104（2）：79－87.

［91］ JoRDAN J A，GRAVES J E，MANNING S C，et al. Endoscopic cauterization for treatment of fourth branchial cleft sinuses ［J］. Arch Otolaryngol Head Neck Surg，1998，124（9）：1021－1024.

［92］ GARREL R，JOUZDANI E，GARDINER Q，et al. Fourth branchial pouch sinus：from diagnosis to treatment ［J］. Otolaryngol Head Neck Surg，2006，134（1）：157－163.

［93］ NICOLLAS R，GUELFUCCI B，ROMAN S，et al. Congenital cysts and fistulas of the neck ［J］. Int J Pediatr Otorhino-laryngol，2000，55（2）：117－124.

［94］ PARK J H，JUNG Y H，SUNG M W，et al. Temporary vocal fold immobility after chemocauterization of the pyr-iform sinus fistula opening with trichloroacetic acid ［J］. Laryngoscope，2013，123（2）：410－413.

［95］ WANG L L，JIAN Z S，ZHANG Y M，et al. Evaluation of endoscopic coblation treatment for obliteration of con-genital pyriform sinus fistula ［J］. Acta Otolaryngol，2018，138（6）：574－578.

第四章　耳鼻咽喉头颈外科早癌筛查技术

第一节　鼻咽癌及早癌筛查技术

一、鼻咽癌流行病学及病因学介绍

鼻咽癌具有鲜明的流行病学特征。根据国际癌症研究机构（International Agency for Research on Cancer，IARC）发布的数据，2020 年，全球大约有 8 万名患者因鼻咽癌死亡，并有 13 万例新诊断的鼻咽癌患者，其中超过 70％的新发鼻咽癌位于东亚和东南亚。非流行地区的鼻咽癌年龄标准化发病率（age standardized incidence rate，ASIR）约为 0.4/10 万，我国鼻咽癌 ASIR 约为 3/10 万，而在华南地区，鼻咽癌 ASIR 可达（10～13）/10 万，因此，华南地区为世界鼻咽癌的高发地，尤其我国的广东、广西、湖南、福建、海南，是鼻咽癌高发省份。鼻咽癌是鼻咽上皮恶性肿瘤，常常起源于咽隐窝。与头颈鳞癌不同，根据目前常用的世界卫生组织（WHO）第三版病理分型，鼻咽癌可分为角化性鳞状细胞癌、非角化癌和基底样鳞状细胞癌三大类，其中非角化癌又可分为分化型和未分化型；在流行区，鼻咽癌的组织病理类型以非角化型癌占绝大多数，其中又以未分化癌为主。

鼻咽癌独特的地域分布以及其特殊的病理类型是众多因素综合作用的结果。既往研究表明，遗传因素、饮食等环境因素以及 Epstein-Barr 病毒（EBV）的感染在鼻咽癌的发病过程中起着重要作用。特殊的地理分布和家族聚集性患病都表明，鼻咽癌具有一定的遗传易感性，然而大多数鼻咽癌病例呈散发状态，仅有 10％左右的患者有一级亲属鼻咽癌家族史，这提示高外显基因能解释的遗传易感性有限，而全基因组关联研究（genome-wide association studies，GWAS）证明，单核苷酸多态性（single nucleotide polymorphism，SNP）在鼻咽癌遗传易感中具有重要作用。例如，位于染色体 6p21 上 MHC 区域的 HLA 基因，已被广泛认为是鼻咽癌的高危基因位点。2010 年，一项对华南地区 5 090 例鼻咽癌患者和 4 957 例健康对照者开展的大型 GWAS 研究证实，HLA 基因上的 3 个 SNPs 位点与鼻咽癌易感性显著相关（rs28421666；rs2894207；rs2860580）。此外，基于香港人群和广东广西人群的两项研究同时表明，位于 TERT/CLPTM1L 基因上的 rs401681 位点多态性与鼻咽癌患病风险相关；而中国台湾地区学者发现 rs402710 同样影响鼻咽癌患病风险。此外，在对 4 716 例鼻咽癌患者和 5 379 例健康对照者的基因多态性进行荟萃分析时，TERT/CLPTM1L 基因 rs31489 被证实为新的鼻咽癌易感位点。这些数据表明 TERT/CLPTM1L 基因遗传变异和鼻咽癌的发生发展密切相关。基于 GWAS 研究还发现了众多其他鼻咽癌相关易感基因，在这些基因中选择敏感性高且特异的位点进行检测，将有助于鼻咽癌高危人群的遗传易感性检测，有助于鼻咽癌的早期发现。

除遗传易感性外，在鼻咽癌流行区，90％以上的患者都伴有 EBV 的感染，且肿瘤组织中可检测出 EBV 编码的小分子 RNA（Epstein-Barr Virus-Encoded Small RNAs，EBERs），而正常组织中其表达量则很低或没有；且鼻咽癌患者外周血中检测到的 EBV 相关抗体如 VCA-IgA、EA-IgA 和 EBV DNA 拷贝数显著增高；此外，EBV 潜伏期膜蛋白（latent membrane protein 1，LMP1）、LMP-2A，可在几乎全部的鼻咽癌原位癌组织及高度不典型增生的鼻咽上皮组织中检测到。以上这些发现提示 EB 病毒的感染与鼻咽癌的发生发展关系密切。实际上，EBV 是一种全球各人种广泛感染的病毒，95％以上的人曾经感染 EBV 并终身携带。EBV 在人体内主要感染 B 淋巴细胞，感染的形式分为两种：裂解感染（lytic infection）和潜伏感染（latent infection）。裂解感染时，病毒进行完整的 DNA 复制、转录、翻译和装配过程，并释放病毒颗粒，可导致细胞裂解，但不发生致癌性转化，宿主体内可以检出病毒 DNA 及 mRNA。潜伏感染时，EBV 仅表达部分病毒基因，不进行复制，不释放病毒，宿主细胞存活，但将发生遗传学改变。EBV 通常以无症状的形式，终身潜伏在宿主 B 淋巴细胞内，而相比 B 淋巴细胞，鼻咽上皮细胞并非 EBV 潜伏感染的正常宿主细胞。EBV 在鼻咽上皮细胞的长期潜伏感染，是导致正常细胞发生永生化癌变的关键因素之一。鉴于 EBV 感染在全球人群中广泛存在，而鼻咽癌却仅在我国华南、东南亚、地中海沿岸和格陵兰岛等局部区域高发，因此推测，这些高发区可能存在特殊的 EBV 致病亚型。通过分析对比我国鼻咽癌高发区和低发区的鼻咽癌患者及健康人群中的 EBV 基因组，学者们发现了与鼻咽癌发病风险高度相关的 3 个 EBV 标志性遗传多态位点（162215，162476，163364），这 3 个位点均位于 BALF2 基因区。在这 3 个位点上携带高危 EBV 亚型的个体（BALF2_CCT），其鼻咽癌发病风险会比低危型（BALF2_ATC）增加约 11 倍。因此，针对 EBV 相关的抗体、DNA 以及高危基因位点的检测，将有助于人群中鼻咽癌的早期发现。

除遗传因素和 EBV 的感染外，一些环境因素同样是鼻咽癌的风险因素。例如包括咸鱼、凉茶在内的特殊饮食，以及吸烟等生活习惯。有研究显示，婴幼儿断奶后将粤式咸鱼作为第一固体食物的人群与未摄入粤式咸鱼的人群相比，鼻咽癌风险提高 7.5 倍（95% CI：3.9～14.8）；而 10 岁时每周至少食用一次粤式咸鱼的人群与极少食用咸鱼的人群相比，鼻咽癌患病风险提高了 37.7 倍（95% CI：14.1～100.4）。在实验研究中，若用咸鱼喂食小鼠，可诱发小鼠鼻咽部这一肿瘤罕发部位发生恶性肿瘤。这可能和咸鱼中含有大量亚硝基化合物，而亚硝基化合物在肠道中可转变为亚硝酸胺从而诱发肿瘤有关；此外，咸鱼还含有 EB 病毒活化物质。这些都有可能是咸鱼与鼻咽癌发病风险相关的原因。除咸鱼外，凉茶同样在广东等华南地区流行。凉茶是一种植物性饮料，由多种中草药煎煮而成，中医理论认为其可用于清热解毒。近年来有研究表明，凉茶中的中草药可能可以降低鼻咽癌的发病风险，这些中草药包括酸枣仁、枸杞子、党参、黄芪、薏苡仁、土茯苓、巴戟天、白术等，因此，中草药或将有助于鼻咽癌的预防。基于不同人群的多个病例对照研究均发现吸烟能增加鼻咽癌的发病风险（2～6 倍），因此吸烟是鼻咽癌公认的危险因素之一。一项涵盖了 17 个病例对照研究和 4 个队列研究、共纳入 5 960 例鼻咽癌患者和 429 464 例健康者的荟萃分析发现，与从不吸烟者相比，有吸烟史者患鼻咽癌的风险高出 56%～59%，且存在剂量效应关系，累积吸烟量越大，患鼻咽癌的风险越大。此外，吸烟开始年龄早（<18 岁）的人患鼻咽癌的风险比晚吸烟的人更高（OR = 1.78，95% CI：1.41～2.25）。吸烟的鼻咽癌致病机制可能与 EBV 有关，香烟烟雾提取物是 EBV 激活的重要环境因素。一项在鼻咽癌高发区（广东）和低发区（山西）的独立人群流行病学研究证实，吸烟与血清 EBV 抗体阳性显著相关，且细胞学实验进一步发现，香烟烟雾提取物能激活 Akata 细胞和 B95-8 细胞中的 EB 病毒。由上述发现可知，环境因素对鼻咽癌的发病风险有重要影响和预测价值，对环境因素的干预，如少食用咸鱼、戒烟等，可能是有效的鼻咽癌一级预防措施。

随着社会经济的发展和饮食卫生知识的宣传，咸鱼的消费量大大下降，特别是给婴幼儿喂食咸鱼的饮食习惯已基本消失。目前，虽然针对 EBV 高危亚型的疫苗研制正在不断推进，但仍无足够的前期研究证据支持采取针对 EBV 感染的一级预防措施；而遗传因素作为鼻咽癌的病因之一，其致病机制非常复杂，缺乏可干预的基因靶点。因此，除了避免吸烟、控制饮食习惯的一级预防措施以外，鼻咽癌的防控措施主要是二级预防，即鼻咽癌的早期发现、早期诊断和早期治疗。随着放疗技术、诱导及同时期化疗用药策略的革新与进步，鼻咽癌的五年总生存率高达 84%。然而，晚期（Ⅲ～Ⅳ期）鼻咽癌疗效明显差于早期鼻咽癌。一项纳入了 7 081 例患者的大型回顾性研究结果显示，经过根治性放化疗后，晚期鼻咽癌的 5 年总生存率仅为 70%，而Ⅰ期鼻咽癌的 5 年总生存率可达 96.3%。因此，鼻咽癌的筛查，重点在于提高鼻咽癌的早期诊断率。然而，鼻咽癌病灶隐匿，缺乏特异的早期症状，局部侵袭性高，容易发生颈部淋巴结转移，一经确诊，多为晚期，Ⅰ期和Ⅱ期鼻咽癌诊断占比分别为 7% 和 13%。因此，必须采用灵敏度高、使用简便、无痛苦、价格低廉、易于接受的筛查方法，在大面积人群体检中普及鼻咽癌筛查，才能在众多的无症状人群中发现早期鼻咽癌患者和/或鼻咽癌的高危人群。

二、鼻咽癌早癌筛查方法

目前常用于鼻咽癌早期筛查的方法主要有头颈部体格检查、EBV 血清学检查、血浆 EBV DNA 定量定性筛查、EBV 及人类基因组遗传易感位点筛查、鼻咽镜或鼻咽部磁共振检查等。其中，EBV 血清学、DNA 检测以及基因组位点的鉴定在临床和社区筛查中较为常用；而鼻咽镜与磁共振检查由于设备条件和经济成本的限制，主要用于初筛阳性者的确诊性检查。

（一）EBV 相关抗体

潜伏在鼻咽上皮的 EB 病毒被激活进入裂解性周期复制后，可被机体免疫系统识别，并产生抗 EBV 衣壳抗原抗体（VCA-IgA）、抗 EBV 早期抗原抗体（EA-IgA）、抗 EBV 核抗原 1－抗体（EBNA1-IgA）等抗体。EA 是在 EBV 增殖开始时产生的，是 EBV 增殖早期诱导的非结构蛋白，是 EB 病毒增殖活跃的标志；VCA 则是 EBV 增殖后期合成的结构蛋白，存在于宿主细胞浆和细胞核内，VCA 与 EBV DNA 组成核衣壳；EBNA1 是唯一在所有与 EBV 相关的肿瘤中均表达的病毒编码抗原，是 EBV 感染后最早表达的病毒蛋白之一。1978 年，免疫荧光法（immuno fluorescence assay，IFA）检测 VCA-IgA 和 EA-IgA 首次应用于鼻咽癌筛查，在广西梧州市 12 934 人的前瞻性队列中，共发现 13 个鼻咽癌患者，其中 9 人为 Ⅰ 期患者，4 人为 Ⅱ 期患者，该方案随即被确立为当时的鼻咽癌筛查标准方案。2008 年，一项二阶段研究发现酶联免疫吸附法（enzyme-linked immunosorbent assay，ELISA）检测 VCA-IgA 和 EA-IgA 的诊断性能优于 IFA，并在 6 种抗体标志物（VCA-IgA、EA-IgA、EBNA1-IgA、EB-NA1-IgG、Zta-IgA 和 Rta-IgG）中，筛选出 VCA-IgA 与 EBNA1-IgA 为鼻咽癌筛查的最佳组合，特异性可达 98.5%，灵敏度达到 75% 以上。基于该组合，研究者们建立了逻辑回归方程，通过计算 Logit P 值来评估患癌风险，Logit $P < 0.65$ 为鼻咽癌低危，$0.65 \leqslant$ Logit $P < 0.98$ 为中危，Logit $P \geqslant 0.98$ 为高危。随后，该鼻咽癌筛查方案被收入国家癌症早诊早治项目技术方案，并于 2009 年在华南鼻咽癌高发区开展了大规模筛查。根据 2019 年欧洲肿瘤学会官方期刊肿瘤学年鉴的报道（PRO－NPC－001），该筛查方案在广东省中山、四会等市共筛查出 62 例鼻咽癌，其中 49 例患者处于 Ⅰ 期或 Ⅱ 期，早期发现率为 79.0%；其敏感度达到 90.3%，特异度达到 96.2%。但是，在 1 164 例所检出的高危人群（Logit $P \geqslant 0.98$）中，仅有 56 例被确诊为鼻咽癌，阳性预测值（PPV）为 4.8%，意味着筛查阳性人群中假阳性过多，将为受试者带来不必要的检查和精神负担，因此有待更优的筛查方法，进一步提高阳性预测值。最新研究发现，血清中针对 EBV *BNLF2b* 基因编码蛋白的抗体水平可高效区分鼻咽癌患者与健康受试者。预实验证明，在 VCA/IgA、EBNA/IgA 双抗体筛查高危的人群中，联合应用 *BNLF2b* 总抗体的筛查策略，可将阳性预测值提高到 36.36%，而其灵敏度为 92.31%，特异度为 94.24%。因此，EBV *BNLF2b* 编码蛋白抗体的检测，有望显著提高鼻咽癌抗体筛查方案的阳性预测值，然而该抗体的应用还需大规模的前瞻性验证。

（二）血浆 EBV DNA 的定量与靶向测序

除了 EBV 相关抗体外，广泛作为鼻咽癌辅助诊断的分子标志物主要聚焦在血浆 EBV DNA 上。鼻咽癌患者血浆中的 EBV DNA 并非由于病毒复制而形成的完整病毒颗粒，它们主要来源于凋亡或坏死的鼻咽癌细胞释放入血，以裸露的、小于 181bp 的 DNA 片段形式存在，当肿瘤细胞释放 EBV DNA 的速度超过免疫系统清除的速度时，血浆中的 EBV DNA 即可被核酸探针所检测到。1999 年，我国香港学者利用定量 PCR（qPCR）的方法，检测到鼻咽癌患者血浆中 EBV 基因序列，发现 96% 的鼻咽癌患者血浆中都存在 EBV DNA，明显高于正常对照人群 7% 的检出率。随后，广东、广西、香港、台湾等省（地区）以及新加坡、印度尼西亚等国的病例对照研究对血浆 EBV DNA 这一生物标志物进行了广泛的验证，试验结果一致认为其诊断鼻咽癌的敏感度和特异度均能达到 70% 以上。因此，2015 年的美国国立综合癌症网络（National Comprehensive Cancer Network）头颈部肿瘤临床实践指南在鼻咽癌的"检查方法"一栏中，加入了"血浆 EBV DNA 检测"。随后，一项纳入了两万余名香港中年男性的鼻咽癌筛查试验，通过两次重复血浆 EBV DNA qPCR 定量检测，发现 309 名受试者筛查阳性，并最终确诊 34 例鼻咽癌。该 EBV DNA 重复检测方案筛查鼻咽癌的阳性预测值达 11.0%，早诊率达到 71%，其敏感性和特异性分别为 97.1% 和 98.6%。该试验确立了血浆 EBV DNA 检测在鼻咽癌筛查中的重要作用。然而，两次抽血检测对医疗资源的消耗大，并且存在初检阳性受试者失访的问题。因此，研究者在 qPCR 检测的基础上结合二代 DNA 测序和甲基化测序技术，综合分析血浆 EBV DNA 的滴度和片段序列，能够将阳性预测值提高至 19.5%～35.1%。目前，基于 EBV DNA 的二代测序技术已有产品化试剂，具有极好的鼻咽癌筛查推广应用前景。

（三）EBV 高危亚型鉴定

EBV 高危亚型鉴定在鼻咽癌筛查中的应用主要体现在复合筛查模型中，而单纯应用则较少。2021 年 *Nature Communication* 杂志报道了一项可用于鼻咽癌筛查的综合风险评分（comprehensive risk score，CRS）；CRS 涵盖了鼻咽癌的多种危险因素，包括 3 个 EBV 的鼻咽癌高危基因位点（162 215，162 476，163 364）、2 个人类基因组变异位点（rs2860580，rs2894207），以及 4 个关键的鼻咽癌流行病学危险因素（吸烟史，咸鱼食用史，受教育程度，鼻咽癌家族史）。CRS 的建立，是基于我国广东省 465 名鼻咽癌病例及 589 名健康人。研究者们对受试者进行唾液 DNA 的采样和提取，并进行基因芯片检测，从而得到基因位点信息。结合流行病学因素，筛选单因素分析中具有统计学意义的指标，并通过逻辑回归方程建立综合评分。此外，该 CRS 评分在广西壮族自治区 427 名鼻咽癌病例及 751 名健康人中进行了外部验证，发现该模型能够有效区分鼻咽癌患者和健康人群，AUC 值达到 0.77。

若将 CRS 评分与经典的 EBV 抗体筛查结合起来，以 3.88 和 0.98 分别作为 CRS 和 Logit P 的截断值，鼻咽癌筛查的阳性预测值可以达到 43.24%，其特异性可达 99.91%。可见该 CRS 综合风险评分能够明显降低假阳性率。然而，值得注意的是，这种 CRS＋Logit P 的筛查方案，敏感性仅为 41.28%。这意味着一部分真正的鼻咽癌患者可能被漏诊，因此，该筛查方案是否值得推广仍有待进一步研究。

（四）人类基因组遗传位点鉴定

随着越来越多鼻咽癌遗传易感基因的发现，科学家开始着手于改进和建立用于高危人群筛查的风险预测模型，从而提高鼻咽癌的早诊率。2022 年的最新研究显示，利用 HLA 基因的 12 个 SNPs 位点，能够有效地区分鼻咽癌和健康人群，进行鼻咽癌的早期诊断。研究者们利用四个鼻咽癌大型病例对照研究队列：EPIC-NPC-2005，NPCGEE，SYSUNPC，Hong Kong samples，共收集了 4 506 例鼻咽癌和 5 384 例健康对照样本进行基因组 SNPs 芯片检测，通过分析筛选出最有意义的 12 个 HLA SNPs，并组合建立了一个多基因位点的鼻咽癌风险模型（polygenic risk scores，PRS）；该 PRS 模型分别在两个独立的病例对照队列及一个前瞻性筛查队列中得到了验证，其 AUC 值在各个研究队列中，能够达到 0.62～0.66。此外，PRS 分数排名前 10% 的受试者鼻咽癌的患病风险是排名后 10% 受试者的 5.75～9.17 倍。因此，多基因遗传位点的评估对于鼻咽癌的筛查具有重要价值。此外，PRS 对于提高经典 EBV 抗体筛查法的阳性预测值具有重要作用，在抗体阳性的人群中，PRS 分数最高的 10% 受试者，EBV 抗体筛查方案的阳性预测值可以提高到 8.38%，而在 PRS 分数最高的 5% 受试者中，阳性预测值则可达到 11.91%，这些结果均高于单纯抗体筛查阳性预测值的平均值 4.84%。

由于基因组位点的确定性，PRS 可以被用作个体在不同年龄患病的固有遗传风险指标，因此，多基因风险评分在疾病出现前可以提前计算，并从实质上指导个体是否需要接受鼻咽癌的筛查，或在什么年龄阶段开始接受规律筛查。早在 2013 年，用于鼻咽癌易感基因 SNP 位点检测的试剂盒已经获得国家专利。然而，由于没有前瞻性筛查试验的验证和报道，目前仍无法确定鼻咽癌基因筛查的敏感性、特异性等指标。此外，基因检测可能会给受试者带来持续的心理压力，其用于鼻咽癌筛查的利弊价值还有待考量。

三、鼻咽癌早期筛查策略

根据中国抗癌协会鼻咽癌标志物专家委员会在 2019 年发布的《鼻咽癌标志物临床应用专家共识》，

虽然目前血浆 EBV 抗体滴度及 EBV DNA 定量等鼻咽癌传统标志物的效能和应用得到了验证和初步推广，同时人类基因组鼻咽癌高危遗传位点、EBV 高危亚型等候选鼻咽癌筛查标志物也被鉴定，但当前所使用的各项筛查技术各有优缺点。第一，从既往研究结果来看，利用抗体筛查的成本低、敏感度较高，但阳性预测值差；而利用 EBV DNA 定量筛查的成本亦较低、阳性预测值有所提高，但其敏感度受到检验方法、实验人员操作影响而不稳定。第二，基因组 SNPs 和 EBV 高危亚型的诊断效能如敏感性、特异性、阳性预测值等指标均未在前瞻性筛查试验中得到验证。第三，单个标志物的应用普遍都存在一定的假阳性率高、敏感度欠缺、特异度不理想或检测方法不便于大范围推广等局限性。这使得鼻咽癌的筛查方案众说纷纭，缺乏标准筛查共识，限制了鼻咽癌防治事业发展。因此，全面考量多种筛查标志物，尤其是在同一人群队列中进行多个标志物的头对头比较，从而选择诊断效能最佳的标志物，并建立多个标志物的串联或并联组合筛查模型，是当下建立鼻咽癌筛查综合策略的必要举措。

根据现有的研究结果，EBV 抗体检测为鼻咽癌的筛查频率提供了建议。对于 $0.65 \leqslant \text{Logit } P < 0.98$ 的人群，建议初筛后 3 年内，每年接受一次鼻咽癌筛查；而对于 $\text{Logit } P \geqslant 0.98$ 者，则建议直接接受鼻咽镜及鼻咽加颈部的磁共振检查，除确诊患者接受规范治疗外，未检查出肿瘤的受试者亦应该在该次筛查后 3 年内，每年接受一次鼻咽癌筛查。此外，人类基因组遗传位点检测分析为不同基因风险的人群鼻咽癌筛查提供了起始筛查时间建议。根据 PRS 模型目前的研究结果，建议 PRS 分数排名处于前 10% 的男性自 22 岁起开始鼻咽癌筛查，而 PRS 分数排名最低的 10% 男性可以从 40 岁开始接受鼻咽癌筛查。相应的，PRS 分数排名前 10% 的女性可以从 30 岁开始接受筛查，而 PRS 分数排名处于后 50% 的女性，尚无证据表明有接受鼻咽癌筛查的必要性。

总而言之，鼻咽癌筛查还需要大型前瞻性筛查研究，来解答一系列问题。第一，如何选择筛查项目的最优组合方案；鼻咽癌筛查检查项目繁多，且不同的检查项目还有不同的实验方法和流程，鼻咽癌筛查的推广必须基于最佳的筛查组合项。第二，如何有计划、有规律地实施鼻咽癌筛查随访；一次筛查试验常常只能指示短期的鼻咽癌发病风险，筛查后的定期随访也是提高鼻咽癌早诊率的关键步骤，尤其对于筛查高危人群，更应该有完善的随访体系，从而减少漏诊和假阴性。第三，如何对鼻咽癌筛查受试者进行危险分层；对于不同危险度的受试者，为实现个体化筛查、减少不必要的社会医疗负担和受试者心理负担，应该合理选择每个人的筛查检查项目、检查频率。

〔陈明远〕

第二节　下咽癌及喉癌早癌筛查技术

头颈部肿瘤中最常见的类型是头颈鳞状细胞癌，其中吸烟和饮酒是头颈鳞癌最主要的病因，并且易在头颈部和食管中诱发同时性和异时性多重原发癌。在亚洲的一些地区，咀嚼槟榔为患口腔癌和口咽癌的独立危险因素。近些年来发现人乳头状瘤病毒（human papilloma virus，HPV）感染是头颈鳞癌越来越常见的危险因素，是口咽癌（扁桃体癌和舌根癌）的重要原因，目前口咽癌已成为高收入国家发病率上升最快的癌症之一，预计到 2030 年将增加 30%。目前头颈鳞癌的早期诊断率低，尤其是下咽癌，Ⅰ期下咽癌所占有的比例<5%。患者就诊时病变常侵犯邻近组织结构，不仅预后不良，而术后常导致吞咽及发声功能丧失，严重影响患者的生活质量。影像学检查（如 CT 和 MRI）在判断病变范围和颈部淋巴结转移上发挥主要作用，而对于刚发生在黏膜表层的早期癌变事件则很难奏效，必须依赖内镜检查。内镜能够直接观察到黏膜表面的形态学变化，并可以获得组织学证据，因而是发现和诊断早期头颈鳞癌的关键手段。由于鳞癌可发生在口腔及咽喉部的任意器官，且多数都位于比较隐蔽的解剖部位，不规范和不全面的喉镜检查是早期咽喉癌漏诊最主要的原因。因此，内镜医师在早癌筛查方面首先要有思想意识的转变，要从以不漏诊进展期癌为目的的线性思维转变成以发现早期癌为目的的立体思维，不断提高电子喉镜检查的质量，确保喉镜检查过程的完整性和准确性，以提高咽喉部肿瘤的早诊率。

一、下咽癌及喉癌早癌筛查流程

咽喉部肿瘤总体发病率不高，因此不适合开展无症状人群的大规模筛查，针对咽喉部肿瘤的早癌筛查主要是在门诊机会性检查中进行。首先要将门诊就诊人群进行简要分类，根据咽喉部肿瘤发病的风险，将就诊患者分为一般人群和高危人群。通过看（性别、年龄）、问（烟酒史、主要症状、既往病史，尤其是有无食管癌和头颈部鳞癌病史）、听（有无声音嘶哑）、查（颈部有无包块及具体位置）等方法，快速了解患者的基本情况以及既往病史等关键信息，将具有下列情况的人群定义为高危人群：①既往有食管癌病史；②既往有头颈部鳞癌病史；③颈部有包块；④既往有癌前病变（如声带白斑）；⑤有明显的烟酒史；⑥吞咽疼痛不适的男性患者。对一般风险的人群，筛查早癌时要做到内镜检查的规范化；对高危人群的早癌筛查，要做到内镜检查的精细化（图4-2-1），将喉镜检查的规范化和精细化贯穿于咽喉早癌的筛查中，将会提高咽喉早癌的检出率。

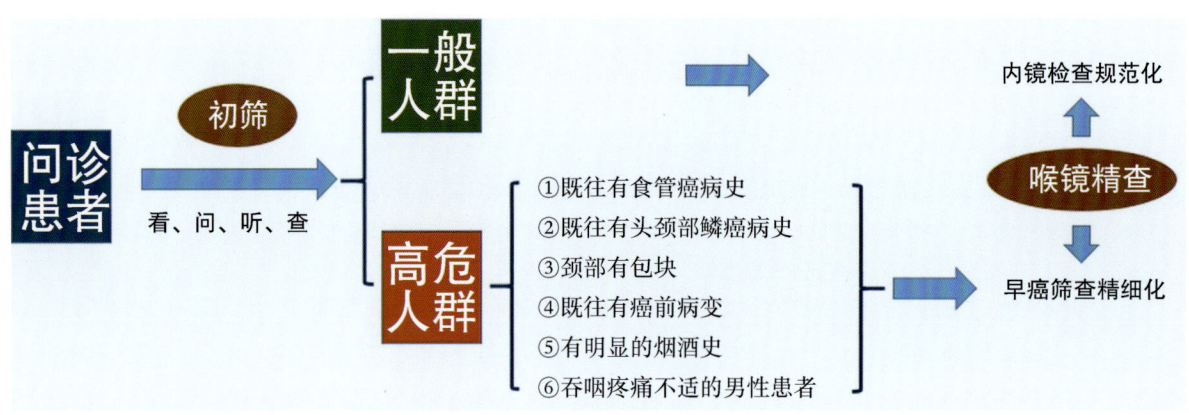

图4-2-1 咽喉早癌内镜筛查流程

二、下咽癌及喉癌早癌筛查技术要求

（一）内镜检查规范化

咽喉早癌的筛查主要依靠电子喉镜检查，临床上常会见到早癌漏诊的情况发生，这主要是由于电子喉镜检查不规范造成的。电子喉镜检查对喉镜操作者的个人习惯、临床经验及状态有较高的依赖性，另外高负荷工作会降低内镜医师检查的质量，易出现图像采集不全、检查部位覆盖不全以及病灶检出不全等问题，会导致喉镜检查中出现一些重要病变的漏诊和误诊，从而可能对头颈部肿瘤患者的预后和功能造成极为严重的后果。因此，提高电子喉镜检查的质量，确保整个喉镜检查过程不留死角，同时对肿瘤好发的重点区域进行细致规范化的检查，才能发现咽喉部的早期癌。电子喉镜检查过程中的图像采集非常重要，一方面要在规定解剖部位拍照留图（电子喉镜图像采集的具体部位请参照图4-2-2），以做到整个头颈部解剖部位的全覆盖，另一方面要求采集的图像必须做到清楚端正、远近结合，才能提供准确丰富的临床信息以便进行疾病诊断。

电子喉镜检查的具体过程可参照"咽喉内镜检查专家共识"中的介绍，具体如下：常规经鼻腔进镜，原则上先观察健侧，再观察患侧，发现病变后应确定其部位、范围、与邻近结构的关系，并拍照记录，可以视病情需要进行活检等操作。检查时嘱患者放松，头部摆正，建议操作者左手握内镜操作部，右手持内镜前端。首先将内镜前端置于鼻前庭处，观察鼻甲及鼻道，选择较宽敞的鼻腔（沿鼻底在鼻中隔和下鼻甲之间或沿下鼻甲和中鼻甲之间）插入内镜，尽量无阻力经后鼻孔进入鼻咽部。然后嘱患者闭口经鼻吸气，充分暴露鼻咽部；继续向下进入口咽部，观察双侧扁桃体下极、舌根、双侧杓会厌皱襞。嘱患者伸舌，暴露并观察会厌谷。继续沿咽后壁向下，到达会厌尖水平，嘱患者发"啊"音，观察下咽和喉部的结构是否对称及双侧声带的运动情况。内镜前端向下到达杓区水平时，嘱患者做吹气球

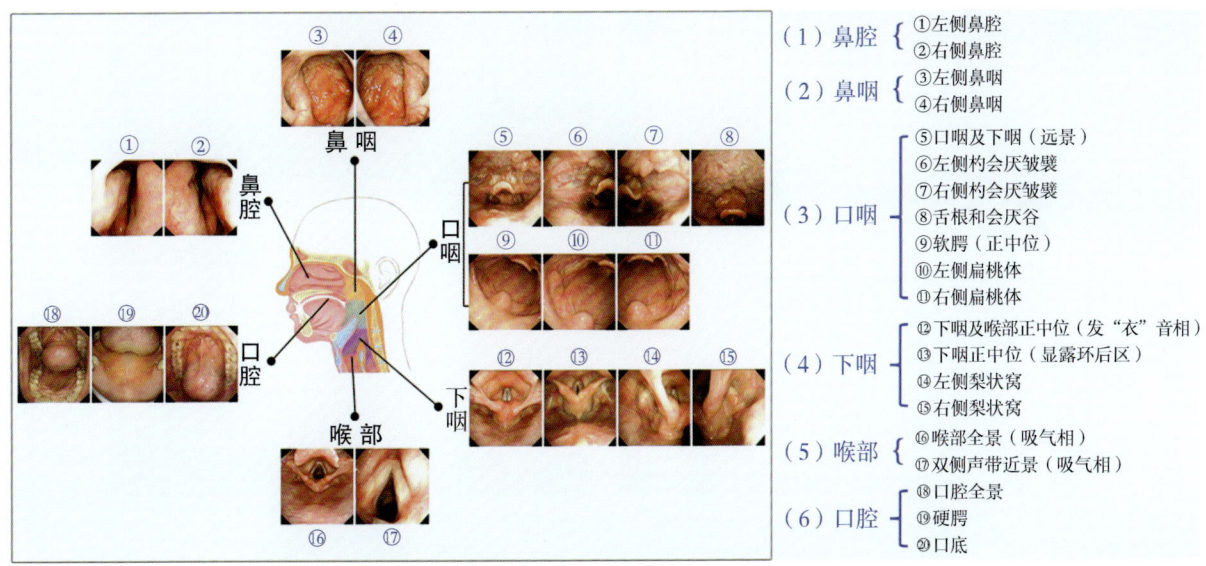

（1）鼻腔 { ①左侧鼻腔　②右侧鼻腔

（2）鼻咽 { ③左侧鼻咽　④右侧鼻咽

（3）口咽 { ⑤口咽及下咽（远景）　⑥左侧构会厌皱襞　⑦右侧构会厌皱襞　⑧舌根和会厌谷　⑨软腭（正中位）　⑩左侧扁桃体　⑪右侧扁桃体

（4）下咽 { ⑫下咽及喉部正中位（发"衣"音相）　⑬下咽正中位（显露环后区）　⑭左侧梨状窝　⑮右侧梨状窝

（5）喉部 { ⑯喉部全景（吸气相）　⑰双侧声带近景（吸气相）

（6）口腔 { ⑱口腔全景　⑲硬腭　⑳口底

图4-2-2　电子喉镜规范化操作图像采集的具体位置（共20个）

的动作（改良Valsalva法），或配合使用颈前皮肤牵拉法，显露下咽后壁和环后区，然后内镜向两侧探入双侧梨状窝，观察梨状窝内部黏膜情况。如果要贴近喉部及声门下，常需要在喉部喷洒局部麻醉药，待麻药起效后可贴近观察声带及声门下区。如果鼻道明显狭窄，内镜无法通过时，可选择经口途径观察。经口腔进镜观察时，可嘱患者自行拉舌或放置牙垫，先观察口腔内结构，然后嘱患者发"啊"音，重点观察软腭和双侧扁桃体的情况。检查完毕后，缓慢退镜，再次对以上各个解剖分区进行观察，以免漏诊。

（二）早癌筛查精细化

1. 肿瘤好发部位的充分暴露和观察技巧　鼻咽喉部肿瘤具有一定的好发部位，其中鼻咽癌好发于咽隐窝鼻咽顶壁，口咽癌好发于扁桃体窝，下咽癌好发于梨状窝，要针对头颈部肿瘤的好发部位（"三窝"）有目的性地进行精细检查，才能够发现隐匿的早癌。喉镜检查鼻咽部时，要让患者做闭口经鼻吸气的动作，以便充分将鼻咽部舒展开；检查口咽扁桃体时，要经口观察，嘱患者发"啊"音的动作，观察双侧扁桃体区是否对称，扁桃体窝内是否有可疑病灶；检查下咽部时，要使用改良Valsalva法或颈前皮肤牵拉法，充分暴露下咽后壁和环后区，另外内镜前端一定要探入双侧梨状窝内进行贴近观察。

2. 早癌筛查光学技术的辅助　发生在咽喉部的恶性肿瘤以鳞癌为主，鳞癌的演变过程通常是按照低级别上皮内瘤变→高级别上皮内瘤变→癌的顺序逐渐进展的，这种逐级进展的癌变过程为我们早期发现、早期诊断及早期治疗鳞状上皮癌提供了时间上的保证。发生在咽喉部的早期癌形态学上最主要的特点是黏膜颜色的发红或略微突出黏膜表面的浅表病变，在普通白光内镜下非常容易漏诊。窄带成像（NBI）是近年来发展起来的一种新的内镜下成像技术，在头颈部肿瘤中的应用逐渐得到重视，NBI内镜通过着眼于黏膜表面及黏膜表面微血管形态的观察，有助于发现一些在普通内镜下难以发现的病灶，为咽喉部恶性肿瘤的早期发现提供了一种全新的途径。在NBI模式下，主要观察黏膜表面的微血管形态，即上皮内乳头状毛细血管袢（IPCL）。喉部病变从正常→异型增生→癌的过程中，黏膜表面的IPCL形态发生动态变化，当喉部黏膜出现重度异型增生/原位癌时，IPCL形态表现出形状不规则的实心或空心较粗大的棕色斑点（Va型），通过NBI内镜下的形态学特点有助于发现早期喉癌（图4-2-3、视频）。口咽和下咽部发生癌变时黏膜表面微血管的形态与喉癌相似，因此在诊断上可以参照喉部病变的NBI诊断分型，在鉴别早癌时，重点观察黏膜表面有无排列紧密的棕色大斑点，有助于提高下咽早癌的检出率（图4-2-4、视频）。

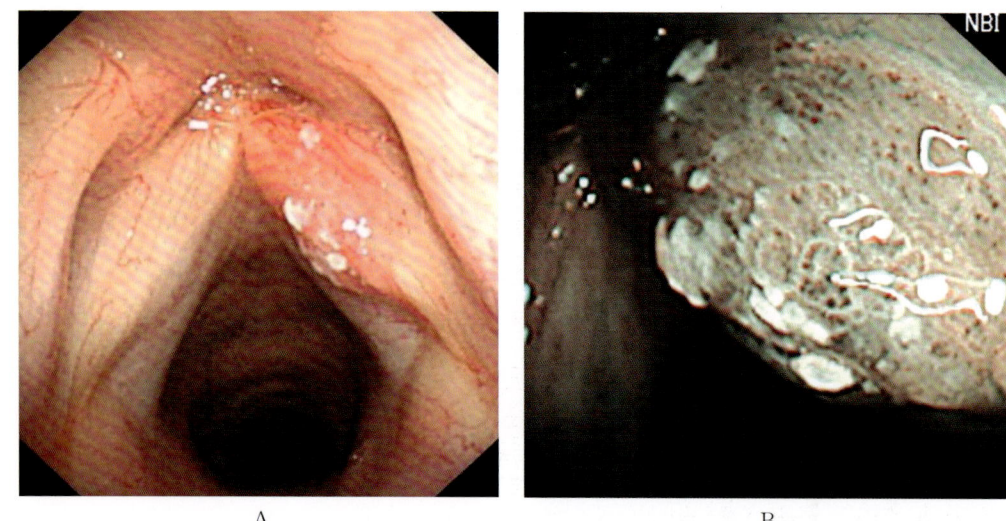

A   B

图 4-2-3　右侧声带原位癌普通白光（A）和 NBI（B）内镜下表现

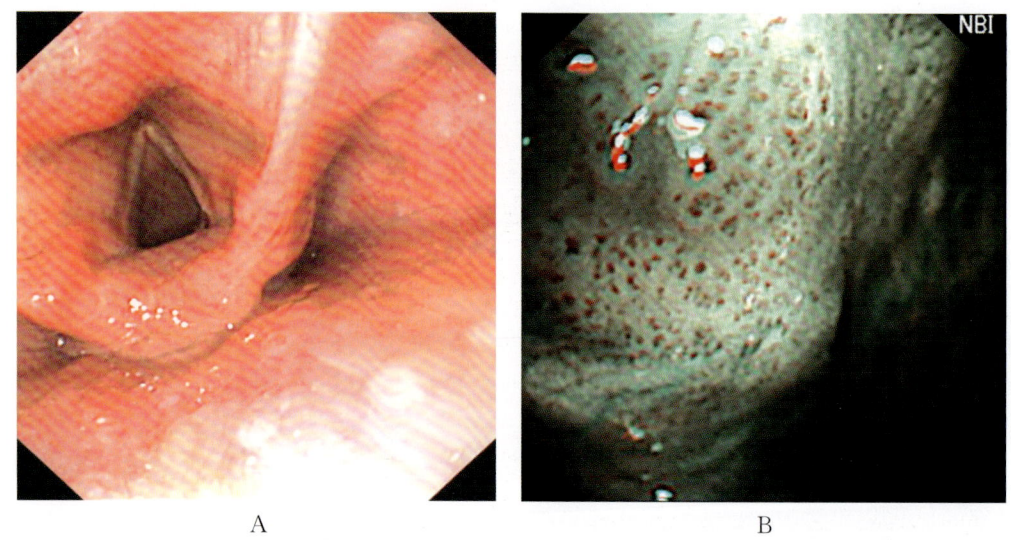

A   B

图 4-2-4　右侧梨状窝重度异型增生普通白光（A）和 NBI（B）内镜下表现

三、下咽癌及喉癌早癌筛查常见错误及注意事项

咽喉早癌的发现非常困难，主要有以下两方面的因素：①除发生在声带上的肿瘤早期出现声嘶等症状外，咽喉部其他部位的肿瘤早期常无明显症状或症状不典型，不为人们所重视；②咽喉早癌多为局限于黏膜表面的浅表病灶，常规的内镜检查和影像学检查难以发现。这种主观上缺乏重视和客观上缺乏技术突破是咽喉部恶性肿瘤早期诊断困难的主要原因。但在临床上常会见到有一些咽喉早癌因为漏诊或误诊错过早期发现的时机，究其原因，主要体现在以下 3 个方面。

（一）看不清

咽喉部鳞状上皮黏膜癌变的初期，多仅是黏膜色泽的变化，以黏膜充血表现为主，如果临床医师缺乏早癌的警惕意识，内镜检查时"看不清"黏膜的细微变化，捕捉不到这些早癌的特点，就会发生漏诊。"看不清"主要有两个方面的原因：

1. 内镜镜头距离黏膜表面太远，仅能远观识别解剖部位和较大的病灶，无法辨清黏膜表面的具体细节，尤其是颜色的变化，导致早癌漏诊。

2. 黏膜表面被唾液等分泌物覆盖，未进行清理，导致早癌病灶被覆盖，出现漏诊。

因此在喉镜检查时，要注意远近结合，尤其是针对肿瘤的高危人群以及肿瘤的好发部位，需要内镜前端抵近黏膜表面，贴近观察，重点查找黏膜表面有无红区，对有分泌物覆盖的部位，要利用冲洗和吸引的方法，将黏膜表面清洗干净，使黏膜清晰显露，这样才有利于发现早癌。

（二）看不全

咽喉部解剖部位精细复杂，有的解剖部位被覆盖，有的解剖部位深陷窝内，而肿瘤可以发生在咽喉部任意一块鳞状上皮上，喉镜检查时如果没有做到所有解剖部位的全覆盖，将会导致病变漏诊。为了避免"看不全"导致的咽喉早癌漏诊问题，喉镜检查时需要注意以下两个方面的问题：

1. 注意各个解剖分区的充分显露和观察

（1）鼻咽部的显露和观察：鼻咽部检查时，通常需要经过双侧鼻腔观察，经鼻腔进镜探查到鼻咽时，嘱患者做闭嘴用鼻腔吸气的动作，这时软腭下降，隆突后唇结构伸展，可以将鼻咽部结构充分显露，也可嘱患者做吞咽动作，也有相似效果。主要观察鼻咽左右侧壁结构是否对称以及咽隐窝是否饱满增厚。

（2）口咽部的显露和观察：鼻腔进镜时，主要观察舌根部及双侧咽会厌皱襞，重点观察左右是否对称。要想观察到双侧扁桃体和软腭的全貌，必须经口观察。经口观察，当内镜探入到软腭位置时，嘱患者发"啊"音，这时软腭和舌根部收缩，口咽腔敞开，患者反应小，可观察到软腭及双侧扁桃体情况。

（3）下咽部的显露和观察：梨状窝是下咽癌的好发部位，喉镜检查时首先在正中位观察两侧梨状窝是否对称，另外一定要将内镜前端探入到双侧梨状窝内，贴近观察双侧梨状窝内外侧壁黏膜的细节情况，重点观察有无充血。另外有一些肿瘤位于下咽后壁或环后区，这时需要一定的技巧将下咽后壁和环后区充分张开，有助于暴露隐匿的病灶。具体方法如下：

1）颈前皮肤牵拉法：患者取仰卧位，以一定的外力向上牵拉颈部甲状软骨处皮肤，坐位检查不适合这种操作。

2）吹气球法：让患者闭嘴鼓腮用力向外吹气，做吹气球的动作，但嘴鼻不能漏气。这个动作的要领是让患者先深吸一口气，然后闭嘴鼓腮用力向外吹气，模仿做吹气球时的嘴部表现，但双唇一定要闭紧不能漏气，暂时屏住呼吸，鼻腔不能通气，使口腔及咽腔保持一个较高的压力，利用这个压力将下咽后壁和环后区撑开。

通过这两种方法的结合应用，发现能够使下咽部各解剖分区达到充分暴露的效果（图4-2-5）。

（4）喉部的显露和观察：喉部重点观察的是声门上区和声门区结构的黏膜情况，但当内镜探入到双侧杓区的水平时，患者一般会出现程度不同的不适反应，为了观察到喉部黏膜的具体细节，尤其是声带表面的情况，必须做好充分的局部麻醉。目前在喉镜检查中使用的局麻药主要是丁卡因或利多卡因。丁卡因毒性大，麻醉指数小，大剂量可致心脏传导系统和中枢神经系统抑制，使用时应严格掌握剂量。成人一次表面麻醉不要超过40 mg。利多卡因安全范围较大，常用浓度为2％，成人利多卡因的总用量应限制在8.2 mg/kg。在麻醉药的喷洒方法上，我们采用气管镜检查的渐进式表麻方法，将2％的利多卡因液体抽吸到20 ml注射器中，通过电子鼻咽喉镜的活检孔道分次、分部位喷洒到关键的表面麻醉部位，每次抽吸药液3～5 ml，对准部位，连续喷洒5～6次。我们常规第1次喷洒在咽后壁，第2次喷洒在杓区，第3次也喷洒在杓区，第4次喷洒在会厌喉面，第5次喷洒在声带，第6次针对病变进行喷洒，这样基本就会使用麻醉药约25 ml，将足量药液准确地喷洒在黏膜表面，这样药液基本上就能覆盖到喉部及下咽部的黏膜。如果使用丁卡因，仅使用4 ml，患者稍有反应或药液有损耗，将会偏离关键区域的麻醉，再加上担心药物过量，不敢盲目追加药液，则使整个咽喉部的黏膜很难被完全覆盖到。而利多卡因用量可较大且安全，即使药液有损耗或偏离关键部位，因为反复多次喷洒，可弥补这种缺陷。我们观察利多卡因起效较快，时间约1分钟，起效后再次进镜观察，就会有较好的效果，患者反应较小，能够配合内镜下的精细检查及活检等操作。如果患者喷洒完麻醉药后仍有明显反应，以及既往有明显烟酒史时，患者可能对麻醉药有一定的耐药性，可适当增加药量，另外在喷洒完后可适当延长作用时间，喷洒完3～5分钟后再进镜观察，患者基本都会有很好的配合。

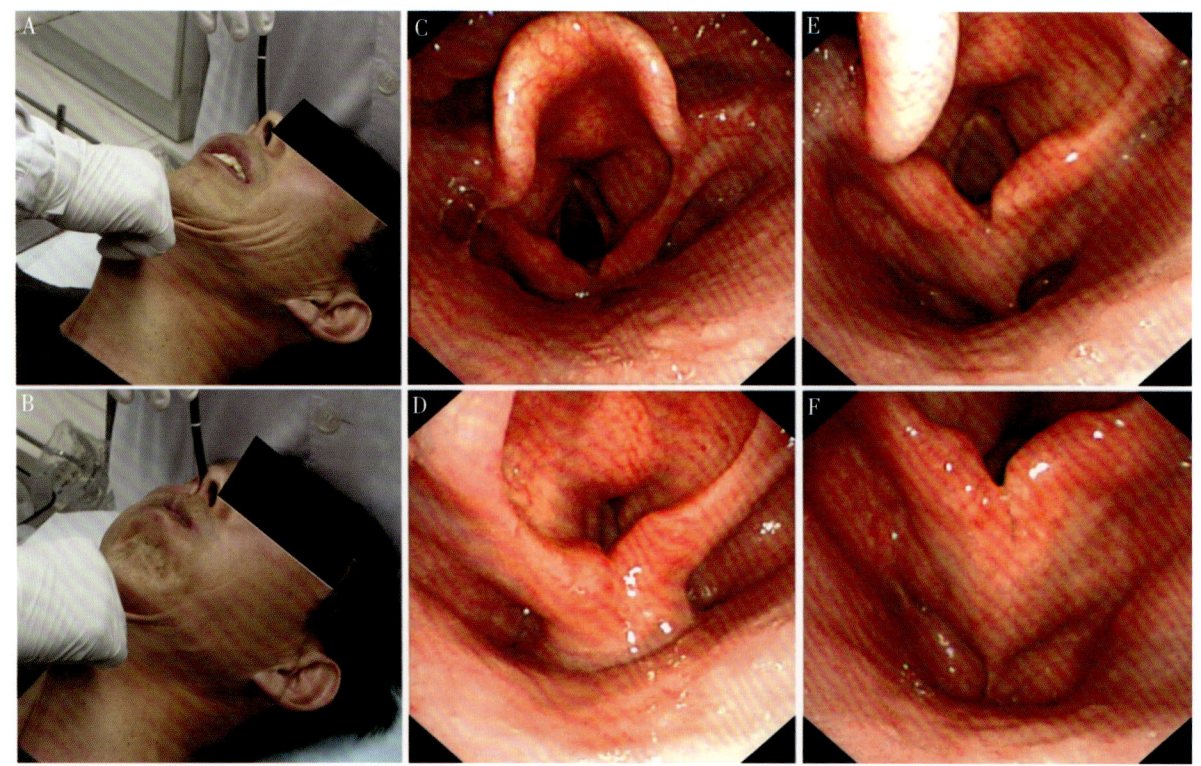

图 4-2-5　下咽部显露方法及显露效果

A. 颈前皮肤牵拉法；B. 吹气球法；C 和 D. 平静呼吸和发"啊"音时下咽部内镜显露情况；E 和 F. 使用颈前皮肤牵拉法和吹气球法后下咽部显露情况

2. 注意头颈部肿瘤的区域癌变现象　区域癌变的概念是由 Slaughter 等于 1953 年分析口腔鳞癌时首次提出。目前认为，区域癌变是指长时间暴露于外界致癌物的不良刺激下，与致癌物密切接触的细胞获得并积累遗传学改变，转变为一簇癌前细胞，进而通过克隆性增殖成为癌前区域。在致癌因素持续作用下，这个区域内的某些癌前细胞进一步积累遗传学改变并最终转化为恶性肿瘤细胞，呈现恶性表型，同时那些位于肿瘤周围的癌前区域仍然存在，并且有可能转化为恶性病灶，这一肿瘤发生模式称为区域癌变。区域癌变现象在头颈部鳞状细胞癌中是非常明显的，导致患者出现同时性或异时性癌的风险明显增加，其中下咽癌在头颈部肿瘤中出现第二原发癌的风险最高，标化发病比（standardized incidence ratio，SIR）为 3.5，口咽癌 SIR 为 3.0，口腔癌 SIR 为 2.8，喉癌 SIR 为 1.9。有头颈部肿瘤的初诊及复查的患者，要注意区域癌变现象，这样的患者易伴有同时性或异时性的多原发癌，必须给予细致全面的喉镜检查。一方面要注意对主要病灶的观察评估，另一方面也要按照规范对每个解剖分区给予精查，以便及时发现伴发的早期癌。此外食管癌患者也是头颈部肿瘤好发的高危人群，要对食管癌患者的口腔、口咽、下咽及喉部都要做到仔细规范的检查，重点是下咽部，同时性或异时性出现的早癌在初期都是浅表的病灶，影像学检查难以发现，喉镜检查是发现这类伴发早癌的最主要手段。

（三）定不了

咽喉早癌筛查时除了避免漏诊外，还要避免检查后的误诊误判现象。一些癌前病变在检查时虽然发现了，但由于缺乏对早癌的形态学认识，对病变的性质"定不了"，常误判为一般的炎症性病变，没有给予足够的重视及密切随访，错失了早期诊治的时机，导致病情进展成晚期癌。在喉镜检查时，尤其是高危人群的喉镜检查，遇到任何异常的镜下表现，都要有高度的警惕性，要做好病变的诊断和鉴别诊断，对有疑问的地方最好给予内镜下的活检来确诊，如果不具备活检的条件，必须要告知患者密切随访，以避免延误病情。另一方面可以利用内镜诊断新技术（如 NBI 技术），来辅助内镜下的判断，有助于提高内镜诊断的准确性。NBI 内镜在操作过程上与常规内镜相似，但是对操作者有更高的要求。在检查时一定要做好充分的局麻，让患者充分配合检查过程。检查时要将咽喉部的黏液及分泌物冲洗干净，要有一个干净清晰的视野。另外，要想观察到黏膜表面的微细血管形态，必须将内镜贴近可疑黏膜的表面，做到"靠近但不接触病变"的操作境界，这样才能够观察到异常变化的微血管形态。NBI 内镜对咽喉部病变的诊断和鉴别诊断有较高的准确性，尤其有利于早癌的发现和诊断。

四、转诊指征

咽喉部恶性肿瘤的早期发现对患者的预后及器官的功能保留至关重要，喉镜检查是发现咽喉早癌最重要的手段，喉镜检查时如果发现可疑的黏膜表现，如果确定不了良恶性或不具备活检确诊的条件，应积极予以转诊；另外如果活检后病理结果与内镜结果不符合时，也应积极转诊，以免错失时机。

〔倪晓光〕

参考文献

［1］　CHEN Y P，CHAN ATC，LE Q T，et al. Nasopharyngeal carcinoma ［J］. Lancet，2019，394（10192）：64-80.

［2］　李柱明，梁智恒，魏矿荣. 广东省中山市 2014 年恶性肿瘤发病与死亡分析 ［J］. 中国肿瘤，2019，28（03）：175-180.

［3］　WANG H Y，CHANG Y L，TO K F，et al. A new prognostic histopathologic classification of nasopharyngeal carcinoma ［J］. Chin J Cancer，2016，35：41.

［4］　BEI J X，ZUO X Y，LIU W S，et al. Genetic susceptibility to the endemic form of NPC ［J］. Chin Clin Oncol，2016，5（2）：15.

［5］　CHUA MLK，WEE JTS，HUI E P，et al. Nasopharyngeal carcinoma ［J］. Lancet，2016，387（10022）：1012-1024.

［6］　BEI J X，L I Y，JIA W H，et al. A genome-wide association study of nasopharyngeal carcinoma identifies three new susceptibility loci ［J］. Nat Genet，2010，42（7）：599-603.

［7］　ZHANG Y，ZHANG X，ZHANG H，et al. Common variations in TERT-CLPTM1L locus are reproducibly associated with the risk of nasopharyngeal carcinoma in Chinese populations ［J］. Oncotarget，2016，7（1）：759-770.

［8］　YEE KO JM，DAI W，WUN WONG EH，et al. Multigene pathway-based analyses identify nasopharyngeal carcinoma risk associations for cumulative adverse effects of TERT-CLPTM1L and DNA double-strand breaks repair ［J］. Int J Cancer，2014，135（7）：1634-1645.

［9］　FACHIROH J，SANGRAJRANG S，JOHANSSON M，et al. Tobacco consumption and genetic susceptibility to nasopharyngeal carcinoma（NPC）in Thailand ［J］. Cancer Causes Control，2012，23（12）：1995-2002.

［10］　BEI J X，SU W H，NG C C，et al. A GWAS Meta-analysis and Replication Study Identifies a Novel Locus within CLPTM1L/TERT Associated with Nasopharyngeal Carcinoma in Individuals of Chinese Ancestry ［J］. Cancer Epidemiol Biomarkers Prev，2016，25（1）：188-192.

［11］　HAUSEN H，SCHULTE-HOLTHAUSEN H，KLEIN G，et al. EBV DNA in biopsies of Burkitt tumours and anaplastic carcinomas of the nasopharynx ［J］. Nature，1970，228（5276）：1056-1058.

［12］　HENLE G，HENLE W. Epstein-Barr virus-specific IgA serum antibodies as an outstanding feature of nasopharyngeal carcinoma ［J］. Int J Cancer，1976，17（1）：1-7.

［13］　Lin J C，Wang W Y，Chen K Y，et al. Quantification of plasma Epstein-Barr virus DNA in patients with advanced nasopharyngeal carcinoma ［J］. N Engl J Med，2004，350（24）：2461-2470.

［14］　RAJADURAI，PATHMANATHAN，UMAPATI，et al. Clonal proliferations of cells infected with Epstein-Barr virus in preinvasive lesions related to nasopharyngeal carcinoma ［J］. N Engl J Med，1995，333（11）：693-698.

［15］　BORZA C M，HUTT-FLETCHER L M. Alternate replication in B cells and epithelial cells switches tropism of Epstein-Barr virus ［J］. Nat Med，2002，8（6）：594-599.

［16］　PEGTEL D M，MIDDELDORP J，THORLEY-LAWSON D A. Epstein-Barr virus infection in ex vivo tonsil epithelial cell cultures of asymptomatic carriers ［J］. J Virol，2004，78（22）：12613-12624.

[17] LO K W, TO K F, HUANG D P. Focus on nasopharyngeal carcinoma [J]. Cancer Cell, 2004, 5 (5): 423 – 428.

[18] XU M, YAO Y, CHEN H, et al. Genome sequencing analysis identifies Epstein-Barr virus subtypes associated with high risk of nasopharyngeal carcinoma [J]. Nat Genet, 2019, 51 (7): 1131 – 1136.

[19] YU M C, HO J H, LAI S H, et al. Cantonese-style salted fish as a cause of nasopharyngeal carcinoma: report of a case-control study in Hong Kong [J]. Cancer Res, 1986, 46 (2): 956 – 961.

[20] YU M C, NICHOLS P W, ZOU X N, et al. Induction of malignant nasal cavity tumours in Wistar rats fed Chinese salted fish [J]. Br J Cancer, 1989, 60 (2): 198 – 201.

[21] SHAO Y M, POIRIER S, OHSHIMA H, et al. Epstein-Barr virus activation in Raji cells by extracts of preserved food from high risk areas for nasopharyngeal carcinoma [J]. Carcinogenesis, 1988, 9 (8): 1455 – 1457.

[22] LIN C, CAO S M, CHANG E T, et al. Chinese nonmedicinal herbal diet and risk of nasopharyngeal carcinoma: A population-based case-control study [J]. Cancer, 2019, 125 (24): 4462 – 4470.

[23] JI X, ZHANG W, XIE C, et al. Nasopharyngeal carcinoma risk by histologic type in central China: impact of smoking, alcohol and family history [J]. Int J Cancer, 2011, 129 (3): 724 – 732.

[24] ArMSTRONG R W, IMREY P B, LYE M S, et al. Nasopharyngeal carcinoma in Malaysian Chinese: occupational exposures to particles, formaldehyde and heat [J]. Int J Epidemiol, 2000, 29 (6): 991 – 998.

[25] CHENG Y J, HILDESHEIM A, HSU M M, et al. Cigarette smoking, alcohol consumption and risk of nasopharyngeal carcinoma in Taiwan [J]. Cancer Causes Control, 1999, 10 (3): 201 – 207.

[26] MABUCHI K, BROSS D S, KESSLER, II. Cigarette smoking and nasopharyngeal carcinoma [J]. Cancer, 1985, 55 (12): 2874 – 2876.

[27] LONG M, FU Z, LI P, et al. Cigarette smoking and the risk of nasopharyngeal carcinoma: a meta-analysis of epidemiological studies [J]. BMJ Open, 2017, 7 (10): e016582.

[28] XU F H, XIONG D, XU Y F, et al. An epidemiological and molecular study of the relationship between smoking, risk of nasopharyngeal carcinoma, and Epstein-Barr virus activation [J]. J Natl Cancer Inst, 2012, 104 (18): 1396 – 1410.

[29] KANG M, ZHOU P, WEI T, et al. A new T staging system for nasopharyngeal carcinoma based on intensity-modulated radiation therapy: results from a prospective multicentric clinical study [J]. Am J Cancer Res, 2017, 7 (2): 346 – 356.

[30] HUNG T M, CHEN C C, LIN C Y, et al. Prognostic value of prepontine cistern invasion in nasopharyngeal carcinoma treated by intensity-modulated radiotherapy [J]. Oral Oncol, 2014, 50 (3): 228 – 233.

[31] SUN X, SU S, CHEN C, et al. Long-term outcomes of intensity-modulated radiotherapy for 868 patients with nasopharyngeal carcinoma: an analysis of survival and treatment toxicities [J]. Radiother Oncol, 2014, 110 (3): 398 – 403.

[32] ZHANG W, DOU H, LAM C, et al. Concurrent chemoradiotherapy with or without adjuvant chemotherapy in intermediate and locoregionally advanced nasopharyngeal carcinoma [J]. Tumour Biol, 2013, 34 (3): 1729 – 1736.

[33] TSAI W L, CHIEN C Y, HUANG H Y, et al. Prognostic value of quality of life measured after treatment on subsequent survival in patients with nasopharyngeal carcinoma [J]. Qual Life Res, 2013, 22 (4): 715 – 723.

[34] ZHANG M X, LI J, SHEN G P, et al. Intensity-modulated radiotherapy prolongs the survival of patients with nasopharyngeal carcinoma compared with conventional two-dimensional radiotherapy: A 10 – year experience with a large cohort and long follow-up [J]. Eur J Cancer, 2015, 51 (17): 2587 – 2595.

[35] Ji M F, SHENG W, CHENG W M, et al. Incidence and mortality of nasopharyngeal carcinoma: interim analysis of a cluster randomized controlled screening trial (PRO-NPC-001) in southern China [J]. Ann Oncol, 2019, 30 (10): 1630 – 1637.

[36] ZENG Y, ZHANG L G, LI H Y, et al. Serological mass survey for early detection of nasopharyngeal carcinoma in Wuzhou City, China [J]. Int J Cancer, 1982, 29 (2): 139 – 141.

[37] LIU Y, HUANG Q, LIU W, et al. Establishment of VCA and EBNA1 IgA – based combination by enzyme-linked immunosorbent assay as preferred screening method for nasopharyngeal carcinoma: a two-stage design with a prelim-

inary performance study and a mass screening in southern China [J]. Int J Cancer, 2012, 131 (2): 406-416.

[38] LO Y M, CHAN L Y, LO K W, et al. Quantitative analysis of cell-free Epstein-Barr virus DNA in plasma of patients with nasopharyngeal carcinoma [J]. Cancer Res, 1999, 59 (6): 1188-1191.

[39] YIP T T, NGAN R K, FONG A H, et al. Application of circulating plasma/serum EBV DNA in the clinical management of nasopharyngeal carcinoma [J]. Oral Oncol, 2014, 50 (6): 527-538.

[40] STEVENS S J, VERKUIJLEN S A, HARIWIYANTO B, et al. Diagnostic value of measuring Epstein-Barr virus (EBV) DNA load and carcinoma-specific viral mRNA in relation to anti-EBV immunoglobulin A (IgA) and IgG antibody levels in blood of nasopharyngeal carcinoma patients from Indonesia [J]. J Clin Microbiol, 2005, 43 (7): 3066-3073.

[41] SHAO J Y, ZHANG Y, LI Y H, et al. Comparison of Epstein-Barr virus DNA level in plasma, peripheral blood cell and tumor tissue in nasopharyngeal carcinoma [J]. Anticancer Res, 2004, 24 (6): 4059-4066.

[42] SHAO J Y, LI Y H, GAO H Y, et al. Comparison of plasma Epstein-Barr virus (EBV) DNA levels and serum EBV immunoglobulin A/virus capsid antigen antibody titers in patients with nasopharyngeal carcinoma [J]. Cancer, 2004, 100 (6): 1162-1170.

[43] TONG J H, TSANG R K, LO K W, et al. Quantitative Epstein-Barr virus DNA analysis and detection of gene promoter hypermethylation in nasopharyngeal (NP) brushing samples from patients with NP carcinoma [J]. Clin Cancer, 2002, 8 (8): 2612-2619.

[44] HSIAO J R, JIN Y T, TSAI S T. Detection of cell free Epstein-Barr virus DNA in sera from patients with nasopharyngeal carcinoma [J]. Cancer, 2002, 94 (3): 723-729.

[45] SHOTELERSUK K, KHORPRASERT C, SAKDIKUL S, et al. Epstein-Barr virus DNA in serum/plasma as a tumor marker for nasopharyngeal cancer [J]. Clin Cancer Res, 2000, 6 (3): 1046-1051.

[46] CHAN KCA, WOO JKS, KING A, et al. Analysis of Plasma Epstein-Barr Virus DNA to Screen for Nasopharyngeal Cancer [J]. N Engl J Med, 2017, 377 (6): 513-522.

[47] LAM WKJ, JIANG P, CHAN KCA, et al. Methylation analysis of plasma DNA informs etiologies of Epstein-Barr virus-associated diseases [J]. Nat Commun, 2019, 10 (1): 3256.

[48] LAM WKJ, JIANG P, CHAN KCA, et al. Sequencing-based counting and size profiling of plasma Epstein-Barr virus DNA enhance population screening of nasopharyngeal carcinoma [J]. Proc Natl Acad Sci U S A, 2018, 115 (22): 5115-5124.

[49] ZhOU X, CAO S M, CAI Y L, et al. A comprehensive risk score for effective risk stratification and screening of nasopharyngeal carcinoma [J]. Nat Commun, 2021, 12 (1): 5189.

[50] HE Y Q, WANG T M, JI M, et al. A polygenic risk score for nasopharyngeal carcinoma shows potential for risk stratification and personalized screening [J]. Nat Commun, 2022, 13 (1): 1966.

[51] 中国抗癌协会肿瘤标志专业委员会鼻咽癌标志物专家委员会. 鼻咽癌标志物临床应用专家共识 [J]. 中国癌症防治杂志, 2019, 11 (3): 183-193.

第五章 实用听力筛查与诊断技术

第一节 县级医院如何开展新生儿听力筛查

先天性听力障碍严重损害个人健康，影响人口素质，是儿童残疾的重要原因之一。新生儿听力筛查（UNHS）是早期发现新生儿听力障碍，开展早期诊断和早期干预的有效措施，是减少听力障碍对语言发育和其他神经精神发育的影响，促进儿童健康发展的有力保障。

为贯彻落实《中华人民共和国母婴保健法》和《中华人民共和国母婴保健法实施办法》，以及《中国妇女发展纲要（2021—2030)》和《中国儿童发展纲要（2021—2030)》，进一步提高我国出生人口素质、减少听力缺陷，提高生命质量，在全国范围内县级医疗机构，所有助产医疗机构对出生新生儿中开展先天性听力障碍筛查工作（新生儿听力筛查）具有极其重要的现实意义，各县级医院亟待因地制宜开展新生儿听力筛查工作。

为了确保新生儿听力筛查的普遍开展，易于实施，提高筛查的覆盖面和质量，因此需要有适应不同国情、不同地区情况的筛查策略和模式，主要有听力普遍筛查和目标人群筛查两种策略。我国现阶段推荐的策略为听力普遍筛查模式，在全国已基本实现听力普遍筛查策略全覆盖。当然，在尚不具备普遍筛查条件的区域和筛查机构，也可采用目标人群筛查模式，即将具有听力损伤高危因素的新生儿及时转诊到有条件的筛查机构。

一、新生儿听力筛查策略

（一）普遍筛查策略

要做好 UNHS，必须贯彻以下原则：

1. 普遍筛查 正常产房和新生儿重症监护病房（NICU）的所有新生儿都应在出院前接受使用生理学测试方法的听力筛查。对未通过出院前"初筛"的新生儿，应在出生后 42 日前（NICU 的婴幼儿应直接进入诊断程序）进行"复筛"。

2. 3 个月内接受诊断 对所有未通过"复筛"的婴幼儿，应尽早，并在 3 个月内开始相应的医学和听力学评估，争取尽早明确诊断。

3. 6 个月内接受干预 凡符合力损失诊断的婴儿，应尽早并应在 6 月龄内接受干预服务。

4. 跟踪和随访 凡已通过筛查，但具有听力损失和/或言语发育迟缓高危因素的婴幼儿，都要接受医学、听力学和交往技能的跟踪和随访，每年至少一次直到 3 周岁，并纳入儿童听力保健常规。

5. 质量控制 首先抓好培训工作，尽可能熟练掌握每一环节的要求和技能，减少工作差错。

6. 多学科合作 UNHS 是一项系统工程，包括筛查、诊断、干预、康复和跟踪随访以及质量评估等环节。需要新生儿、儿科、儿童保健、耳科和听力以及儿童康复等协同合作。

（二）目标人群筛查策略

针对无法开展 UNHS 的区域，采取对具有听力损失高危因素的新生儿人群（目标人群）进行听力筛查策略，被称为目标人群筛查策略。仅仅认为对无法开展 UNHS 的地区可能有用。

新生儿听力初筛一般在新生儿出生后 2～3 日进行，但在我国偏远地区，以及住院分娩率较低的地区，由于人员和成本问题，其新生儿听力筛查覆盖率会很低。为此，针对这一特殊的目标人群，有研究提出建立以县妇幼保健院为中心，县和镇产科医疗保健机构为重点，县、镇（社区卫生中心）、村为支持的三级筛查网络（三级筛查模式），该模式由妇幼保健院派专业人员每月携带仪器到各卫生院针对新生儿进行听力筛查，这种筛查策略或许可以提高当地新生儿期听力初筛率。

二、新生儿听力筛查技术与筛查模式

目前新生儿听力筛查技术主要采用 OAE 和 AABR 筛查技术，OAE 筛查技术是利用外耳道探头中灵敏的麦克风收集耳蜗外毛细胞对声刺激的反应，因此，它不能用于检测神经（第 8 对颅神经或听觉脑干通路）功能障碍；尤其值得注意的是听神经病/功能失调不能被 OAE 技术筛查出来。AABR 筛查技术可以更多地反映听神经和听觉脑干的功能情况，但它用于筛查技术较耳声发射操作难度大，以及筛查耗时长等不利因素。因此，在《新生儿听力筛查技术规范（2010 版）》中要求普通产房一般采用 OAE 筛查技术，而在 NICU 病房则一律要求使用 AABR 技术，发展趋势是普通产房也逐渐开始采用 AABR 技术。

根据我国现阶段各地区不同的卫生和经济发展水平，新生儿普通听力筛查明确以下 2 种模式：

1. 两阶段筛查　我国现阶段新生儿听力普遍筛查模式多依据 2010 年 12 月原卫生部颁布《新生儿听力筛查技术规范（2010 版）》中初筛与复筛两阶段筛查模式，即新生儿出生后 2～3 日进行初筛，未通过者第 42 日进行复筛，复筛仍未通过者 3 个月内进行听力学诊断。

2. NICU 病房一步筛查法　进入 NICU 病房的新生儿，在其出院前进行 AABR 听力筛查，如果筛查未通过，则直接转诊到听力障碍诊治机构，不需要 42 日复筛环节。

本文针对实际国情，结合自身对开展新生儿听力筛查工作经验，现就县级医院如何开展新生儿听力筛查工作做一下介绍，供同行参考。

三、县级医疗机构如何开展新生儿听力筛查工作

县级医院开展新生儿听力筛查工作，技术上遵循《新生儿听力筛查技术规范（2010 年版）》，实行普遍筛查策略，因此要做好 UNHS，必须贯彻：①普遍筛查；②3 个月内接受诊断；③6 个月内接受干预；④跟踪和随访；⑤质量控制；⑥多学科合作等原则。工作内容应该包括但不限于以下内容。

（一）筛查对象和实施机构

1. 辖区助产医疗机构出生的所有新生儿。

2. 初筛及复筛机构　所有医疗助产机构均为初筛机构。

3. 复筛机构　各县级医院可结合自身开展工作情况，是否同时开展新生儿听力初筛、复筛业务。对不具备复筛机构资质的医疗机构，明确其需要负责对初筛未通过的新生儿进行追访、转诊到听力复筛机构。

4. 县级听力筛查项目管理机构　县妇幼保健院（建议）。

（二）工作内容及相关要求

1. 听力筛查　新生儿听力筛查包括初筛和复筛。初筛在新生儿出院前完成。针对初筛未通过的新生儿，在出生 42 日时进行复筛。

（1）确定筛查机构设置：筛查机构应设在助产医疗机构以及接受新生儿转诊的医疗机构，配有专职人员及相应设备和设施。

（2）采用的筛查技术：

1）初筛：正常出生新生儿采用耳声发射法进行听力筛查，有条件者可增加自动听性脑干反应（AABR），出生后 48 小时至出院前完成初筛。新生儿重症监护病房（NICU）婴儿出院前采用自动听性脑干反应进行筛查。未通过者直接转诊至具备市级有听力诊断能力的医疗保健机构。

2）复筛：采用耳声发射检查或自动听性脑干反应检查。初筛未通过和漏筛者及有高危因素的新生儿于 42 日内均应当进行双耳复筛。

　　具有听力损失高危因素的新生儿，即使通过听力筛查仍应当在 3 年内每年至少随访 1 次，在随访过程中怀疑有听力损失时，应当及时到市级具备听力诊断能力的医疗保健机构就诊。新生儿听力损失高危因素参见《新生儿听力筛查技术规范（2010 版)》。

　　（3）筛查设备和环境。

　　（4）人员要求及筛查费用收费标准等。

　　助产医疗机构中新生儿听力筛查工作要求专人负责，须为医师、高年资护师或者具有中专以上学历的医学相关人员，且接受过市级以上（含市级）卫生健康委组织的新生儿听力筛查相关知识和技能培训并取得技术合格证书。

　　2. 听力诊断、治疗及干预　初筛未通过的 NICU 婴儿、复筛未通过婴儿应当在出生 3 个月内进行诊断；应有明确指定的听力诊断、治疗及干预就医途径。且必须是由省或市级政府医疗管理部门指定的儿童听力障碍诊治机构完成相关检查及听力测试，并进行医学和影像学评估，做出相应诊断，对确诊为先天性听力障碍的新生儿依据相关规范指南进行规范化治疗及干预。

　　（三）工作流程（图 5 - 1 - 1）

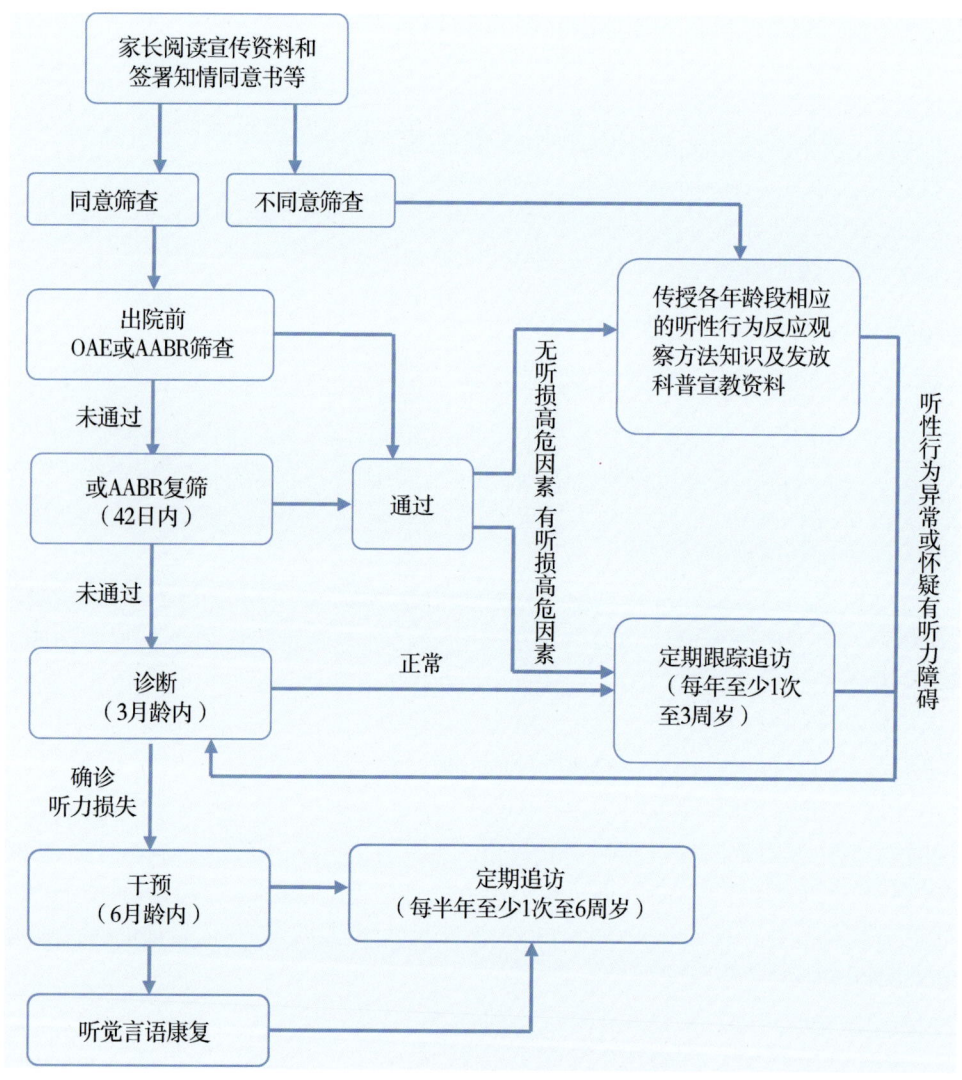

图 5 - 1 - 1　新生儿听力筛查技术流程图

　　1. 产前宣教　为提高筛查及转诊的知晓率和依从性，应进行产前宣教，宣传先天性耳聋的危害以及早发现、早干预的重要性，将新生儿听力筛查的目的意义、有关要求、检查项目等充分告知产妇或家属，有条件区域建议制作《×××新生儿听力筛查家长告知书》并发放。

2. 筛查、转诊、诊断及信息管理

（1）筛查管理：遵循"知情同意"的原则，征得产妇或家属同意并签署《新生儿听力筛查知情同意书》[参照《国家新生儿疾病筛查技术规范（2010 年版）》]。在新生儿出院前完成初筛，初筛未通过者，告知家长于新生儿出生 42 日时至助产医疗机构进行复筛。对无初筛资质的助产机构要履行告知义务，将新生儿转送到县级听力筛查管理机构进行新生儿听力初筛，并进行追踪随访。

（2）转诊管理：助产医疗机构对于初筛未通过新生儿，告知婴儿 42 日回助产医疗机构复查；对于复筛未通过婴儿，负责听力复筛的机构应当向其监护人出具筛查报告单并解释筛查结果，做好筛查结果登记，并将筛查结果反馈到接产机构；初筛和复筛均未通过的儿童，要出具复筛报告单，明确和具体告知儿童家长在 3 月龄内转诊到指定的儿童听力诊断机构。

（3）诊断管理：儿童听力诊治中心按照《国家新生儿疾病筛查技术规范（2010 年版）》进行疾病诊断、鉴别诊断和干预治疗，明确儿童听力诊断机构应出具听力诊断检查结果，告知监护人并解释诊断结果，同时将结果反馈至转诊的县级听力筛查机构。对诊断有儿童听力障碍的，儿童听力诊断机构和筛查管理机构要将该儿童的相关资料及时报送当地残联，争取尽快为听力障碍儿童提供助听器验配或手术治疗和进行听力语言康复训练等残疾儿童康复救助。

（四）筛查工作管理

各级卫生健康行政部门、项目实施单位要严格按照国家《新生儿听力筛查技术规范（2010 年版）》科学、规范开展相关工作。建议成立新生儿听力筛查工作组，制定《×××省×××市×××县新生儿听力筛查工作管理方案》，工作管理方案一定要经过省级和市级专家把关审核认证，不可盲目开展。建立"新生儿听力筛查技术流程"，该流程要形成"筛查—诊断—干预康复—追踪随访"等环节的闭环式管理。

1. 组织管理

（1）县级卫生健康行政部门：县级卫生健康行政部门配合组织本辖区实施省、市级项目实施方案，组织实施和接受监督指导。负责组织本辖区项目工作的具体实施，包括人员培训、宣传动员、质控指导。各县卫生健康行政部门负责辖区项目进展追踪、监管，对不按项目要求开展的单位要及时督处理，并上级卫生健康委。

（2）县级听力筛查管理机构：

1）在县级卫生健康行政部门的领导下，委托县妇幼保健机构负责本级项目的组织实施和日常管理工作；组织或接受上级专家开展项目培训和指导。下设的项目管理办公室负责信息的收集、整理和分析；在市级初步具备听力诊断能力的医疗保健机构名单内选定辖区听力复查阳性病例诊断机构，签署转诊协议，督促协议诊断机构按项目标准提供免费诊断服务。

2）接受转诊，负责对无能力进行初筛和复筛的助产机构所转诊的患儿进行听力初筛和复筛，筛查结果及时反馈至转诊机构，并录入信息系统。

3）协助市级听力诊断机构追踪复筛阳性病例的召回工作。流程见图 5 - 1 - 2。

（3）听力初筛实施机构：所有医疗助产机构均为初筛机构。

1）负责做好筛查前的宣传教育，遵循知情同意原则，尊重监护人个人意愿选择。

2）对进入筛查程序者，应当向其监护人出具筛查报告单并解释筛查结果，负责督促听力初筛未通过者的召回复筛及随访；无复筛能力的机构要将新生儿转诊至听力筛查管理机构进行复筛。

3）新生儿听力筛查信息 48 小时内录入信息系统。

（4）听力复筛实施机构：

1）负责督促听力初筛未通过者的召回复筛及随访。

2）新生儿听力复筛信息 48 小时内录入信息系统。

3）复筛机构及时将听力复筛阳性病例转诊至与当地项目办签署有协议的诊断机构进行诊断。

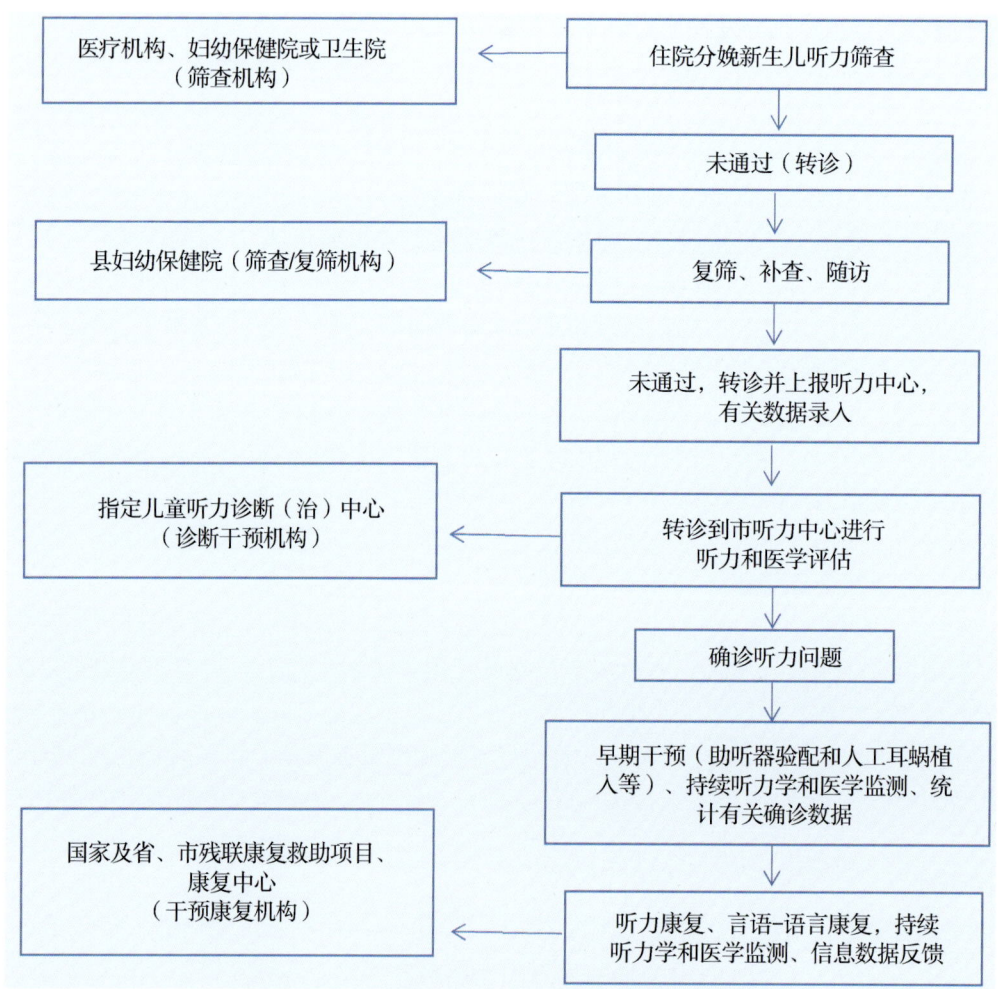

图 5-1-2 县级医院新生儿听力筛查项目流程图

（5）追踪随访环节：建议依托社区卫生服务中心，负责开展对 6 个月以上未确诊的筛查阳性儿童上门催访 2 次，督促转诊并做好信息报送，将催访结果录入"儿保系统"新生儿管理中听力筛查模块。

（6）市级听力诊断机构：

1）严格按照《新生儿疾病筛查管理办法》，认真做好新生儿听力障碍的诊断、治疗、追访及咨询等工作。

2）接受转诊，负责对复筛未通过儿童进行听力学和相应医学诊断，出具《听力诊断报告单》，告知监护人并解释诊断结果，并将诊断结果在 48 小时内录入信息系统。

3）与各地项目办签署转诊协议，为转诊的新生儿提供听力诊断服务，不得拒诊。

4）负责与当地残联联系，将确诊儿童纳入残联部门听障儿童康复救助项目，减轻患者家庭负担，并定期向当地卫生健康行政部门报送信息。

（7）县级残联部门：与卫生健康行政部门共同建立"听力筛查、诊断、治疗、康复"服务网络。负责组织落实国家及省、市级听障儿童康复救助项目，对符合条件的听力障碍儿童按规定给予康复救助。建立完善听力语言康复服务网络，加强对语言康复机构的检查评估，培养听力语言康复人才。

（8）县级妇儿工委办：负责配合县级卫生健康行政部门开展项目宣传动员、培训、指导等相关工作。

2. 信息管理

（1）信息录入：建立信息录入和上报系统。各项目实施单位要在 48 小时内将新生儿听力筛查、诊断信息和补助信息录入新生儿听力筛查信息系统。

（2）责任要求：各地要充分发挥妇幼健康信息督察专员和妇幼健康信息管理专员职能，定期进行项目信息的整理、分析、质控、反馈等工作，并监管听力筛查机构、听力诊断机构项目信息的录入率、完整率。

（3）资料保存：各筛查/诊断机构负责保存本机构《新生儿听力筛查/复筛登记本》《新生儿听力诊断登记本》《新生儿听力初筛/复筛/诊断花名册》存档备查。

3. 质量管理　筛查机构严格按照《新生儿听力筛查技术规范（2010 年版）》要求提供技术服务，规范开展工作。各县项目办协助市（区）项目办不定期对筛查机构进行动态质量控制，负责辖区新生儿听力筛查技术培训和监督指导。

建议质量控制指标要求：①新生儿听力初筛率≥95％；②听力初筛未通过者 42 日内的复筛率≥90％；③复筛未通过者 3 月龄内的转诊诊断率≥90％；④确诊为听力障碍的儿童 6 月龄内的干预率≥85％。

（五）项目指导

通过信息系统线上审核和现场督查相结合开展指导评估。原则上县级每年要对项目实施成效指导评估 2 次以上，覆盖所辖全部乡（镇、街道）；市级、省级项目办不定期进行评估和绩效评价，对项目工作好的给予表彰，对项目工作不扎实、任务不完成的给予通报批评。

省、市级残联将根据卫生健康行政部门提供的相应数据，督导各市、县跟进确诊病例的干预康复工作，确保各项目救助工作落到实处。

四、对县级医疗机构开展新生儿听力筛查工作的建议

1. 加强各种人员培训和筛查机构资质监管。

2. 建立与市级制定诊治机构的途径和加强沟通，强化筛-诊-治各环节的职责分工和完善机制，以及服务区域化管理和构建网络。

（1）加强初筛-复筛机构合理化布局规划。

（2）明确筛查机构自身定位，以及与诊治机构业务关系，履行相应职责。

（3）建立筛-诊-治"闭环式"管理机制。

3. 建立并依托听力筛查及诊治信息平台，全流程的听力筛查服务质控机制。

4. 争取县级政府加大财政和管理投入，强化监管职责。

〔黄治物〕

第二节　纯音测听、音叉检查及声导抗测试

一、纯音测听

（一）纯音测听的意义

纯音测听（pure tone audiometry，PTA），是指受试者在安静环境下对听到的不同频率的纯音信号所作出的反应，是可以反映外周至中枢听觉通路功能状态的一种主观听力测试技术。听阈是指能够引起听觉的最小有效声压级。纯音听阈测试主要包括气导听阈测试及骨导听阈测试，用于听力损失的定性、定量和大体的定位诊断，可为助听器或人工耳蜗植入等听觉辅助装置的选择提供依据，为听力相关疾病的治疗效果及阈上功能评估等提供适当的参考测试值。纯音测听多用于临床的听力诊断，也可用于听力筛查和听力监测。

由于纯音测听是一种主观测听，测试结果受多种因素影响，在实际临床应用及分析时，应结合其他检查结果进行综合考量。操作过程中，听力师在气导听阈测试、骨导听阈测试和掩蔽步骤及方法等方面，尤其需要注意积累及总结经验。

（二）纯音测听的操作

1. 测试环境　纯音测听需要在标准隔声室（sound-insulation chamber）中进行，其建造标准应符合国家标准 GB/T 16296.1—2018（声学测听方法第一部分：纯音气导和骨导测听法）所规定的要求。一般隔声室可分为单室和隔室。单室是指测试者和受试者在同一个房间，适用于老人和儿童，有利于测试者对受试者的观察。隔室是测试者和受试者分别在两个不同房间，两个房间之间有隔声处理的玻璃及对讲系统，有利于避免受试者受到测试者的暗示。

2. 测试设备　纯音听力计，是指利用电声学原理设计产生不同频率和强度的纯音信号及掩蔽噪声的一种精密声学仪器。听力计所连接的耳机，即换能器，能将电能转化为声能或机械能，分别用于气导听阈测试和骨导听阈测试。气导耳机分为 3 种：压耳式耳机、耳罩式耳机、插入式耳机。为保证测试结果的准确性，听力计应由国家计量部门校准检定合格后，方可使用。每年需要进行一次年检，即计量校准。

3. 测试人员　测试者需具备耳科学、听力学、社会心理学等相关专业知识，系统地掌握纯音测听基本理论和相关知识，掌握规范操作的技术要点、流程以及质控因素，指导受试者完成测试，并保证测试结果的准确和可靠。

4. 测试方法　根据国家标准规定方法，测试者可采用上升法或升降法确定受试者听阈，临床上以上升法最为常用。

上升法：让受试者熟悉测试后，采用低于受试者熟悉测试过程中反应的最低声级以下 10 dB 的测试声开始给声，若每次给声后无反应，则以 5 dB 一挡增加测试声级，直到出现反应。得到反应后，以 10 dB 为一挡逐次降低测试声级，直至不再作出反应，而后再以 5 dB 为一挡开始另一次上升，直至作出反应。如此继续测试，直至在最多 5 次上升中有 3 次反应出现在同一测试声级，则此声级就确定为听阈级。简化上升法，是指在 3 次上升中至少有 2 次在同一声级作出反应，在某些情况下，可得到与上述几乎相同的结果。

5. 测试步骤

（1）准备工作：

1）检查仪器：每日纯音测听开始前，需对气导和骨导耳机进行主观校准，并对听力计的主要附件，如导线、旋钮、按键和反应指示灯等进行检查，保证听力计处于正常工作状态。

2）询问病史：纯音测听开始前，应简要询问受试者病史，包括双耳听力损失情况、耳鸣、眩晕、噪声接触史、家族史及助听器佩戴史等。

3）耳郭和外耳道检查：耳镜检查外耳道，去除耵聍、异物等，观察鼓膜是否有穿孔，是否有渗液等。使用压耳式耳机时，测试者应检查受试者是否有耳道塌陷，即戴上压耳式耳机后，是否有耳罩压迫耳屏导致外耳道口封闭的现象，可能会导致测听结果存在错误的骨气导差。如果有耳道塌陷现象，可改用插入式耳机测试。

4）受试者位置：测试时不能让受试者看到测试者的动作，以避免受到暗示，而测试者则要便于观察受试者的反应，理想的受试者位置应该与测试者（听力计）呈直角。

（2）气导听阈测试：

1）讲解测试要求：向受试者讲解要求需准确且有效，如需要，可以请受试者亲友帮忙解释。"您会从耳机里听到各种不同的声音，不管声音多小，一听到声音马上就按按钮，没听到声音不按按钮。我们先测左（右）耳，再测右（左）耳，我说明白了吗？"

2）佩戴气导耳机：受试者测听前需取下眼镜、助听器及头部饰品（发卡、耳饰等）。测试者站在受试者的前方，将耳机的双轭拉至最伸展的位置，把头带放在头顶，拨开头发并把耳机膜片对准外耳道口，收紧耳机架的双轭，使耳机与耳部密合。红色标识为右耳耳机，蓝色标识为左耳耳机。

3）气导听阈测试：一般先测试健耳或听力较好耳。频率的测试顺序为：先测 1 kHz，因为人耳对 1 kHz 最敏感，受试者易于了解测试音并作出反应，当受试者高频损失较重时可从低频开始。然后测试频率顺序依次为 2 kHz、4 kHz、8 kHz，测完 8 kHz 以后，复测 1 kHz 听阈。如两次 1 kHz 的听阈相差≥10 dB，应重新向受试者讲解测试要求，并复测上述频率的听阈。若两次 1 kHz 的听阈相差≤5 dB，可继续 0.5 kHz 和 0.25 kHz 听阈。在中、高频，如果相邻的两倍频程阈值相差大于等于 20 dB 时，应测半倍频程听阈。测试时，每次给声时长为 1～2 秒，给声间隔不短于给声时长，而且给声间隔应不规律，避免节律给声。

（3）骨导听阈测试：在乳突区测试骨导听阈时，应拨开所有的头发，将骨导振子置于乳突相对平坦的位置，头夹放于头部另一侧舒适的位置。注意振子勿接触耳郭，乳突与振子间不应夹有头发。佩戴骨导耳机后，应再次向受试者讲解测试要求。骨导测试频率顺序为：1 kHz、2 kHz、4 kHz、0.5 kHz 和 0.25 kHz。

骨导听阈测试中的注意事项：

1）振触觉（vibrotactile）：对于听力损失较为严重的受试者，要注意是否存在气导和骨导的振触觉，即受试者在给声强度还没有达到其听阈时，因感觉到振动而作出反应。振触觉多出现于低频，骨导振触觉明显低于气导，且有一定的个体差异，参考值见表 5-2-1。

表 5-2-1　　　　　　　　　气骨导振触觉的参考数值/dB HL

传导方式	频率/kHz		
	0.25	0.5	1
气导	100	115	
骨导	35	50	85

2）堵耳效应（occlusion effect）：当外耳道口被堵塞后，骨导阈值降低的现象称为堵耳效应。因此，在进行骨导测试时，应摘下气导耳机；如果因为骨导掩蔽，需要佩戴气导耳机时，则应将堵耳效应考虑在内。气导耳机的类型不同，产生的堵耳效应不同，参考值见表 5-2-2。

表 5-2-2　　　　　　　压耳式和插入式耳机堵耳效应的参考值/dB HL

换能器类型	频率/kHz				
	0.25	0.5	1	2	4
压耳式	15	15	10	0	0
插入式	10	10	0	0	0

（4）掩蔽（masking）：在纯音测听过程中，如果两耳听力不一致，在测试听力较差耳时，声信号有可能在未达到其阈值前传至对侧好耳，使好耳听到声音而作出反应，称为交叉听力。掩蔽的目的是去除非测试耳的参与，从而获得测试耳的真实阈值。声信号从测试耳传递到非测试耳，强度上有所衰减，衰减的强度称为耳间衰减。常用压耳式耳机的耳间衰减一般为 40～70 dB，骨导的耳间衰减在 0～15 dB。为确保不出现交叉听力，通常耳间衰减取最小值，即压耳式耳机的耳间衰减为 40 dB，骨导的耳间衰减为 0 dB。

气导测试时，当测试耳未掩蔽的气导阈值与非测试耳的骨导阈值之差≥40 dB 时，则测试耳的气导需要掩蔽。骨导测试时，由于骨导最小耳间衰减为 0 dB，所以交叉听力在骨导测试中是有可能存在的，理论上骨导测试都应进行掩蔽，而实际操作中，当测试耳的气、骨导阈值之差>10 dB 时才加掩蔽。

纯音听阈测试，一般使用的掩蔽噪声为窄带噪声（narrowband noise）。

掩蔽的方法有多种，多推荐使用平台法进行掩蔽。如果以下推荐的方法有可能因为掩蔽的步距较大而出现找不到平台的情况，可改用 GB/T 16296.1—2018 中的噪声步距为 5 dB 的平台法，再次尝试掩蔽。

1）气导掩蔽步骤：以某一频率为例（用压耳式耳机测试）。①首先获取双耳未掩蔽的气导和骨导阈值。②将测试耳未掩蔽的气导阈值与非测试耳的骨导阈值进行比较，若差值≥40 dB，则表示测试耳的气导需要掩蔽。③向受试者讲解测试要求："您一会从耳机里会听到两种声音，一种是持续响的'沙沙'噪声，另一种是间断出现的滴滴声。听到持续响的噪声不要管它，一听到滴滴声马上按按钮（或举手）。"应确定受试者明白测试要求以后再开始掩蔽测试。④选择初始掩蔽声级，即在非测试耳上加的初始噪声强度，一般为非测试耳气导阈值加 10 dB。⑤将掩蔽噪声加载非测试耳，同时给测试耳未掩蔽阈值强度的纯音信号。⑥当受试者听到纯音信号作出反应时，以 10 dB 一挡加大非测试耳噪声。当受试者不反应时，以 5 dB 一挡加大纯音信号，直到再次作出反应。⑦反复以上步骤，直到连续 3 次升高掩蔽噪声强度，而不改变测试耳纯音信号的强度，即为平台。⑧记录听力计上的纯音信号强度，此即为测试耳在这个频率上的气导阈值。

2）骨导掩蔽步骤：以某一频率为例。①获得测试耳未掩蔽的气导和骨导阈值。②将测试耳的骨导与气导阈值比较，若测试耳的骨导与气导阈值之差＞10 dB，则表示测试耳骨导需要掩蔽。③向受试者讲解测试要求，与气导掩蔽讲解测试要求相同。④给测试耳佩戴骨导耳机，给非测试耳佩戴气导耳机，测试耳侧的气导耳机放在同侧太阳穴处。确定初始掩蔽级：初始掩蔽级＝非测试耳气导听阈＋堵耳效应＋10 dB。⑤当非测试耳无气骨导差时，初始掩蔽应该增加堵耳效应值。当非测试耳气骨导差≥20 dB时，初始掩蔽级中不必增加堵耳效应值。⑥将掩蔽噪声加载非测试耳，同时给测试耳未掩蔽阈值强度的纯音信号。⑦每当受试者反应时，以 10 dB 一级加大非测试耳噪声。每当受试者不反应时，以 5 dB 一级加大纯音信号，直到连续三次升高掩蔽噪声强度，而不改变测试耳纯音信号的强度，即为真实骨导阈值。

（5）记录测试结果：纯音听阈的测试结果需要记录在报告单上，测试记录需包括受试者姓名、性别、年龄、检查日期及所用仪器型号等，需注明测试时受试者状态和测试的可信度，最后由检查者签名。

6. 注意事项

（1）假阳性：假阳性，即没有给声时受试者仍作出反应，多见于有耳鸣的受试者或受试者过于注重测试结果。当出现假阳性时，可以向受试者反复讲解测试要求，或改用啭音或脉冲音给声。

（2）假阴性：假阴性，即受试者听到声音未作出反应或反应阈值明显高于实际听力，多见于伪聋或受试者未明白测试要求、注意力不集中等，导致测试结果高于真实听阈。假阴性的鉴别比假阳性的鉴别难度大，需要测试者有一定的经验。如果反复说明和测试均不能排除假阴性者，需实施客观的电生理学检查，以便综合评估。

7. 纯音听阈测试结果的判读

（1）听力图的符号标识：听力图横轴表示频率，纵轴表示听力损失分贝数，记录听阈使用国际通用标准符号（表 5 - 2 - 3）。

表 5 - 2 - 3　　　　　　　　　　　　　　纯音听力图标识符号

类别	左耳	右耳
气导，不掩蔽	×	○
气导，掩蔽	□	△
骨导，不掩蔽	>	<
骨导，掩蔽	]	[

（2）听力损失程度和性质的判读：

1）听力损失程度的分级：根据世界卫生组织（WHO）的标准，以较好耳 0.5 kHz、1 kHz、2 kHz、4 kHz 气导平均阈值，进行听力损失程度分级。目前临床上和科研上多沿用 1997 年的听力损失分级标准。经过临床实践，将来有可能逐步过渡到 2021 年的听力损失分级标准，听力师和临床医师应该有所了解。

　　a. 气导平均听阈＜26 dB HL 为正常听力（WHO，1997）。

　　　26～40 dB HL：轻度听力损失；

　　　41～60 dB HL：中度听力损失；

　　　61～80 dB HL：重度听力损失；

　　　≥81 dB HL：极重度听力损失。

　　b. 气导平均听阈＜20 dB 为正常听力（WHO，2021）。

　　　20～＜35 dB HL：轻度听力损失；

　　　35～＜50 dB HL：中度听力损失；

　　　50～＜65 dB HL：中重度听力损失；

　　　65～＜80 dB HL：重度听力损失；

　　　80～＜95 dB HL：极重度听力损失；

　　　≥95 dB HL：完全听力损失/全聋。

　　此外，还对单侧听力损失进行了定义，即好耳＜20 dB HL，差耳≥35 dB HL。

　　2）听力损失性质的分型：根据气、骨导阈值之差，可以将听力损失分为传导性听力损失（conductive hearing loss），感音神经性听力损失（sensorineural hearing loss）和混合性听力损失（mixed hearing loss）。气、骨导阈值之差＞10 dB 且骨导在正常范围内，为传导性听力损失（图 5-2-1 A）。气、骨导阈值一致（≤10 dB）且两者都在正常范围之外，为感音神经性听力损失（图 5-2-1 B）。气、骨阈值之差大于 10 dB，但骨导在正常范围之外，为混合性听力损失（图 5-2-1 C）。

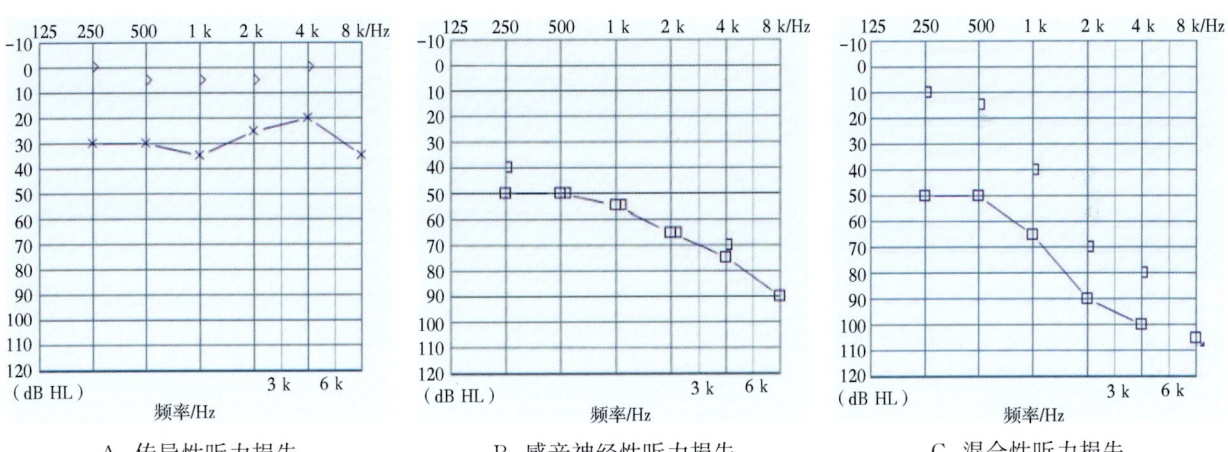

A. 传导性听力损失　　　　　B. 感音神经性听力损失　　　　　C. 混合性听力损失

图 5-2-1　纯音听力图听力损失性质的分型

二、音叉检查

（一）音叉检查的意义

　　音叉本身可产生纯音，即使目前听力计已经普遍使用，音叉检查仍然作为判断听力损失性质的方法之一，也是临床常用的一种听力检查方法。

　　一套音叉多由 5～8 个组成（图 5-2-2），常用的有 C128、C256、C512、C1024 和 C2048，可以分别产生不同频率的纯音信号（表 5-2-4）。

表 5-2-4　　　　　　　　　　　　　　　　　　音叉和频率

	C64	C128	C256	C512	C1 024	C2 048	C4 096	C819
频率/Hz	64	128	256	512	1 024	2 048	4 096	8 192

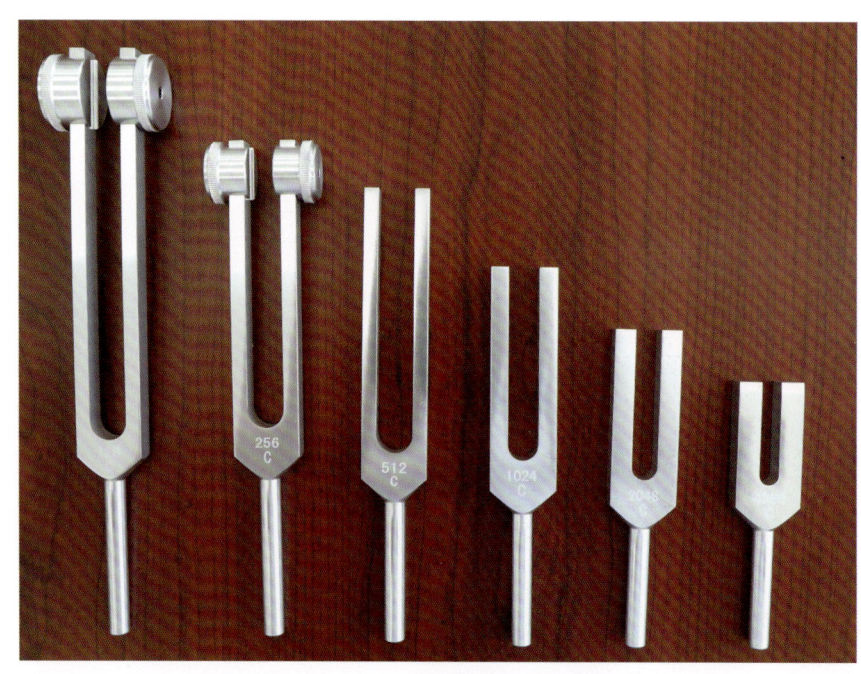

图5-2-2 各种不同频率的音叉

（二）操作流程

让受试者端坐椅子上，测试者站在受试者的前面或侧面。检查时，测试者手持音叉的叉柄，用橡胶锤轻轻敲击叉臂前 2/3 处，或将叉臂向另一手的第一掌骨外缘处轻轻敲击，使其振动，注意敲击音叉时用力要适当，如用力过猛可产生泛音，影响结果的可靠性。检查气导时，将振动的叉臂置于距离受试耳外耳道口 1 cm 处，两叉臂末端的轴线应与外耳道的轴线保持一致。检查骨导时，应将叉柄末端的底部置于颅骨的中线上或鼓窦区。

为鉴别传导性听力损失和感音神经性听力损失，分别采取以下相应的方法：

1. 林纳试验（Rinne test）

（1）测试意义：比较受试耳气导和骨导的响度或时间的长短。正常人的气导时间长，骨导时间短，简称气导＞骨导，即林纳试验阳性。正常人对频率为 512 Hz 的音叉，气导时间约为骨导的 2 倍。

（2）测试方法：常用 256 Hz 和 512 Hz 的音叉分别进行测验。先将已振动的音叉柄置于耳后乳突的鼓窦处，待受试者听不到声音时，立即将音叉的叉臂放到距外耳道口约 1 cm 处，叉臂末端与外耳道口三点成一直线，检查是否听到声音。如能听到，则为林纳试验阳性（气导＞骨导），以（＋）表示。如气导不能听到，则须再检查一次，重新击响音叉置于外耳道口处先试气导，听不到后，再立即置于耳后乳突的鼓窦处，以测骨导，如此时仍能听到声音，可认为该耳的骨导听力大于其气导听力，即林纳试验阴性（骨导＞气导），以（－）表示。若气导与骨导听力相等，则以（±）表示。

林纳试验阳性（气导＞骨导）：为正常听力或内耳疾病（感音神经性听力损失）。

林纳试验阴性（骨导＞气导）：为外耳道或中耳疾病（传导性听力损失）。

林纳试验相等（气导＝骨导）：为中度传导性听力损失或混合性听力损失。

注意事项：当测试耳为极重度感音性听力损失，非测试耳为听力正常或传导性听力损失时，骨导测试的声波会从测试耳的乳突经颅骨传到非测试耳，从而产生交叉听觉，这样可能会造成假阴性的结果，临床测试时应该注意鉴别。

2. 韦伯试验（Weber test）

（1）测试意义：比较双耳骨导听力的差异，听力正常的人双耳无明显差异。

（2）测试方法：常用 256 Hz 或 512 Hz 的音叉，振动后将叉柄置于颅骨中线上任何一点，如前额、顶部或枕部上。询问受试者听到的声音偏向左右的哪一侧。听力正常人，会告知声音在中央。

传导性听力损失：声音偏向患侧或传导性听力损失较重的一侧。

感音神经性听力损失：声音偏向健侧或听力损失较轻的一侧。如过度用力敲击音叉，也可能出现偏向患侧，这是由于重振现象所致，测试时应注意敲击音叉力度的均等，以免出现误差。

此外，用纯音听力计也可进行韦伯试验，即将骨导振子放置于受试者前额，通过听力计的骨导输出不同频率的声音，让受试者辨别声音的偏向。

3. 施瓦巴赫试验（Schwabach test）

（1）测试意义：比较受试者与听力正常人的骨导听力。

（2）测试方法：用 256 Hz 的音叉，振动后将音叉叉柄置于检查者（听力正常者）耳后乳突的鼓窦处，直至听不到声音时，将叉柄移到受试者耳后乳突的鼓窦处，如仍能听到声音，表示其骨导听力延长，推测受试者可能为传导性听力损失。如先将音叉叉柄置于受试者耳后乳突的鼓窦处，听不到声音时，移置于测试者的耳后乳突的鼓窦处，如仍可听到，则为受试者骨导听力缩短，推测受试者可能为感音神经性听力损失。混合性听力损失者则骨导缩短或近于正常。由于乳突各部位传音能力有一定差别，故音叉先后所放部位应一致。在此试验中，应注意避免交叉听觉的产生。

4. 盖莱试验（Gelle test）

（1）测试意义：用以检查鼓膜完整者镫骨底板的活动情况。

（2）测试方法：先把鼓气耳镜的窥耳器末端紧塞入外耳道内，然后将 256 Hz 或 512 Hz 的音叉振动后，置于耳后乳突部，交替压紧和放松耳镜上的皮球。如受试者听到的声音有高低交替的变化为盖莱试验阳性，正常人为阳性。耳硬化症或听骨链固定者可出现盖莱试验阴性，即受试者听到的声音无高低变化。

此外，也可用纯音听力计的骨导代替音叉给声，用波氏球在外耳道给以压力变化，进行盖莱试验。

三、声导抗测试

（一）声导抗测试的意义

声导抗测试是临床常用的客观测试方法，主要包含鼓室声导抗和声反射。声导抗是声阻抗和声导纳的总称。

1. 鼓室声导抗　又称鼓室图，通过鼓室图的形态，可以得到中耳功能的一个总体印象。鼓室声导抗通常包括 4 个基本的测量值：①耳道等效容积（Vea）；②峰补偿静态声导纳（Ytm）；③鼓室图峰压（TPP）；④鼓室图宽度（TW）或梯度，见图 5 - 2 - 3。

2. 声反射　是指当声音足够大时，可引起中耳肌肉反射性的收缩。声反射主要涉及镫骨肌反射，镫骨肌收缩可以使镫骨底板远离前庭窗，从而减少传入内耳的声能。当一侧耳暴露在高强度声刺激的时候，双侧的镫骨肌都可引起收缩。声反射径路见图 5 - 2 - 4。

接受声导纳测试的一侧耳称为探测耳，接受声刺激的一侧耳为刺激耳。如果刺激耳与探测耳相同，则为同侧声反射，如果不同则为对侧声反射。

声反射阈是指能重复引出声反射的最小刺激声强度，正常耳的声反射阈为 70～95 dB HL。声反射径路上的任何异常，都可导致声反射消失或阈值升高，因此，结合纯音测听，可对听力损失进行定性和定位，为伪聋鉴别、面神经功能评估等提供重要帮助。

（二）声导抗测试的操作

1. 操作流程

（1）测试前准备：采用电耳镜检查外耳道，去除耵聍，保证外耳道通畅，观察鼓膜是否完整，排除不适合进行声导抗测试的情况。观察外耳道的大小和走行方向，以选择合适的耳塞密闭外耳道。

（2）讲解测试要求：首先告知受试者，声导抗测试是一种客观测试，无须受试者做出任何反应，其次告知受试者，将在耳道内放入耳塞，测试过程耳道内会有压力变化，并嘱其不要说话，不要做咳嗽或吞咽等动作，以免影响测试结果。

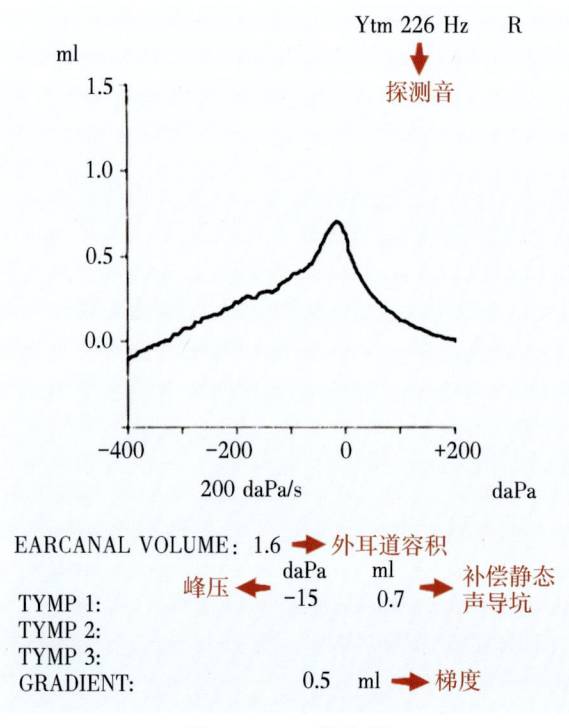

图 5 - 2 - 3　鼓室图

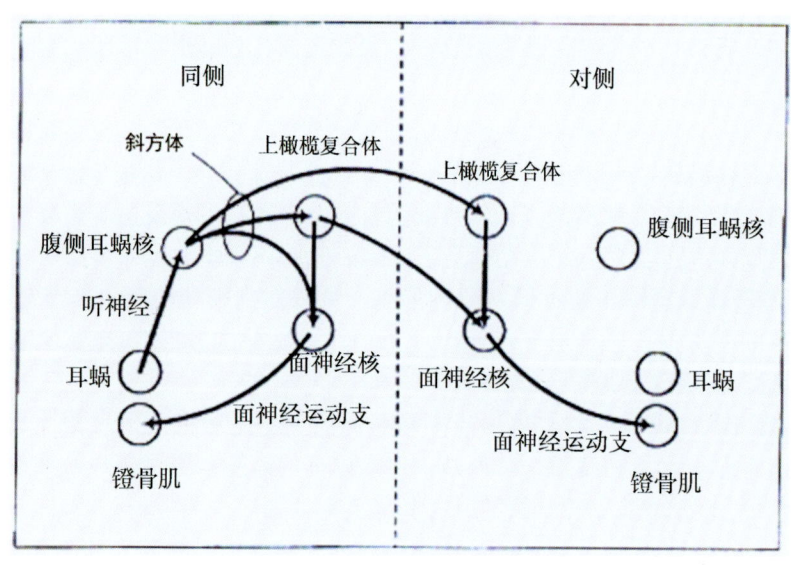

图 5 - 2 - 4　声反射径路图

（3）密闭外耳道：事先应准备各种大小及形状不同的耳塞，消毒并保持干燥，将合适的耳塞置于声导抗探头上，检查者一手拿探头，另一手将耳郭向后上方轻轻牵拉，将耳塞塞入外耳道后再稍加旋转，使之与外耳道壁紧密闭合。

（4）鼓室图及声反射阈测试：使探头密闭于外耳道后开始鼓室图测试，获得耳道等效容积（Vea）、峰补偿静态声导纳（Ytm）、鼓室图峰压（TPP）和鼓室图宽度（TW）或梯度。于峰压点处给予不同频率的刺激声，应用上下升降 5 dB 的等级法确定声反射阈值。在报告上记录检查结果。

2. 注意事项　声导抗探测音的选择：临床上，成人常用 226 Hz 探测音进行测试，1 岁以内婴幼儿应选择 1 000 Hz 探测音进行测试，以便提供更有临床意义的信息。

3. 声导抗测试结果的判读

（1）226 Hz 探测音鼓室图的类型：临床上鼓室图有多种分类方法，其中应用最广泛的是 Liden-

Jerger 分型，可分为以下几型，见图 5 - 2 - 5。

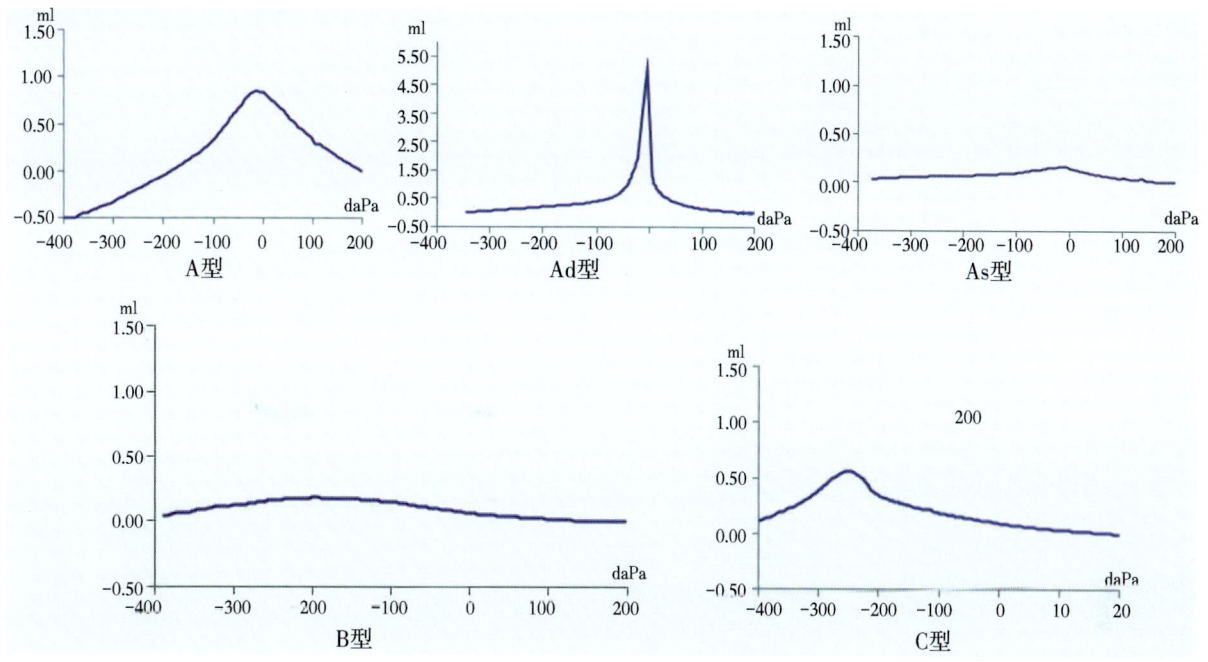

图 5 - 2 - 5　226 Hz 探测音鼓室图分型

A 型：鼓室图为钟形，峰压在 - 100～+ 100 daPa，峰高度（即峰补偿静态声导纳值）在 0.3～1.6 ml，多见于正常鼓室图。A 型鼓室图有两种亚型，一种是 As 型，它与正常鼓室图类似，但其峰值低于 0.3 ml，多见于中耳劲度异常增加的情况，如耳硬化症。另一种是 Ad 型它的鼓室图峰值高于 1.6 ml，通常与听骨链不连续或鼓膜愈合性穿孔相关。

B 型：鼓室图平坦，多见于中耳积液、鼓膜穿孔、鼓膜置管通畅或耵聍栓塞。结合 Vea 值有助于鉴别这几种情况。

C 型：鼓室图形状正常，但峰压低于 - 100 daPa，多见于咽鼓管功能障碍。

（2）1 000 Hz 探测音鼓室图的分型：目前临床对 1 000 Hz 探测音鼓室图判定标准，主要采用英国新生儿听力筛查项目组在鼓室声导纳测试指南中给出的推荐判定方法，如图 5 - 2 - 6 所示。即在判定鼓室图形时，先连接鼓室图 + 200 daPa 起点与 - 400 daPa 终点作一条基线，以此为基线，再根据基线上方的峰的数量对其图形进行分类。一般将正峰作为正常鼓室图，包括单峰和双峰；平坦和无正峰则提示可能为中耳积液。

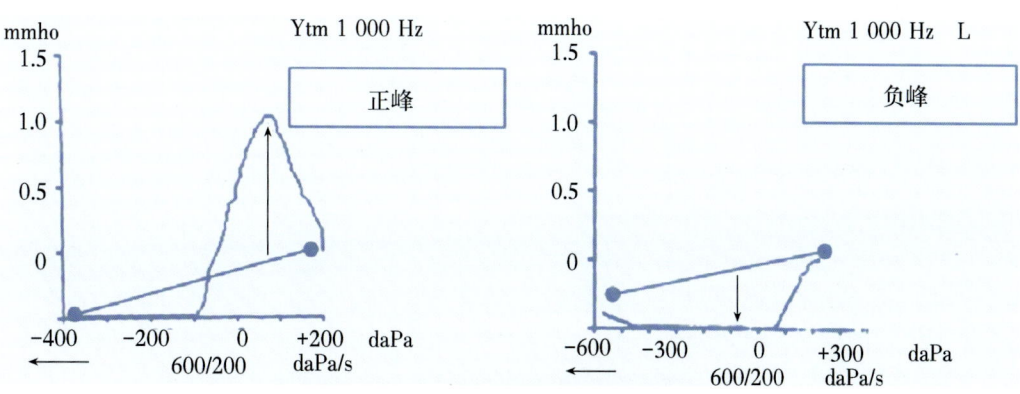

图 5 - 2 - 6　1 000 Hz 探测音鼓室图判定方法

临床上，对于婴幼儿中耳功能的判断，不能仅靠鼓室图（图 5 - 2 - 7），还需结合病史、鼓膜情况以及其他听力学测试结果进行综合判断，必要时进行影像学检查。

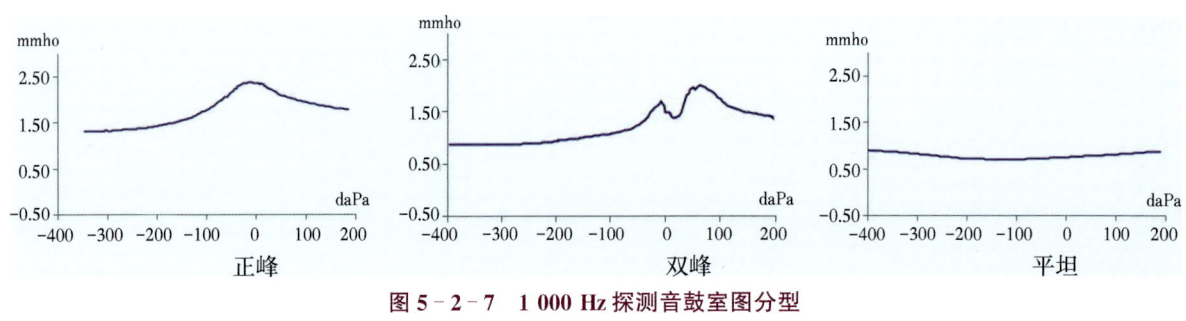

图 5-2-7　1 000 Hz 探测音鼓室图分型

〔黄丽辉　刘　辉〕

第三节　听性脑干反应测试的操作方法及其临床应用

一、听性脑干反应的概念及原理

听性脑干反应（auditory brainstem response，ABR）是听神经和脑干的神经元对诱发声刺激活动产生的同步放电的总和。这些神经元分布在脑干的各个单元，具有时间锁相、传导起始敏感等特点。ABR 是通过头皮电极记录的一系列短潜伏期听觉诱发反应波，通常在刺激后 10 毫秒内出现，依次用罗马数字表示，即波Ⅰ、Ⅱ、Ⅲ、Ⅳ、Ⅴ、Ⅵ和Ⅶ，其中波Ⅰ、Ⅲ和波Ⅴ最明显，且出现率较高，重复性、人群之间的一致性均较好，可以在受试者处于清醒、睡眠、镇静、一般麻醉状态下或昏迷中获得。因此对评估听力损失、听觉通路失调和术中监测听觉功能等具有重要价值。

听觉系统接受声刺激后发生一系列的电活动，从而产生低振幅的电位反应，被掩埋在脑电等其他神经系统活动中，需要利用数字平均器及叠加的原理，将听觉诱发电位清晰地呈现出来。即采用高共模抑制比的放大器、滤波、自动排斥系统和平均叠加技术，放大及滤波后获得的诱发电活动，通过头皮表面电极记录叠加，从多种电活动中提取并记录到 ABR，工作原理见图 5-3-1。

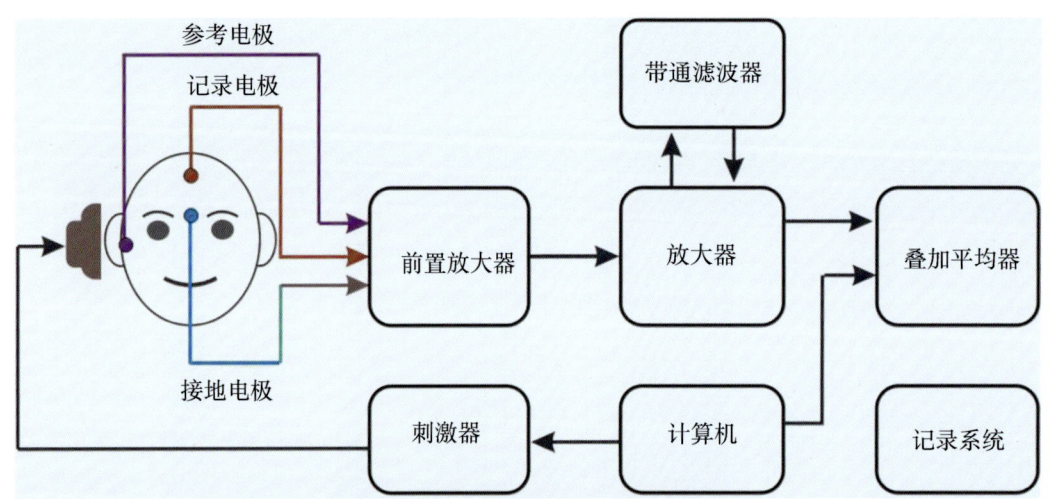

图 5-3-1　ABR 测试工作原理示意图

ABR 的特点：① ABR 是远电场记录，所以较复合动作电位（compound action potential，CAP）的幅度低得多；② ABR 是神经纤维的同步化反应，因此 ABR 各波分化程度决定于神经冲动的同步效应；③ABR 无频率选择性，尽管可用频率特性较好的短纯音来诱发 ABR，但在低频时，ABR 波形分化并不理想，在判断反应阈时会带来困难；④ABR 不受受试者状态的影响，受试者无论是睡眠还是清醒状态对 ABR 均无影响，但肌电会干扰 ABR 的记录，故受试者应尽量放松；⑤ABR 有稳定的潜伏期，因此在神经外科、耳神经科学诊断中枢病变时具有明确的诊断意义，可用来评估耳蜗至下丘各中枢核团的功能；⑥ABR 有真正的阈值，ABR 各波出现率不同，以波 V 出现率最高，因此常用波 V 幅度变化来判断阈值。

二、听性脑干反应测试操作技术

（一）工作准备

1. 连接测试设备　诱发电位仪通常是通过 USB 接口与电脑相连，也有部分仪器是通过蓝牙信号传输连接（图 5 - 3 - 2），测试执行的软件安装于电脑中，测试设备的硬件均在测试仪中。通过操作电脑里的测试软件（图 5 - 3 - 3）来完成测试过程，包括反应波的观察分析、结果的打印报告等。电脑应注意其安全性，尽量避免兼做办公使用，以免出现损坏测试软件的问题。

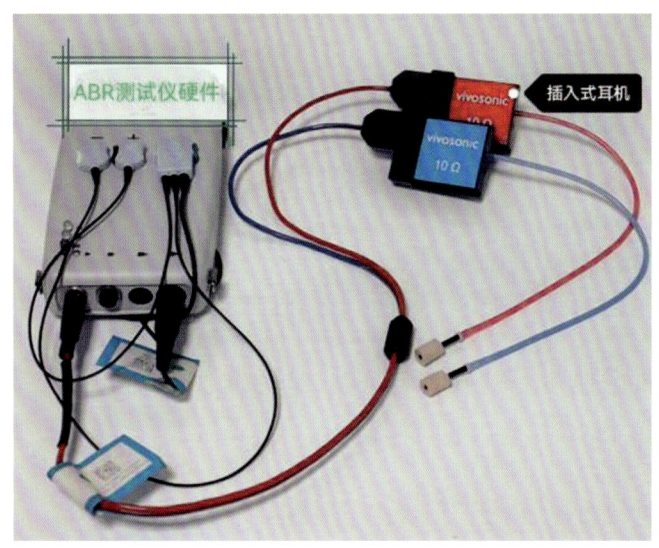

图 5 - 3 - 2　蓝牙信号传输信号的 ABR 测试仪硬件

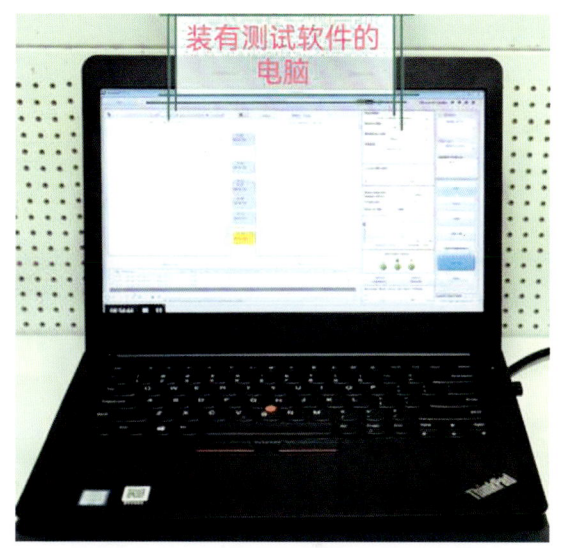

图 5 - 3 - 3　装有 ABR 测试软件的电脑

2. 检查设备工作状态　每次测试前要确保测试仪处于接通状态，USB（或蓝牙信号）连接正常，如有接地线要确定连接牢固，正式测试前先观察基波来排除是否有干扰波出现。测试仪最好通过稳压电源供电（图 5 - 3 - 4、图 5 - 3 - 5）。

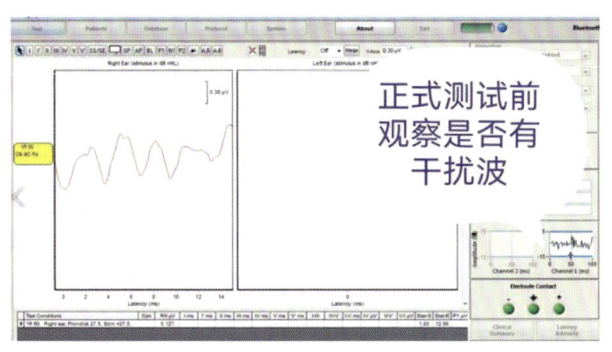

图 5 - 3 - 4　观察基波是否有干扰波

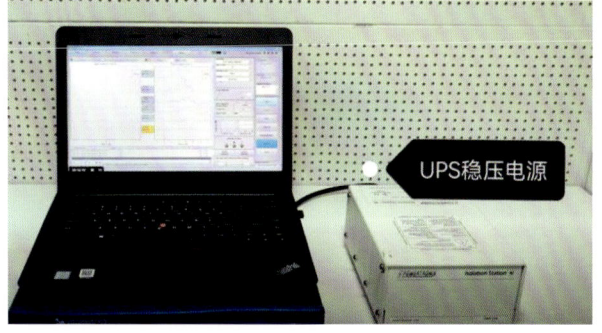

图 5 - 3 - 5　UPS 稳压电源

3. 测试环境的要求　此项检查可在电屏蔽隔声室内进行，环境噪声≤30 dB。

4. 测试前询问病史和纯音听阈测试　在进行 ABR 测试之前，应先了解病史。通过询问病史，了解测试的目的、听力减退的病史，有无头部外伤、饮酒、用药史。有无内科或神经科疾病。

传导性和感音神经性听力减退，可影响 ABR 的潜伏期和波间期特别是高频听力减退的患者，可使 ABR 的结果有较大差别。因此 ABR 测试前应先行纯音听阈测试。

（二）工作程序

1. 受试者要求　可让受试者处于较舒适的卧位、半卧位或坐位（图 5 - 3 - 6、图 5 - 3 - 7），受试者可以入睡，在整个测试过程中要保持安静放松姿势，对无法保持安静放松的婴幼儿，可采用口服 10％水合氯醛催眠，入睡以后平卧于测试床上。

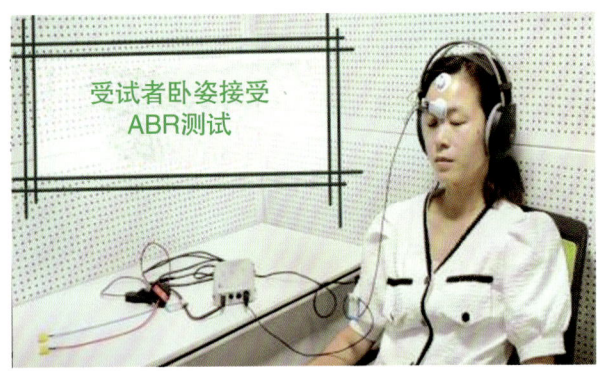

图 5-3-6　受试者坐姿行 ABR 测试

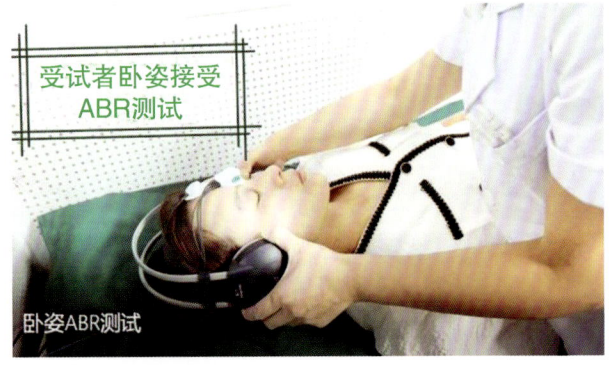

图 5-3-7　受试者卧姿行 ABR 测试

2. 皮肤准备及电极连接　先用 95％乙醇（图 5-3-8A）清洁准备连接电极部位的皮肤，用磨砂膏轻轻擦拭清洁过的部位（图 5-3-8B），然后用医用胶布将涂抹有导电膏的电极固定于擦拭清理过的皮肤位置（图 5-3-8C）。如果受试者是婴幼儿，擦拭皮肤时一定要注意力度适中，在擦拭干净的前提下不要损伤表皮，再连接固定电极（图 5-3-8D）。电极位置见图 5-3-9，颅顶或发际正中为记录电极、测试耳乳突为参考电极、对侧耳乳突或者鼻根部为接地电极，两侧耳乳突均为参考电极。

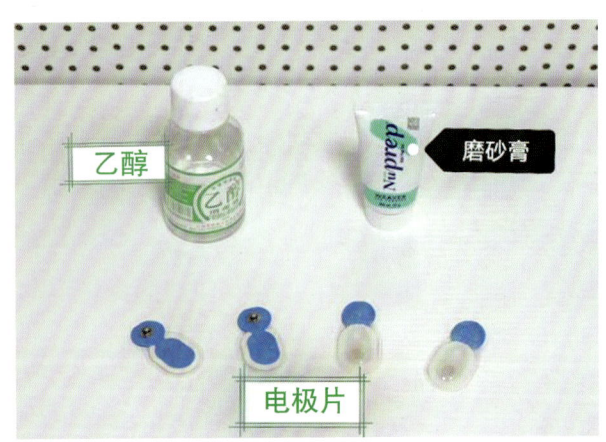

A. 乙醇、磨砂膏、电极片

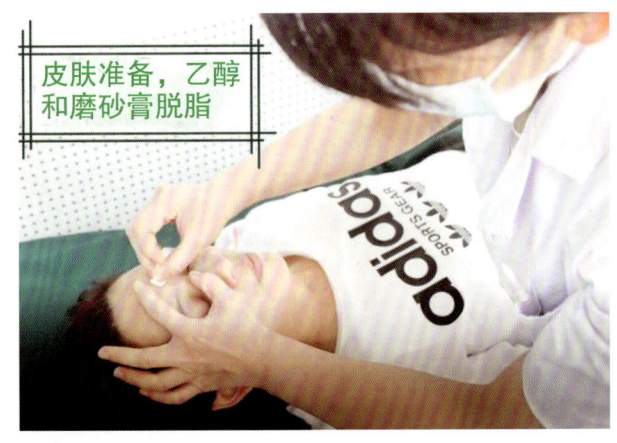

B. 脱脂

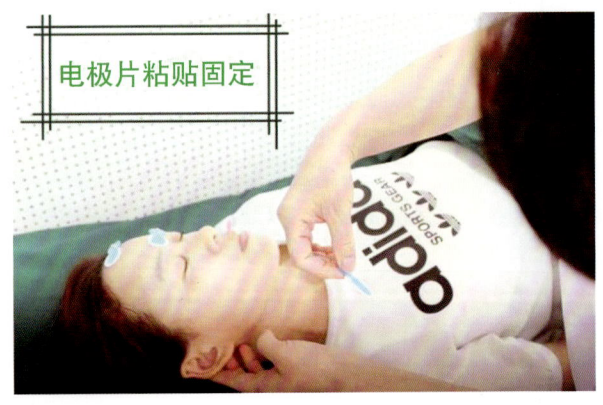

C. 固定电极片

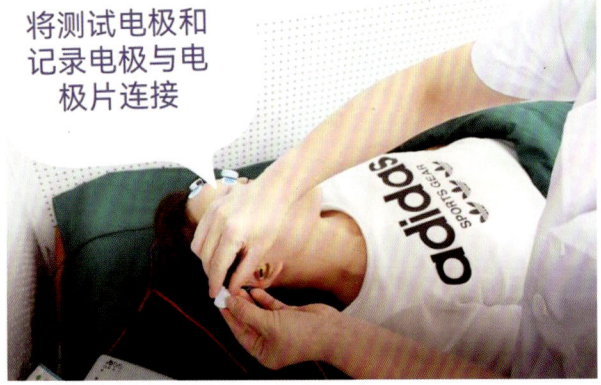

D. 连接固定电极

图 5-3-8　皮肤准备及电极连接

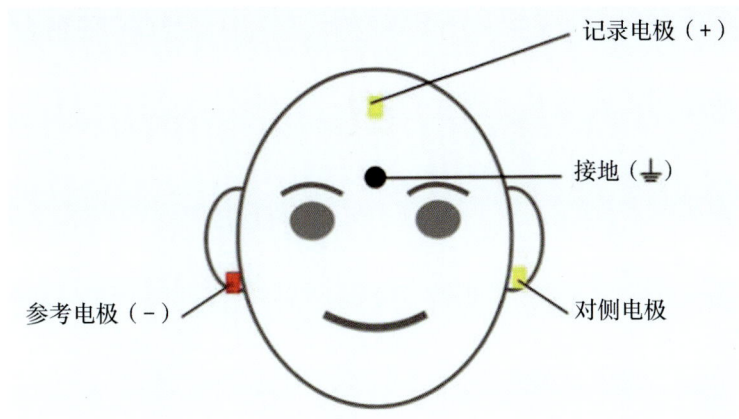

记录电极（+）

接地（⏚）

参考电极（－）

对侧电极

图 5 - 3 - 9　ABR 测试电极安置示意图

检查电极间阻抗，一般要求在 5 kΩ 以下，越低越好，电极与电极之间的极间阻抗差值应小于 2 kΩ。另外，由于电极线比较细，经常使用可能出现断裂，如检查发现电阻过高时，应考虑电极线是否出现问题。

3. 耳机佩戴　如用压耳式耳机给声，其发声振动膜中心部位应正对外耳道口，佩戴时应防止耳郭被压折、耳道塌陷等，收紧耳机头带（图 5 - 3 - 10、图 5 - 3 - 11）。如为插入式耳机，应选择与外耳道大小相匹配的探头，将探头固定在外耳道内，防止测试过程中脱落，注意耳机左右标志（图 5 - 3 - 12、图 5 - 3 - 13）。

4. 测试参数选择　滤波：80 Hz 至 1 500～3 000 Hz；扫描时间：20 毫秒；灵敏度：25 μV 或 50 μV；给声刺激重复率 10～30 次/s（婴幼儿可略高些）；叠加次数：1 024 次或 2 048 次；刺激声类型，一般用交替短声（click），也可用短音（tone pip）、短纯音（tone burst）以及滤波短声（filter click）；刺激声间隔时间为 75 毫秒。

5. 反应阈　刺激声一般起始强度为 60～80 dB nHL，如可以引出清晰的波Ⅰ、波Ⅲ、波Ⅴ，则以 10 dB 或者 20 dB 的步幅降低刺激强度，直至特征信号（如 ABR 的波Ⅴ）消失时的强度上 5～10 dB，重复测试一次，观察波形是否重复，若重复性好即可视为反应阈（图 5 - 3 - 14）。如果在起始强度未引出反应波或反应波波形不典型，则增加刺激强度 5～10 dB，直至最大输出。测试中单耳给声，一般从听力较好侧耳开始给声，测试完毕后再同样方法测试另一侧耳。如果最大声输出也没有任何反应波出现，说明受试者的 ABR 测试无反应。对于阈值可能接近最大声刺激强度的受试者（可借助波Ⅴ潜伏期

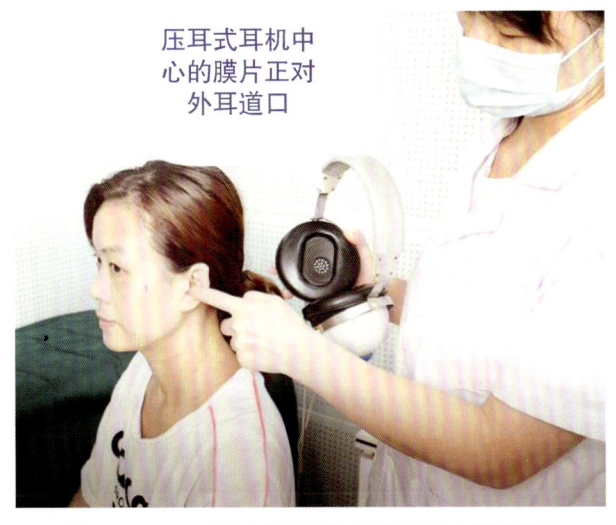

压耳式耳机中心的膜片正对外耳道口

图 5 - 3 - 10　压耳式耳机发声膜片正对外耳道口

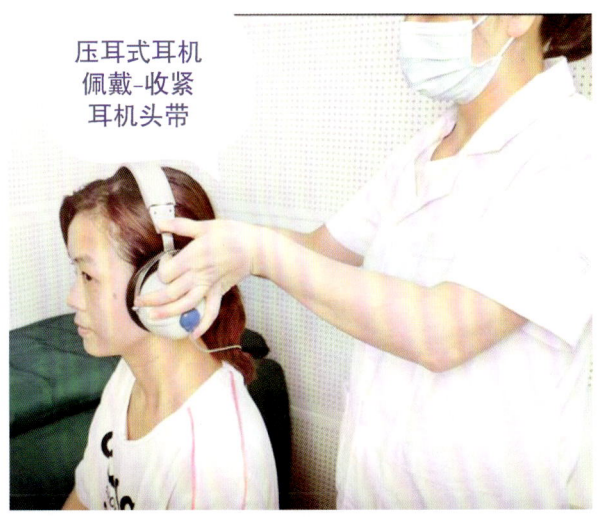

压耳式耳机佩戴-收紧耳机头带

图 5 - 3 - 11　压耳式耳机佩戴-收紧耳机头带

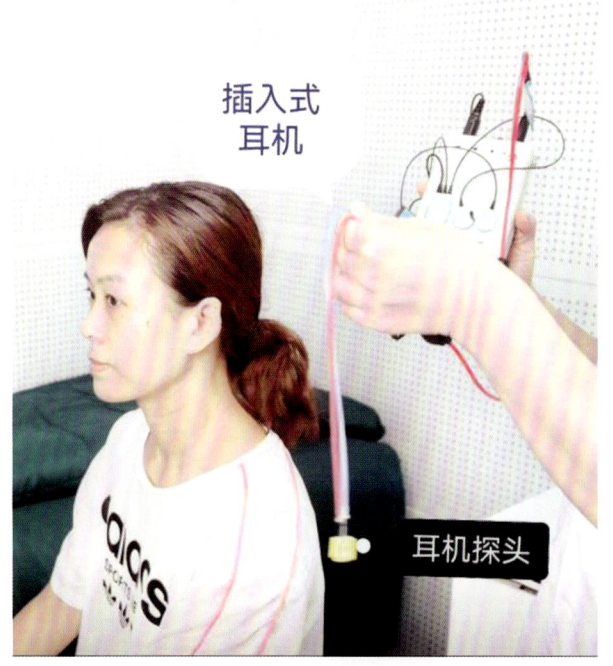

图 5 - 3 - 12　插入式耳机和耳机探头

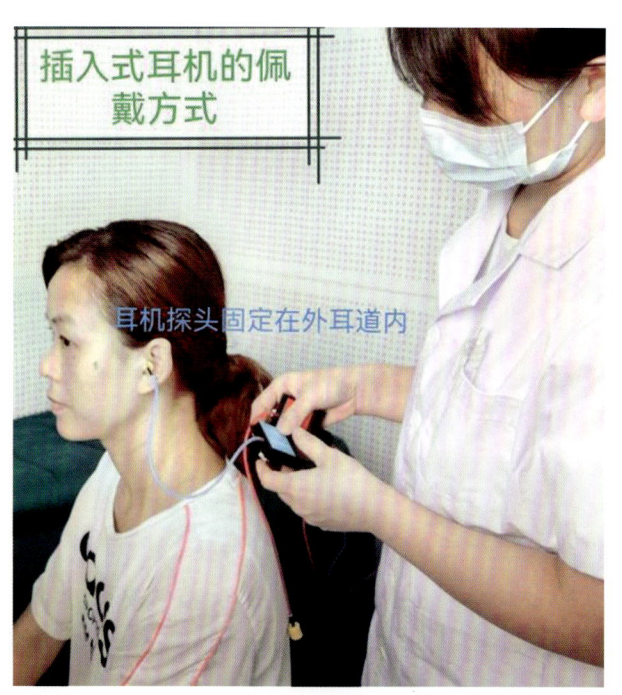

图 5 - 3 - 13　插入式耳机佩戴及固定

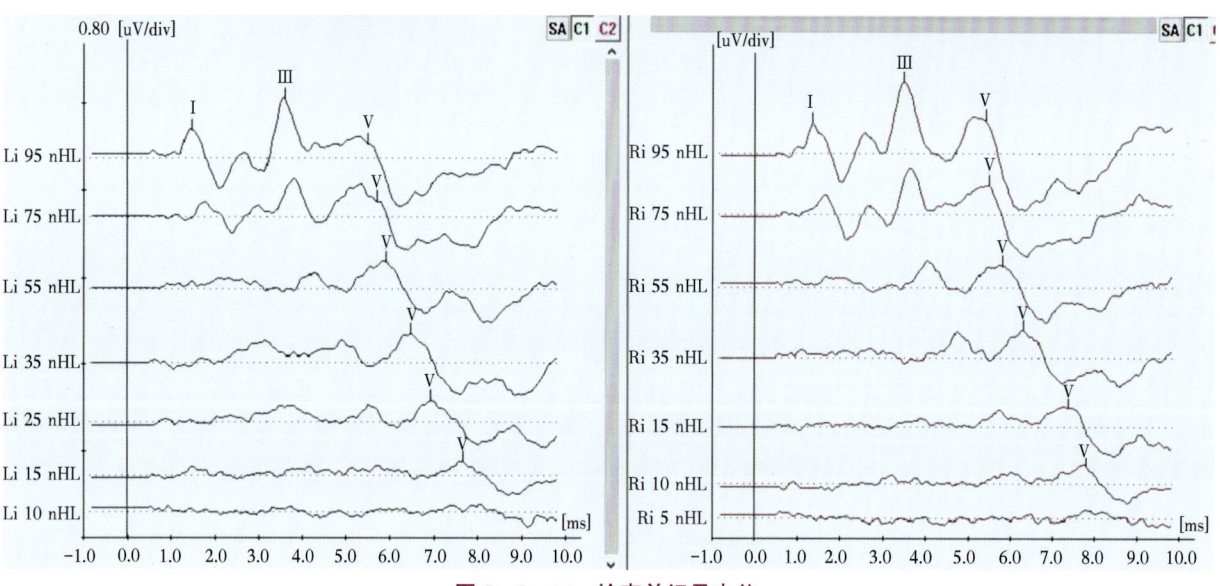

图 5 - 3 - 14　给声并记录电位

范围辨认），可采用不给声刺激观察在可能出现反应区域是否有波出现，若仍有波出现应考虑为赝像。

正常听力婴儿对 3 000 Hz 正弦波短声的脑干反应阈为：出生时 30 dB nHL，1 岁时 20 dB nHL，5 岁时 10 dB nHL 左右。相对于纯音刺激，脑干反应阈平均在行为听阈之上 10～20 dB，低频的反应阈较接近行为听阈。脑干反应并不能全面反映听觉系统各部分的活动情况。可能某些疾病会侵犯脑干反应的神经路径，却不影响听觉的传导。脑干反应时神经纤维的同步化反应，而单纯的听敏度是由中枢的时间整合作用决定的。因此，正常 ABR 反应阈要高于主观的纯音听阈值。

6. 潜伏期及波间期　刺激开始和波峰之间的时间间隔称之为潜伏期，ABR 各波的潜伏期反映了听神经中枢传导时间，在诊断中枢性病变中占重要地位，由于波Ⅱ及波Ⅳ振幅较小，出现率相对较低，临床主要关心的是和波Ⅰ、Ⅲ、Ⅴ有关的波潜伏期及波间期。在正常受试者，常用 80 dB nHL 的短声刺激，波Ⅰ的潜伏期一般接近 1.5 毫秒，波Ⅲ大约 3.7 毫秒，波Ⅴ约 5.5 毫秒。正常值的范围通常延伸至 2 个或 3 个标准差，由于各实验室测试环境不同，给声方式、记录时设备参数的选择，以及人群、人种与地理位置等差别不同所获得的正常参数值可能差异较大，因此，每套测试系统在正式用于临床测试之前应获取自身的正常参数值。

7. **掩蔽** 当发现两耳反应阈值相差 40 dB 以上时，测试较差耳时需要在较好耳加掩蔽，由于 ABR 掩蔽方法比纯音听阈测试简单，在较好耳加 50 dB 宽带噪声即可。因为 ABR 测试的最大刺激声一般不超过 105 dB nHL，减去 40~70 dB 的耳间衰减值，最多有 65 dB nHL 的刺激声传到对侧，即使对侧耳听力正常，用 50 dB nHL 的强度可以完全掩蔽。

（三）注意事项

1. 保证电极安放位置正确。

2. 脱脂充分，保证电极和皮肤之间的电阻≤5 kΩ，极间电阻差≤2 kΩ。

3. 正确佩戴耳机，如果儿童耳郭较软，则应加耳机垫圈。

4. 成人受试者在测试过程中应保持安静、放松，儿童受试者要处于睡眠状态。

5. 注意 ABR 阈值与纯音测听之间的差值。

6. 18 个月以前的婴幼儿随月龄的增长，ABR 波 V 绝对潜伏期日趋缩短。

7. 用短声作为刺激声记录的 ABR 波 V 反应阈用于评估中高频听力（2~4 kHz）损失情况相关性较好，但评估低频听力则相关性较差。

8. ABR 有时并不能代表真实的听力。确切地说，ABR 可以帮助确定外周听敏度和脑干听觉通路的神经传导能力。但有严重皮层功能障碍的儿童，却也能记录到正常的 ABR 波形。

三、ABR 的临床应用

1. 新生儿及婴幼儿听力筛查 新生儿和婴幼儿正常 ABR 阈值为 30 dB nHL，平均比成人高 10 dB，听力筛查一般选用 click 声、强度 35 dB nHL，能引出 ABR 则为通过了听力筛查，未引出的，则视为 refer（转诊）。新生儿及低龄儿、行为测听不配合的儿童、伴有昏迷和中枢神经系统严重缺陷的患儿，做 ABR 测试尤为必要。

2. 器质性聋和功能性聋的鉴别。

3. 听力损失评估 ABR 常用于评估婴幼儿和难以测试的患者的听力损失情况（如涉及法医鉴定、纠纷和赔偿等）。

4. ABR 在耳神经学上的应用 ABR 在听神经病谱系障碍、听神经瘤、多发性硬化、脑外伤等有较好的应用价值。

5. ABR 在其他疾病诊断中的意义 昏迷患者的鉴别与预后估计，甲状腺功能低下等内分泌疾患的辅助诊断，婴儿神经系统发育完整性的评价等有一定应用价值。

〔曹永茂〕

第四节　耳声发射测试的操作方法及其临床应用

一、概念

耳声发射（otoacoustic emissions，OAE）是一种产生于耳蜗，经听骨链、鼓膜的逆向传导释放入外耳道的音频能量。OAE 的发生与耳蜗外毛细胞的主动运动有关，是耳蜗主动释能的结果。通常按是否由外界刺激所诱发，将耳声发射分为自发性耳声发射（spontaneous otoacoustic emissions，SOAE）和诱发性耳声发射（evoked otoacoustic emissions，EOAE）。依据由何种刺激诱发，EOAE 可进一步分为瞬态诱发性耳声发射（transiently evoked otoacoustic emission，TEOAE）、畸变产物耳声发射（distortion product otoacoustic emission，DPOAE）、刺激频率耳声发射（stimulus frequency otoacoustic emission，SFOAE）和电诱发耳声发射（electrically evoked otoacoustic emission，EEOAE）等。下面主要介绍临床应用较为广泛的 TEOAE 和 DPOAE。

二、特点

OAE 的共同特点：①非线性，即当刺激声强度增加到一定强度时，EOAE 出现非线性饱和，这是 OAE 的一个重要特点；②锁相性，OAE 的相位取决于声刺激信号的相位，并随声刺激相位的变化而发生固定的相应变化；③可重复性和稳定性。

TEOAE 的基本特点：

（1）检出率：在正常听力成人中，TEOAE 的检出率可接近或达到 100%。一般认为当年龄>60 岁时，TEOAE 的检出率下降，可降至 35%。在新生儿出生后的最初几天里，随着新生儿天龄的增加，TEOAE 的检出率逐渐提高。当 ABR 波 V 反应阈≤30 dB HL 时，所有受试者均可检出 TEOAE，而当 ABR 波 V 反应阈>40 dB HL 时，TEOAE 消失。

（2）反应幅值：TEOAE 的反应幅值个体差异较大，正常新生儿 TEOAE 的反应幅值明显高于成人。

（3）频谱：由短声诱发的 TEOAE，其频谱范围分布在 0.5～5 kHz，以 1～2 kHz 频段的检出率及反应幅值最高。正常新生儿及婴幼儿 TEOAE 的频谱范围也位于 0.5～5 kHz，以 1～4 kHz 为主，较成人具有更多的高频成分。

（4）潜伏期：TEOAE 的频率越高，其潜伏期越短。

（5）持续时间：TEOAE 的持续时间可由数毫秒至数百毫秒。

（6）TEOAE 的反应阈：TEOAE 的反应阈与受试者的年龄有一定关系，在 40 岁以前的正常听力者，TEOAE 的反应阈大约为 0 dB HL，40 岁以后 TEOAE 反应阈呈线性上升趋势，大约每 10 岁增加 8 dB HL。因此，TEOAE 测试是观察老年性聋的灵敏指标。

DPOAE 的基本特点：

（1）检出率：当纯音听阈≤15 dB HL 时，DPOAE 检出率为 100%，当纯音听阈>50 dB HL 时，则 DPOAE 的反应幅值明显下降或不能引出。

（2）反应幅值：影响 DPOAE 反应幅值的因素很多，包括两个刺激音的强度、频率、强度差、频率比、个体间差异等。能诱发高强度 DPOAE 的最适频率比 f_1/f_2 在 1.2 左右（1.1～1.25）。当 f_1 强度大于 f_2 为 5～10 dB（即 $L_1-L_2=5$～10 dB）时，DPOAE 幅值较大。

（3）DP-gram：以 f_0 或 f_2 为横坐标，以 $2f_1$～f_2 DPOAE 的反应幅值为纵坐标，可据此做出一个图表，称之为 DPOAE 听力图，但因为该图并不能代表真实的听敏度，因此称为 DP-gram 或 DPOAE 频率-强度函数曲线（DPOAE-frequency-level function）。

（4）输入-输出函数曲线（Input-output function），即 I/O 曲线：是在保持 $2f_1$～f_2 畸变产物频率不变的情况下，逐级降低初始音的强度，然后以初始音强度为横坐标，$2f_1$－f_2 DPOAE 幅值为纵坐标所作的图形。随刺激强度的增加，DPOAE 的反应幅值逐渐提高。随初始音频率的增加，其斜率逐渐增大，但一般不超过 1。DPOAE 的检测阈值在 30～45 dB SPL。

三、完成测试的条件

由于 OAE 是经由耳蜗发出，经听骨链、鼓膜的逆向传导释放入外耳道的音频信号，一些耳蜗病变（如噪声、药物所致）、中耳病变（如中耳炎）等会影响信号的产生和传导，以致不能检出 OAE。另外这种音频信号强度很低，多为 -5～20 dB SPL，过强的环境噪声将影响 OAE 的记录。为了最大限度减少噪声的影响，在记录 OAE 时，有以下要求。

（1）控制环境噪声：记录耳声发射时，环境噪声应尽量控制在 40 dB（A）以下，一般来说，耳声发射测试最好能在隔声室内进行。

（2）受试者状态：受试者取舒适体位，平躺及安静的坐姿均可，保持安静和平静的呼吸，避免活动和吞咽等动作。如果接受测试的是婴幼儿，应交代家长怀抱孩子时，要使孩子的身体处于比较舒展状态，以免因体位不适导致的呼吸加重。对于不能配合的儿童，可使用镇静药辅助儿童进入睡眠状态后再测试。

（3）防止摩擦噪声：测试过程中，连接探头的电线等配件，应避免与身体或其他物品摩擦产生噪声干扰。

（4）排除电、声干扰：应注意去除电干扰，注意测试仪器的电屏蔽和机壳的接地。采用带通滤波、平均叠加和锁相放大等技术进一步处理信号。

（5）正确摆放探头：在测试过程中，探头应密闭置于外耳道，探头的尖端小孔要正对鼓膜。注意确保麦克风和扬声器的孔道不要被异物堵塞。特别是婴幼儿的外耳道壁较软，检测探头容易脱落，所以应帮助婴儿采用侧卧的姿势，外耳朝上，以利于固定探头。一般 OAE 的记录设备都有探头检查程序，在正式开始测试前要运行探头检查程序，确保探头在耳道内耦合完好。在检查过程中应关注探头耦合情况的提示，防止因探头移位影响记录结果的准确性。探头密封外耳道既可有效降低环境噪声，又可防止低频刺激能量的损失。

四、EOAE 的操作

（一）准备工作

1. 连接测试设备　将耳声发射测试仪通过 USB 接口与测试专用电脑相连接，操作测试软件进行测试。每次测试前应确认测试仪的主机电源已接通，USB 接口通畅。

2. 检查设备功能状态　待仪器开机后查看主机的电源指示灯是否正常，点击测试软件的快捷方式，确认能否顺利进入测试界面。如都正常，则可以开始测试。否则，应重新按照流程检查设备的各个环节连接是否正常。

（二）工作程序

1. 设置测试用各项参数

（1）TEOAE：记录 TEOAE 的探头内除含有记录耳道声场变化的微音器外，尚需一个用于给予声刺激的微型耳机。TEOAE 所用的刺激声一般为短声，亦可用短音或短纯音。短声的持续时间为 80 微秒，强度为 80 dB SPL，刺激速率为 80 次/s 或 50 次/s。延迟触发时间为 3～5 毫秒，持续时间约 15 毫秒。刺激声可气导给声亦可由骨导给予。由探头微音器拾起的信号经放大和高通滤波（300～500 Hz）后送至平均叠加仪进行时域上的平均叠加（500～2 000 次），以提高信噪比，并以时域图形的形式进行显示和记录。一般以延迟触发的方法去除记录开始数毫秒内的强刺激伪迹。时域图形可经快速傅立叶变换（FFT）转变为频域信号，进行分析。

在 TEOAE 的记录中，耳道内声刺激伪迹的控制，是决定能否得到清晰灵敏结果的关键，因此要维护探头的质量，并保证探头与外耳道良好耦合及应用带通滤波技术等。由于 TEOAE 具有非线性特性，在中等强度（大约 60 dB SPL）刺激时即达饱和。因此，在记录中要消除线性伪迹，尽管这类技术会使反应幅值降低而降低信噪比。

判定 TEOAE 反应的主要依据：①波形的可重复性；②非线性饱和；③含多个频率者，有频率离散现象，即高频成分潜伏期短，而低频成分潜伏期长。

目前 TEOAE 检测仪器，主要从以下两个方面进行鉴别：①TEOAE 反应的信噪比。一般以反应幅值高于本底噪声 3 dB 作为 TEOAE 的信噪比标准；②波形总相关率，一般波形总相关率大于 50% 即表示 TEOAE 存在。图 5-4-1 为一例听力正常受试者引出的 TEOAE。

（2）DPOAE：记录 DPOAE 的设备相对比较复杂，由于 DPOAE 的产生需要具有一定频比关系的两个初始纯音（即 f1 和 f2，f1/f2 = 1.1～1.5）同时刺激耳蜗，故探头内除含有一个高灵敏度的微音器外，还需两个微型扬声器，信号被采集后，经放大、滤波，并被转化成数字信号，经 FFT 变换，形成频域图形，进行显示和记录。频率范围为 0.5～8 kHz。

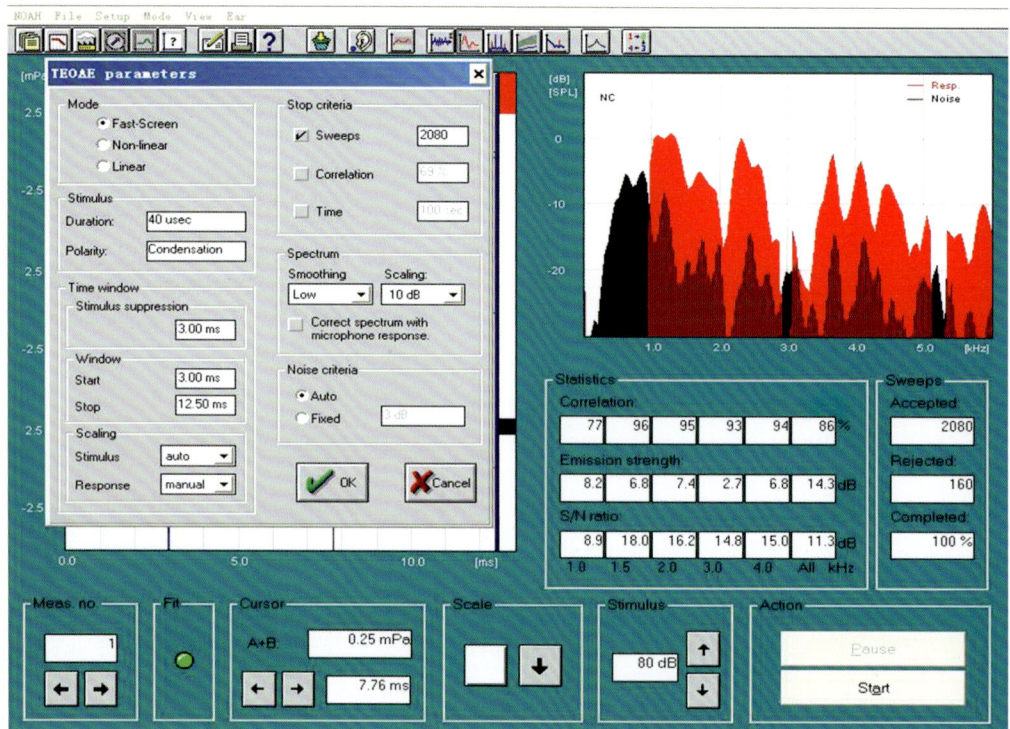

图 5-4-1 一例听力正常者引出的 TEOAE

DPOAE 的判定较容易，反应出现于与刺激音频率有关的固定频率上，在频谱上表现为纯音样的窄带谱峰，一般以反应幅值高于本底噪声 3 dB 为确认标准，也有人用反应幅值超出本底噪声 2SD 或超出其 95％可信区间来进行鉴别。图 5-4-2 为一例听力正常者引出的 DPOAE。

TEOAE 和 DPOAE 的比较见表 5-4-1。

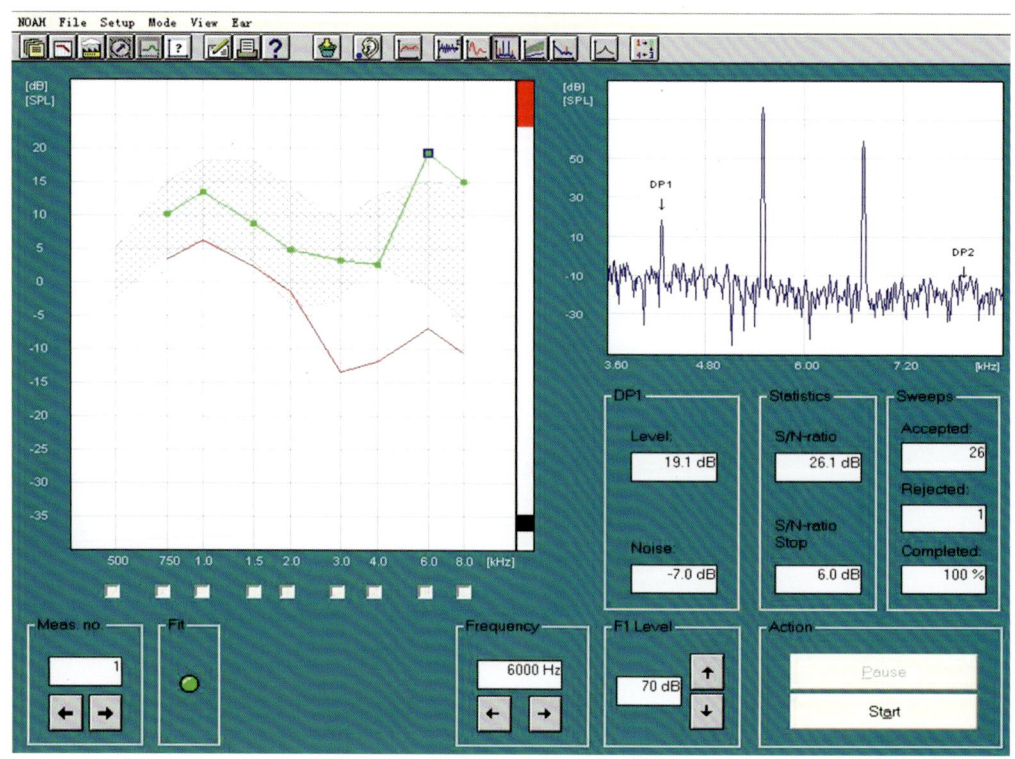

图 5-4-2 一例听力正常者引出的 DPOAE

表 5-4-1　　　　　　　　　　　　　　TEOAE 和 DPOAE 的比较

	TEOAE	DPOAE
刺激声	短声	2 个具有一定频比关系的纯音
频谱特征	正常听力成人 TEOAE 的频谱范围分布在 0.5~5 kHz，其中以 1~2 kHz 频段的反应幅值检出率最高	具有更高的频率特异性和频谱范围，能了解耳蜗高频区的功能状况（4~8 kHz）
检出率与听阈的关系	一般耳蜗性听力损失超过 40~50 dB HL，则 TEOAE 不能检出	纯音听阈>50 dB HL 时仍可检出
临床应用	相较于 DPOAE，频率的特异性较差，主要评估耳蜗正常与否	应用较为广泛，能大致评估不同频率轻度听力损失情况，观察耳科相关疾病的治疗效果

2. 测试步骤　在测试软件界面进入 TEOAE 或/和 DPOAE 测试程序。按照仪器软件的操作要求分步骤完成测试。

（1）以 OAE 在新生儿听力筛查中的测试方法举例：

1）TEOAE：选用快速筛查程序。刺激声是短声，脉宽 80 微秒；刺激声的构型为非线性短声，即由 3 个等幅值的同相位短声和一个相位相反，但振幅是前者 3 倍的短声构成刺激短声；刺激速率 80 次/s；声强通常为 80 dB SPL 左右；信号叠加次数 50~260 次；扫描时间 12.5 毫秒；信号延迟 2.5 毫秒。

2）DPOAE：初始纯音 f1/f2 = 1.22，刺激声强多采用 L1 = 65 dB SPL，L2 = 55 dB SPL，或者 L1 = L2 = 55 dB SPL。频率范围为 1~5 kHz。

（2）通过标准：尚无统一标准，一般按照下列标准。

1）TEOAE：两套缓冲器中的信号重复率≥50%，总反应能量≥5 dB SPL，5 个分析频率有 3 个以上信噪比≥3 dB。

2）DPOAE：测试 1 kHz、2 kHz 和 4 kHz 3 个频率，两个原始音强度分别为 65 dB SPL、55 dB SPL，通过标准为 3 个测试频率的信噪比均≥5 dB。

（3）新生儿 OAE 测试的注意事项：

1）环境噪声的控制：可以在安静房间内进行测试，需将测试环境的噪声水平控制在 40 dB（A）以下。

2）测试探头的放置：测试过程中，探头与外耳道应耦合严密，其尖端小孔正对鼓膜。

3）设备的校准：为了保证测试结果的准确，应定期检测设备。

4）新生儿测试状态：一般在出生后 48 小时开始检测，测试前应先检查外耳道，清洁外耳道，尽量排除外耳和中耳的病变。为使结果准确快速，新生儿应处于安静或睡眠状态。

5）临床上既可使用 TEOAE，也可使用 DPOAE 进行测试。其结果都是以"Pass"（通过）或"Refer"（转诊）表示，无法判断其听阈。

五、OAE 的临床应用

（一）对听力问题的快速筛查

由于 OAE 源于耳蜗的主动释能机制，能反映外毛细胞和/或其周围结构的机械功能状态，其测试又具有快速、无创、灵敏、客观等优点，所以 OAE 一经发现，即被推荐用于新生儿和婴幼儿的听力筛查。

（二）对听力损失的早期诊断

OAE 能灵敏地反映毛细胞损害的情况，特别是高频 DPOAE 能早期发现常频 DPOAE 无法发现的高频听力障碍。

（三）对听力损失的客观评价

OAE 评价听力损失时不需要受试者的配合反应，但不能精确评价听力损失程度。

（四）对听力损伤的定位诊断

依据 OAE 在未掩蔽和掩蔽条件下的引出情况可以为耳蜗性和蜗后性病变提供有力证据。

六、正确看待 OAE 结果

TEOAE 和 DPOAE 的敏感度和特异度略低于 AABR，即 OAE 的假阳性率略高于 AABR。正因为有一定的假阳性率，当采用 OAE 进行筛查，结果显示为"refer"时，可能是由于仪器和/或受试儿两方面的情况引起，未通过筛查并不是意味着有听力损失。在未进行听力学交叉验证测试之前，其听力情况还不得而知。另外，部分受试儿听损伤范围恰在测试频率之外，其结果可能出现假阴性。而且，当听力筛查结果为"通过"时，也不能完全肯定其听力没有问题。因为当前听力正常，不能排除进行性和迟发性听力障碍。还有的家族性、遗传性听力损失发生于学龄期或更晚。这就需要多方密切配合才有可能早期发现。需要明确指出的是，在现有技术水平上，OAE 技术只能作为一种筛查方法，而不是一种听力学诊断手段。

〔曹永茂　龚　雪〕

参考文献

［1］韩东一，翟所强，韩维举. 临床听力学（第二版）［M］. 北京：中国协和医科大学出版社，2008.

［2］刘博. 实用纯音测听检查技术手册［M］. 北京：人民卫生出版社，2018.

［3］韩德民，许时昂. 听力学基础与临床［M］. 北京：科学技术文献出版社，2004.

［4］JACKKATZ. 临床听力学［M］. 韩德民，译. 北京：人民卫生出版社，2006.

［5］王永华，徐飞. 诊断听力学［M］. 杭州：浙江大学出版社，2013.

［6］徐飞，赵乌兰. 实用听力学基础［M］. 杭州：浙江大学出版社，2010.

［7］商莹莹，倪道凤，刘世琳. 低频和高频探测音鼓室声导抗测试在婴儿中耳功能诊断中的作用［J］. 中华耳鼻咽喉头颈外科杂志，2006，41（5）：326－330.

［8］刘铤. 内耳病［M］. 北京：人民卫生出版社，2006.

［9］LILLY D J，MARGOLIS R H，WILEY T L，et al. Tympanometry. ASHA Working Group on Aural Acoustic-Immittance Measurements Committee on Audiologic Evaluation［J］. J Speech Hear Disord，1988，53（4）：354－377.

［10］黄丽辉，马潇然，王硕，等. 检测婴儿中耳炎的听力学方法敏感性比较［J］. 中华耳鼻咽喉头颈外科杂志，2008，43（12）：886－890.

［11］姜泗长，顾瑞. 临床听力学［M］. 北京：北京医科大学、中国协和医科大学联合出版社，1999：274－276.

［12］李兴启，王秋菊. 听觉诱发反应及应用［M］. 北京：人民军医出版社，2015：155－156.

［13］茅学英，陶峥，顾宇，等. 不同年龄正常听力新生儿和婴幼儿听性脑干反应波潜伏期分析［J］. 听力学及言语疾病杂志，2014，22（3）：239－241.

［14］周怡，刘海红，龙越，等. 听力筛查未通过婴儿的中耳功能与 ABR、ASSR 及 DPOAE 检测结果的相关性分析［J］. 听力学及言语疾病杂志，2019，27（2）：144－147.

［15］武洒洒，赵乌兰，王枫，等. 言语声诱发听性脑干反应对隐性听力损失的诊断意义［J］. 听力学及言语疾病杂志，2019，27（2）：160－163.

［16］刁明芳，孙建军. 电声学/电生理学听力检测在儿童分泌性中耳炎诊断中的应用［J］. 听力学及言语疾病杂志，2022，30（2）：143－145.

［17］季立，方明，陆文敏，等. 9443 例新生儿听力筛查结果分析［J］. 听力学及言语疾病杂志，2018，26（6）：661－663.

［18］刘云亮，李燕芳，张沁铭，等．2896 例早产儿听力筛查及随访研究［J］．听力学及言语疾病杂志，2018，26（3）：247 - 250.

［19］李舒博，叶胜难，陈希杭，等．耳蜗微音电位在婴幼儿听神经病诊断中的应用价值［J］．听力学及言语疾病杂志，2020，28（6）：624 - 626.

第六章　中医耳鼻咽喉科适宜技术

第一节　烙治法治疗慢性扁桃体炎及扁桃体肥大

腭扁桃体中医称为喉核。慢性扁桃体炎相当于中医的"慢乳蛾""虚火乳蛾"，以反复发作的咽痛或咽部不适感，喉核红肿、表面有黄白脓点为主要特征。慢乳蛾患者常有急乳蛾反复发作史，频发咽痛，易"感冒"。平时常见咽部干痒不适，哽咽不利，或伴有消化不良、头痛、乏力、低热等全身症状。小儿喉核肥大者，可致呼吸不畅，出现打鼾、言语含混不清、吞咽不利等症状。检查见喉关暗红，喉核肥大或干瘪、表面凹凸不平，色暗红，上有白星点，挤压喉核，有白色腐物自喉核溢出。青少年多表现喉核肥大，成人则可表现为较小，但有瘢痕形成，表面凹凸不平，常与腭舌弓及腭咽弓粘连。下颌角淋巴结常有肿大。起病急骤者，多为风热之邪乘虚外入，火热邪毒搏结喉核而致。反复发作者多为病久体弱，脏腑失调，邪毒滞于喉核。

慢性扁桃体炎是耳鼻咽喉科的常见病、多发病，易反复发作，并发症有风湿性关节炎、风湿热、心肌病、肾炎等，严重危害儿童及成人的健康。本病保守治疗易复发，手术切除虽是一种较为彻底的方法，但以切除扁桃体组织且有可能牺牲其免疫功能为代价，且手术有其特定的禁忌证与并发症。烙治法治疗慢性扁桃体炎是通过使用烙铁对腭扁桃体进行烧烙以达到治疗疾病的一种技术。扁桃体烙治可使扁桃体逐渐减小，隐窝缩短，利于引流，有驱邪外出、消肿止痛作用。

一、疾病诊断标准

（一）病史

常有急性扁桃体炎反复发作史。

（二）自觉症状

咽部不适，发痒，干燥感，微痛，灼热感，异物感，可有刺激性咳嗽，咽部堵塞感，憋闷，夜间打呼噜，口臭，易感冒，或伴纳差，乏力，头痛，低热等。

（三）检查

1. 挤压舌腭弓，自隐窝口有脓液及脓头排出。
2. 扁桃体表面不平，有瘢痕及黄白点状物。
3. 舌腭弓或咽腭弓与扁桃体粘连。
4. 扁桃体及舌腭弓慢性充血。
5. 患侧下颌角下淋巴结肿大。

有急性扁桃体炎反复发作史及检查符合第二项或2～5项中的有3项以上，可以诊断。

二、中医烙法治疗慢性扁桃体炎

中医烙法治疗慢性扁桃体炎是以特制烙具加热后，蘸以芝麻油，根据扁桃体形态的不同，选择点、按、滚、触、拨等不同施烙手法的一种中医特色疗法。具有无痛、消除扁桃体炎症、保留和提高免疫功能的特点。作为中医外治法的重要组成部分，其产生最早可以追溯到人类对于火的认识与应用，并随着社会及医疗技术的发展，逐渐成为中医外科治疗的重要手段之一。唐代名医孙思邈《千金翼方》记载：

"治咽中肿垂物不得食方，先以竹筒内口中，热烙铁从竹中拄之，不过数度愈。""肿垂物"即指咽部肥大的扁桃体。其所用烙具，名谓烧铁，其形状和加热方法均无具体记载，然在另一名著《千金要方》中载有"治酒醉，牙齿涌出血方""烧铁钉令注赤血孔中止"。说明齿龈出血所用的烙具为钉型，由以上文献记载可知中医烙法距今已有 1 300 余年的历史。

在 20 世纪 50 年代，由黄香久、于清涛等辽宁省名老中医根据古代文献记载，创制烙具，应用火针刺烙法治疗慢性扁桃体炎，开创中医烙法治疗慢性扁桃体炎的先河。20 世纪 70 年代，孙海波教授总结前人经验，对施烙器具进行改革，改进施烙方法，使其更加适合临床应用并在临床实验研究方面取得了新的突破。

三、技术适应人群及禁忌人群

（一）适应人群

1. 凡符合中西医诊断标准的慢性扁桃体炎，只要能配合治疗，任何年龄和性别的患者。

2. 除了排除病例，慢性扁桃体炎伴有相应并发症或合并症者，如风湿热、肾炎、咽炎、颈淋巴结炎、关节炎、皮肤病等均可。

3. 扁桃体切除术后，残留扁桃体又复发形成慢性扁桃体炎者。

4. 慢性扁桃体炎合并免疫功能或白细胞低下者。

（二）禁忌人群

1. 诊断为急性上呼吸道感染或扁桃体炎急性发作期。

2. 合并严重全身疾病不能耐受者。

3. 处于心血管、脑血管、肝、肾疾病急性期间的患者。

4. 妊娠以及有造血系统疾病易出血不止者。

四、烙法的优势

烙法是应用加热的金属烙具在扁桃体上施烙，由于口咽部位置较深，黏膜血运丰富，神经敏感，扁桃体又具有免疫功能，因此，决定了烙法的特点：痛苦小、无出血，操作简，保功能。

（一）痛苦小

扁桃体内的神经分布较少，神经以被膜分布最多，随着神经纤维向扁桃体游离面走行，其分布数量逐渐减少，大部分终止于中间部分，黏膜的神经极稀少。烙法主要施烙的部位在扁桃体的游离缘，多次施烙后逐渐接近扁桃体中间区域，施烙过程中烙具与扁桃体接触时间短，烙具加热后涂蘸油剂，避免了扁桃体组织粘连及扁桃体的神经纤维和神经末梢受牵拉、伸长、扭曲和断裂等机械性刺激导致疼痛，患者痛苦小，易于接受。

（二）无出血

扁桃体血液供应丰富，烙具在加热后迅速涂蘸油剂使温度下降至 120 ℃～150 ℃，迅速在扁桃体表面施烙，使扁桃体表面炭化，微小血管迅速凝闭，故无出血。

（三）操作简

烙法操作简便，患者只需配合张口，发"啊"音；施烙器具简便易得，施烙手法共 5 种：按、触、点、拨、滚，根据不同扁桃体大小的分度，选择 1～2 种施烙手法即可。

（四）保功能

扁桃体作为免疫防御器官，通过扁桃体表面滤泡相关上皮接受抗原并提呈给下游的免疫细胞而发挥免疫效应。施烙后血清免疫球蛋白 IgG、IgM、IgA 较烙治前均明显升高，电镜观察扁桃体组织，可见大量淋巴细胞，以 T 淋巴细胞为主。B 淋巴细胞胞质较 T 细胞多，说明烙治后扁桃体的细胞免疫和体液免疫功能仍然存在，不但可保留扁桃体的免疫功能，还可显著提高血清免疫球蛋白水平，提高患者的免疫力。

五、烙具

　　烙具是施烙治疗中所使用的工具。现代烙具不仅体现了对传统烙具的继承，并且也做了适于临床应用的创新。我院建院始初黄香九、于清涛、李鸿全等名老中医在历代烙法的基础上不断总结完善，不仅很好地继承了这一传统疗法，还进行了烙具的多种尝试与改革。近年来孙海波教授对烙具进行研发改良，去除了复杂的形制，保留了 3 种临床上最常用的烙铁形制。大大便利了临床使用，提高了烙治的精准性，也从工具层面减少了误烙他处的风险。

　　（一）烙具的材质及形状规格

　　1. 烙具　各种规格的烙具均用钢或铜制成，一般烙铁体长 20 cm，有少许烙铁体稍长些达到 25 cm。烙铁多曲颈，但也有少许直杆式。烙铁头的形态也多种多样，包括针形（图 6-1-1）、平板圆形（图 6-1-2）、平板方形（图 6-1-3）、半球形、马蹄形（图 6-1-4）、圆棒形、割烙具（镰刀形、柳叶刀形、圆钩形）（图 6-1-5）。规格都是分为大、中、小号。但如此繁多烙铁形制，不仅不容易制作，也因初学者不清楚各型烙具的具体操作方法，而难以加以选择，对操作者要求较高，不便于推广。

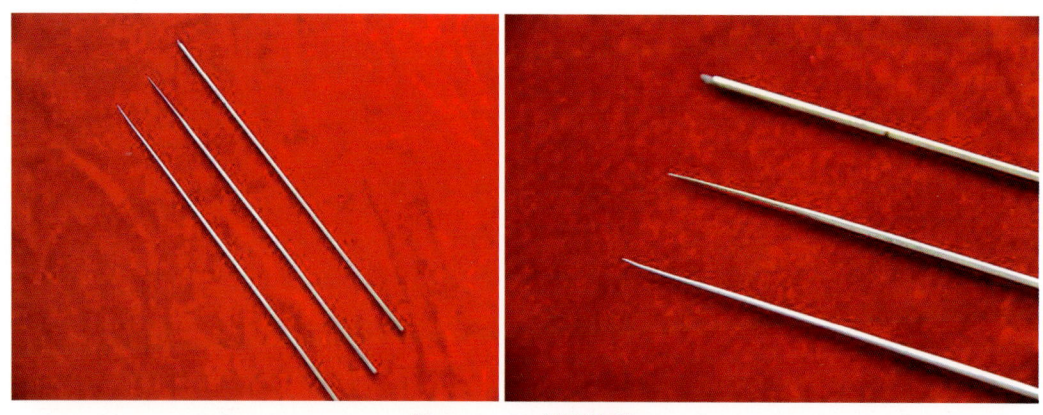

图 6-1-1　针形烙具

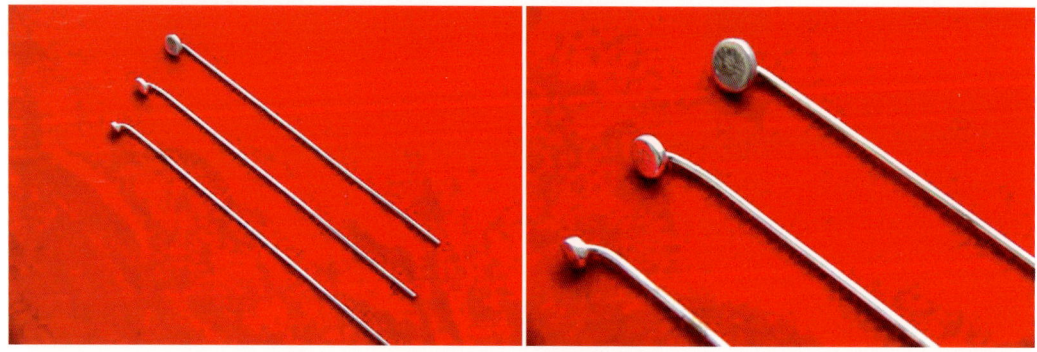

图 6-1-2　平板圆形烙具

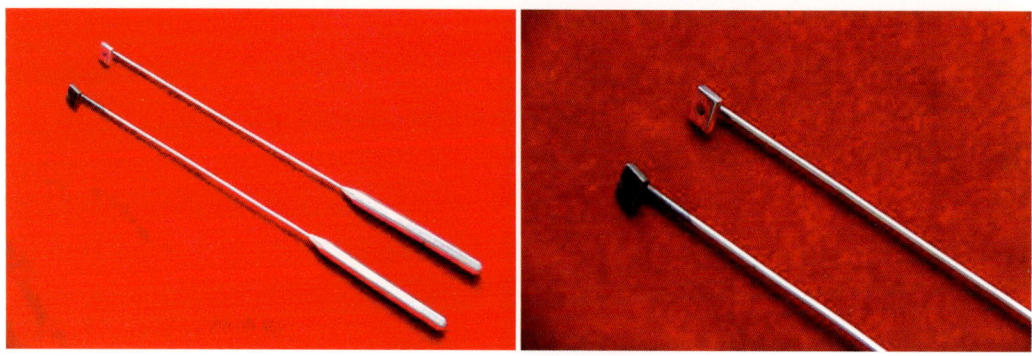

图 6-1-3　平板方形烙具

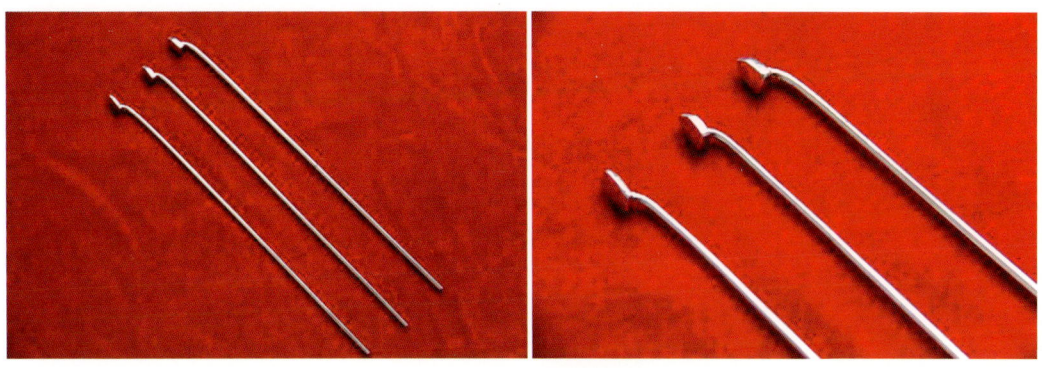

图 6-1-4　马蹄形烙具

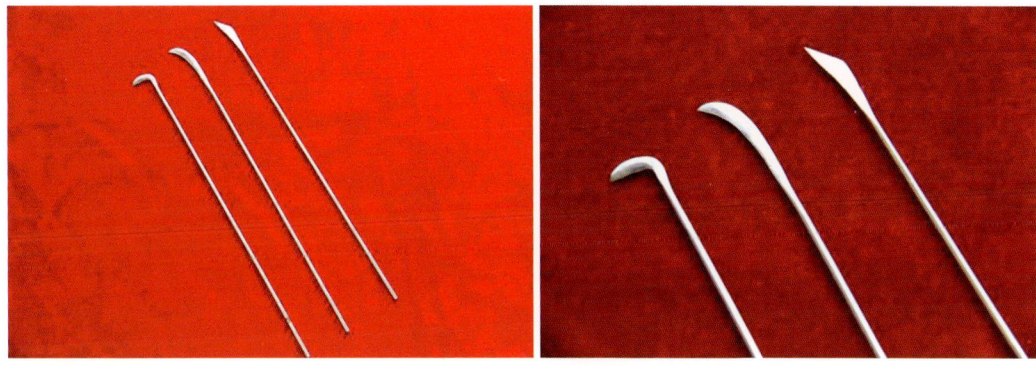

图 6-1-5　割烙具

近年来孙海波教授进行研发改良，去除了复杂的形制，保留了 3 种临床上最常用的烙铁形制。应用改革后的烙具配合研发出的五种烙治手法（按烙、触烙、点烙、拨烙和滚烙），代替繁复的工具。既保留了传统的烙具的所体现的作用，又大大便利了烙铁的制作和选择。烙铁体部的手持端，也做了多种尝试。但无论是加粗持端或缚金属丝，抑或是套上塑料隔体，都是为了操作者更稳定地握持烙铁和充分隔热，以保护操作者及患者。所以最终选定用塑料隔体套住持端，减少制作难度与成本，更有利于在基层推广，使更多人受益。

2. 辅助器具（图 6-1-6）

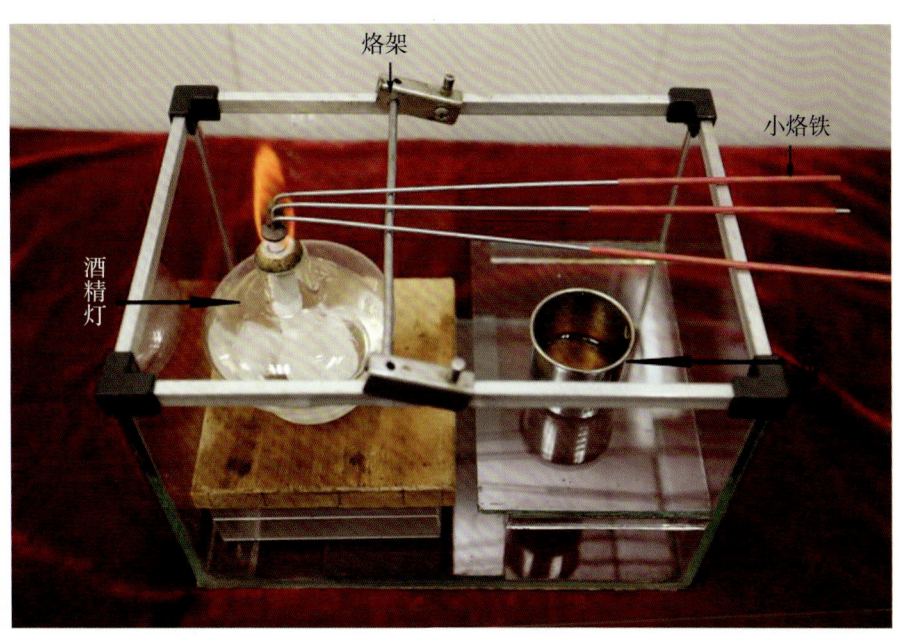

图 6-1-6　加热烙具

(1) 压舌板的形状和规格：

1) 形状：直板形压舌板与角形压舌板。

2) 规格：各型压舌板均用钢板制造，直板形压舌板的厚度为 0.7 cm，其板体柄和柄尾平直。板体宽 27 mm，长度 15 cm，前段稍微向下倾斜。柄的宽度为 1.8 cm，长度为 10.0 cm，柄尾为圆形，直径 2.7 cm。角形压舌板的板体厚度、宽度和长度及其前端形状均与直板形压舌板相同，只是与板体互相垂直，呈直角。柄的长度及宽度亦与直板形压舌板相同。这种角形压舌板不妨碍视线和烙铁在口腔的出入。

(2) 加热器具：酒精灯用以加热。

(3) 烙架：固定烙铁头于燃烧酒精灯外焰之高度。

(4) 芝麻油：用于降温与润滑。

(二) 烙具的使用方法

1. 烙铁的使用方法　烙铁的执法如执毛笔状（图 6-1-7），大拇指、示指和中指加持柄的后端。使用平板方形烙铁时，应用其烙面或其前端面进行烧烙；使用平板圆形烙铁时，只应用其烙面；使用圆棒形烙铁时，应用其整个烙面。

2. 压舌板的使用方法　直板形压舌板的持法（图 6-1-8）：用左手将柄的后端夹在拇指、示指和中指之间。拇指头钩在柄缘上，示指和中指靠拢，斜伸在柄上，指端压在板体的后段上，环指、小指伸在柄下，以环指扶在板体后端。板尾卡在第一、第二掌骨之间，防止压舌板前后移动。压舌时，压舌板的板体，板面平贴于舌面，施烙时可将压舌板推向施烙侧，前端伸至舌根加压。根据扁桃体的暴露情况，调整压舌板前端加压的力度。若要施烙扁桃体下极，可逐渐将压舌板适度向舌后部下压，使下极充分暴露。若患者悬雍垂较长、紧贴于患侧扁桃体，导致无法正常施烙，可嘱患后仰头，并用压舌板轻挑开悬雍垂，然后继续施烙。

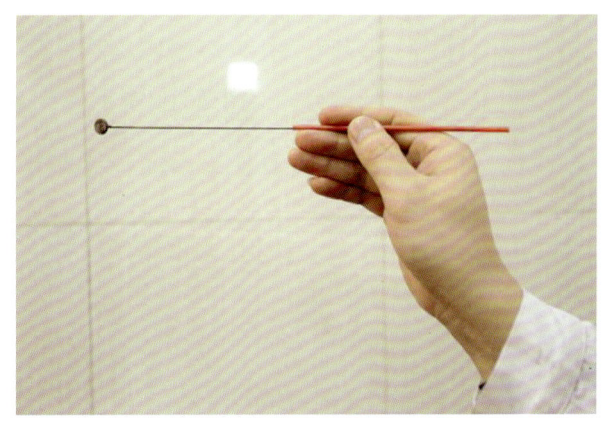

图 6-1-7　烙铁执法

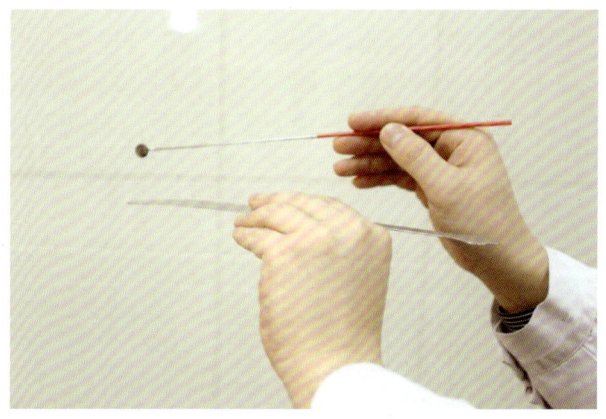

图 6-1-8　直板形压舌板的持法

角形压舌板的持法：用左手握住柄体，其他使用方法与直板形压舌板相同。

六、烙法操作要点及技巧

烙治法操作可分为 3 部分，即准备工作、加热阶段、烙治阶段。

(一) 准备工作

压舌板若干、各型烙铁若干、酒精炉一个、点火器一个、无菌纱布若干、芝麻油一小瓶、喷药壶一个、烙法托架一个、额镜一个、光源。

(二) 加热阶段

1. 患者端坐于扶椅上，不可摇晃或动作。根据患者的身高不同，施烙者调整好自己座椅的高度，基本保持视线与患者抬头张口所在平面一致，便于清楚观察扁桃体。

2. 患者与施烙者面对面端坐，嘱患者张口，施烙者左手持压舌板将舌体压住，充分暴露扁桃体，观察患者扁桃体的形态（图6-1-9），并选取大小适中的烙铁3~5枚，于烙架之上固定，点燃酒精炉使其加热（图6-1-10）。此过程中可与患者简单沟通，消除患者的紧张情绪，有助于提高患者的配合与依从。因在等待烙治的间隙里，若太过安静或可引发患者对于烙治法的紧张情绪，尤其是对幼小的患儿施烙时更要注意沟通与鼓励。

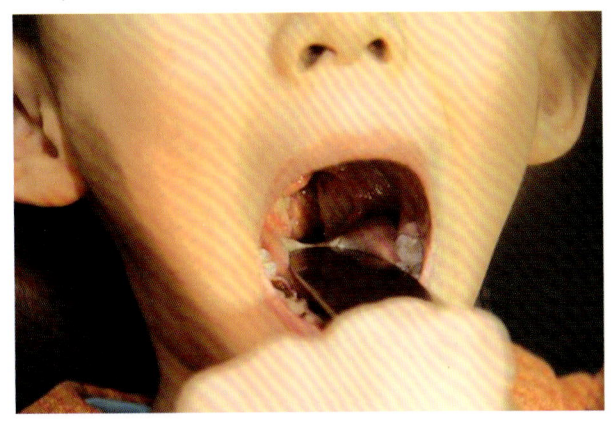

图6-1-9　观察扁桃体形态图

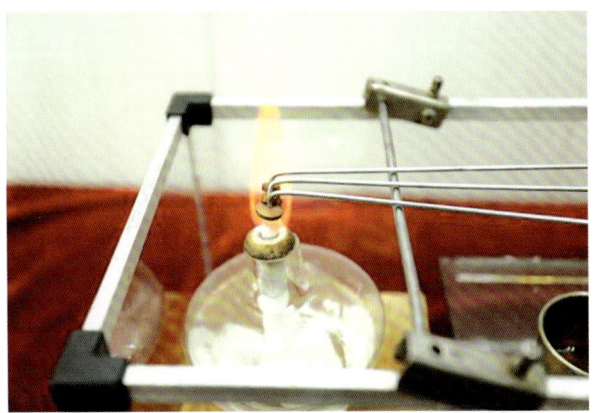

图6-1-10　加热烙具

（三）烙治阶段

1. 施烙者右手执笔状手持加热好的烙铁，浸入小芝麻油瓶中0.5秒，趁烙铁在芝麻油瓶中冒烟时取出烙铁，迅速拿出油面（烙铁在酒精灯上烧红的温度为500℃~600℃，烙铁蘸芝麻油后的温度迅速下降至120℃~150℃），并在芝麻油瓶颈轻敲两下，使粘在烙铁上的芝麻油沿瓶颈下流。浸蘸芝麻油用以防止烙铁粘连组织，取下烙铁时不致撕裂组织，能够明显减轻疼痛，促进黏膜愈合，减少纤维组织过度增生。

2. 左手持压舌板配合右手施烙动作，烙铁头与压舌板在同一平面（图6-1-11），平行进入施烙，以防有残存的高温芝麻油滑落，烫伤患者及施烙

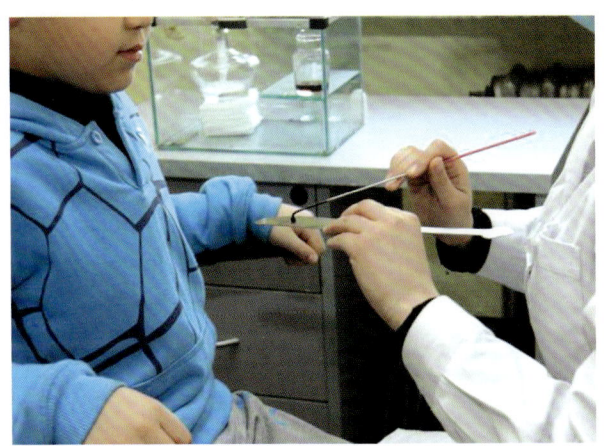

图6-1-11　压舌板与烙具持法

者。嘱患者吸一口气，大张口并发出"啊"音，施烙者顺势将压舌板将舌体压下，使扁桃体充分暴露（图6-1-12），对准扁桃体施行烧烙。若时间延迟，温度骤降，起不到烧烙作用。

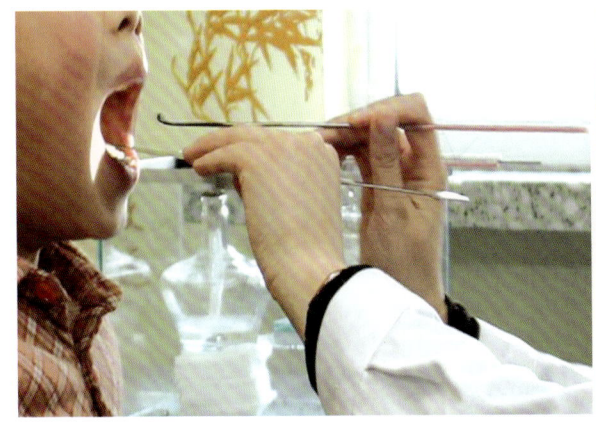

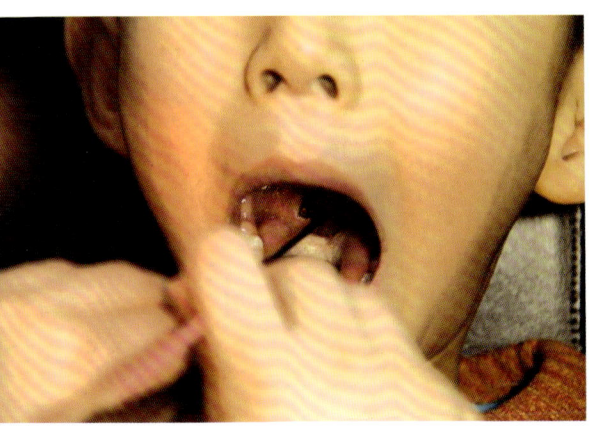

图6-1-12　暴露扁桃体

在施烙时让患者发"啊"音，使软腭抬高，咽腔扩大便于施烙，又能避免误烙他处。患者发"啊"音时又可将施烙时的烧灼味道与烟味呼出口外，防止咳嗽。

（四）注意事项

1. 施烙部位的选择　在治疗前要先分区（上、中、下、左、右）烙治，初次施烙应选择扁桃体最凸的部位上部，避开悬雍垂，因烙数不多，范围不宜太大，手法不宜过重。施烙时当听到烙铁烙到扁桃体发出"嗞啦"声音后立即取下，不宜停留。以后每次随烙数的增加而逐渐扩大范围，每次都以第一次施烙的部位为中心，向周围扩展。扁桃体表面经过多次烧烙后呈平面状，在烙治中央部的同时，就应以拨烙法进行烙治，以免周边残留较多。

2. 一支烙铁施烙变冷后，温度下降，所蘸芝麻油已燃尽。因此，不宜再用，必须另换一支，同样方法再烙。以3～4支烙铁轮流使用。

3. 根据扁桃体的肥大程度、有无充血、患者年龄和恐惧心理选择施烙数。一般来说，扁桃体Ⅲ度肥大可用大、中号烙铁，烙数多；Ⅱ度肥大可用中、小号烙铁，烙数少；Ⅰ度肥大可用小号烙铁，烙数少。扁桃体无明显充血，烙数要多；轻度充血，烙数要少；重度充血，不宜烙治。患者年龄大者，烙数可多；患者年龄小者，烙数宜少，以免儿童精神过于紧张。患者精神状态安然无惧者，烙数可多；患者惧痛、精神紧张者，烙数宜少。此外，对初次烙治者亦应少烙，以适应其怀疑疼痛的心理。所谓多烙，是将扁桃体的游离面全部烙到；少烙是烧烙扁桃体游离面的一部分。不论多烙或少烙，均需将烙面烙成焦黑的烙痂为度，若只烙成白色烙面，尚需加烙。烙完一侧，再烙对侧。当扁桃体多半消失后，即可逐渐减少烙数。一般而言，扁桃体Ⅲ度肥大每次施烙40下，即每侧20下；扁桃体Ⅱ度肥大，每次施烙20下，即每侧10下；扁桃体Ⅰ度肥大，一般每次施烙10～20下，即每侧5～10下为宜。

七、治疗时间及疗程

慢性扁桃体炎烙治法的治疗时间与疗程和患者具体的病情与配合程度密切相关，需要根据临床具体情况进行分析，不可一概而论。总的原则如下：

（一）治疗时间

扁桃体经一次烙治后形成烙痂，继而生成白膜，此白膜与其下方的组织粘连紧密，烙治后第4日可自行脱落或粘连松弛。根据这一变化规律，每次间隔2日烙治1次最为适宜。如白膜粘连仍紧，可延迟一两日再行下次烙治；如白膜粘连已松，施烙前可用钝刀轻轻刮掉，刮时若有轻微出血，可向其加烙止血。在烙治过程中，扁桃体或咽部黏膜有明显充血等禁忌证，烙治的间隔时间可适当延长，待充血消退后再行烙治。

（二）治疗疗程

根据扁桃体肥大程度而不同，一般情况下，Ⅰ度肥大需烙治5次左右，时间2～3周；Ⅱ度肥大约需烙治10次，时间3～4周；Ⅲ度肥需烙治15次以上，时间4～5周。停止烙治的标准：经过多次烧烙后，扁桃体逐渐减小，其表面由凸面逐步烙成平面，再经多次烧烙，又逐渐减小，最后仅在前后腭弓以内，其表面又从平面烙成凹面。扁桃体残留部分仅在咽腭弓以内，表面呈凹陷状就可以停止烙治。没有急性炎症病史而仅有机械性症状的扁桃体单纯肥大，烙至机械性症状完全消失就可以停止烙治，不必达到上述烙治标准。然而，因患者整体和局部情况不同，疗程亦有差异。如年龄较大、局部无充血等改变，其烙数少，需时亦短；年龄较小、局部有充血等改变，其烙数多，需时亦长。

八、随访

治疗结束后随访3个月，3个月内无急性发作且症状及体征基本消失则为痊愈。

九、总结

扁桃体作为一个特殊的外周免疫器官，其免疫功能主要体现在儿童期。近十几年来，由于免疫学的研究进展，人们对过早、过多地切除扁桃体提出了异议。从免疫学角度看，扁桃体位于上消化道和上呼吸道的门户，免疫功能比较活跃，对各种变应原能产生积极的体液免疫和细胞免疫效应。在局部免疫中，分泌型 IgA 起主要作用，具有强大的抗细菌和抗病毒能力。扁桃体功能状况可影响分泌型 IgA 的分泌。有研究表明，手术切除儿童扁桃体，同时也意味着切除了有效抵抗感染，尤其是抵抗病毒感染的门户淋巴组织，不可避免地伴发分泌型 IgA 水平的下降，削弱了抗感染的局部免疫功能。故选择扁桃体切除术应慎重。中医烙法治疗慢性扁桃体炎其主要目标在于消除扁桃体隐窝病变，达到既消除炎症病灶又保留扁桃体免疫功能的目的，而且能够提高扁桃体组织 β 防御素- 2 的水平，起到消除炎症的作用。从中医角度来说，慢乳蛾邪毒滞于喉核，局部气血不畅，瘀血内阻。烙治法可软化包块、消除栓塞、行气止痛、去腐生新。对于扁桃体肥大者，多次烙治后可明显缩小扁桃体的体积，其方法操作简便，患者无须麻醉，无痛苦，临床效果确切。

〔冷　辉〕

第二节　鼻丘割治法治疗变应性鼻炎

变应性鼻炎即中医的鼻鼽，以阵发性和反复发作的鼻痒、打喷嚏、流清涕为主要特征，部分患者伴有嗅觉减退、耳痒、眼痒、咽痒、哮喘等症状。可常年发病，亦可呈季节性发作，以儿童、青壮年居多。本病多出肺、脾、肾虚损，正气不足，腠理疏松，卫表不固，使机体对外界环境的适应性降低所致。该病在普通人群的患病率为 10%～25%，并且发病率有逐年增加的趋势。本病病程较长，反复发作，明显影响患者的生活。长期发展还可引起哮喘、鼻渊、鼻息肉、耳胀耳闭等并发症。治疗包括避免接触变应原、药物治疗、免疫治疗等，其首要目标是控制症状，治疗效果有限。中药因口服不便、针刺治疗疗程较长等缺点，不利于巩固临床远期疗效。西医目前虽已取得一定的疗效，但很多患者由于担心西药的不良反应而不能坚持规律用药。所以寻求安全有效、操作简单的外治方法尤为必要。鼻丘割治法是通过用手术刀或者用射频刀、电刀等在鼻丘的区域进行割治以达到治疗变应性鼻炎的一种技术，具有宣导气血、协调阴阳、改善微循环等作用，从而改善鼻痒、打喷嚏、流清涕等症状。

一、疾病诊断标准

（一）病史

可有个人或家族过敏性疾病史。

（二）症状

突然和反复发作的鼻痒、喷嚏、流清涕为主要症状，部分患者有鼻塞、嗅觉减退、眼睛发痒、哮喘等症状。

（三）体征

鼻黏膜苍白、水肿，亦可表现为充血或浅蓝色，双下鼻甲尤为明显，鼻腔常见水样分泌物。

（四）实验室检查

变应原皮肤点刺实验或鼻黏膜激发试验或体外变应原特异性 IgE 检测阳性。

二、技术适应人群及禁忌人群

（一）适应人群

符合变应性鼻炎诊断标准；病程≥2 年；年龄 18～60 岁，性别不限。

（二）禁忌人群

1. 合并有哮喘、过敏性紫癜、荨麻疹等其他过敏性疾病者。

2. 合并急性鼻窦炎、鼻息肉、鼻中隔明显偏曲及鼻部畸形者。

3. 合并心脑血管疾病、肝、肾、血液系统疾病者。

4. 妊娠、哺乳、月经期妇女，糖尿病患者、恶性肿瘤患者、儿童及精神患者不能合作者。

三、操作器械

镰状刀、针刀、微波刀、射频刀或电刀。

四、操作处理要点及手术技巧

（一）术前准备

必要时可完善血常规、空腹血糖、输血前四项、凝血功能等检查。

（二）技术操作规范及技巧

1. 定位　鼻丘位于鼻腔外侧壁中鼻甲附着处前端，在鼻内镜下即可清晰辨识。如不借助内镜可在前鼻镜直视下，也可以中鼻甲为标准进行定位。

2. 操作方法　用 1% 地卡因棉片（含有 0.1% 肾上腺素）表面麻醉、收缩双侧鼻腔黏膜。患者取仰卧位，用 0° 鼻内镜置入一侧鼻腔，于中鼻甲附着处前下方显示鼻丘，在内镜监视下将镰状刀刀头分别置于双侧鼻丘黏膜表面，用镰状刀分别刺入双侧鼻丘黏膜下 2～3 mm，进行"井"字形拨动、切割；然后刺入双侧鼻中隔前端黏膜下进行"井"字形挑割，划痕。无明显出血者用明胶海绵填塞，出血较多者用高分子海绵填塞，24 小时后取出。有条件者可使用微波刀、射频刀或电刀替代，只需将鼻丘局部黏膜发白即可，可有效减少出血。

3. 注意事项

（1）患者过度疲劳、饥饿时应暂缓割治。

（2）鼻腔黏膜实施割治时划痕不宜过深过长，以免导致出血。

（3）如术中患者出现头晕恶心、脸色苍白、冷汗淋漓等，应立刻停止割治，并让患者平卧休息，进行安抚患者情绪等相关急救处理，待其体征、情绪稳定后，再判定是否可以继续施术。

五、术后处理

勿用力擤鼻或打喷嚏；如有感染则可口服或静脉注射抗生素类药物抗感染；如有疼痛则可予以双氯芬酸钠或其他止痛类药物止痛处理；如膨胀海绵取出后仍出血，则继续膨胀海绵填塞，24 小时后取出；膨胀海绵取出后可用生理盐水冲洗鼻腔。

六、鼻丘割治法原理

中医原理：中医学认为鼻丘属经外奇穴。根据中医经络学说，割治法从针灸疗法演化而来，类似于"输刺法"，《灵枢·官针篇》中有"输刺者，直入直出，深内之至骨，以取骨痹"，鼻为血脉多聚、清阳交会之处，循行鼻部和鼻旁的经脉多属阳经，而阴阳经脉相互交接。鼻丘割治通过挑割皮肤或黏膜等，具有温经散寒、疏通经络、宣导气血、协调阴阳、改善病灶微循环和淋巴循环，加快新陈代谢，促进炎性渗出物吸收的作用。鼻丘割治疗法针对病因病机治疗，从而快速消除患者鼻痒、鼻塞、打喷嚏等症状。

西医原理：筛前神经在鼻腔的分布范围为鼻黏膜浆液腺高密度区和鼻腔敏感部位，包括鼻丘及鼻中隔前端黏膜，筛前神经是鼻黏膜副交感神经的另一重要成分，调节该部位的黏膜腺体分泌和血管舒张。筛前神经与变应性鼻炎的主要症状喷嚏、流涕、鼻塞的产生密切相关。所以割治鼻丘及鼻中隔前端黏膜是针对靶器官鼻黏膜，改善鼻黏膜的病理变化，同时降低筛前神经分支的敏感性，降低血管通透性，减少腺体分泌，从而减少或消除变应性鼻炎的鼻痒、喷嚏、流涕等症状。

七、随访

割治 1 周后，需要门诊内镜下清理鼻腔痂皮 1 次，1 次治疗效果不满意者可间隔 1 个月再行割治 1

次。治疗后需随访第 1~8 周，每周 1 次，治疗后第 3 个月、6 个月、1 年各随访 1 次。

八、总结

变应性鼻炎目前临床上最常用的是药物治疗或手术治疗，中药治疗煎煮不便，口感不佳，针灸治疗持续时间长，患者难以坚持。西药治疗包括长期口服抗过敏药、外用鼻内激素喷雾剂等，治疗时间长，副反应多，复发率高，且部分患者依从性较差，影响治疗效果。手术治疗的近期效果优于远期疗效，但当患者再一次接触变应原时，仍可诱发相关症状。割治法是针对病因进行治疗的一类中医外科治疗方式，鼻丘割治能够快速消除患者鼻痒、鼻塞、打喷嚏等症状，且安全有效，操作简单，疗效显著，副作用小，患者更容易接受，值得应用和推广。

〔何伟平〕

第三节　头皮针、耳针、耳穴压豆疗法治疗耳鸣耳聋

耳鸣是指患者自觉耳内鸣响，但外界并无相应的声源刺激时表现的一种异常声音感受，是患者的一种异常的自我感觉，又称"蝉鸣""脑鸣"等。耳聋是以患者不同程度的听力下降，甚至听力完全丧失为主要症状的听觉功能障碍，又称"重听"，其发病模式或为"久聋"，或为"暴聋"。虽然耳鸣可以独立存在，但多数耳聋常由耳鸣进一步发展而来，而耳聋若不及时治疗可导致永久性听力损失，二者临床表现虽然不同，但其病因病机、病位、治疗原则相似，故临床上常将耳鸣耳聋并称。耳鸣耳聋近年来成为发病率高、致残率均大幅上升的一种疾病。从病机来看，实者多因外邪、肝火、痰饮、瘀血等实邪蒙蔽清窍，虚者多为脾、肾等脏腑虚损、清窍失养所致。目前，西医治疗主要通过改善微循环、高压氧、糖皮质激素、局部注射等方法进行治疗，而疗效不甚满意。中医针对病因病机予以对应的中药治疗疗效显著，但由于煎煮不便，口感不佳，患者易有抵触心理，故可配合相应的中医外治法。头皮针是指采用毫针或其他针具刺激头部特定部位以防治疾病的方法。耳穴是指分布在耳郭上的一些特定区域，耳针是指采用针刺或其他方法刺激耳穴以防治疾病的一类方法。耳穴压豆疗法是将王不留行贴准确地粘贴于耳穴处，给予适度地揉、按、捏、压，使其产生酸、麻、胀、痛等刺激感应，以达到治疗目的的一种外治疗法。

一、疾病诊断标准

耳聋以听力减退为特征，按照耳鼻咽喉科教材耳聋分级：经纯音听阈检查，根据语言频率 500 Hz、1 000 Hz、2 000 Hz 听阈平均值来计算，平均听力损失 26~40 dB、41~55 dB、71~90 dB 以及＞90 dB，依次诊断轻度聋、中度聋、中重度聋、重度聋和极重度聋。外耳道及鼓膜检查一般正常。

耳鸣以自觉耳内或头颅鸣响但周围无相应声源为特征。耳鸣响度分级标准：自觉耳鸣响度极微，似有似无为 1 级；轻微耳鸣，仅在安静环境中发生，对日常生活、工作、学习等无影响为 2 级；耳鸣声响明显，但对日常生活、工作和学习无影响为 3 级；耳鸣对睡眠、工作有一定的影响为 4 级；耳鸣声响大，如吵闹环境一样，严重影响日常作息、工作、学习等，并伴有烦躁、焦虑等精神异常者为 5 级；耳鸣声响犹如飞机起飞时的声音，完全无法睡眠和工作，精神异常为 6 级。专科检查并无耳结构异常，鼓膜完整，无积液；声导抗检测鼓室图为"A"形图，声反射可引出。

二、技术适应人群及禁忌人群

（一）适应人群

1. 符合耳鸣耳聋诊断标准者，年龄不限，性别不限。

2. 专科检查并无耳结构异常，鼓膜完整，无积液。

3. 声导抗检测鼓室图为"A"形图，声反射可引出。

（二）禁忌人群

1. 有明确声源的客观性耳鸣者。

2. 认知障碍、语言障碍等无法配合者。

3. 有明确引发耳鸣耳聋的病因者：如梅尼埃病、中耳炎、血管搏动性耳鸣、听神经瘤、鼻咽癌等。

4. 处于妊娠期、哺乳期的妇女，身体过于虚弱而不能耐受针刺者。

5. 严重心脏病、重度糖尿病、重度贫血、高热、急性炎症、凝血机制障碍者或心力衰竭者。

三、操作处理要点及技巧

（一）头针

1. 操作前准备   1.5 寸一次性针具、75％医用乙醇。

2. 取穴   取两侧颞后线（在头部侧面，颞部耳上方，胆经率谷穴与曲鬓穴的连线）：从耳尖直上 1.5 cm 处，向前及向后各引 2 cm 的水平线，共 4 cm。

3. 操作方法

（1）进针和行针：患者取坐位或者卧位，用乙醇消毒头皮，针尖平刺头皮或与头皮呈 30°或 15°夹角，将针由此线的前端或后端迅速刺入皮下，当针尖达到帽状腱膜下层时，指下感到阻力减小，然后使针与头皮平行，沿皮刺入 1 寸左右。①捻转：医者押手按压进针点以固定头皮，刺手肩、肘、腕和拇指固定不动，以保持毫针相对稳定，用拇指掌侧面和示指桡侧面夹持针柄，以示指的掌指关节快速连续屈伸，使针体左右旋转，捻转频率在 120～180 次/min，持续捻转 1～2 分钟。②提插：医者押手按压进针点以固定头皮，刺手拇指、示指紧捏针柄，针身平卧进行提插，注意指力应均匀一致，幅度不宜过大，可持续提插 2～3 分钟，提插的幅度不宜过大，频率视患者的病情与针感而定。

（2）留针和出针：待患者感酸、胀、麻后，留针 15～30 分钟，留针期间宜间歇行针 2～3 次，每次 2 分钟左右。出针时，押手固定穴位线周围头皮，刺手夹持针柄轻轻捻转以松动针身，如针下无紧涩感，即可出针。出针后应用无菌干棉球按压针孔，以防出血。隔日针 1 次，10 次为 1 个疗程。

4. 注意事项

（1）严格消毒，以防感染。

（2）留针时应注意安全，针体应稍露出皮肤，不宜碰触留置在头皮下的毫针，以免折针、弯针。如局部不适，可稍稍退出 1 cm 左右。

（3）对精神紧张、过饱、过饥者应慎用，不宜采用强刺激手法。

（4）头发较密部位最容易遗忘所刺毫针，故起针时需反复检查。

（5）头部颅骨有缺损处、开放性脑损伤部位、头部严重感染、溃疡、瘢痕部位及小儿囟门未闭合者禁用。

（6）中风急性期患者，如因脑出血引起昏迷、血压过高时，暂不宜头针治疗，须待血压和病情稳定后方可选用头针。

（7）头皮血管丰富，容易出血，故出针时必须用无菌干棉球按压针孔 1～2 分钟。

（8）头针除选用毫针刺激外，尚可配合电针、艾灸、按压等法施治。

5. 异常情况处理

（1）晕针：

1）临床表现：操作过程中，患者突然出现精神疲倦，头晕目眩，面色苍白，恶心欲吐，多汗、心慌，四肢发冷，血压下降，脉象沉细，或神志昏迷，唇甲发绀，二便失禁，脉微细欲绝。

2）处理：应立即停止针刺，将针全部取出。使患者平卧，注意保暖，轻者仰卧片刻，给饮温开水或糖水，即可恢复。重者在上述处理基础上，可刺人中、内关、足三里、灸百会、关元、气海等穴，即可恢复，若仍不省人事，呼吸微弱者，可考虑配合其他治疗，采用急救措施。

（2）滞针：

1）临床表现：针刺入头皮以后，医者感觉针下涩滞，捻转、提插、出针均感困难而患者则感觉痛剧。

2）处理：发生滞针后应适当延长留针时间，嘱患者身心放松，并在针体周围轻柔按摩。

（3）弯针和断针：

1）临床表现：针体在头穴内、外发生弯曲或折断。

2）处理：出现弯针和断针后，不应再行提插、捻转等手法。如针柄轻微弯曲，应慢慢将针起出，若弯曲角度过大时，应顺着弯曲方向将针起出。不应强行拔针，以免将针体折断留在体内。如果已经发生断针，若尚有残端显露于体表外，可用手或镊子将针起出。若断端与皮肤相平或稍凹陷于体内者，可用左手拇、示二指垂直向下挤压针孔两旁，使断针暴露体外，右手持镊子将针取出，若断针完全深入皮下，应在 X 线下定位，手术取出。

（4）血肿：

1）临床表现：由于头皮部血管丰富，常易发生进针、留针时局部疼痛和出针后皮下出血，而引起的肿痛，称为血肿。

2）处理：若微量的皮下出血而局部小块发绀时，一般不必处理，可以自行消退。若局部肿胀疼痛较剧，发绀面积大，应先做冷敷止血后，再做热敷或在局部轻轻揉按，以促使局部瘀血消散吸收。

（二）耳针

1. 操作前准备　26～30 号 0.3～0.5 寸的一次性不锈钢毫针、0.5％～1％聚维酮碘。

2. 取穴　内耳、外耳、心、肝、肾、皮质下。

3. 操作方法

（1）进针和行针：患者取坐位，如年老体弱、病重或精神紧张者宜采取卧位。用聚维酮碘严密消毒耳穴区域皮肤，进针时，医者一手固定耳郭，另一手拇指、示指、中指持针，用快速插入的速刺法或慢慢捻入的慢刺法在耳穴部位进针，针刺方向视耳穴所在部位灵活掌握，进针深度以 0.1～0.3 cm 为宜，可刺入皮下或软骨浅层，不得穿透对侧皮肤。进针后，如局部感应强烈，患者症状有减轻感，即为得气；如局部无针感，应调整针刺方向、深度与角度，或以捻转法行针，刺激强度、手法、留针时间依患者病情、体质、证型、耐受度等综合考虑。

（2）留针和出针：得气后留针 15～30 分钟，留针期间，可间隔 10～15 分钟行针 1 次。出针时，医者一手固定耳郭，另一手将针拔出，再用无菌干棉球或棉签按压针孔，以免出血。隔日针 1 次，10 次为 1 个疗程。

4. 注意事项

（1）严格消毒，以防感染。耳郭冻伤和有炎症的部位禁针，如见针眼发红，患者又觉耳郭胀痛，可能有轻度感染时，应及时处理。

（2）年老体弱的高血压、动脉硬化患者，针刺前后应适当休息，以防意外。

（3）紧张、疲劳、虚弱患者宜卧位针刺以防晕针。

（4）脓肿、溃破、感染、冻疮、瘢痕局部的耳穴禁用耳针。

5. 异常情况处理　同头针。

（三）耳穴压豆

1. 操作前准备　75％乙醇、王不留行耳贴。

2. 取穴　内耳、脾、肝、肾、内分泌、神门、皮质下等耳穴。

3. 操作方法　患者取端坐位，75％乙醇消毒耳穴部位皮肤；探棒找出并按压内耳、脾、肝、肾、内分泌、神门、皮质下等耳穴，将王不留行用小胶带粘好固定于穴位上，轻轻按压，使其产生酸麻肿胀感；每次贴压一侧耳郭，嘱患者每日按压 4～5 次，1～2 min/次，留置 2～4 日，双耳轮流贴压。10 日为 1 个疗程，治疗 2 个疗程。

4. 注意事项

（1）贴压耳穴应注意防水，以免脱落。

（2）夏天易出汗，贴压耳穴不宜过多，时间不宜过长，以防胶布潮湿或皮肤感染。

（3）如对胶布过敏者，可用黏合纸代之。

（4）脓肿、溃破、感染、冻疮、瘢痕局部的耳穴不宜采用。

四、随访

治疗后 1～6 个月每月随访。

五、转诊指征

晕针严重经休息、针刺或指压、艾灸治疗无效仍不省人事者，予以急救措施的同时并予以转诊。

六、总结

"耳者，宗脉之所聚也"，耳穴在耳部的分布对应着身体各部位，毫针刺激及耳穴压豆内耳、外耳、肝、肾、皮质下等穴能改善内耳的循环功能，促进新陈代谢，加速神经损伤的修复，也能提高大脑皮质听觉中枢的兴奋性，增强皮质对声音信息的感受和分析能力，提高耳对于外界的敏感性，颞后线的位置与大脑皮质听觉功能定位头皮区相对应，在此区域行头皮针能刺激听觉中枢，改善内耳血液、淋巴循环，缓解内耳迷路水肿；同时针刺可疏通经络，通行气血，调节阴阳，促使大脑皮质血管扩张，改善相应皮质供血供氧。目前西医对耳鸣耳聋的治疗方法有限，头皮针、耳针、耳穴压豆等外治技术通过整体调节脏腑功能，平衡阴阳，调节气血，促进耳的功能恢复正常。

〔王贤文〕

参考文献

［1］ 曲汝鹏，冷辉，孙海波. 中医烙法对慢性扁桃体炎扁桃体组织中细胞因子表达影响的实验研究［J］. 中国中西医结合耳鼻咽喉科杂志，2019，27（04）：250-255，249.

［2］ 曲汝鹏，孙海波，冷辉，等. 中医烙法治疗慢性扁桃体炎的多中心临床研究［J］. 辽宁中医杂志，2016，43（04）：780-782.

［3］ 冷辉，孙海波，马桅轩. β防御素在中医烙法治疗慢性扁桃体炎组织中的表达及临床意义［J］. 中国中西医结合耳鼻咽喉科杂志，2013，21（02）：86-88.

［4］ 冷辉，孙海波，吕洪，等. 中医烙法治疗慢性扁桃体炎临床研究［J］. 辽宁中医杂志，2008（09）：1346-1349.

［5］ 冷辉，孙海波，马仲平，等. 中医烙法治疗慢性扁桃体炎作用机理研究［J］. 中国中西医结合耳鼻咽喉科杂志，2008（03）：224-225.

［6］ 冷辉. 中医烙法治疗慢性扁桃体炎的实验研究［D］. 沈阳：辽宁中医学院，2004.

［7］ 冷辉. 中医烙法治疗慢性扁桃体炎［M］. 北京：人民卫生出版社，2016.

［8］ 曹春梅，贺金亮，张志斌，等. 割治鼻丘治疗变应性鼻炎的临床观察［J］. 山西中医学院学报，2018，19（02）：23-25.

［9］ 蔡燕文，丁桂玲，黎柱培. 割治法联合鼻内激素治疗变应性鼻炎的临床观察及对 IgE 的影响［J］. 中医外治杂志，2017，26（06）：12-14.

［10］ 吴濛潇，蒋路云，张勤修，等. 中医割治疗法研究进展［J］. 亚太传统医药，2020，16（12）：212-215.

［11］ 梁繁荣，王华. 针灸学（新世纪第四版）［M］. 北京：中国中医药出版社，2016.

［12］ 刘蓬. 中医耳鼻咽喉科学（新世纪第四版）［M］. 北京：中国中医药出版社，2018.

［13］ 秦茂，彭科志，李敏，等. 头针结合其他针刺治疗耳鸣耳聋医案分析［J］. 中西医结合心血管病电子杂志，2020，8（17）：140-141.

［14］ 黄春丽. 耳穴治疗学［M］. 北京：科学技术文献出版社，2006.

第七章　耳鼻咽喉头颈外科围手术期护理及快速康复技术

第一节　喉全切术围手术期护理

一、围手术期护理：术前护理

（一）护理评估

1. 健康史

（1）询问患者发病前的健康状况，有无长期慢性喉炎或其他喉部疾病如喉白斑、喉角化症、喉乳头状瘤等，评估患者发病的危险因素，如有无长期吸烟、饮酒、接触工业废气、肿瘤家族史等。

（2）手术史、用药史及药物过敏史等。

2. 身体状况　观察患者有无声嘶、呼吸困难、咳嗽、吞咽困难及淋巴结转移。既往身体状况、类似情况的发病史。

3. 心理-社会状况　喉癌的确诊会给患者和家属带来极大的精神打击，患者和家属都需要重新适应。应评估患者的年龄、性别、文化层次、职业、社会职位、压力应对方式、对疾病的认识程度、经济收入、医疗费支付方式、家庭功能等。

（二）护理问题

1. 焦虑　与被诊断为喉癌及缺乏治疗、预后的知识有关。

2. 知识缺乏　缺乏疾病的相关知识。

3. 睡眠形态紊乱　与陌生环境、焦虑有关。

4. 营养失调　低于机体需要量。

（三）护理措施

1. 病情观察

（1）呼吸困难和低氧症状：评估患者有无吸气性呼吸困难及其程度，有无喉喘鸣及吸气性软组织凹陷，有无面色苍白、发绀等低氧表现，遵医嘱给予患者吸氧治疗。

（2）吞咽困难：评估患者有无吞咽困难及其程度。

（3）声嘶：评估患者音质和音量。

2. 呼吸道护理

（1）注意观察呼吸情况，避免激烈运动，防止上呼吸道感染。

（2）有呼吸困难者，应卧床休息，减少活动，以降低机体耗氧量及减轻心脏负担。必要时床旁备气管切开包，呼吸困难者按喉阻塞护理。

3. 饮食指导　术前可进食高蛋白、高热量、高维生素、易消化的清淡饮食，以增强体质及提高术后组织修复能力，忌辛辣及刺激性食物，禁烟、酒。有吞咽困难者遵医嘱予留置胃管或静脉营养治疗。

4. 术前准备

（1）皮肤准备：剃胡须，颈清扫者剃头发至少至耳后四横指处，取皮区备皮，并注意避免皮肤破损。

（2）配血，药物过敏试验。

（3）用物准备：大毛巾、镜子、纸巾、书写用的笔和纸等。术前备好小镜子、纸巾等物品，用于术后照着练习自行更换气管内套管及抹除气管造口外痰液及分泌物的动作，方便居家自行护理。

（4）消化道准备：术前12小时禁食，术前6小时禁水，防止麻醉或术中呕吐。

5. 心理护理 评估患者的心理状况，给予心理疏导，解释术后的各种替代发音方法（食管发音、佩戴电子喉、放置发音管、喇叭子等），使患者树立治愈疾病的信心。年龄越小，社会地位和文化层次越高的患者对术后失音和形象改变可能越难以接受，因此，应根据患者的具体情况，以便协助患者选择有效的、能够接受的治疗方案，同时有利于术后心理问题的疏导。

6. 健康宣教 告知患者术前戒烟，防止或减轻术后呼吸道并发症的发生；掌握有效咳嗽、咳痰的方法，练习床上大小便，掌握术后失语沟通方法。

二、围手术期护理：术后护理

（一）护理评估

1. 病情观察

（1）密切观察患者病情变化，如生命体征、意识及血氧情况等。

（2）观察颈部伤口敷料是否牢固、有无渗血及活动性出血。

（3）颈部气管套管是否通畅，固定是否牢固，套管周围有无皮下气肿。

（4）观察痰液、颜色、性质、量等。观察面部是否肿胀、口唇颜色等情况。

（5）观察药物作用及用药后反应，若有异常及时通知医师处理。

2. 并发症的评估

（1）观察患者有无伤口出血情况，若发现活动性出血，应及时告知医师进行处理。

（2）伤口感染和咽瘘：体温变化，伤口周围有无红、肿、热、痛和分泌物渗出，注意伤口有无腐臭味，进食后观察是否有食物从伤口周围外渗。发现特殊情况时，及时告知医师进行处理。

（3）乳糜漏：伤口引流管有大量淡黄色液体或乳白色液体引出，应警惕乳糜漏的发生。

3. 术后不适症状的评估 观察患者有无憋气、疼痛、发热、腹胀、反酸等常见术后不适症状的发生，并遵医嘱给予处理。

（二）护理问题

1. 急性疼痛 与手术引起局部组织机械性损伤有关。

2. 语言沟通障碍 与喉切除有关。

3. 潜在并发症 出血、肺部感染、咽瘘、乳糜漏等。

4. 有感染的危险 与皮肤完整性受损，切口经常被痰液污染，机体抵抗力下降有关。

5. 有营养失调的危险 低于机体需要量，与术后营养摄入途径、种类改变有关。

6. 自理能力缺陷 与术后疼痛、身体虚弱、各种引流管和导管限制活动有关。

7. 自我形象紊乱 与术后对喉部结构和功能的丧失不能适应有关。

8. 知识缺乏 缺乏疾病知识、缺乏出院后自我护理知识和技能。

（三）护理措施

1. 体位 麻醉完全清醒后，视患者情况给予平卧位或半坐卧位。以利于颈部伤口引流，减轻颈部组织充血、水肿，避免头颈部过伸、悬空及头部过度活动，影响伤口的愈合。鼓励早期床上活动，以增加肠蠕动，促进食欲，促进咳嗽排痰，预防皮肤长期受压致压疮形成。

2. 饮食护理 术后禁食，留置胃管者予胃肠减压24～48小时，停胃肠减压后鼻饲流质饮食，根据手术方式不同予鼻饲流质饮食7～14日，防止营养摄入不足，保证鼻饲量，鼓励少量多餐；注意鼻饲饮食中各种营养的供给，包括热量、蛋白质、维生素、纤维素等；患者鼻饲饮食发生不适时，如腹胀、打嘱等，及时处理；做好鼻饲管护理，防止堵塞、脱出。7～14 日后行吞咽功能训练，试经口进食（部分喉切除者进食团状食物、全喉切除者进食流质饮食），进食顺利后拔除胃管，进食高热量、易消化的半流质饮食或软食，避免粗糙刺激性食物。

3. **呼吸道护理**　向患者讲解新的呼吸方式，气体不从鼻进出而从颈部气管造口进出，不可遮盖或堵塞颈部造口；观察患者呼吸的节律和频率，监测血氧饱和度；定时湿化吸痰，防止痰液阻塞气道；温度在 22 ℃～24 ℃，湿度在 70％～90％（天气干燥时可予空气湿化器加强空气湿化），防止气道干燥结痂；鼓励患者深呼吸和咳嗽，排出气道分泌物，保持呼吸道通畅，防止肺部感染。学会有效咳嗽排痰的方法：先深吸气 2 次后屏气，再用适当力咳出，同时可用手轻轻按住伤口，以减轻疼痛。每日应定时配合拍背以促进排痰。

4. **防止切口出血**　注意观察患者的血压、心率变化；切口加压包扎；吸痰动作轻柔；仔细观察出血量，包括敷料渗透情况、痰液性状、口鼻有无血性分泌物、负压引流量及颜色；如有大量出血，应立即让患者平卧，用吸引器吸出血液，防止误吸，同时建立静脉通道，尽快通知医师，根据医嘱使用止血药或重新手术止血，必要时准备输血。

5. **预防感染和咽瘘**　注意观察体温变化；换药或吸痰时注意无菌操作；每日消毒气管套管；气管纱布潮湿或受污染后应及时更换；负压引流管保持通畅有效，防止无效腔形成；做好口腔护理；术后勿将痰、分泌物等咽下，全喉切除者术后 7～10 日内尽量不做吞咽动作，以免牵拉或污染咽喉部伤口，引起伤口出血、感染而形成咽瘘。分泌物多时配合定时吸痰。根据医嘱全身使用抗生素；增加营养摄入，提高自身免疫力。

6. **疼痛护理**　评估疼痛的部位、程度，告知疼痛的原因和可能持续的时间；必要时按医嘱使用止痛药或镇痛泵；抬高床头 30°～45°，减轻颈部切开张力；教会患者起床时保护颈部的方法；避免剧烈咳嗽加剧切口疼痛。

7. **用药护理**　配合医嘱使用抗炎、稀释痰液等药物，掌握雾化吸入的方法，配合行气管内滴药，以利排痰及防止感染，注意防呛咳。根据患者的年龄及心功能，有计划地安排输液顺序及输液速度。

8. **引流管护理**　伤口引流管及胃管接负压瓶，尿管接引流袋，观察并记录引流液颜色、性质、量；各管道妥善固定，保持通畅，标识清楚，防意外脱管。做好留置管道的注意事项宣教。

9. 结肠代食管手术的护理

（1）腹部伤口的护理：保持腹腔引流管有效引流，咳嗽时保护好伤口，观察伤口敷料情况。

（2）观察肠道功能的恢复情况：观察胃肠减压引出液的颜色、气味及量；是否存在呕吐及呕吐物的性状；是否有腹胀、腹痛；肛门排气的时间。

（3）指导床上活动，促进胃肠功能的恢复。

10. **转移皮瓣的护理**　防止移植皮瓣受压、受寒，保证局部有效引流，定时观察皮瓣皮肤颜色、皮温、毛细血管充盈反应和肿胀程度。

11. **语言交流障碍护理**　评估患者读写能力，术前教会患者简单的手语，以便术后与医护人员沟通，表达个体需要；术后也可使用写字板、笔或纸，对于不能读写的患者可用图片。鼓励患者与医护人员沟通，交流时给予患者足够的时间，表示耐心和理解；告知患者术后一段时期可以学习其他发音方式如食管发音、电子喉等。

12. **自理缺陷的护理**　术后一段时间患者自理缺陷，应做好各项基础护理，保持患者身体清洁舒适，满足其基本需要。以后根据患者病情和切口愈合情况，协助其逐渐增加活动量，恢复自理能力。指导患者进行床上和床边活动，并注意保护好颈部伤口，防止气管异物发生，离床活动时防跌倒。

13. **心理护理**　帮助患者适应自己形象的改变，关注尊重患者，鼓励患者说出内心感受，避免流露出嫌弃或不耐烦；介绍成功案例，现身说法；调动家庭支持系统，主动参与社会交往。还可教会患者制作围巾、镂空饰品等遮盖造瘘口，保持自我形象整洁。

14. **放射治疗患者的护理**　告知患者放疗可能出现的副作用，如皮肤损害、黏膜损害等及应对方法，放疗后局部皮肤可能有发黑、红肿、糜烂，注意用温水轻轻清洁，不要用肥皂、沐浴露等化学清洗剂擦拭皮肤，然后涂以抗生素油膏；鼓励患者树立信心，克服反应，坚持完成疗程；注意观察呼吸，因放疗会引起喉部黏膜充血肿胀，使气道变窄，如患者出现呼吸困难，可先行气管切开，再行放疗。

三、健康指导

1. 教会带管出院者掌握气管套管护理的方法　包括以下内容：

（1）学会对着镜子取放气管内套管的方法。

（2）保持气管套管及呼吸道通畅，定期更换及煮沸消毒，擦洗干净，每日 2 次。

（3）气管套管要妥善固定，防止脱管，固定系带打结于颈侧，松紧度以能放入 1 个手指为宜。

（4）清洁、消毒造瘘口：每日观察造瘘口是否有痰液或痰痂附着，每日更换气管垫 2 次，可用湿润棉签清洁，必要时使用乙醇棉球消毒造瘘口周围皮肤。

（5）气管内滴药的方法，为将药液沿气管套管壁轻轻滴下，防止呛咳，每 2 小时 1 次。

2. 保持室内温、湿度适宜，空气清新，根据患者具体情况向气管内滴入湿化液，以稀释痰液，防止痰液干燥结痂，痰液难以咳出及堵塞套管；多饮水；室内干燥时注意对室内空气进行加湿。如果气道内有痂皮形成，应及时就医院，切勿自行清理，以免坠入气管内。

3. 制作特殊小口罩，遮住造瘘口，以防吸入灰尘及异物，寒冷天气可防止冷空气直接吸入肺内，导致刺激性咳嗽。

4. 建立自我保护意识　淋浴时花洒等不能直接对着瘘口，盆浴时水不可超过气管套管，注意勿使水流入气管套管。外出时可用有系带的清洁纱布垫系在颈部，遮住气管造口入口，严防异物不慎经瘘口掉入气管内导致呛咳或窒息，不到人群密集处，防止上呼吸道感染。可适当锻炼身体，增强抵抗力，但不可进行水上运动。

5. 术后 3～4 个月可开始训练用气流发音。

6. 活动指导　适当休息和工作，掌握锻炼程度，增强体质，提高机体抵抗力。进行恢复头颈、肩功能的锻炼。戒烟、酒及刺激性食物。

7. 复诊指导　定期随访，1 个月内每 2 周 1 次，3 个月内每月 1 次，1 年内每 3 个月 1 次，1 年后每半年 1 次。如发现造瘘口出血、呼吸困难、造瘘口有新生物或颈部扪及肿块等情况时立即就诊，随诊 5 年。

8. 学会自查颈部淋巴结的方法，如有颈部淋巴结肿大或包块、呼吸不畅及时到医院就诊。

9. 建立自信心，积极参加社会活动，提高生活质量。

10. 发音康复指导　向患者提供有关发音康复训练、参与社会活动组织如喉癌俱乐部等的建议与信息。

喉全切术后，有 3 种不同的方法可以帮助患者重建发音功能。

（1）食管发音：最为经济、简便的方法，其基本原理是：经过训练后，患者把吞咽进入食管的空气从食管冲出，产生声音，再经咽腔和口腔动作调节，构成语言。其缺点是发音断续，不能讲长句子。

（2）电子喉发音：喉全切除患者常用的交流方式。具体方法是讲话时将其置于患者颏部或颈部，利用音频振荡器产生声音，即可发出声音，但声音欠自然。

（3）食管气管造瘘术：通过外科手术在气管后壁与食管前壁之间造瘘，插入发音钮（单向阀），发音机制为当患者吸气后，堵住气管造口，使呼出的气体通过单向阀进入食管上端和下咽部，产生振动而发音，患者配合口腔、舌、牙齿、嘴唇的动作形成语言。常用的发音钮包括 Blom-Singer 发音假体、Provox 发音钮等。

〔耿小凤〕

~~~~~~~~~~~~~~~~~~~
第二节　气管切开术护理
~~~~~~~~~~~~~~~~~~~

气管切开术（tracheotomy）是一种切开颈段气管前壁、插入气管套管，并经气管套管呼吸的手术。甲状腺峡部的位置通常在第 2~4 气管环，故气管切口宜于峡部下缘处，避免因损伤甲状腺而造成出血。

一、气管切开适应证

1. 喉阻塞　由喉部炎症、肿瘤、外伤、异物等原因引起的 3~4 度喉阻塞。
2. 下呼吸道分泌物潴留、阻塞　如昏迷、颅脑病变、多发性神经炎、呼吸道烧伤、胸部外伤等。
3. 需要长时间使用呼吸机辅助者。
4. 某些手术的前置手术　如颌面部、口腔、咽、喉部手术时，为防止血液流入下呼吸道或术后局部肿胀阻碍呼吸，行预防性气管切开术。

二、围手术期护理

（一）术前护理

1. 严密观察患者喉阻塞的严重程度，床旁备好气管切开包、适当型号的气管套管、吸痰管、吸引器、氧气、床头灯、注射器、敷料、抢救用品等，如病情加重，情况紧急，及时联系医师行床旁气管切开术。

2. 根据具体需求和患者的年龄、性别等情况选择不同类型、不同型号的气管套管（表 7-2-1），检查气管套管的完整性。

表 7-2-1　　　　　　　　　　　　金属气管套管型号选用表

型　号	00	0	1	2	3	4	5	6
内径/mm	4.0	4.5	5.5	6.0	7.0	8.0	9.0	10.0
长度/mm	40	45	55	60	65	70	75	80
适用年龄	1~5 个月	1 岁	2 岁	3~5 岁	6~12 岁	13~18 岁	成年女性	成年男性

3. 告知患者及家属手术目的和必要性，讲解手术过程中可能出现的不适以及应如何配合，说明术后康复注意事项，缓解患者和家属的紧张及恐惧心理，让其以积极的心态应对手术。

4. 术前如患者病情允许需完善血常规、尿常规、凝血功能等实验室常规检查，必要时应做心电图、胸片等检查。喉阻塞患者如需要做胸片、CT 等必要的特殊检查时，医务人员应陪同。告知患者不可擅自离开病房，避免发生危险。

5. 全身麻醉患者术前应禁食禁水。

6. 如病情及时间允许，应为患者更换宽松舒适的病服。紧急情况应争分夺秒，立即行气管切开术。

（二）术后护理

1. 保持气管内套管通畅　是术后护理的关键内容。气管内套管宜清洗消毒每日至少 2 次，如分泌物较多，适当增加清洗次数，防止分泌物干痂附于管壁内阻塞呼吸。首次更换气管套管应在气管造瘘口窦道尚形成后进行，手术切开置入的气管套管应在气管切开后 3~7 日更换（1 周为宜），常规更换气管套管的频率需依照患者的具体情况和临床考虑为指导，金属气管套管如无破损不推荐常规更换。气管套管的管芯应放在随手可取之处，如床旁柜抽屉内，以备抢救应用。

2. 气道湿化　做好气道湿化，以免因气管干燥、痰痂形成、纤毛运动障碍而阻塞气道。术后早期卧床期间可采取持续气道湿化，能下床时可采取间歇气道湿化。可使用注射器、滴瓶、雾化器、喷瓶等间断向患者气道间歇滴入或喷入湿化液；或可采用微量泵、输液泵、输液装置、加温湿化系统、湿热交换器等将湿化液持续注入气道内。

3. 保持下呼吸道通畅　　及时去除套管内分泌物，如气管内分泌物黏稠可采用雾化吸入或蒸气吸入，一般应用生理盐水、抗生素或氨溴素。通过气管套管滴入 0.45％氯化钠溶液等湿化液，维持气道湿化。患者取平卧位或半卧位，鼓励有效咳嗽及咳痰。必要时使用吸引器吸出下呼吸道分泌物。

4. 保持切口清洁，预防感染　　①每日进行切口的清洁消毒，更换气管垫（详见气管切开换药法）。严格无菌操作，减少发生切口及肺部感染。②密切观察患者体温变化、切口有无渗血及渗液、气管内分泌物的情况，如出现发热、分泌物量增多、性质有异常应及时报告医师。③遵医嘱应用抗生素。④鼓励患者经常床上翻身和下床活动，必要时帮助患者进行翻身拍背，促进痰液排出，预防肺部感染。⑤进食半流质饮食或软食，注意营养丰富，增加维生素、蛋白质的摄入，增强机体抵抗力。

5. 再次发生呼吸困难时的处理　　气管切开以后若患者再次发生呼吸困难，应考虑以下原因并进行及时处理。①内套管阻塞：拔出内套管呼吸困难即改善，表明内套管发生阻塞，应进行清洁后再放入。②外套管阻塞或下呼吸道阻塞：拔出内套管后呼吸困难仍无改善者，可滴入生理盐水并予以深部吸痰，呼吸困难即可改善。③套管脱出：如套管系带太松、系带为活结易解开、套管太短、颈部粗肿、气管切开切口过低、皮下气肿、剧烈咳嗽或挣扎等导致套管脱出。如发生脱管，应立即通知医师并协助医师重新插入套管。

6. 预防脱管　　①气管外套管系带应打死结，松紧适宜，以能容纳一指为宜。系带可选用布、纯棉系带、尼龙扣，气管切开术后 7～10 日也可将气管切开套管缝合至患者皮肤；系带每日更换、使用无菌技术。②经常检查系带松紧和牢固情况，指导患者和家属切勿随意解开或更换系带。③注意调整系带松紧程度，患者于气管切开手术后 1～2 日可能发生皮下气肿，气肿消退以后系带会变松，必须进行重新调整并系紧。④吸痰时动作应轻柔。⑤指导患者在剧烈咳嗽时，可以轻轻用手抵住气管外套管翼部。⑥取放气管内套管时，务必注意保护套管，禁止用单手取放，应以一手抵住外套管翼部，另一手取放内套管。

7. 术后并发症的观察及护理　　皮下气肿、纵隔气肿、出血、气胸、拔管困难等是常见的气管切开术后并发症。术后密切观察患者的呼吸、脉搏、心率、血压情况以及缺氧症状有无明显缓解，如无缓解反而恶化，应警惕是否发生纵隔气肿或气胸，立即报告医师给予及时处理。注意观察皮下气肿是否消退，一般可于 1 周左右自然吸收。

8. 拔管和护理　　患者呼吸道阻塞症状解除，呼吸恢复正常以后，可考虑进行拔管。拔管前需要先堵管 24～48 小时，患者于活动及睡眠时呼吸均平稳，方可拔管，如患者在堵管过程中出现呼吸困难，应迅速拔除塞子。拔管以后伤口经消毒清洁用蝶形胶布拉拢固定即可，并于 1～2 日内严密观察呼吸情况，叮嘱患者切勿随意离开病房，并在床旁备齐气管切开用物，以便患者再次发生呼吸困难时抢救应用。

三、出院指导

1. 介绍气管切开后注意事项及各项操作时的配合，如吸痰、气管滴药时可能造成的不适等，应适当忍受。不能自行拔管，让患者知道气管切开通道是目前维持生命治疗疾病的重要管道。

2. 护士应教会患者及家属　　①消毒内套管和更换气管垫的方法。②湿化气道和达到适宜空气湿度的方法。③洗澡时避免水流入气管，切勿进行水上运动。④外出时注意将套管口遮盖，防止异物吸入。⑤定期到门诊随访。⑥如发生气管外套管脱出或再次出现呼吸困难，应立即就近求医就诊。

3. 针对患者的文化程度进行健康教育指导　　查阅病历，向主管医师和家属了解情况，针对患者的意识状态、接受程度和对气管切开的反应进行教育，如年轻女性比较注意外表形象，担心气管切开伤口影响外形，应告诉患者其他掩饰方法，如穿高领衣服等。老年人反应慢、理解能力下降，应耐心反复讲解。知识层次高的人教育的内容可以深一些，包括有关解剖生理知识等，请气管切开的患者来做现身说教，同时让家属给予安慰。

附：气管切开换药法

气管切开换药法是了解气管切开患者伤口愈合情况，清除气管造瘘口周围的分泌物，使创面清洁，减少细菌及分泌物的刺激，预防感染，促进创面愈合，增加患者舒适度的一项换药方法。

一、气管切开换药法操作规范

（一）适应证

1. 气管切开伤口处敷料有血迹的患者。

2. 气管切开伤口分泌物多的患者。

3. 气管切开患者每日至少换药一次。

（二）禁忌证

特殊伤口（如新的手术方式、感染伤口等）医师换药的气管切开患者。

（三）操作规范

1. 患者评估与观察要点

（1）评估患者病情、年龄，患者的自理、合作程度。

（2）评估患者造瘘口分泌物的颜色、性质、量。

（3）评估负压装置的性能，包括装置的密闭性，负压吸引状况等。

（4）评估操作环境，环境应安静、整洁、舒适。

（5）气管套管的位置是否合适，套管是否通畅，患者有无呼吸困难。

2. 操作前准备

（1）操作者准备：服装整洁、洗净双手，戴口罩、手套。

（2）用物准备：治疗车、治疗巾 1 块（车上铺简易盘）、无菌换药盘 1 个（内置弯盘、止血钳、枪状镊、剪口纱布、75％乙醇棉块若干，生理盐水棉块 2～3 块，大小适宜，备用）置入简易盘内，胶布、手套、污物袋、生活垃圾桶、医用垃圾桶、快速手消毒剂。

3. 操作过程

（1）备齐用物，推车至患者床边，核对患者姓名，做好解释和告知工作，取得患者的配合。

（2）打开简易盘，准备用物（乙醇棉块、盐水棉块、污物袋、胶布等）摆放位置，便于操作。

（3）协助患者取舒适坐位或仰卧位，仰卧位时协助患者解开衣领，肩下垫枕，使颈部舒展，充分暴露颈部气管造瘘口。

（4）戴手套，为患者吸净套管内痰液，取下喉垫，观察分泌物的颜色、性质、量，放于污物袋内，观察造瘘口皮肤颜色、气味及愈合情况。

（5）七步洗手法洗手，询问患者有无不适（如您有没有不舒服，没有我们就开始操作）。

（6）戴无菌手套，用枪状镊夹取乙醇棉块，传递至止血钳，夹紧乙醇棉块在距套管柄10 cm 处由外向内"Z"字形依次消毒皮肤，直至套管柄周围，消毒面积为切口周围 15 cm²，消毒顺序为套管柄的高侧、远侧，再近侧、下侧的原则进行，擦拭过的污染棉球放入污物袋内。

（7）止血钳夹取乙醇棉块擦拭套管柄下方，直至套管根部，每次一块，不得反复擦拭，擦拭时如果套管柄紧贴皮肤，可以用枪状镊轻提套管绳，便于擦拭干净。每次擦拭均应观察乙醇棉块上分泌物的量、颜色及性质，注意观察擦拭效果。

（8）用生理盐水棉块擦净套管柄上的分泌物，将擦拭过的污染棉球放入污物袋内。

（9）用枪状镊夹取清洁的剪口纱布垫于套管柄下，动作轻柔，以免引起患者呛咳，并用胶布固定纱布。

（10）调节套管系带松紧度，以伸进一个手指为宜。

4. 操作后

（1）协助患者舒适卧位，清理用物，询问患者有无不适。

（2）摘掉手套，七步洗手法洗手，做好记录。

（3）再次确认患者气管套管固定牢固、松紧适宜，防止脱管。

（4）再次讲解气管切开相关注意事项。

（5）健康指导：卧床患者，给予床头抬高30°~45°，定时变换体位和叩背，以利于痰液排出；可指导患者床旁活动，促进患者自行咳痰，防止伤口感染和坠积性肺炎的发生。

二、注意事项

1. 操作过程中严格遵循无菌技术，避免跨越无菌区，接触患者的止血钳不可直接进入换药盘内，夹取消毒棉块时应用镊子进行传递，镊子不可触及止血钳。

2. 消毒气管套管周围皮肤时，应遵循先高侧、远侧，再近侧、下侧的原则，避免跨越无菌区。

3. 消毒皮肤时，套管柄下每块乙醇棉块只使用一次，不可反复使用。注意观察擦拭棉块分泌物颜色、性质、量，若有颜色异常应及时送检，做分泌物培养及药敏试验。

4. 操作时动作轻柔，避免套管过度活动摩擦气管壁引起患者咳嗽。

5. 操作过程中严密观察患者病情变化，如患者出现咳嗽，可指导患者深吸气；若患者出现咳嗽剧烈、憋气、气道分泌物过多时，应暂停操作，及时给患者清理气道分泌物。

6. 告知患者消毒皮肤时，由于乙醇有一定的刺激性，可能会出现不同程度的咳嗽，指导患者深吸气或示意操作人员暂停。

7. 如遇特殊耐药菌感染、铜绿假单胞菌感染等，换药时应严格执行无菌操作，遵循消毒隔离制度，最后进行特殊感染患者换药。操作用物使用一次性物品，防止交叉感染。

三、并发症的预防与处理

1. 气管异物　　与操作不当有关。

（1）预防：操作时选择适宜的器械，尽量使用止血钳夹取用物，防止消毒棉块经气管套管落入气道内。

（2）处理：①立即通知医师。②准备用物：准备抢救用物。③配合医师进行异物取出术。

2. 气道刺激症状　　与操作过程中气管套管摩擦气管壁有关。

（1）预防：①操作前认真评估患者的气道分泌物状况，清理呼吸道分泌物。②操作时动作轻柔，避免套管过度活动引起咳嗽。③套管柄下不可反复擦洗，以免引起咳嗽。

（2）处理：①操作过程中如患者出现咳嗽，可指导患者进行深吸气。②若患者出现咳嗽剧烈、憋气、气道分泌物过多时，应暂停操作，及时给患者清理气道分泌物。

〔田梓蓉〕

第三节　耳内镜手术围手术期护理

耳内镜手术，意为在内镜下进行的耳科手术，是相对于传统显微镜下耳科手术而言的一种通俗叫法。由于耳内镜手术是经过狭长的耳道，在鼓室及其周边的狭小腔隙内完成，因此对仪器设备的要求较高。耳内镜在引入初期主要作为一种检查手段，随着国际和国内耳外科学术交流不断深入、手术经验不断积累、手术技术日趋成熟，逐渐向广度、深度、难度方向扩展。

一、手术适应证及禁忌证

（一）适应证

按耳内镜设备在手术中的应用工具的地位分类，可分为全耳内镜手术、耳内镜联合显微镜手术以及显微镜为主耳内镜辅助的手术。耳内镜手术的适应证目前国内外尚无统一定论，其中不依赖显微镜的全耳内镜手术的适应证范围最小。根据目前国内外耳内镜手术开展情况，全耳内镜在中耳炎手术的适应证包括：

1. 分泌性中耳炎，行鼓膜穿刺术、鼓膜切开术、鼓膜切开置管术。

2. 单纯鼓膜穿孔，行单纯鼓膜修补术。

3. 慢性化脓性中耳炎、中耳胆脂瘤、鼓室硬化等中耳炎性疾病，病变局限于鼓室的手术，包括中鼓室、前鼓室、后鼓室、上鼓室、下鼓室手术。

4. 上述疾病，病变累及鼓窦或部分乳突。

（二）禁忌证

1. 中耳病变累及乳突等部位，病变范围广泛，无法完全通过耳内镜处理。

2. 外耳道阻塞、狭窄或闭锁等情况，耳内镜无法通过耳道。

3. 其他情况所致无法应用耳内镜设备或器械处理的病变。

二、围手术期护理：术前护理

（一）护理评估

1. 健康史

（1）评估患者是否有上呼吸道感染病史和急性化脓性中耳炎病史。

（2）评估患者是否存在鼻咽部病变，如腺样体肥大、鼻窦炎、慢性扁桃体炎、鼻咽肿瘤等。

2. 身体状况　观察患者是否有耳部流脓、听力下降、耳痛、耳鸣、耳闷胀感、耳闭塞感、眩晕等症状；是否有颅内感染征象，如头痛、发热、恶心、呕吐等。

3. 心理-社会状况　慢性分泌性中耳炎或化脓性中耳炎患者因病程长、易反复、听力下降，易产生焦虑等负面情绪，应评估患者及家属的情绪状况，了解其知识需求。

（二）护理问题

1. 舒适度改变　与耳痛、耳鸣、耳闷、耳部流脓有关。

2. 感知紊乱　与中耳积液或破坏听小骨引起的听力下降、耳鸣有关。

3. 焦虑　与反复发作的流脓、耳鸣症状有关。

（三）护理措施

1. 配合医师完善各项术前检查、测试听力、检查咽鼓管功能。针对患者的耳鸣、眩晕、急性感染等症状，积极对症处理，遵医嘱给药，并进行用药指导。

2. 慢性中耳炎患者多伴有听力减退，沟通时应注意选择避免影响沟通效果。与单侧听力下降的患者交流时朝向听力较好的一侧；与轻度听力下降的患者交流时可适当地提高音量，注意笑容亲切，态度诚恳；与重度和极重度听力下降的患者交流时可运用非语言沟通技巧，如文字、绘画图形、简单手势、面部表情和状态。

3. 根据患者的具体情况，选择合适的方式向患者及其家属介绍疾病的原因、治疗原则、手术过程、预后及药物相关知识等。对患者的提问给予明确、积极、有效的答复。

4. 心理护理　耐心与患者交流，给予患者情感支持，并主动向患者介绍主治医师、病房成功手术案例，以减轻术前紧张、害怕等反应，使其充满信心进行手术。

5. 术前准备　予术前常规准备，包括全身麻醉术者术前4小时开始禁食、禁饮；取下活动性义齿；做好个人头部的清洁卫生；女患者可将余发梳成小辫偏向健侧。

三、围手术期护理：术后护理

（一）护理问题

1. 潜在并发症　眩晕、恶心、面瘫等。

2. 疼痛　与手术损伤有关。

3. 知识缺乏　缺乏疾病相关治疗及预后等知识。

（二）护理措施

1. 病情观察　严密监测患者的生命体征，以及术后有无头痛、头晕、耳鸣、眩晕、恶心、面瘫等并发症，检查患者闭眼、鼓气、笑时面部是否对称，如有异常，及时告知医师，积极对症处理。

2. 体位指导　指导患者正确卧床，避免耳部受压，防止过度摇动头部。对行人工听骨植入的患者，术后早期应遵医嘱绝对卧床休息，避免头部剧烈运动，以免植入物移位。部分患者出现眩晕，要评估其眩晕程度，保证病房的安静与整洁，适当协助患者活动，给予安全宣教，嘱避免快速变换体位，防止患者跌倒或坠床。

3. 伤口观察　观察患者耳部有无渗血、渗液及疼痛，如有渗出过多要根据渗出物的颜色考虑是出血还是脑脊液耳漏发生，对外耳道少许的渗液，轻缓地用酒精棉擦拭，避免接触到鼓膜。术后部分伤口加压包扎，注意观察敷料有无渗血、渗液、松动、有无压迫对侧耳郭引起疼痛、有无压迫眼睑引起眼部不适。若有异常，及时通知医师。

4. 用药指导　指导患者正确的滴鼻、擤鼻方法，保持鼻腔及咽鼓管通畅，告知患者积极遵医嘱用药，做好药物使用健康宣教，以有效改善耳部不适症状。

5. 鼓膜切开或置管术后，偶有伤口疼痛、耳内脉搏跳动感和水流声，属正常现象，注意观察并做好沟通解释工作。

四、健康指导

1. 指导患者出院后合理安排日常生活，劳逸结合，保持良好睡眠及心理状态，做好保暖，预防上呼吸道感染。

2. 饮食宜清淡、易消化，多吃新鲜的蔬菜水果，忌食生硬或辛辣刺激性食物，饮食过程宜细嚼慢咽。

3. 有吸烟、饮酒习惯的患者，耐心向患者解释吸烟、饮酒的危害性，劝其戒烟、戒酒。

4. 指导患者及其家属正确的滴耳方法、擤鼻方法，应按压一侧鼻孔，勿同时捏紧双侧鼻孔。

5. 嘱患者在鼓膜置管期间严禁耳道进水，改变不良的挖耳习惯，保持耳道清洁，注意用耳卫生，防止感染，洗头或沐浴时用干棉球塞住外耳道。

6. 嘱患者半年内避免游泳、跳水等水上运动，3个月内不可乘飞机，1个月内患侧不可使劲咀嚼。

7. 嘱患者高空飞行上升或下降时，可做吞咽或打哈欠的动作，使咽鼓管两端压力平衡。

8. 告知患者按时到院复查，鼓膜置管期间耳道内有渗液为正常现象，如果渗液性质可疑（颜色、气味异常）或出现耳痛、流脓以及眩晕等症状应立即就医。

9. 糖尿病患者注意控制血糖。

附：外耳道滴药法

外耳道滴药法是使药液充分均匀分布于外耳道及中耳皮肤黏膜，达到局部治疗目的的一种方法。外耳道滴药法既可以消毒、杀菌、镇痛、预防和控制感染，又可稀释、软化分泌物，使之易于排出，对皮肤黏膜的愈合起到积极作用。

一、适应证

1. 治疗中耳炎及外耳道炎。
2. 软化耵聍或取出耵聍。
3. 取出外耳道的异物。

4. 外耳道癌及中耳癌患者放疗期间防止局部组织萎缩及干燥。

二、禁忌证

1. 鼓膜外伤性穿孔。
2. 耳外伤尤其是怀疑颅底骨折。
3. 耳部出血原因未明，有耳源性并发症如颅内感染等。

三、操作规范

1. 评估患者
(1) 了解患者年龄、病情。
(2) 评估患者的自理程度、合作程度。
(3) 评估患者耳道局部状况，如耳道有无耵聍、分泌物等。
(4) 评估操作环境：环境应安静、整洁、舒适、光线适宜。
2. 操作前准备
(1) 护士准备：服装整洁，洗净双手，戴口罩。
(2) 用物准备：长棉签、无菌小棉球或棉块、滴耳药液、生理盐水。
3. 操作过程
(1) 备齐用物，携至患者床旁，做好解释工作，取得患者配合。
(2) 协助患者取坐位或卧位，头偏向健侧，患耳朝上。
(3) 用棉签轻拭耳道内分泌物，必要时用生理盐水反复清洗至清洁为止，使耳道保持通畅。
(4) 轻轻牵拉耳郭，充分暴露外耳道，小儿将耳郭向下牵拉，成人将耳郭向后上牵拉。
(5) 滴入与正常体温相近的药液 2～3 滴（药液温度较低时，可将药瓶置于掌心握一会儿，亦可放入 40°左右温水中加热），轻压耳屏，使药液流入中耳并充分与耳道黏膜接触。
(6) 将小棉球或棉块塞入外耳道口，以免药液流出。
(7) 让患者保持原体位 3～5 分钟，避免药液流出，使药物充分吸收，注意观察患者有无头痛、头晕等不适。
(8) 协助患者恢复体位，整理床单位，清理用物，洗手，记录。
(9) 健康指导：①告知患者滴药后如出现头痛、头晕等不适，及时通知医护人员。②告知患者药物名称、作用及副作用。③嘱患者不挖耳，如果耵聍过多，应及时来院清理。④嘱患者预防感冒，遵医嘱用药和随访。⑤必要时要教会患者外耳道滴药的方法。

〔肖　欢〕

第四节　扁桃体腺样体切除术围手术期护理

扁桃体特指腭扁桃体，是一对呈扁卵圆形的淋巴上皮器官，位于口咽外侧壁腭咽弓和腭舌弓之间的三角形扁桃体窝内，分为上极和下极、外侧面（深面）和内侧面（游离面）。除内侧面外，扁桃体的其余部分均由结缔组织组成的被膜包裹。腺样体又称咽扁桃体，位于鼻咽顶壁与后壁移行处。腺样体出生后即存在，3～8 岁时增生显著，一般 10 岁以后逐渐萎缩，是咽淋巴环的一部分。腺样体纵向连接鼻腔和口咽部，左右有咽鼓管，如果发生肥大会影响呼吸和耳咽管功能。

一、扁桃体腺样体切除手术

扁桃体切除术是指通过解剖扁桃体包膜和肌壁之间的扁桃体周围空间，在进行或不进行腺样体切除术的情况下完全切除扁桃体（包括其包膜）的手术，其最常见的适应证为阻塞因素和感染因素。对于伴有扁桃体腺样体肥大的儿童，以及反复发作的扁桃体炎，扁桃体腺样体切除术是首选的治疗方案。

二、扁桃体腺样体手术的相关疾病

（一）扁桃体腺样体肥大

扁桃体和腺样体的增生肥大儿童期常见，是导致儿童阻塞性睡眠呼吸暂停（obstructive sleep apnea，OSA）的主要因素之一，可表现为睡眠打鼾或张口呼吸，此时肥大的扁桃体和腺样体成为上气道阻塞平面的一部分，形成阻塞性呼吸模式从而引起阻塞性睡眠呼吸紊乱（obstructive sleep disordered breathing，OSDB）。儿童阻塞性睡眠呼吸暂停低通气综合征（OSAHS）可引起鼻窦炎、中耳炎、生长发育迟缓、记忆力减退、颌面发育畸形等疾病，成人 OSAHS 则与高血压、心律失常、糖尿病等关系更加密切。

（二）扁桃体腺样体慢性炎症

慢性扁桃体炎是指腭扁桃体处于持续炎症状态且反复急性发作，急性发作期主要症状为咽痛，可伴有畏寒、高热、头痛等全身症状。婴幼儿常表现为流涎、拒食，扁桃体明显肿大者可表现为呼吸困难。主要体征为咽部黏膜弥漫性急性充血，腭扁桃体充血肿大，表面可见渗出物，常伴有下颌、颈淋巴结肿大压痛。而发作间歇期则无明显症状，体格检查可发现扁桃体充血，表面有时可见脓性分泌物。

腺样体炎症是儿童时期的常见病，多与鼻窦炎、中耳炎、上气道咳嗽综合征等上呼吸道炎症性疾病相伴随。多为细菌感染所致，也有病毒和细菌混合性感染。局部症状为鼻塞、鼻分泌物增多，鼻塞严重时有张口呼吸、睡觉打鼾、吸奶困难等。鼻咽镜检查：可见腺样体黏膜弥漫性充血、水肿，表面有渗出物附着。

（三）扁桃体腺样体肿瘤

扁桃体腺样体肿瘤常见的有乳头状瘤、息肉、潴留囊肿、纤维瘤及血管瘤、淋巴瘤等。多由术中冷冻或术后病理明确。

三、围手术期护理：术前护理

（一）护理评估

1. 健康史

（1）扁桃体腺样体肥大：评估患者身高、体重、颈围；询问患者是否有睡眠时呼吸不畅，以及憋醒的频率和时间、家族中有无肥胖和鼾病患者；询问夜尿频率、脾气是否有改变及记忆力是否下降等。

（2）扁桃体腺样体慢性炎症：评估患者发病前有无反复咽痛、感冒、急性扁桃体炎及相关并发症（如肾炎、风湿热、心脏病等）发作史；了解患者有无受凉、劳累、工作环境不良、内分泌及自主神经功能异常等诱因。

（3）扁桃体腺样体肿瘤：评估患者既往身体情况，是否有长期大量吸烟、饮酒、嚼食槟榔等嗜好；了解患者有无咽部不适和异物感，进食时有无咽痛、耳痛症状，以及颈部有无出现无痛性肿大淋巴结，有无 HPV 感染病史。

2. 身体状况

（1）评估患者是否出现睡眠打鼾、呼吸不畅、吞咽或言语共鸣障碍等。

（2）了解患者有无急性扁桃体炎反复发作史或扁桃体周围脓肿病史，有无咽干、咽痒、咽痛、异物感及刺激性咳嗽等。

（3）了解患者有无凝血功能障碍、发热、咳嗽、月经期、妊娠期等。

3. 心理-社会状况　评估患者的心理状况，是否烦躁、易怒；了解不同年龄、文化程度的患者对疾病的认知程度及社会支持情况。

（二）护理问题

1. 焦虑　与不了解疾病相关知识、担心手术效果等有关。

2. 知识缺乏　缺乏与疾病相关的预防和保健知识。

3. 疼痛　与扁桃体炎发作、进食有关。

4. 睡眠形态紊乱　与睡眠时频繁憋气、觉醒有关。

5. 有受伤的危险　与白天嗜睡有关。

（三）护理措施

1. 术前准备　予术前常规准备，包括：全身麻醉术者术前 4 小时开始禁食、禁饮；取下活动性义齿，男士剃须；做好个人清洁卫生；准备牛奶或豆奶等流质食物及纸巾；注意口腔清洁，有牙龈、扁桃体脓疡者，遵医嘱予以处理。

2. 心理护理　向患者及家属介绍睡眠打鼾、呼吸不畅、扁桃体炎反复发作等的原因及其并发症导致的危害，告知手术方式、术后可能出现的不适、注意事项等，对于患者及其家属不理解的地方给予耐心解答，缓解其紧张和焦虑，让其以积极的心态应对手术。

3. 体位护理　睡眠时打鼾的患者，为防止发生呼吸骤停，夜间应加强巡视，嘱其采取侧卧位睡姿，防止舌根后坠，以增加口、咽气道间隙，减轻或缓解阻塞症状；如儿童患者憋气时间过长，应将其（或嘱陪伴家属）推醒，抬高床头 15°～20°，以改善通气。

4. 上呼吸道保护　告知患者术前预防上呼吸道感染的重要性，嘱其注意保暖，多饮水，预防感冒，以免影响手术。必要时可遵医嘱行雾化吸入治疗。

四、围手术期护理：术后护理

（一）护理问题

1. 疼痛　与手术创伤有关。

2. 睡眠型态紊乱　与手术后水肿所致睡眠时憋气、觉醒有关。

3. 有窒息的危险　与手术后局部水肿、出血有关。

4. 潜在并发症　出血、感染、鼻咽反流。

（二）护理措施

1. 体位　局部麻醉者，儿童取侧卧位，成人取平卧位或半卧位；全身麻醉者，清醒后将床头适当抬高 15°～30°，可取舒适体位，以缓解患者头颈部疼痛、促进口腔分泌物的流出、减少伤口渗血。

2. 病情观察　密切观察患者神志及生命体征变化，给予持续低流量氧气吸入。床旁放置一次性口杯，指导患者及时将口腔中分泌物吐出，勿咽下，以免引起胃部不适，同时以便及时发现出血情况（唾液中带少许血丝为正常现象，全身麻醉患者或小儿有频繁吞咽动作，提示有伤口出血可能，应及时通知医师检查处理）。

对于术后加戴鼻咽通气管的重度 OSAHS 患者，暂禁食，协助患者取半卧位，嘱勿自行牵拉管道，遵医嘱合理使用镇静药。加强巡视，查看鼻咽通气管是否固定通畅，患者有无明显呛咳、呼吸困难等不适，鼻腔黏膜有无损伤出血，必要时予吸痰。术后第 2 日，若患者咽腔急性水肿消退、口咽无出血，则予地塞米松静脉滴注后协助医师将鼻咽通气管拔除。拔除后，观察患者有无咯血、胸闷气促等不适，嘱患者及时吐出口腔内分泌物。

3. 饮食护理　指导术后 4 小时无出血患者可开始进冷流质饮食，如冰水、冰牛奶、冰豆奶等，不可使用吸管，术后 24 小时经医师查看伤口后可进食温凉半流质饮食，如豆腐脑、蒸蛋、烂面条、米粥等，再逐渐过渡到软食，2 周后视情况进食普食。7～10 日内不宜吃辛辣刺激、固体坚硬或者温度高的食物，以免损伤伤口；水果及果汁因含果酸，刺激伤口可能引起疼痛和影响伤口愈合，少吃或不吃为宜。向患者及家属强调术后饮食直接和手术预后有关，强调遵医行为，切不可自作主张。

4. 伤口观察　每日查看患者咽部的假膜生长状态，术后 4～6 小时伤口开始生长白膜，24 小时后覆盖两侧扁桃体窝；7～10 日内白膜逐渐脱落。白膜色白、薄而光洁。伤口疼痛加重或白膜厚而污秽者，表示伤口可能感染，应给予抗生素，加强口腔含漱。

5. 口腔清洁　强调保持口腔清洁的重要性，口腔清洁注意事项如下。①漱口时间选择：进食后漱口（除水以外的任何东西进入口腔都需要漱口）。②漱口水每次用量：大于 10 ml。③漱口水的使用方法：含漱时头往后仰，漱口水与口咽充分接触；漱口水在扁桃体切除伤口处保留时间＞15 秒，含漱次数＞3 次。④漱口水的效果评估：a. 正常。白色或黄白色，无异味。b. 异常：有食物残渣残留，假膜颜色异常或口腔异味。

6. 疼痛　根据患者描述评估其疼痛程度（小儿可根据其哭闹程度、躯体活动度、面部表情等方面进行评估），包括疼痛的部位、疼痛程度、疼痛性质、疼痛原因、镇痛方法及药物不良反应评定。扁桃体切除手术后疼痛主要表现为进食、说话时疼痛，术后 24 小时内最为明显。根据伤口的疼痛程度进行相应的护理：向患者及家属解释疼痛的原因和发展过程，指导采用听音乐、看电视等方式分散注意力；将冰袋放置于颈部两侧冷敷；饮冰牛奶或吃冰激凌（纯奶油）等；保持病室安静，设置适宜的温湿度（有条件者可备加湿器，避免张口呼吸引起咽干而加重疼痛），早晚开窗通风，为患者提供良好的休息环境；必要时遵医嘱使用止痛药。

7. 心理护理　术后恢复时间长，进食疼痛明显，体重下降多，尤其术后切口肿胀，睡眠时易醒，鼾声不能立即消失甚至加剧，这些都给患者带来巨大的心理负担，易产生焦虑、沮丧等负面情绪，影响康复。应及时了解患者的心理状态，向患者及家属解释手术的目的、方式和疾病的转归过程，取得患者的理解，同时发挥家庭的支持功能，使患者积极配合治疗和护理。

8. 并发症的观察与护理

（1）出血：原发性出血时间为术后 24 小时内，常与术中止血不彻底、术后饮食不当有关。应密切观察出血量，以及分泌物的颜色和性质。若为咳出少量血丝或痰中带血，应及时予冰盐水含漱，观察是否仍有活动性出血，安抚患者并再次给予饮食及漱口相关指导。当大口吐出鲜血时即为大量活动性出血，应立即通知医师，安抚患者、给予床头抬高及冰袋冷敷颈部，嘱患者将口腔内容物吐出，并准备好抢救物品及药品，必要时协助医师准备急诊手术探查止血。继发性出血常发生在术后 7～15 日，常与进食不当将伤口擦伤有关。术后 1 周时伤口表面白膜开始脱落，应嘱患者进食更加谨慎，以免发生出血。如发现患者伤口处有血凝块，血凝块较小时可密切观察出血情况，较大血凝块应立即告知医师，及时清除，避免误吸。

（2）感染：表现为白膜延迟生长，色污秽，薄厚不均，咽弓充血显著，患者咽痛较重且持续时间较长，常引起耳内发射性疼痛。术后 48 小时内，患者可有低热，此为正常反应（吸收热）；如有高热则应注意有无局部或全身并发症，注意观察伤口恢复情况，遵医嘱给予足量抗生素，嘱患者保持口腔清洁，协助患者使用正确的漱口方式坚持漱口。

（3）水肿：因术中过度牵拉或损伤邻近组织，以软腭及悬雍垂水肿比较多见，水肿多于术后 4～5 日消退。

（4）肺部并发症：与手术中有过多的血液或异物被吸入下呼吸道有关，注意观察患者有无咳嗽、咳痰，观察痰液颜色、性状及量。

五、健康指导

1. 告知患者出院后多饮水，禁烟酒，适当运动，保持适宜体重，培养良好的生活习惯，注意饮食及口腔清洁，以清淡、流质、半流质饮食为主（汤、果汁、牛奶、粥、粉面等），禁止食用过烫、带刺坚硬的食物，进食后漱口（漱口液或者淡盐水）。

2. 向患者及家属讲解术后鼻腔口腔异味一般属于正常现象，勤漱口，注意口腔清洁即可，白膜通常会在术后 2～3 周自然脱落。

3. 家中常规备一瓶冰水放在冰箱冷藏层，若发现伤口出血，立即用冰水进行含漱处理，若出现伤口出血不止、高热、头痛、剧烈咽痛等情况，及时就医。

4. 术后鼻喷剂用药持续一个月（布地奈德喷鼻剂一日两次、糠酸莫米松鼻喷雾剂一日一次、糠酸氟替卡松鼻喷剂一日一次）。

5. 术后若无特殊不适，建议 7～10 日门诊复查。

6. 对 OSAHS 患者，告知其 1 个月手术效果才比较明显，6～12 个月疗效才稳定，嘱勿急躁。

〔肖　欢〕

第五节　鼻内镜手术围手术期护理

鼻内镜手术（endoscopic sinus surgery）是指在光学系统和监视系统支持下，应用鼻内镜及其特殊手术器械，经鼻腔进路施行鼻腔、鼻窦、鼻眶、颅底区域手术的技术，目前已经成为鼻外科系统的主流技术。

一、手术适应证及禁忌证

（一）适应证

1. 鼻腔鼻窦慢性感染性疾病　慢性鼻窦炎、鼻息肉、真菌性鼻窦炎等。

2. 鼻腔鼻窦良性肿瘤　鼻窦囊肿、内翻性乳头状瘤、鼻咽纤维血管瘤等。

3. 鼻颅底占位性病变　垂体瘤、鼻咽癌放疗后残留或复发、鼻腔颅底腺样囊性癌等。

4. 鼻眼相关疾病　慢性泪囊炎、眶内良性肿瘤、视神经管减压、泪道阻塞眶壁骨折等。

5. 鼻部外伤性疾病　鼻腔异物、眼眶异物、鼻出血、鼻骨骨折等。

（二）禁忌证

1. 全身性疾病　如合并有尿毒症、肺结核活动期、免疫缺陷等疾病，患者通常不能耐受手术，手术还可能导致上述病情加重，且影响术后愈合。

2. 严重心脑血管疾病　如患者出现难以控制的高血压、高血糖、严重心脏疾病等，鼻内镜下鼻窦手术需要在全身麻醉下进行，上述疾病通常是全身麻醉的禁忌证，因此合并以上疾病的患者应在内科调整后病情许可下再进行手术。

3. 凝血功能障碍性疾病　合并有血小板减少、凝血因子缺乏、血友病等疾病的患者，如果进行鼻内镜下鼻窦手术容易引起术中、术后出血，加重病情。

4. 急性鼻窦炎　急性鼻窦炎患者不建议行鼻内镜下鼻窦手术治疗，但症状严重，药物保守无效，引流明显障碍，也可在全身情况允许下积极行鼻窦开放引流。

二、围手术期护理：术前护理

（一）护理评估

1. 健康史

（1）一般情况：包括年龄、性别、文化程度等。

（2）既往史：询问患者发病前的健康状况；有无其他部位的肿块和手术治疗史；有无药物过敏史；有无其他伴随症状，如高血压、心脏病、糖尿病史等。

（3）家族史：了解家族中有无鼻咽部相关疾病史。

2. 身体状况　了解有无鼻塞、流涕、头痛等症状，观察有无呼吸困难、吞咽困难、咳嗽、发热等。

3. 心理-社会状况　了解患者及家属对鼻内镜手术的认知及接受程度；是否存在因害怕手术、担心预后而产生焦虑、恐惧等心理情绪变化；了解家属对患者的关心、支持程度、家庭经济状况及承受能力；了解患者及家属对术后康复知识的了解程度。

（二）护理问题

1. 焦虑　与罹患疾病、接受麻醉和手术、担心预后及医院环境陌生等有关。

2. 睡眠形态紊乱　与环境改变、担心手术预后有关。

3. 知识缺乏 缺乏手术、麻醉相关知识及术前准备知识。

（三）护理措施

1. 病情观察 呼吸困难和低氧症状：评估患者有无吸气性呼吸困难及其程度，有无喉喘鸣及吸气性软组织凹陷，有无面色苍白、发绀等低氧表现，遵医嘱给予患者吸氧治疗。

2. 呼吸道护理 告知患者术前预防上呼吸道感染的重要性，嘱患者注意保暖，预防感冒，必要时遵医嘱应用抗生素控制感染。

3. 饮食指导 加强饮示指导，鼓励摄入营养丰富、易消化的食物，消除引起不良睡眠的诱因。

4. 术前准备 予以术前常规准备，包括全身麻醉患者术前 4 小时开始禁食禁饮。男士剃须，女性如月经来潮及时告知医师，术前不化妆涂唇，术前一日由责任护士根据医嘱为患者备皮，备皮范围为双侧鼻腔。做好个人口腔咽喉部清洁卫生，保持鼻腔及口腔清洁，有义齿者取下活动性义齿，金属性饰品术前应摘下妥善保管。如果是接台手术，等待时间较长，可适当于术日晨口服白糖水或清水。有高血压患者，术日晨照常服用抗高血压药。

5. 心理护理 合理运用沟通技巧，告知患者鼻内镜手术的有关知识；向患者进行健康宣教，介绍手术名称及过程、麻醉方式、术前准备的目的及内容、术前用药的作用，并向患者讲解术后可能出现的不适及需要的处理方法；使患者有充分的心理准备，消除紧张情绪，增强信心。

6. 健康宣教 告知患者术前戒烟，防止或减轻术后呼吸道并发症的发生；指导患者进行术前适应性锻炼，包括口呼吸功能锻炼（鼻腔术后多数患者鼻腔会有填塞物，不能鼻腔呼吸）、床上活动、床上使用便盆等。创造安静舒适的环境，告知放松技巧，促进患者睡眠。病情允许者，适当增加白天活动，必要时遵医嘱予以镇静安眠药。

三、围手术期护理：术后护理

（一）护理评估

1. 病情观察

（1）密切观察患者病情变化，如生命体征、意识及血氧情况等。

（2）观察患者鼻部及头部有无疼痛、鼻腔有无渗血及活动性出血。

（3）观察痰液、颜色、性质、量等；观察面部是否肿胀、口唇颜色等情况。

（4）观察药物作用及用药后反应，若有异常及时通知医师处理。

2. 并发症的评估

（1）观察患者伤口出血情况，若发现活动性出血，应及时告知医师进行处理。

（2）观察有无眶周血肿、瘀血，视力及眼球运动有无异常。

（3）观察有无脑脊液鼻漏，鼻腔有无清亮液体不断流出。发现特殊情况时，及时告知医师进行处理。

3. 术后不适症状的评估 观察患者有无憋气、疼痛、发热等常见术后不适症状的发生，遵医嘱给予处理。

（二）护理问题

1. 疼痛 与手术创伤、特殊体位等因素有关。

2. 清理呼吸道分泌物低效 与鼻腔填塞后，咽部分泌物增多及疼痛有关。

3. 舒适的改变 与鼻腔不畅、创伤性反应有关。

4. 有体液不足的危险 与手术导致失血、体液丢失、禁食禁饮、液体量补充不足有关。

5. 低效性呼吸形态紊乱 与伤口疼痛、鼻腔填塞、呼吸运动受限等有关。

6. 焦虑与恐惧 与术后不适、担心预后差及住院费用等有关。

7. 潜在并发症 出血、伤口感染、脑脊液鼻漏、视神经损伤等。

（三）护理措施

1. **体位**　全身麻醉术后未清醒者去枕平卧，头偏向一侧，及时清除呼吸道分泌物，保持呼吸道通畅，吸氧。于术后每 1 小时综合评估患者意识、生命体征、出血等情况，情况良好者抬高床头 $15°\sim$ $20°$，之后逐渐抬高至 $30°\sim50°$。麻醉完全清醒后，为患者取适宜体位——半坐卧位，床头抬高 $45°\sim$ $60°$，以免分泌物堵塞鼻腔，影响患者的正常呼吸。

2. **病情观察**　术后严密监测患者的病情，其中血压监测尤为重要，高血压是伤口渗血增多甚至出血的重要原因。有高血压病史者，必要时遵医嘱按时予抗高血压药，嘱患者将分泌物轻轻吐于纸巾上，以便观察出血情况。注意鼻腔渗血渗液的颜色、性质、量及有无活动性出血。

3. **饮食护理**　术后 2 小时患者在无咳呛、呕吐等情况下饮用少量凉水，4 小时左右给予冷流质饮食，指导患者根据术前训练要求进行吞咽，以免拉扯术区，之后根据患者情况逐渐转为正常饮食，忌食辛辣等刺激性食物，多吃蔬菜水果，每次餐后注意漱口，保持口腔清洁，预防感染。

4. **呼吸道护理**　用口呼吸可使口干加重，指导患者用棉签蘸水涂嘴唇，改善嘴唇湿润度，还可口含水，改善口干。

5. **疼痛的护理**　鼻内镜手术可造成鼻腔组织机械性损伤，加之鼻腔手术创面不能缝合，需采用止血材料填塞压迫止血，而压迫导致的局部组织缺血、缺氧导致反应性水肿，可引起头痛、鼻额部胀痛及伤口疼痛等。护理人员在患者术后 1～2 日密切观察有无鼻部及鼻额部的局部或头部钝痛、胀痛，或者是否伴有口咽部疼痛等。可用各种疼痛评估工具对患者的疼痛程度进行评估，如用视觉模拟评分法（VAS）。

（1）常规冷敷法。

（2）音乐镇痛。

（3）药物镇痛。

（4）穴位按摩：取穴合谷、迎香、风池穴进行穴位按摩，实施者运用拇指、示指或中指指腹对选择穴位依次运用点、按、揉、压等技法，力度从轻到重，使患者感到局部麻、胀、酸、痛的感觉，每个穴位按压 5 分钟，通过指压穴合谷、迎香、风池穴这三个与鼻部胀痛及头痛相关的穴位，有效减轻鼻内镜术后患者鼻部及头部疼痛，且操作方法简单，无不良反应，患者易于接受。

（5）心理护理：通过使用认知干预、情绪干预、行为干预、情感支持及相关疾病知识介绍的方法，可减轻术后患者的焦虑程度、减轻疼痛，告知患者抽取填塞物后疼痛可减轻或消失。

6. **鼻腔的护理**　告知患者不可用力打喷嚏、擤鼻涕，以免加重出血或渗血。术中以鼻腔填塞止血材料，如填塞凡士林纱条在 48 小时后将其取出，如为可吸收止血材料则在术后 1～2 周复诊时于鼻内镜下清理。术后根据患者情况以生理盐水冲洗鼻腔，以保证鼻腔卫生，预防感染发生。此外，术后鼓励患者尽早下床进行适量活动，既可以缓解疼痛，又可以提高免疫力。若患者口中有分泌物，不得咽下，以免导致胃部不适。为了减轻局部肿胀、减少出血，可给予局部冷敷。

7. **并发症的观察**

（1）出血：出血的原因可能是手术技巧、血管损伤、填塞不当、患者用力擤鼻、排便、频繁打喷嚏等。应让患者取半坐卧位，以减轻头部充血，便于口鼻内分泌物流出。观察全身麻醉患者有无频繁吞咽动作，防止将渗血咽下或误吸气管或掩盖出血，便秘者给予缓泻剂。术后交代患者勿剧烈活动、用力咳嗽避免打喷嚏、擤鼻，欲打喷嚏时指导患者用舌尖顶住上颚，以抑制咳嗽打喷嚏，口腔分泌物轻轻吐出，勿咽下。如果发现患者的咽后壁有出血现象，需要第一时间通知医师进行诊断治疗，在患者术后卧床休息时间，嘱其尽量不要大声说话、打喷嚏以及幅度过大的张口呼吸，防止震动而出现再次出血现象。

（2）脑脊液鼻漏：对患者鼻腔内是否出现水样分泌物进行观察记录，如果发现出现的水样分泌物过多或者持续时间较长，并且伴有头疼以及发热的症状，需要通过进一步检查来确定患者是否为脑脊液鼻漏并发症，如做脑脊液生化检查、CT 或 MR 影像学检查等。嘱患者勿用力擤鼻及剧烈咳嗽，防止便秘。对老年高血压患者除积极治疗原发病外，给予精神安慰；对儿童采用听音乐讲故事等分散注意力的方法，防止哭闹及躁动。

（3）视神经损伤：严密观察患者有无复视、视力障碍或眼球突出、眶周有无瘀血、肿胀结膜有无充血，注意检测视力。若患者发生眼眶及视神经损伤，必须及时抽出凡士林纱条减压，可适当给予鼻腔引流、抗生素及激素应用等，从而有效地控制或减少视神经的损伤。

四、健康指导

1. 护理人员应对患者家属讲解术后进行长期随访是使得患者鼻窦炎、鼻息肉痊愈的关键步骤。在术后 1 个月内需要每周 1～2 次复诊，以防术腔粘连和闭塞。在术后 2～3 个月内复诊 1 次，以后每 3～6 个月复诊 1 次，直至康复。

2. 嘱其进食高纤维、高蛋白、低脂低盐、易消化饮食，禁烟酒及辛辣食物；注意休息、劳逸结合、不做剧烈运动，适当锻炼。

3. 提高患者的自我护理能力。出院前，护理人员要指导患者学习冲洗鼻腔的正确处理方法，保证患者在出院后能够进行自我清洁鼻腔。护理人员在出院前向患者进行有关慢性鼻窦炎、鼻息肉等疾病相关健康知识宣教，其内容包括慢性鼻窦炎、鼻息肉的病因以及影响因素等，让患者学习掌握相关知识，减少慢性鼻窦炎鼻息肉的危险因素，从而避免复发。此外注意保暖，减少感冒的发生，夏天要减少吹冷空调的时间，在大雾天气可戴上口罩出门。强调长期服药、换药及鼻腔局部用药和口服给药的重要性，强化自我护理干预的意识。

〔王　娟〕

第六节　喉显微手术围手术期护理

喉显微手术是指在手术显微镜下经喉窥镜应用显微手术器械施行的喉部手术。随着医疗技术、设备的进步，早期喉癌腔镜下保留喉功能的激光手术、机器人手术及等离子射频消融手术等一系列的喉显微手术在临床中开展越来越广泛。

一、手术适应证

1. 喉良性病变　声带小结、声带息肉、声带囊肿、声带任克水肿、喉毛细血管瘤、喉纤维瘤、喉神经鞘瘤等。

2. 喉狭窄及双侧声带麻痹。

3. 癌前病变　声带白斑、乳头状瘤等。

4. 早期喉癌　如早期声门癌。

二、手术禁忌证

1. 颈椎病不能后仰者。

2. 颞颌关节强直，张口困难者。

3. 有严重心肺功能不全等不宜手术者。

三、围手术期护理：术前护理

（一）护理评估

1. 健康史

（1）询问患者发病前的健康状况、饮食、生活习惯和环境。

（2）询问患者既往史、手术史、用药史及药物过敏史等。

2. 身体状况 通过常规的术前检查及专科检查，对患者进行初步的营养风险筛查及 VTE 的筛查，特殊人群结合其临床症状，必要时进行吞咽功能评估及嗓声障碍量表分析，并排除禁忌证。

3. 心理-社会状况 评估患者的年龄、性别、文化层次、职业、社会职位、压力应对方式、对疾病的认识程度、经济收入、医疗费支付方式、家庭功能等，必要时请心理咨询科会诊进行心理评估。

（二）护理问题

1. 焦虑 与担心疾病预后、陌生的环境等有关。

2. 知识缺乏 与缺乏疾病相关知识有关。

3. 营养失调：低于机体需要量 与因疾病影响导致摄入量过少有关。

（三）护理措施

1. 针对患者的年龄、文化程度、生活习惯等特点制定护理措施，耐心向患者说明喉显微手术具有痛苦小、术后反应轻、恢复快等优点，手术医师及手术团队开展此类手术的经验丰富。向患者讲解与疾病相关的知识和预后，以缓解患者紧张焦虑心理，积极配合手术治疗。

2. 创造安静舒适的睡眠环境，调节柔和的灯光，允许并鼓励患者信赖的家人或朋友当陪护，入睡困难者，可遵医嘱酌情给予镇静安眠药物。

3. 饮食指导 术前可进食高蛋白、高维生素、清淡易消化饮食，以增强体质及提高术后组织修复能力，忌辛辣及刺激性食物，禁烟、酒。有吞咽困难者遵医嘱予留置胃管或静脉营养治疗。

4. 术前准备

（1）口腔护理：术前 2 日口腔漱口液含漱，每日 4 次，保持口腔清洁。

（2）术前禁食 8～12 小时，禁水禁饮 2～4 小时，术前 2 小时前可提供 10％葡萄糖溶液口服，剂量 5 ml/kg，最高剂量不超过 250 ml。

（3）男患者剃胡须，针对高血压需要每日规律服药的患者，术日晨可喝 5～10 ml 水送服药物。糖尿病血糖控制在 10 mmol/L 以下的患者，术日晨停用降血糖药或胰岛素泵。

四、围手术期护理：术后护理

（一）护理问题

1. 疼痛 与手术损伤，伤口水肿有关。

2. 潜在并发症 出血、窒息、感染、声带粘连。

（二）护理措施

1. 同一般全身麻醉术后护理，清醒后取半卧位，床头摇高 30°～45°，鼓励早期活动。

2. 指导患者术后 4 小时可进食半流质饮食，食物宜清淡，温度不宜过高，进食宜缓慢，避免食物反流，引起呛咳，不可进食辛辣刺激性食物。

3. 嘱患者术后 1 周尽量减少说话，术后过早发声，声带工作相互摩擦可能导致损伤、愈合延迟，甚至病变复发，可采用文字书写或打手语等方式展开交流。

4. 保持口腔清洁，遵医嘱使用金银花口服液及康复新液等药物。

5. 预防咽喉反流

（1）改变行为方式：减肥、戒烟、戒酒。

（2）改变饮食习惯：避免摄入巧克力、脂肪、柑橘类水果、碳酸饮料、番茄酱、红酒、咖啡；避免午夜进食。

（3）遵医嘱抑酸治疗：遵医嘱服用保护胃黏膜、抑制胃酸反流的药物，如艾普拉唑肠溶片、奥美拉唑肠溶胶囊等。

6. 疼痛 术后，由于麻醉插管、手术创伤、炎症刺激，患者可能出现口干、伤口疼痛等不适，可根据疼痛评估量表采取适当的护理方法。予安抚患者，抬高床头 30°～45°，术区创面大导致疼痛明显者，可将冰袋放置于前颈部进行冷敷，以减轻疼痛，必要时遵医嘱给予止痛药。

7. 潜在并发症

（1）出血：嘱患者 1 周内避免热、辣、硬等刺激性食物，勤漱口。如口咽有分泌物应及时吐出，同时观察分泌物中有无新鲜血液，患者有无频繁吞咽动作，如有异常，立即通知医师处理。

（2）窒息：密切关注患者口腔、鼻咽部的分泌物及切口的渗血是否顺利排出，保持呼吸道通畅，防止发生呼吸道阻塞。另外由于气管插管及喉镜的插入，咽喉腔要长期暴露，拔管后易引起喉头水肿、喉痉挛等并发症。加强巡视，密切观察患者有无胸闷、气急、呼吸困难或血氧饱和度下降等异常情况，发现异常立即通知医师处理。

（3）感染：术后 6 小时可用漱口液漱口，保证口腔清洁，防止感染。遵医嘱使用抗炎药物。

（4）声带粘连：多见于双侧声带手术且病变侵及前联合者。嘱患者术后练习深吸气、雾化吸入以防止声带粘连。

（5）发声障碍：避免粗糙、刺激性食物以及过冷、过热、产气多的食物和饮料，保持口腔清洁卫生，可到嗓音门诊进行嗓音训练，包括放松运动、腹式呼吸、促进声带闭合运动等练习，每次持续 10 分钟，每日 6 次。

（6）吞咽功能障碍：术后利用洼田饮水实验进行吞咽功能的评估，如出现吞咽功能障碍，可进行吞咽功能康复训练，必要时可留置胃管进行鼻饲饮食。

五、健康指导

1. 嘱患者出院后每日饮水 1 500～2 000 ml，机体的缺水对咽喉黏膜影响非常大，运动后或晨起时要及时补充水分。

2. 注意个人卫生，保持口腔清洁，加强体育锻炼，规律作息，保证充足睡眠和心情愉悦，预防感冒。

3. 嘱患者绝对禁烟禁酒，出院后 1 周内进食流质、半流质清淡食物，避免过硬、过热、辛辣刺激性食物；饮食适量，少吃夜宵，防止过饱出现嗳气、反酸等胃食管反流症状而导致或加重对咽喉黏膜的损伤，必要时遵医嘱服用抗反流药物。

4. 注意用嗓卫生，减少说话，不要用声过度，节制发音，避免大声喊叫。

5. 行声带相关手术的患者术后 1 个月内适当休声，注意节制发音、不发高音，多做深呼吸动作。感冒时尽量少语，让声带休息，并积极治疗。术后 2 个月内少用手机、电话，2 个月后可逐渐恢复到正常说话。

6. 嘱患者定期复诊，术后 7 日及 1 个月、3 个月、6 个月、12 个月时门诊复诊，不适随诊。1 个月后待伤口完全恢复，可进行嗓音训练。

〔刘小白〕

第七节　耳鼻咽喉科头颈手术麻醉

耳鼻咽喉科患者年龄跨度大、手术类型复杂。患者因疾病导致头颈部解剖变异，常出现未预料的困难气道。同时，外科医师术中可能需共用气道。此外，术后苏醒的质量与患者预后密切相关。上述挑战要求麻醉医师熟练掌握气道管理工具并熟悉不同手术的麻醉要求，术前全面地评估并制订麻醉方案，术中安全的气道管理，并与外科医师一道保证手术良好的视野，术后高质量的麻醉苏醒。同时，与手术医师充分地沟通，对于优化患者的治疗至关重要。

一、耳部手术

尽管一些简单的耳部手术可在局部麻醉下完成，但全身麻醉仍为最常见的选择。气管内插管仍为首选的气道管理方式，若无禁忌，也可考虑使用喉罩。虽然耳部手术不涉及呼吸道操作，但术中头部远离麻醉医师，因此务必妥善固定气管导管及呼吸管路，并防止在消毒铺单的操作过程中意外断开。因手术需要，患者常需头部偏向非手术侧，此时应保护颈椎、避免头部极度扭转，尤其是老年和颈椎病患者，同时还需注意对面部和双眼的保护。

显微镜下耳部手术的清晰视野非常重要。可使用控制性降压技术，将血压控制在适度水平减少出血（收缩压 100 mmHg，动脉压为 60～70 mmHg）。心肌缺血、脑血管疾病、主动脉硬化、肾功能不全、颅内压增高、严重肺部疾病、中重度低血容量或贫血患者禁止使用控制性降压。也可通过维持轻度的头高位（15°）或者局部使用肾上腺素（1：20 万）减少出血。

内耳手术患者是术后恶心呕吐的高危人群。这类患者需行预防和联合药物治疗。术中使用丙泊酚诱导和维持可减少术后恶心呕吐的发生。诱导前静脉注射地塞米松并于术中予以 5-HT3 受体拮抗剂也是安全高效的镇吐方式。

当因需要监测面神经功能而避免使用肌松药物时，建议监测麻醉深度。丙泊酚 2～2.5 mg/kg 联合 3～4 μg/kg 瑞芬太尼或阿芬太尼 40～60 μg/kg 可为大多数患者提供良好的插管条件。

二、鼻部手术

大多数鼻窦炎存在上呼吸道感染症状，术前应使用抗生素控制。若患者无发热、严重喘鸣、感染性分泌物或其他类似于细菌性鼻窦炎、肺炎的症状或体征时，可行择期手术。患者术前常存在一定程度的鼻腔阻塞，导致面罩通气困难，因此面罩给氧时可使用口咽通气道。部分鼻窦炎鼻息肉患者合并哮喘，可能对非甾体药物过敏，采集病史时应注意。内镜手术下应通过控制性降压、局部使用肾上腺素和摆放合适的体位减少失血，保障良好的手术视野。建议外科医师术毕直视下吸引清除口咽部血液及分泌物。部分鼻部手术术中出血量较多，应及时关注出血量并注意液体管理，必要时建立中心静脉通路及有创血压监测。

鼻腔手术术后苏醒期咳嗽、恶心呕吐和镇痛不全可导致创面出血增加。气管内表面麻醉或使用药物镇痛镇静均可减少咳嗽的发生。在无禁忌的条件下，评估风险后，在患者自主呼吸充分恢复、口咽部积血及分泌物吸尽后，可尝试深麻醉状态下拔管。术后患者鼻腔内纱条填塞或鼻部结构重建，若拔管后出现呼吸道问题时，使用面罩通气可能会出现困难，可考虑使用口咽通气道。拔管后需面罩给氧时，应避免压迫鼻部。鼻部手术操作与颅底结构密切相关，麻醉苏醒后应确认脑神经功能的改变。

三、扁桃体腺样体切除术及鼾症手术

长期气道阻塞合并 OSA 的患者，除了全面的气道评估外，还需关注全身合并症，如高血压、肺动脉高压、肺源性心脏病及心肌受损等。对于小儿患者，则应特别关注是否合并气道感染、哮喘或其他过敏史和 OSA 严重程度。

患儿常因不配合导致静脉通路开放失败，可考虑使用吸入麻醉诱导。气管内插管时应使用加强型气管导管，外科医师置入张口器后，应注意气道压力和 $ETCO_2$ 的变化。术中维持首选超短效的麻醉药组合。OSA 患者容易出现气道塌陷、睡眠剥夺且对缺氧和高碳酸血症的反应迟钝，因此此类患者对麻醉药的呼吸抑制比较敏感。患者由于长期依赖低氧驱动呼吸中枢，术后高浓度氧疗时可导致呼吸暂停或低氧事件发生。

应重视日间手术的扁桃体腺样体切除术后的出血，尤其是应密切观察合并重症 OSA 患者。术后 4 小时和术后 28 日时术后出血的高发期。再次手术时应评估出血量、是否存在低血容量和贫血等情况，诱导时避免循环不良事件。此类患者术前可能会吞入血液，应按饱胃处理，采用快诱导技术插管。

四、头颈部肿瘤手术

头颈部肿瘤患者多为老年人，常存在多年吸烟饮酒史，多合并高血压、糖尿病、冠心病和慢性阻塞性肺疾病等。根据 ACC/AHA 指南的标准，应将心血管危险因素、器官功能水平和正性肌力药物的使用纳入全面的心血管检查。此类患者术前可能存在颈部手术史及放疗史等，导致气道解剖结构异常、病灶阻塞气道或气道纤维化扭曲，因此术前可考虑行电子喉镜、鼻腔内镜检查或颈部 CT 评估气道。腮腺手术患者应注意颞下颌关节的活动度。

此类手术往往时间比较长、失血量大，可考虑行动脉置管实时监测血压并动态监测血气分析。术中注意保暖，防止出现低体温。麻醉医师应熟悉喉癌手术进程，在气管切开、气管造口和术后置入气切套管者三个操作时，与外科医师配合，维持气道的通畅。气管切开时，需降低氧浓度或暂停呼吸，避免因电刀或电凝导致气体燃爆。气切口置入气管导管后应注意刻度，固定后双肺听诊，避免单肺通气。

术后部分患者不能发音，术前应告知患者，并告知沟通方式。苏醒时常规行术后镇痛，可予以镇静药（如右美托咪定）泵注。术后若出现持续性咳嗽时，应防止气切套管脱出，可导致皮下气肿或出血，必要时通知外科医师处理。

五、甲状腺手术

甲状腺手术多为择期手术。术前应通过内科药物治疗调整甲状腺功能至正常，减少围手术期甲状腺危象的风险。术前准备是否完善可通过症状是否缓解、体重是否恢复和心率是否恢复正常来判断。未控制良好的甲状腺功能亢进症患者行急诊手术时，心房颤动、充血性心力衰竭和心肌缺血的风险较高。

大多数甲状腺患者只需行常规的气道评估。对存在吞咽困难、平卧位呼吸困难、声音改变或者喘鸣的患者，需警惕气道受累及麻醉诱导后出现困难气道。对于严重气道狭窄和胸骨后甲状腺肿的患者，可结合高分辨率 CT 和电子喉镜的结果评估气道情况，评估气管是否存在偏移和压迫，并了解甲状腺肿的大小和纵隔扩张的情况。

这类手术通常选择气管内插管的全身麻醉方式。因暴露术野的需要，通常垫高肩部，使头尽量后仰伸，反转的 Trendelenburg 体位（头高脚低 15°～25°）可方便外科手术。术中可通过实时监测喉返神经功能来减少喉返神经损伤，但也应警惕假阳性反应（如声带接触不良、肌肉松弛药使用过多等）。

手术结束后，应尽量减小气道刺激和头颈部移位。可考虑"无接触"的清醒拔管技术，也可行 Bailey 操作（即在麻醉状态下，充分吸引口咽部分泌物后，由声门上气道装置代替气管内导管），也应常规使用药物方法［如瑞芬太尼 $0.01～0.05\ \mu g/(kg \cdot min)$］抑制呛咳，尤其是对于那些吸烟或者颈部血肿高危因素的患者。

六、气道异物

气道异物常见于 1～3 岁儿童。由于术者需占用气道，麻醉中气道控制难度增大。进行麻醉和气道异物取出的紧急程度取决于呼吸窘迫的程度以及异物的位置和类型。例如，进食时导致气道异物的患儿存在饱胃和反流误吸的风险；某些有机物（如坚果类）的油脂可导致严重的呼吸道炎症，且随着时间的延长，异物的物理性状改变（如变脆变碎），增加取出的风险。

由于异物和分泌物阻塞气道，患儿术前常有不同程度的缺氧和二氧化碳蓄积，此类患儿对缺氧耐受差，诱导前应充分给氧去氮，防止面罩加压通气导致异物的移位。吸入诱导保留自主呼吸更合适。诱导期麻醉不宜过浅，减轻气管镜置入时的心血管反应以及减少反射性喉痉挛的发生率。气管镜置入后，可加深麻醉，并予以喷射通气控制呼吸。手术时，当气管镜进去患侧肺或叶支气管时，减少了健侧肺通气，可加重缺氧，此时应与操作者及时沟通，间断将气管镜退至主气管，待纠正缺氧后，再继续操作。根据手术操作的刺激调整麻醉深度，术前的表面麻醉和操作中的气管表面麻醉有利于麻醉平稳。异物取出后，应吸尽气道分泌物，防止肺不张。术毕因麻醉过深出现通气不佳时，可予以气管内插管或者声门上气道装置控制呼吸。

第八节　耳鼻咽喉科手术 ERAS 要点

一、术前准备

1. 术前通过宣传册和微信公众号等多种形式进行 ERAS 宣教。
2. 术前告知围手术期各项事宜、康复指导及疼痛教育等。
3. 提前戒烟戒酒。
4. 评估器官功能，优化异常器官功能状态，控制患者其他系统合并症至能耐受手术。
5. 存在下肢深静脉血栓危险因素的患者，穿戴合适的弹力袜，术前 1 日开始应用低分子肝素。
6. 术前评估患者的营养状况，必要时营养支持治疗。
7. 必要时予以抗焦虑药物改善睡眠质量。
8. 术前禁食 6 小时，禁饮 2 小时，术前 2 小时可饮用碳水化合物 300 ml 或 5 ml/kg。
9. 头颈部大手术患者术前一晚可口服对乙酰氨基酚 975 mg 和加巴喷丁 900 mg 用于超前镇痛。

二、术中管理

1. 术前 30 分钟予以预防性抗生素输注。
2. 术中予以短效的麻醉药或阿片类药物维持麻醉。
3. 术中采用保温毯、液体及气体加温等保暖措施，监测体温。
4. 术前对鼻黏膜使用利多卡因或丁卡因局部浸润麻醉。
5. 术中限制性液体输注。
6. 术毕可使用可降解止血材料进行鼻腔填充。

三、术后管理

1. 术后予以口服 NSAID 药物镇痛，必要时予以患者自控镇痛。
2. 诱导前使用地塞米松并于术中使用 5-HT3 受体拮抗剂预防术后恶心呕吐。
3. 尽量减少尿管的留置以及留置时间；尽量减少术腔负压引流管的放置，术后早期拔除引流管。
4. 术后 2 小时，鼓励轻症患者恢复进食并下床活动；重症患者可予以鼻饲营养支持，并鼓励第二日下床活动，并每日计划及落实运动量。

〔刘际童　唐轶询〕

参考文献

[1] 孙虹，张罗. 耳鼻咽喉头颈外科学（第 9 版）[M]. 北京：人民卫生出版社，2018.
[2] 侯军华，田梓蓉. 五官科护理学 [M]. 北京：科学技术文献出版社，2021.
[3] 刘瑜，周春兰，周君桂，等. 长期气管切开患者气管套管更换护理策略的证据总结 [J]. 解放军护理杂志，2021，38（4）：66-69.
[4] 中华护理学会. 中华护理学会关于发布《成人癌性疼痛护理》等 9 项目护理团体标准的公告 [EB/OL]. （2020-01-03）[2020-03-01]. http://www.zhhlxh.org.cn/cnaWebcn/upFiles-Center/upload/file/20200103/1578035246541045576.pdf.
[5] 田梓蓉，任晓波，金晓婷，等. 雾化吸入与气道滴注用于气管切开患者气道湿化效果的 Meta 分析 [J]. 中华现代护理杂志，2021，27（22）：3006-3011.
[6] 尚苗苗，王丽媛，张振美，等. 成人患者气管切开护理相关临床实践指南的质量评价及内容分析 [J]. 护理学报，2021，28（5）：38-42.

［7］ 田梓蓉，韩杰. 耳鼻咽喉头颈外科护理健康教育与康复手册［M］. 北京：人民卫生出版社，2019.

［8］ 耿小凤，田梓蓉. 耳鼻咽喉头颈外科专科护理［M］. 北京：人民卫生出版社，2021.

［9］ 张全明，杨琼. 耳内镜手术围手术期管理［J］. 中华耳鼻咽喉头颈外科杂志，2019（04）：311 - 314.

［10］ 赖彦冰，虞幼军，侯昭晖，等. 对耳内镜手术的思考［J］. 中华耳科学杂志，2017，15（04）：426 - 430.

［11］ 马芙蓉，鲁兆毅，刘芳芳. 耳内镜手术在国内的发展现状及未来趋势［J］. 中国耳鼻咽喉颅底外科杂志，2021，27（06）：615 - 619.

［12］ 中国医师协会耳鼻咽喉头颈外科医师分会. 儿童扁桃体腺样体低温等离子射频消融术规范化治疗临床实践指南［J］. 临床耳鼻咽喉头颈外科杂志，2021，35（3）：193 - 199.

［13］ MITCHELL R B，ARCHER S M，ISHMAN S L，et al. Clinical Practice Guideline：Tonsillectomy in Children（Update）［J］. Otolaryngol Head & Neck Surg，2019，160（1 _ suppl）：S1 - S42.

［14］ 仇书要，刘大波，钟建文. 2018 法国耳鼻咽喉头颈外科学会指南解读：不同治疗方案在儿童 OSAHS 治疗中的地位［J］. 临床耳鼻咽喉头颈外科杂志，2020，34（02）：97 - 100.

［15］ TAYLOR H G，BOWEN S R，BEEBE D W，et al. Cognitive Effects of Adenotonsillectomy for Obstructive Sleep Apnea［J］. Pediatrics，2016，138（2）：e20154458.

［16］ 中国医师协会呼吸医师分会睡眠呼吸障碍工作委员会，"华佗工程"睡眠健康项目专家委员会. 成人阻塞性睡眠呼吸暂停低通气综合征远程医疗临床实践专家共识［J］. 中华医学杂志，2021，101（22）：1657 - 1664.

［17］ 刘大波，谷庆隆. 儿童急性扁桃体炎诊疗：临床实践指南（2016 年制定）［J］. 中国实用儿科杂志，2017，32（03）：161 - 164.

［18］ 王智楠，夏菲，张亚敏，等. 婴幼儿鼻咽部新生物的临床分析及诊治探讨［J］. 临床耳鼻咽喉头颈外科杂志，2016，30（21）：1698 - 1701.

［19］ 李峰. 鼻内镜手术治疗慢性鼻窦炎鼻息肉的疗效观察［J］. 临床医学研究与实践，2017，08：62 - 63.

［20］ 吕鑫. 个体化减张整形术治疗鼻中隔偏曲的效果评价［J］. 临床研究，2022，01：37 - 40.

［21］ 陈艳，王文忠，马士鉴. 鼻内镜下双极电凝治疗难治性鼻出血的临床分析［J］. 中华全科医学，2018，08：1286 - 1289.

［22］ 刘懿霆，沙骥超，朱冬冬，等. 英国鼻科学会鼻出血多学科治疗指南及共识解读［J］. 临床耳鼻咽喉头颈外科杂志，2019，11：1022 - 1026.

［23］ 冯楚楚，任丽琪，戚欣，等. 加速康复外科护理对慢性鼻窦炎鼻内镜手术患者术后疼痛及康复效果的影响［J］. 护理实践与研究，2021，18（07）：1043 - 1046.

［24］ 张萍，华玮. 鼻内镜手术患者术后疼痛护理研究进展［J］. 护理学杂志，2015，30（04）：101 - 104.

［25］ 李野，王爱丽. 模块式护理干预对鼻内镜术后病人疼痛和焦虑的影响［J］. 护理研究，2017，31（36）：4698 - 4700.

［26］ 房艳，李娜. 鼻内镜术后鼻腔填塞患者疼痛的舒适护理［J］. 实用临床医药杂志，2017，21（22）：222 - 223.

［27］ 陈晓梅，张云，冶娟，等. 耳鼻喉部手术患者围术期的心理护理［J］. 实用临床护理学电子杂志. 2018（27）：54，57.

［28］ 尹娅红. 喉癌术后鼻胃管再置入方法探讨［J］. 循证护理，2017，3（33）：285 - 286.

［29］ 张健. 快速康复外科护理对低温等离子切扁桃体腺样体患儿术后恢复的影响［J］. 医学理论与实践，2020（23）：4024 - 4025.

［30］ 胡亚娟. 低温等离子消融术与传统术式治疗会厌囊肿的疗效比较观察［J］. 中国中西医结合耳鼻咽喉科杂志，2014，22（6）：435 - 436.

［31］ 张凤彩，邱娇清，陈广秀，等. 基于 FTS 的舒适护理在喉部激光手术围术期的应用观察［J］. 黑龙江医药，2021，34（02）：492 - 494.

［32］ 焦新立. 1 例会厌囊肿切除术后出血合并急性气道梗阻的抢救及护理［J］. 天津护理，2015，23（2）：166 - 167.

［33］ 杨贵云，唐晶，郑超. 儿童喉乳头状瘤并发声带粘连手术的护理［J］. 护士进修杂志，2011，26（16）：1529 - 1530.

［34］ 顾思扬. 整体护理干预在预防鼻咽癌放疗后声带麻痹中的应用［J］. 中西医结合护理（中英文），2017，3（05）：134 - 136.

第八章 5G＋AI 平台在县级公立医院专科能力建设中的应用

我国医改的"重头戏"是提升县级公立医院的综合服务能力，县级公立医院也是国家医改取得成功的决定性"战场"。《国民经济和社会发展第十四个五年规划和 2035 年远景目标纲要》提出"县级医院为重点，完善城乡医疗服务网络"，"推动省市优质医疗资源支持县级医院发展，力争新增 500 个县级医院（含中医）达到三级医院设施条件和服务能力"的工作要求，《国务院办公厅关于推动公立医院高质量发展的意见》《公立医院高质量发展促进行（2021—2025 年）》等文件都明确要求提升县级医疗服务能力。2021 年 10 月国家卫生健康委印发《"千县工程"县医院综合能力提升工作方案（2021—2025 年）》，明确了"千县工程"县医院综合能力提升工作的总体要求和重点任务。今年的政府工作报告中也明确要求提升县级医疗服务能力，通过推动县医院综合能力提升，推进分级诊疗制度建设，实现县医院综合能力提升和高质量发展。

在县级公立医院能力建设中，耳鼻咽喉头颈外科能力建设是临床科室建设的重要组成，为加强县医院综合能力建设，进一步推进分级诊疗制度建设，国家卫生健康委颁布了县医院医疗服务能力基本标准和推荐标准，透过标准制定内容，不论对耳鼻咽喉科常见病、多发病的规范化诊疗，鼻内镜手术，还是发声功能评估技术（含喉动态镜、嗓音声学测试、空气动力学、喉肌电图）等方面都提出了要求，依据 2020 年卫生健康委公示的县级医院医疗服务能力的数据显示，全国仅有 12 个省的县级医院基本标准达标率超过 80％，而推荐标准达标率超过 80％的省份仅有江苏和山东，这在很大程度上说明县级医院各科室能力存在很大的提升空间，尤其在全国不同区域学科建设发展不均衡的情况下，快速提升县级医院耳鼻咽喉头颈外科的整体水平迫在眉睫。

医疗是电子信息技术在实践应用领域的先行者，医学技术的发展离不开先进信息技术的支撑。5G 作为新一代的移动通信技术，主要特征包括高速率、宽频谱、低时延、万物互联。据统计，5G 传输速率（与 4G 相比）提升 10～100 倍，理论上峰值可达 10 Gb/s，时间延迟方面降低约 9/10，达到了毫秒水平，可实现每平方公里范围内数百万设备的接入。采用 5G 技术进行通信，5G 的高带宽、低时延特性，助力医疗卫生信息化建设的推进，可充分发挥通信技术、大数据等信息技术手段在诊疗中的作用，促进跨地域、跨机构就诊信息共享，利用信息化手段促进医疗资源纵向流动，提高优质医疗资源可及性和医疗服务整体效率，促进二、三级医院向基层医疗卫生机构提供远程会诊、远程诊断、远程手术指导、远程培训等服务，有利于提高基层医疗水平，实现优质医疗资源下沉，提高优质医疗资源可及性和医疗服务整体效率。工信部数据显示，截至 2022 年 6 月我国已建成 170 万个基站，基本实现了全国县一级的覆盖，实现全球规模最大、技术领先、保障有力的网络基础设施落地，5G 实现全球引领。

随着深度学习算法的逐步成熟以及大数据技术的发展，人工智能在医疗领域的应用备受青睐。2019 年 9 月，首部《人工智能蓝皮书：中国医疗人工智能发展报告（2019）》正式发布，报告显示，人工智能技术正在快速与医疗相融合。人工智能技术与医疗行业的融合，对于改善医疗资源配置不均匀问题、降低医疗成本、提高医疗效率发挥着重要作用。大数据与人工智能被用于精准识别医学影像中的早期病灶、定位致病基因并开展相应的靶向治疗，以及提前预警重大健康风险等，其中医疗影像是目前人工智能与医疗相结合应用场景中最成熟的实践领域，人工智能与医疗影像的结合有三个关键点：一是数据；二是算法；三是临床的证明，其中数据与算法是基础，数据又是基础中的基础。据斯坦福大学《人工智能指数 2022》报告显示，中国在人工智能期刊、顶级会议和知识库出版物的数量方面领先世界，其中论文发表数量占比达 31%，中国申请了全球一半以上的人工智能专利，并获得约 6% 的授权。

　　基于我国 5G 和 AI 技术领域的突出优势，结合耳鼻咽喉头颈外科诊疗的特点，通过利用 5G 通信的高带宽、低时延、专网切片技术特点优势，融合人工智能在质控管理和智能诊断的技术优势，旨在形成可复制、可推广的"5G＋耳鼻咽喉头颈外科诊疗"的医疗服务新模式，达到提高基层医疗机构诊疗服务能力，促进优质医疗资源快速下沉的目的。将 5G、AI 与耳鼻咽喉头颈外科诊疗相结合，依托 5G 高速通信网络，结合在内镜临床诊疗领域人工智能技术优势，采用"1＋4"的总体架构模式，1 是建设一个"5G＋耳鼻咽喉头颈外科临床智能信息平台"远程中心平台，可提供"移动远程诊断、远程手术指导、AI 云质控管理、远程教学培训"4 个业务场景的应用服务模式。采用 5G 通信技术进行快速组网，将上级医院（省市级以上）与县级医院共同连接到"5G＋耳鼻咽喉头颈外科临床智能信息平台"，实现跨区域不同级别医院的耳鼻咽喉内镜影像、HIS、LIS、PACS 系统中的患者基础数据、检查数据、病理数据等信息的同步传输与实时共享，实现医院间的远程内镜等影像诊断和远程手术指导业务应用，同时为基层医院提供 AI 云质控管理标准服务和专家大咖在线手术示教等远程教学培训服务。

一、耳鼻咽喉头颈外科 AI 云质控

　　耳鼻咽喉内镜检查、治疗的质量控制与镜下的实时观察质量密切相关，相较于传统的医疗文书质控，对实时的质量控制提出很高的要求，耳鼻咽喉内镜检查由于检查路径短，相应的检查时间较胃肠镜检查时间短，很多医疗机构对于耳鼻咽喉内镜检查质量控制的标准要求低，一定程度上受限于操作医师的熟练和认真程度，尤其是县级医院操作机会少，在技术熟练度不足时很容易出现漏诊误诊现象，"5G＋耳鼻咽喉头颈外科临床智能信息平台"可充分利用 5G 高带宽和低时延的技术特性，AI 云质控平台通过人工智能和大数据建模技术，实现基层医院耳鼻咽喉头颈外科影像等数据传输至信息平台，按质控标准进行的实时在线图像处理和分析，自动记录医院每次耳鼻咽喉内镜检查的完整性和规范性；再通过5G 将质控结果实时传输至远端诊疗现场，实现低时延的 AI 云上质控管理，辅助县级医院医师进行相关检查、诊断，帮助基层医院快速建立医院耳鼻咽喉头颈外科诊疗质控管理体系，提高质控管理水平（图8-1）。

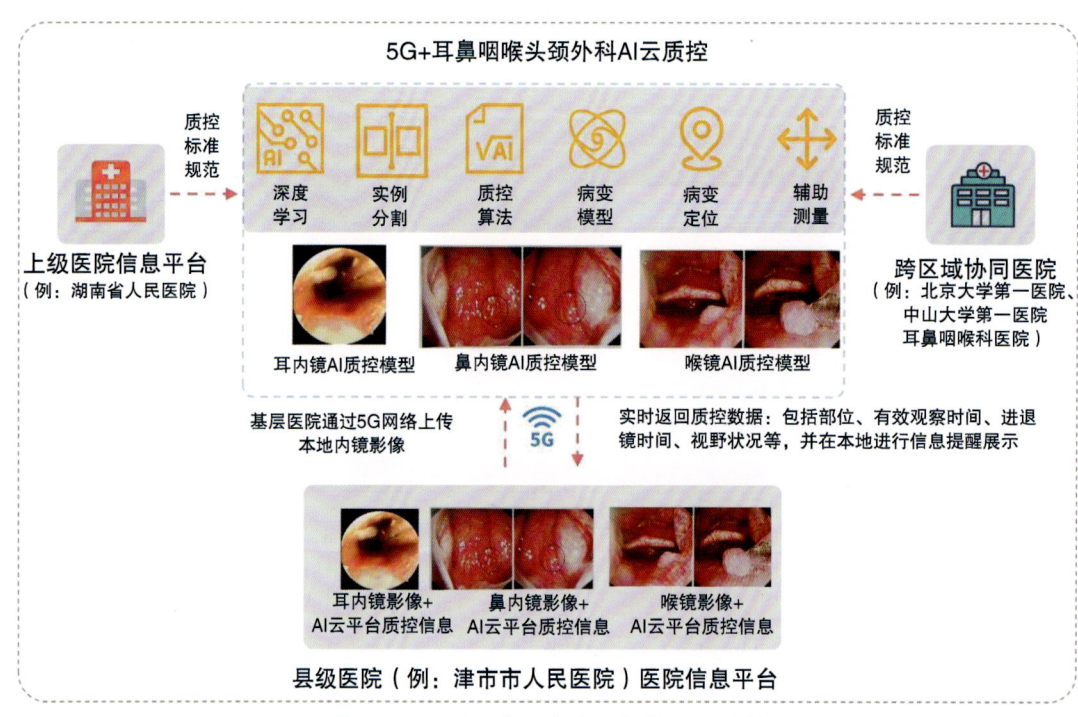

图 8-1　5G＋耳鼻咽喉头颈外科 AI 云质控

二、耳鼻咽喉头颈外科远程诊断

"内镜检查不出县"势在必行，县以下医疗机构内镜检查诊断技术能力有限，很多县级医院甚至并未开设专业的耳鼻咽喉头颈外科科室，此种情况长期困扰着强基层和分级诊疗体系的推进，对于低年资医师或者新开设耳鼻咽喉头颈外科科室的县级医院，在进行耳鼻咽喉内镜诊疗时，难免由于经验和能力的缺乏，对于镜下所见并不能做出准确的诊断，而如果可以充分发挥 5G 网络高带宽和低时延的技术特性，通过与内镜人工智能诊断结合，解决了传统的会诊人力成本高、时效性低、移动性差等弊端，让凝聚专家诊断经验的人工智能系统直接赋能基层内镜医师，专家也能随时随地开展远程在线诊断，帮助解决大多数基层医院耳鼻咽喉头颈外科医师数量缺乏和经验不足的问题，让县以下广大患者不出远门就享受到高质量高水平的耳鼻咽喉检查远程诊断服务，有力促进发达区域优质医疗资源快速下沉（图8‐2）。

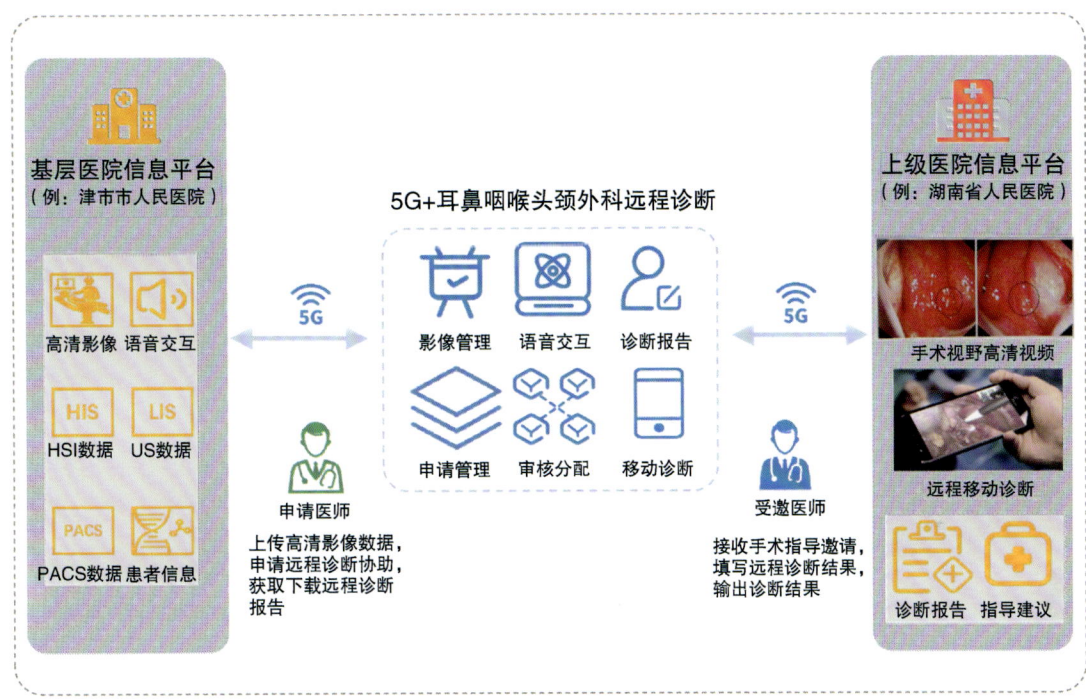

图 8‐2　5G＋耳鼻咽喉头颈外科远程诊断

三、耳鼻咽喉头颈外科远程手术指导

县级医院对于日常耳鼻咽喉头颈外科术中出现的紧急情况处置能力弱，对于耳鼻咽喉急诊患者的救助能力不足，造成大量偏远地区患者得不到及时的抢救和治疗，进一步导致基层耳鼻咽喉头颈外科医师信心的缺失，严重制约了县级医院的耳鼻咽喉头颈外科的发展，如可以充分利用 5G 网络切片技术，快速建立上下级医院间的专属通信通道，则可以有效保障远程手术指导沟通的稳定性、实时性和安全性，实现跨地域远程精准手术指导，让专家随时随地及时掌控基层医院医师手术进程和患者情况，在应急抢险、患者急诊等特殊环境下，快速提升基层耳鼻咽喉医护人员的应急诊疗能力（图8‐3）。

四、耳鼻咽喉头颈外科远程教学培训平台

传统的进修、规培资源有限，难以满足大量低年资医师学习培训需求，以湖南省人民医院为例，仅通过线下培训进修的方式，每月仅能满足个位数的耳鼻咽喉头颈外科诊疗医师的进修，这样每年培训的耳鼻咽喉专业医师数量有限，而其他通过学术会议等形式学习的内容往往不够系统和有针对性，最后的培训效果自然不够理想，而通过"5G＋耳鼻咽喉头颈外科临床智能信息平台"，则可以将线下培训部分迁

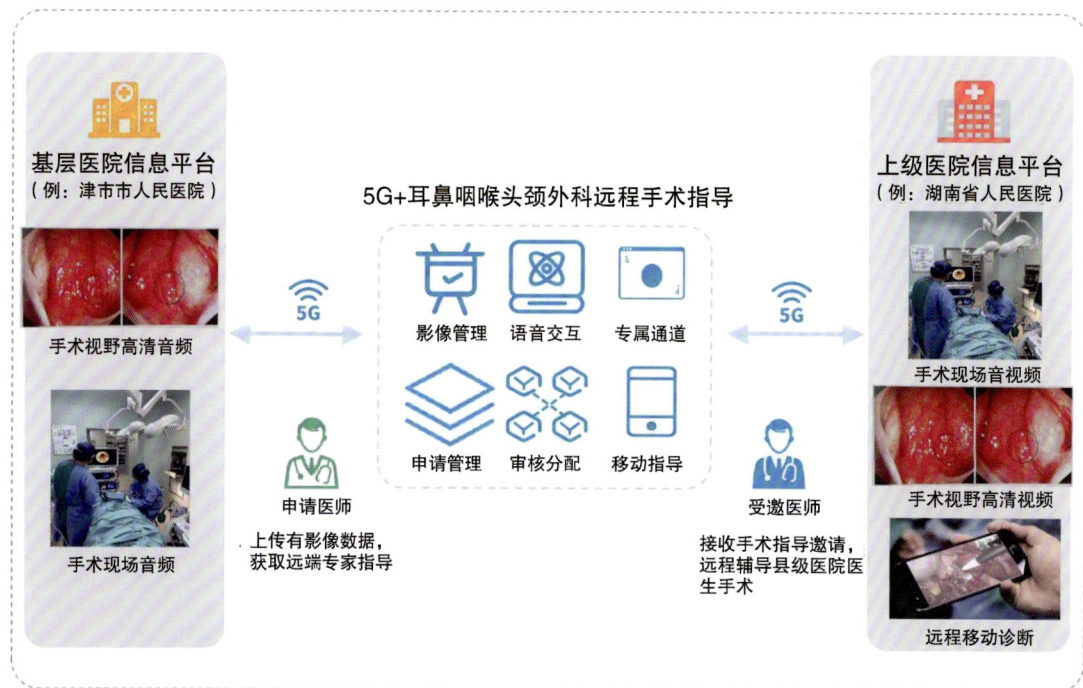

图 8‑3 5G＋耳鼻咽喉头颈外科远程手术指导

移至线上，实现高清的内镜教学场景应用落地，充分利用 5G 的高带宽特性，在平台上集合丰富的行业专家的现场教学内容进行集中的云资源管理，以直播、录播等多种形式，实现实时大咖专家的直播教学演示，让低年资医师能够灵活利用碎片时间随时随地在线自主学习。同时，低年资医师可以利用远程平台的未来开发的 AI 辅助功能，在本地仿真模型上进行模拟训练和考核评价，满足医疗教学培训多业务场景应用需求（图 8‑4）。

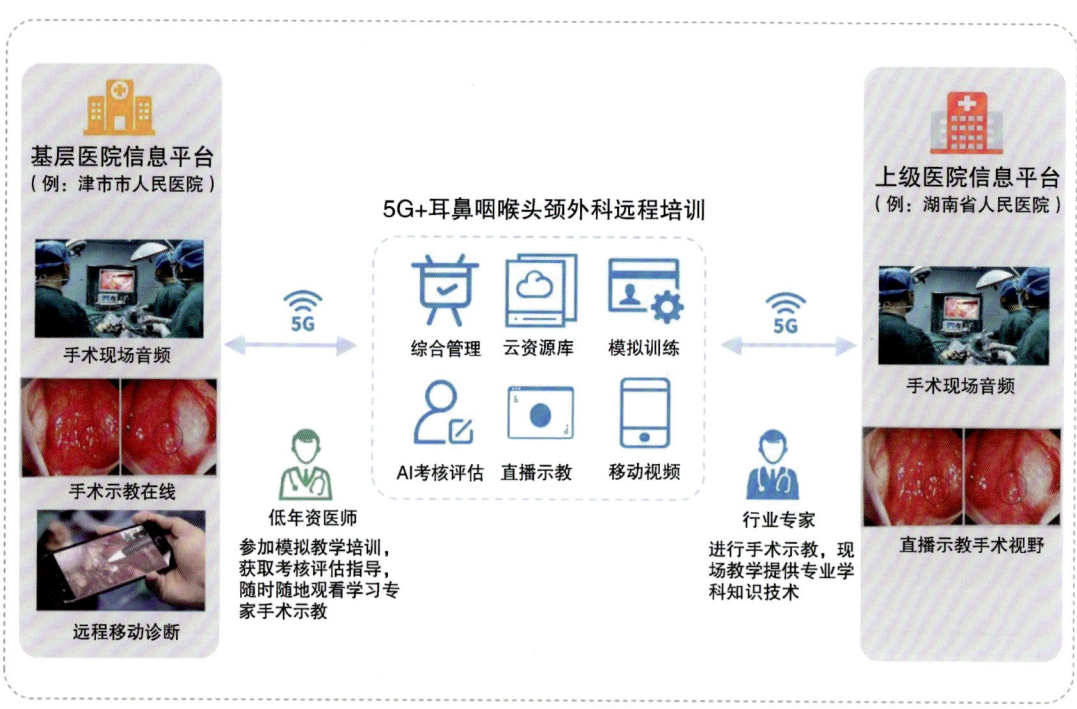

图 8‑4 5G＋耳鼻咽喉头颈外科远程培训

基于目前县级医院的耳鼻咽喉头颈外科的实际情况，结合目前已成熟的 5G 和 AI 技术，构建以上 4 个应用场景，以期在耳鼻咽喉的移动远程诊断、远程手术指导、AI 云质控管理、远程培训各个方面提升县级医院的专科能力整体水平。

此外，由于疾病的诊疗主要涉及疾病筛查、诊断、评估、治疗以及随访等方面，结合以上所述，耳鼻咽喉头颈外科在人工智能的发展可进一步深入研究的领域很多，而且耳鼻咽喉疾病的筛查与诊断也是目前人工智能研究的热点领域，虽然目前大部分相关研究都是基于单一疾病的医学影像，如甲状腺结节的良恶性判断、鼻咽癌、声带白斑的诊断等，均处于医学应用的初级阶段，但是这些是必不可少的，并且目前也需要大量此类的研究作为坚实基础，建立起相应的大数据库。吞咽和发音功能是咽喉的主要功能，传统对吞咽及发音功能障碍的评估多采用吞咽/发音障碍指数评估，存在一定局限性，睡眠呼吸暂停低通气综合征（OSAHS）的诊断和评估，与大数据的结合可使 OSAHS 患者得到更好的风险评估和治疗。头颈肿瘤是耳鼻咽喉头颈外科疾病谱的重要组成部分，但其诊断、治疗、预后判断是一个涉及多学科的复杂问题，可先将主要研究点放在主要集中在对肿物良恶性的判别、放疗靶区的划定及靶区周围重要解剖结构的分割这些方面，以后逐步横向拓展。对耳鼻咽喉头颈外科疾病评估的研究也有不少学者在进行，如对慢性中耳炎患者术后听力转归的评估、人工耳蜗植入术后听力阈值的评估、头颈肿瘤治疗后复发风险的评估。此类评估性研究的现实意义较大，但是由于目前人工智能技术水平的限制，相关研究的准确性差强人意，未来随着人工智能算法的进一步发展和相应大数据基础的完善，人工智能将可以对疾病的评估，如手术风险评估、并发症评估、转归评估等做出准确的预测。在耳鼻咽喉头颈外科疾病的治疗方面，人工智能在未来也将发挥重要作用，如对各类疾病的治疗方案做出建议，制订个体化的治疗方案，并根据疗效及时调整，通过大数据建模实现机器人手术系统的人工智能，辅助医师进行手术甚至独立实施手术、规范基本手术术式等。在患者诊后随访方面，目前随访系统已逐渐过渡到线上管理，虽然效率已大幅度提高，但是依然存在大量重复性工作，未来可以建立基于人工智能的随访系统，实现一个医师就可管理成千上万的随访患者，并能够对重点患者进行有针对性的管理。

5G 远程信息技术的应用，打破了医疗服务的时空限制，促进医疗资源的线上流动，能充分发挥上级医院耳鼻咽喉头颈外科诊疗的优质资源优势，在疾病诊断、治疗、指导、教学培训等多方面为下级医院、基层医疗机构等提供信息化、远程化医疗服务，缓解当地诊疗压力，还可降低医疗费用，减少患者在享受同等医疗服务下的经济支出，缓解区域医疗资源分布不均的问题，促进耳鼻咽喉头颈外科诊疗服务的创新供给和医疗资源的开放共享，对缩小各地医疗资源不平衡、提升基层耳鼻咽喉头颈外科诊疗服务能力和普惠水平等多方面具有重要意义。

全国各省级医院尤其应注重发挥我国领先的 5G 和 AI 的技术优势，结合各自在耳鼻咽喉头颈外科领域的卓越能力，着力加强 5G+AI 平台能力建设，为县级医院提供学习和进步的平台，通过平台指导帮助县级医院解决诊疗难题，通过平台质控规范县级医院诊疗流程，通过平台培训提升县级医院的诊疗水平，充分发挥 5G 和 AI 所打造的 5G+耳鼻咽喉头颈外科临床智能信息平台优势，不断完善和提升平台的多元化功能，助力县级医院的能力提升。

〔谷景鹏　肖旭平〕

参考文献

［1］中华人民共和国中央人民政府. 中华人民共和国国民经济和社会发展第十四个五年规划和 2035 年远景目标纲要. （2020－03－13）［2022－03－30］. https：//www. gov. cn/xinwen/2021－03－13/content_5592681. htm.

［2］谢黎. 斯坦福大学发布《2022 年人工智能指数报告》［J］. 世界科技研究与发展，2022，44（3）：298－298.

图书在版编目（CIP）数据

耳鼻咽喉头颈外科学 / 肖旭平主编. -- 长沙 ： 湖
南科学技术出版社，2025. 5. --（全国县级医院耳鼻咽
喉科能力建设教程）. -- ISBN 978-7-5710-3414-6

Ⅰ. R762；R65

中国国家版本馆 CIP 数据核字第 2025Z824S9 号

ERBI YANHOU TOUJING WAIKEXUE
耳鼻咽喉头颈外科学

主　　编：肖旭平
主　　审：黄志刚　魏均民
出 版 人：潘晓山
责任编辑：李　忠
出版发行：湖南科学技术出版社
社　　址：长沙市芙蓉中路一段 416 号泊富国际金融中心
网　　址：http://www.hnstp.com
湖南科学技术出版社天猫旗舰店网址：
　　　　http://hnkjcbs.tmall.com
邮购联系：0731-84375808
印　　刷：长沙沐阳印刷有限公司
　　　　（印装质量问题请直接与本厂联系）
厂　　址：长沙市开福区陡岭支路 40 号
邮　　编：410003
版　　次：2025 年 5 月第 1 版
印　　次：2025 年 5 月第 1 次印刷
开　　本：880 mm×1230 mm　1/16
印　　张：20.75
字　　数：629 千字
书　　号：ISBN 978-7-5710-3414-6
定　　价：198.00 元